5-D コンセンサス
歯の保存にこだわる

～これまでの軌跡と次世代へのメッセージ～

EVIDENCE
THEORY
TECHNIQUE

監著）石川知弘／北島　一／福西一浩／船登彰芳／南　昌宏
著）藍　浩之／石川　亮／片山明彦／菊地康司／丹野　努

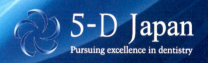

クインテッセンス出版株式会社　2025

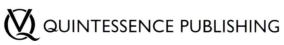

Berlin | Chicago | Tokyo
Barcelona | London | Milan | Paris | Prague | Seoul | Warsaw
Beijing | Istanbul | Sao Paulo | Sydney | Zagreb

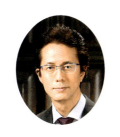

刊行に寄せて

　5-D Japanアドバンスコースは，2008年当時45～48歳の5人の歯科医師が「今まで学び実践したことを自分たちのやり方で表現したい」「お互いの知識と技術を共有して高め合いたい」という想いから始めたコースだった．しかし，実際にコースを体系づけていくのは想像以上に大変なことで，自分の知識の浅さを痛感させられる日々を過ごした．

　ただ，大変だが，楽しくもあった．これまでの16年間で，歯周治療，インプラント治療は大きく進歩したと思う．とくに再建的な治療は，以前は介入に躊躇したような症例においても，ある程度自信をもって対応できるようになったと感じている．ファウンダーたちは「無理でしょう」が「可能かも」になり，さらに「可能でしょう」になる楽しさを味わった16年だったと思う．もちろん，まだまだ不可能と思われることはたくさんあるが，残された歯科医師人生で少しでもできることを増やしていきたいと思っている．

　ファウンダーたちの講義もつねに進化し続け，コースを開始した頃と現在ではまるで別物の内容となっていることがわれわれの誇りだと考えている．実習の内容もブラッシュアップされ，とくに歯周組織再生療法に関しては，2012年AAP会場でのDr. Cortellini先生との出会いが，われわれの技術の発展を加速させ，一次治癒の達成をより追求する内容となっていった．現在では，卒業生たちの症例を見ても，エックス線写真上での骨縁下欠損の深さだけでは抜歯の理由にならなくなったと思われる．また，インプラントでは，Dr. Salama, Dr. Grunder, Dr. Urban, Dr. Amatoらとの交流から多くの技術，知識を学んだ．

　現在は，5-Dインストラクター，サポーターらは，積極的に海外の歯科医師とかかわることによって最新の情報を得ている．これらの知見は将来，コースのなかで活かされていくであろう．実際にコースを受講された先生のなかから，エンド，修復，ペリオ，インプラント治療に関してすばらしい臨床が生まれている．毎年春に開催される症例検討会，総会等で，次世代を担うメンバーたちの症例を見ると，「5-Dを立ち上げてよかったな」と思う．

　このように5-D Japanは，意外にも，そして幸いなことに順調に成長した．本書は内容を天然歯に限定して，ファウンダー5人のみならず，他の5-D主力メンバーとともに総力をあげて書かれた．再生療法と歯周形成外科の分野では北島先生を中心にして解説するとともに，できるだけ次世代を担う先生方の症例を掲載している．彼らの仕事の精度をぜひご覧いただきたい．

　本書の内容が読者の臨床の一助となり，喜ぶ患者が1人でも増えることを願っている．

2025年1月吉日
石川知弘

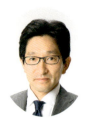
刊行に寄せて

　いよいよ5-D Japanとして16年間の活動の集大成となる本が出版の運びとなったことは，私の歯科人生のなかでもたいへん感慨深いこととなっている．

　メインタイトルである「5-Dコンセンサス 歯の保存にこだわる」は，歯周治療に焦点を当てた歯の保存について著わされた書である．私たち5人のファウンダーは40年近い臨床経験があるが，この間，さまざまな歯科の分野のなかでも歯周治療はとくに大きく進化してきたと思う．特筆すべきは，切除から再生への大きな流れだろう．それにともない，症例に対する見方や考え方も自分たちのなかで変化してきて，私たちがそれぞれ今考える歯科治療を伝える場を設けたいという当時の想いを具現化するために，2009年に5-D Japanが立ち上げられた経緯があった．

　5-D Japanを設立して16年経過したが，この間にも私たちの臨床は新たな情報や得られた知識をもとに少しずつ変化してきている．同時にコースで提示される症例もステップアップされたものになっていき，コース内容もそれにともなって進化してきた．

　なかでも大きなインパクトをわれわれに与えたのが，2013年と2015年にイタリア・フィレンツェで開催された「Dr. Cortelliniの再生療法5-D Japanコース」であったように思う．このコース受講によって手技や考え方が整理され，その後の臨床やコース内容に活かされてきている．

　そしてこの16年の間，非常に多くの先生方が私たちのコースを受講していただいたことに感謝の意を表したい．また，同時にそのなかからインストラクターとなる次世代の先生方が多く現れてきたことは心から嬉しく思っている．本書でも，それら次世代の先生方の多様な症例を数多く掲載させていただいており，これが歯周治療の臨床を解説するのにとても効果的であったと考えている．

　本書のサブタイトルとなっている「これまでの軌跡と次世代へのメッセージ」は，実際には皆の臨床は常に今でもたゆまぬ進歩を遂げていると感じているが，現時点まで行ってきた臨床や知識をここでまとめることができたことはとても意義のあることであり，症例を提示いただいた私たちの次の世代の先生方の，さらに次の世代の若い先生方へも参考になってくれることを期待して示されたサブタイトルである．

　このようなかたちで私たち5-D Japanのまとめとなる書籍を世に出すことができることは，クインテッセンス出版をはじめサポートしていただいてきた多くの企業の方々や，私たちにかかわってきていただいた多くの先生方のおかげであり，皆様に心から感謝申し上げます．

2025年1月吉日

北島　一

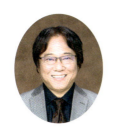

刊行に寄せて

　思い返せば，2008年に5人が意気投合し，日本最高峰のポストグラデュエートコースを開催することを目標に掲げ，皆で月1回集まり，終日に渡り喧々諤々の議論を繰り返していたことを懐かしく感じる．違うコンセプトをもった3つのスタディグループで先頭を走ってきた面々であるがゆえ，結論が出るまでは一筋縄ではいかず，遅々として議論が前に進まないことも多かった．時には合意に達せず，お互い妥協したくないこともあり，このまま解散するのではないかという危機的状況を何度も経験した．

　しかし，1年かけて何とかその荒波を乗り越え，やっと5人のコンセンサスが得られたため，2009年1月12日に東京で「5-D Japan Kick off Meeting」を開催することができた．5人がそれぞれのフィールドの講演を行い，歯科界に「5-D Japan 誕生」の産声を上げた瞬間であった．そこから，まずはアドバンスコースを開講したものの，やはり基礎的な知識や技術を習得する必要性を強く感じ，その後ファンダメンタルコース（歯周・インプラントコースと歯内・修復コース）を立ち上げた（その後，デンチャーコースとDHコースも開講している）．それから2025年現在，アドバンスコースは16期が，またファンダメンタルコースは14期が終了した．

　その間のビッグイベントとして，2019年に東京ミッドタウンホールにて10周年記念総会を開催することができたことは非常に感慨深いことであった．各ファウンダーが畏敬の念を抱く5人のゲストスピーカーをお招きし，同じ壇上で共演し，多くの示唆に富んだ講演ができたことは何ものにも代え難い貴重な経験であった．とくに私にとって，Dr. Domenico Ricucciと2日間，同じ時間を共有できたことは大きな財産となった．また，その際にエンドチームの仲間（金子博寿先生，安部貴之先生）とDr. Domenico Ricucciとで座談会を行い，われわれの疑問や質問に対して，適切な論文と臨床症例を提示してご回答いただき，大変勉強になった．その座談会の内容は，2回に分けてザ・クインテッセンス誌（2019年11，12月号）に掲載している．

　またその後，国際外傷歯学会世界大会（2024年7月）に招聘された際にも，石川亮先生，古川尊寛先生と一緒に第2弾の座談会をさせていただき，その後の新しい研究や知見を踏まえてアップデートした内容をザ・クインテッセンス誌2025年1,2月号で報告している．私のエンドのエビデンスの多くは，Dr. Domenico Ricucciから発信されたものであることに疑いの余地はない．

　このように，5-D Japanが発足して16年の月日が流れ，紆余曲折のなかでアドバンス，ファンダメンタルコースを通じて多くの先生方と一緒に勉学に励んできた．コースの内容は，随時ブラッシュアップを行いながらここまで歩んできたが，ここにきて私たちが辿ってきた軌跡として，それらの内容を1冊の本にまとめたいという強い想いがファウンダー間で生まれてきた．それから1年以上の歳月をかけて各ファウンダーがまとめあげたが，同時に5-D NEXTを担う先生方にも参加していただき，5-D Japanの総力を結集した内容にしたいという熱い想いも込められた渾身の1冊がここに誕生した．

　歯学が日進月歩で進化していくなかで，現時点における5-D Japanのコンセンサスをまとめた本である．ぜひ，多くの先生方に読んでいただけることを願ってやまない．

2025年1月吉日
福西一浩

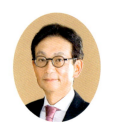

刊行に寄せて

　5-D Japanが産声を上げる2年前，スタディグループの垣根を越えて意気投合した5人が集い，大阪での月1回のミーティングを重ね，2009年1月に5-D Japanを発足させて早16年が経過した．本書は，ファウンダー全員が還暦を迎える時には，これまで培った知識・症例を通じて，それぞれの得意な分野で歯の保存を第一義とした集大成本を書きたいという思いを強くもち始めた5年前から企画していた．ようやく発刊に漕ぎつけたことは至上の喜びである．

　多様な5人が集結するにあたり，今後検討事項がある場合，5人のうち3人が賛成した事項に対して2人が否定的であったとしても，3人の意見に従うことを私が提案し，他のファウンダーに了承してもらったことが思い起こされる．

　2歳年上である南先生は，補綴・咬合治療の観点からの歯列全体への洞察が非常に鋭く，マイクロ治療の情熱はすさまじいものがある．普段は温厚で洒脱（これお洒落だと思うけど）でグルメな方であるが，何かのツボにはまり逆鱗に触れると激高（正論を悟るようにお話を）することもある人間味あふれる先生である．

　福西先生とは，当初周囲からいずれ私と喧嘩になり5-D Japanは分裂すると言われていた．はっきり意見を言うタイプであり誤解されやすい面があるものの，少し寂しがり屋さんの一面もある．彼からは歯内療法の観点から歯の保存について多くを学ばせていただいた．

　北島先生・石川先生は同じ広島大学時代から一緒であり，北島先生とは同級生，石川先生は1学年後輩である．2人とはかれこれ40年の付き合いになる．北島先生の臨床は，海外で学んだ知識・技術をていねいにかつ忠実に行い，口腔内写真の記録には感嘆するばかりである．普段は寡黙であるがお酒が入ると饒舌になり，人のことを言える立場ではないが，忘れ物が多いのが少々心配である．石川先生は，海外で学んだ技術をそれ以上の結果に導く臨床をしておられる．石川先生と私は仲が悪いという噂があるが決してそんなことはなく，石川先生のような技術をもった先生は今後そうそう出てこないと思っている尊敬すべき先生である．かくいう私は，北島先生ほどのていねいさもなく，石川先生のような技術もなく，そのなかでどうやって簡単に似たような結果を出すかを模索してきた16年であった．

　本書で切除療法の項を担当している藍浩之先生は，勤務時代の1歳年下であり，彼とも付き合いが長く，今ではファンダメンタルペリオ・インプラントコースの責任者を担っており，心強い限りである．歯周病総論，エンド・ペリオ病変の項を執筆している石川亮先生は，5-D Japan発足当時，「私たちのグループに来てもいいけど，初めからインストラクターとか保証しないから」と伝えていたが，今ではペリオおよびエンドの2つのコースを掛けもちしており感謝している．

　ここでは紙面の都合上，お名前を出せなかった先生方が執筆・症例掲載をしており，5-D Japanの次の世代の先生方が着実に成長していることをうれしく思う．また，クインテッセンス出版の北峯社長，多田編集長には発刊に向けて辛抱強くご尽力していただいたことを御礼申し上げる．

　そして，できるだけ多くの先生方に本書を手に取ってもらえれば幸いである．

　最後に，私が講演の際，自分の人生の生き方として出す文章を締めくくりとしたいと思う．

　「進まなければ道に迷わないけれど，ただの石ころになってしまう」あくゆう

　「成功はこれまでの証，失敗はこれからの課題」ふなと

　「60代の生き方，ゆく川の流れは絶えずして，しかも元の水にあらず」方丈記

2025年1月吉日
船登彰芳

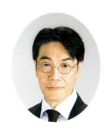

刊行に寄せて

　本書は，2025年現在の私たちの考えている歯周治療学に基づき，ともに勉強してきた多くの先生方の臨床を通じて述べられているものである．各先生により手技などが異なっているかもしれないが，治療の方向性については皆同じであるといってよいだろう．当初よりはっきりした，いわゆる「コンセプト」が存在したというものではなかった．しかし，治療の方向性だけは5-D Japan設立準備時におおむね決まり，コースを始めてからも，皆がそれぞれの臨床手技の改善を重ねて現在に至っているものである．実際，アドバンスコースにおいては，立ち上げ当時の2009年と今とでは講義・実習内容は大幅にアップデートされている．

　すなわち，われわれの歯周治療の考えは「コンセプト」という言葉で括られるような治療方針などといった具体的，厳密的な考え方を示しているようなものではない．厳密さは，時には「無言の縛り」を生んで，柔軟性に欠けてしまうことがあると私は考えている．そういう点で，船登先生のいつも言うところである「コンセンサス」は，緩やかではあるが向いている方向は同じであるということ，そして互いの多様性を尊重し合うということを意味しており，的を得た言葉であろう．本書はそこから出来上がってきたものをまとめたものである．

　私どもファウンダーは，5人とも1980年後半に大学を卒業した．当時の歯周治療学ではさまざまな論議があり，情報を得ようとしてもインターネットではなく学術誌や講演に限られ，たとえば"EBM"という言葉すら聞かれない時代であった．そのなかでさまざまな取捨選択を行いながら，おのおのの臨床が確立された時期に出会うことになったものである．当時私に欠けていた，もしくは知りたいと思うものを他の4人は持っていた．

　福西先生の"生体の治癒"という概念は，当時補綴中心の私には目新しく，石川先生の歯周・インプラント外科に対する手技には圧倒されっぱなしであった．北島先生の熟慮された治療手技や，長期のドキュメンテーションはそれまで目にしたことがないものであり，船登先生の，自らの臨床に基づいて考え出された新しい手技や，大胆で緻密な治療の組み立てを見て，「臨床背景に違いはあれど向いている方向は同じなんだ」と確信し，歯科臨床における多様性というものを感じた時期であった．私が彼らに求められていたものはおそらく「マイクロサージェリーの概念と手技」なのだろう．その点では，微力ながらも伝えられたものと思う．

　これらを互いに知り，自己の臨床に取り入れてブラッシュアップしてきたこと，さらに後に続く先生方に伝えていきたいということ，そういった思いを幾分なりとも本書から感じ取っていただければ，ファウンダーの1人として幸いである．

2025年1月吉日
南　昌宏

監著者・著者一覧

■ 監著者（50音順）

石川知弘　　　静岡県開業・石川歯科

北島　一　　　静岡県開業・北島歯科医院

福西一浩　　　大阪府開業・福西歯科クリニック

船登彰芳　　　石川県開業・なぎさ歯科クリニック

南　昌宏　　　大阪府開業・南歯科医院

■ 著者（50音順）

藍　浩之　　　愛知県開業・あい歯科

石川　亮　　　兵庫県開業・石川歯科醫院

片山明彦　　　東京都開業・有楽町デンタルオフィス

菊地康司　　　千葉県開業・浦安ブランデンタルクリニック

丹野　努　　　栃木県開業・丹野歯科医院

Contents

3	刊行に寄せて（石川知弘／北島　一／福西一浩／船登彰芳／南　昌宏）
8	監著者・著者一覧

CHAPTER 1　歯周病総論

18	**1．歯周病とは**
19	**2．現代の歯周病病因論**
19	**1** 歯周治療における歯周病病因論の重要性　／　**2** 歯周病病因論の歴史的変遷
22	**3** 歯周病と細菌学
24	**4** 細菌学と分子生物学の融合
26	**5** 分子生物学や最新の病因論は，臨床に何をもたらしたのか
26	**症例1**　非外科治療による microbial shifting の防止
28	**症例2**　外科治療による口腔内環境の改善
29	**3．歯周病の診断**
29	**1** 歯周病の新分類　／　**2** ステージとグレード
31	**4．歯周病の検査**
31	**1** 各種検査法
33	**5．歯周治療のゴール**
33	**1** 歯周組織の健康状態の分類
34	**2** 歯周治療の目的
35	**6．要抜歯と診断する根拠と時期について**
35	**1** 要抜歯の基準　／　**2** 予後診断とその基準
37	**症例3**　歯周基本治療後に保存の可否を判断したケース
40	**7．歯周治療の流れ**
41	**1** 歯周治療を行う際の留意点　／　**2** 現代の歯周基本治療
43	歯周基本治療中に行われるべき他の治療
44	**症例4**　外科治療と BOGR の確立
46	**3** 現代の歯周外科治療の意思決定基準
47	**4** SPT の重要性
49	**8．BOGR と OS**
49	**1** 歯周・インプラント治療の5・D コンセンサス：BOGR と OS　／　**2** 生理的な骨形態の再構築
51	**3** 歯肉組織の再構築
53	**4** Occlusal stability（OS：咬合の安定）について
54	**9．おわりに**

CHAPTER 2 マイクロサージェリーの重要性

58	**1．Micro-dentistry / Periodontal microsurgery について**
59	**1** マイクロデンティストリーを成功させるための条件
64	**2** マイクロスコープに慣れる
65	**3** 歯周外科におけるマイクロスコープの応用
67	**4** 歯周外科においてマイクロスコープ使用の有効な術式とは？
67	**症例1** 小帯除去をともなった上皮下結合組織移植による根面被覆症例
68	**症例2** 上顎正中の歯間乳頭に対するデリケートな手術症例①
69	**症例3** 上顎正中の歯間乳頭に対するデリケートな手術症例②
70	**5** ペリオドンタルマイクロサージェリーに必要なマイクロスコープの特性
71	**6** ペリオドンタルマイクロサージェリーにおけるマイクロインスツルメント
77	**7** ビジュアルガイダンスのためのトレーニング
78	**2．マイクロスーチャリングトレーニング**
78	**1** ラバーシートでの縫合練習
84	**2** シリコンチューブによる縫合練習
88	**3** おわりに

CHAPTER 3 歯周組織再生療法

90	**1．総論**
90	**1** Periodontal regeneration の定義
92	**2** 再生療法の目的
92	**3** 安定的に良好な再生療法の治療結果を得るために
99	**4** 歯周組織再生療法の術式
102	**5** フラップデザイン
108	**6** 術中，術後に起こる事象についての研究
108	**7** クリニカルフローチャート
113	**2．各論**
113	**1** 上顎前歯
113	**症例1** ⌐1 MIST
115	**症例2** セメント質剥離(single flap approach)

117	症例3	裂開状の欠損への対応
118	症例4	SapRe（前庭切開とEPPの併用）を応用した症例
120	**2** 下顎前歯	
120	症例5	下顎前歯部の解剖学的特徴
123	症例6	Single flap approach（欠損へのアクセスに配慮した切開範囲）
124	症例7	PDGF‐BBを応用した症例
128	症例8	FGF‐2と結合組織移植を併用した症例
131	**3** 上顎臼歯部	
131	症例9	|6 根分岐部病変Ⅱ度および|7 根分岐部病変Ⅲ度
133	症例10	近心根分岐部病変Ⅱ度および骨縁下欠損
137	症例11	|6 頬側根分岐部病変Ⅱ度および|5 7 遠心の骨縁下欠損
140	**4** 根分岐部病変に対する歯周組織再生療法	
145	症例12	Ⅲ度の根分岐病変と垂直性骨欠損に対してNIPSA/HITとSFAにてフラップデザインを考慮して対応した症例
149	症例13	根分岐部病変Ⅲ度に対してPhenotype（角化歯肉幅・軟組織の厚み）を考慮し再生療を行った症例
152	症例14	囲繞性の深い骨欠損に対し成長性因子（リグロス）とバイオオスを用い欠損を回復させた症例
153	**5** 骨縁上欠損への挑戦	
154	症例15	非吸収性膜による0壁性欠損への対応
155	症例16	エムドゲイン，骨移植，吸収性膜による骨縁上欠損への対応
157	症例17	FGF‐2，骨補填材，吸収性膜による骨縁上欠損への対応

3．再生療法と矯正治療とのコンビネーションによる効果

159	**1** はじめに	
160	症例18	矯正前に再生療法を含む歯周外科を行い，矯正治療の期間中トラブルなく治療が完結された症例
162	**2** 再生療法の術前，術後処置としての矯正治療	
162	症例19	囲繞性の骨欠損に対し，挺出で対応①
163	症例20	囲繞性の骨欠損に対し，挺出で対応②
163	症例21	近心傾斜歯のアップライト（整直）における近心の骨縁下欠損の反応
165	症例22	再生療法前に矯正的圧下を行い再生療法により有利な深く狭い骨欠損形態にした症例
168	症例23	再生療法→圧下（近心傾斜歯のアップライトにおける遠心側の圧下に対する骨縁下欠損の反応）
169	症例24	再生療法術前に圧下し，術後に挺出を行った症例
173	症例25	再生療法前に矯正を行い欠損形態を有利に改善した症例
176	症例26	矯正治療により前歯部の骨欠損を改善した症例
180	症例27	水平的な骨吸収が重度な症例
185	症例28	|1 を圧下した後に再生療法を行った症例
186	症例29	重度歯周病を歯の挺出と再生療法で改善させた症例

187	症例30	PTM により上顎前歯のフレアアウトを起こした症例を歯周治療，矯正治療にて改善した症例（前歯部は SRP のみ）
188	症例31	PTM を歯周病，矯正治療で治療した症例
191	3．まとめ	

CHAPTER 4　歯周形成外科

196	1．歯周形成外科	
197	**1** 歯肉退縮の病因	
199	**2** 歯肉退縮治療の目的	
199	**3** 歯肉退縮の分類	
204	**4** 根面被覆の術式	
205	症例1	FGG による付着歯肉増大と根面被覆
206	**5** バイラミナー法の臨床	
208	症例2	Coronally advanced flap：Subepitherial connective tissue graft（bilaminar technique）
214	症例3	バイラミナー法：単独歯の臨床例①：Coronally advanced flap ＋ CTG
215	症例4	バイラミナー法：単独歯の臨床例②：Laterally moved coronally advanced flap ＋ CTG
216	症例5	バイラミナー法：単独歯の臨床例③：Modified tunnel technique+CTG
217	症例6	バイラミナー法：複数歯の臨床例①：Coronally advanced flap ＋ CTG
218	症例7	バイラミナー法：複数歯の臨床例②：Coronally advanced flap ＋ CTG
220	症例8	バイラミナー法：複数歯の臨床例③：2 1|1 2 トンネルテクニック
222	症例9	バイラミナー法：複数歯の臨床例④：4 3|3 4 トンネルテクニック
223	**6** 上皮下結合組織移植片の採取	
228	**7** 成長因子を併用した症例：歯肉退縮をともなう裂開状骨欠損	
229	症例10	外傷に起因する歯肉退縮への対応（rhPDGF‐BB を応用した根面被覆）
234	症例11	根尖露出をともなう歯肉退縮への対応（FGF‐2 を応用した根面被覆）
235	症例12	Cairo RT 3・Miller class 4 に対する対応
237	2．挺出と圧下	
238	症例13	歯肉切除により歯肉ラインの不調和を是正した症例
240	症例14	歯の挺出により歯肉ラインの不調和を是正した症例
241	症例15	歯の圧下により歯肉ラインの不調和を是正した症例
242	症例16	矯正治療にて，1|を圧下し切縁を揃えてから CTG を行った症例

243	**3．歯槽堤増大**
243	症例17　清掃性のための歯槽堤増大
244	症例18　硬組織増大および，FGF‐2コラーゲンマトリックスによる軟組織増大で対応した症例
246	**1** 軟組織による歯槽堤増大のテクニック
248	**2** ドナーサイトの特徴と結合組織の採取法
252	**3** 歯槽堤増大の症例
253	症例19　パウチテクニック，上顎結節からの結合組織
254	症例20　口腔外で上皮切除した結合組織の症例
256	症例21　パウチ法による硬軟組織移植のコンビネーション症例
258	症例22　GBRと結合組織移植にFGF‐2を応用した症例
259	**4．結合組織移植片の骨化**
260	症例23　Dr. PD. Miller のオリジナルテクニックで根面被覆を行った症例
261	症例24　下顎両側犬歯に結合組織移植を envelop テクニックを用いて行った症例
263	症例25　アマルガムタトゥーの除去を目的として結合組織移植を行った症例
265	症例26　上顎6前歯にトンネルテクニックによる結合組織移植を行った症例
266	症例27　歯肉の discoloration の改善を目的として結合組織移植を行った症例
267	症例28　前歯のポンティック部位に骨造成と結合組織移植を行った症例
268	症例29　上顎犬歯・側切歯にトンネルテクニックを用いた症例
270	**5．Crown lengthening**
272	症例30　ガミースマイル症例

CHAPTER 5　切除療法

278	**1．歯周病患者における切除療法での対応**
278	**1** 病状安定を得るための歯周外科治療の必要性
279	症例1　定期的に来院するも，欠損が進んでしまった症例
280	症例2　深い歯周ポケットと根分岐部病変の存在が，結果として予後不良となった症例
284	症例3　BOGRを切除療法で具現化した症例
285	症例4　薄い歯肉に対して切除療法と結合組織移植を併用した症例
286	**2** Partial thickness flap を用いた apically positioned flap の臨床例
286	症例5　再生療法後，全顎切除療法で対応した症例
287	症例6　再生療法後，意図した再生量が得られなかったため，矯正的挺出後に切除療法を行った症例
290	症例7　上顎左側第一大臼歯分岐部Ⅱ度に近心根を抜去し，Root amputation を行った症例

291	症例8	上顎左側第一大臼歯分岐部III度に対して，頬側2根を抜去し，Root amputation を行った症例
291	症例9	動揺のコントロール，切除療法後，上顎に連結固定，下顎には歯根分割を行った症例
293	症例10	上顎大臼歯に口蓋根のみを保存し，歯周補綴を行った症例
294	症例11	根面う蝕による歯質の崩壊により抜歯に至った症例
296	症例12	遊離歯肉移植を行った症例
297	症例13	下顎臼歯部に CMR 法を用いた strip gingival graft を行った症例
298	**2．補綴前処置としての切除療法の応用**	
298	**1** 外科的歯冠長延長術(surgical crown lengthening：SCL)	
300	症例14	上顎前歯部に従来の部分層弁による根尖側移動術を行った症例
303	症例15	角化歯肉が十分に存在するため，MGJ を越えないフラップを形成し，SCL を行った症例
305	症例16	Full thickness flap から Partial thickness flap に移行し，SCL を行った症例①
307	症例17	Full thickness flap から Partial thickness flap に移行し，SCL を行った症例②
309	症例18	SCL 後 Thick phenotype であったため，予測以上の歯肉の過形成が生じ，再度 SCL を行った症例
312	**3．Partial Thickness Flap を用いた APF の術式と臨床例**	
312	**1** イラストでみる Partial Thickness Flap を用いた Apically positioned Flap の術式	
323	**4．現代の歯周治療学における 5-D Japan コンセンサス**	
323	**1** 歯肉弁の位置づけ：Partial Thickness Flap を用いた Apically positioned Flap と Modified Widman Flap の再考	
326	**2** 補綴治療の考え方について	
326	症例19	切除療法後，縁上マージンにて補綴装置を装着した症例
328	症例20	矯正治療後に前歯部に再生療法と切除療法を行った症例
330	症例21	上顎前歯部に水平吸収をともなう重度歯周病患者に初期治療と矯正治療で対応した症例
332	**3** Altered Passive Eruption：APE(受動的萌出不全)における SCL	
333	症例22	矯正歯科治療ならびにダイレクトボンディングを併用し，SCL 後8年経過した症例
336	症例23	重度の受動的萌出不全に対して，SCL を行った症例
338	**5．おわりに**	

CHAPTER 6　エンド・ペリオ病変への対応

342	**1．エンド・ペリオ病変とは**	
343	**2．EPL の病型分類**	
343	**1** サイモンの分類	
345	**2** 2018年 AAP/EFP コンセンサスレポートでの分類	

346	3．EPL の診断の重要性
347	**1** 歯単位だけではなく，患者単位でも評価する
347	**2** ポケットの幅（幅の狭いポケットと広いポケット）
348	**3** 何が EPL の診断を複雑にしているのか
349	**4** 時間の流れを考慮に加えた診断の有用性
349	**5** 歯髄壊死を引き起こす原因について考察する
351	**6** EPL 診断における CBCT の有用性
352	4．EPL の治療手順
354	5．EPL 治療における再生療法の重要性
354	**1** 歯のコンディションと外科的歯内療法の関係
355	**2** 歯髄のコンディションと再生療法の結果との関係
356	6．根尖部に及ぶペリオ病変に対する再生療法
357	7．EPL の臨床例
357	症例1　根分岐部病変が見せかけのポケットだったケース
360	症例2　根分岐部病変がペリオ病変だったケース
362	症例3　CBCT による診査で透過像が根尖孔まで及んでいないケース
364	症例4　CBCT による診査で透過像が根尖孔まで及んでいるケース
366	8．EPL との鑑別が困難な他の疾患：セメント質剥離について
366	症例5　セメント質剥離のケース
371	9．おわりに

CHAPTER 7　難治性根尖性歯周炎

374	1．歯内感染
374	**1** 歯内感染のメカニズム
374	**2** 根尖病変の成因
375	症例1　根管口から根管内にアクセスする方法
376	2．難治性根尖性歯周炎
376	**1** 難治性根尖性歯周炎とは
377	**2** 難治性根尖性歯周炎の治療法
378	■ MTA について
379	**3** 難治性根尖性歯周炎の予後
380	**4** 難治性根尖性歯周炎の臨床例
381	症例2　orthograde で治癒に導いたケース（initial treatment）

382	症例3	orthograde で治癒に導いたケース（retreatment）
383	症例4	retrograde（歯根端切除術）により治癒に導いた症例⇒ orthograde の1年後に retrograde を行ったケース
384	症例5	retrograde（歯根端切除術）により治癒に導いた症例⇒ orthograde の直後に retrograde を行ったケース
386	症例6	意図的再植で対応した症例①（下顎二大臼歯）⇒ orthograde での治療の6年後に症状が再発し，意図的再植を行ったケース
390	症例7	意図的再植で対応した症例②（上顎第二大臼歯）⇒ orthograde での治療完了後も症状が改善せず，意図的再植を行ったケース
393	症例8	意図的再植で対応した症例③（上顎前歯部）⇒ orthograde の4年後に意図的再植を行ったケース
395	症例9	意図的再植で対応した症例④（上顎前歯部）⇒最初から意図的再植を行ったケース
404	症例10	前歯部のケース
406	症例11	小臼歯部のケース
408	症例12	部分的な歯根破折を認めるケース
413	症例13	狭窄根管を探索したケース
414	症例14	上顎第一大臼歯の MB_2 に見落としがあるケース
418	症例15	歯根側壁に穿孔を起こした症例（骨縁上）
421	症例16	歯根側壁に穿孔を起こした症例（骨縁下：前歯部）
422	症例17	歯根側壁に穿孔を起こした症例（骨縁下：小臼歯部）
424	症例18	下顎第一大臼歯の分岐部に穿孔を認めた症例
426	症例19	下顎第二大臼歯に穿孔を認めた症例
428	症例20	上顎犬歯の根尖部付近に穿孔を認めた症例
430	**5** おわりに

CHAPTER 8　包括治療の実際

434	1．広汎型慢性歯周病患者に対して再生療法とインプラント・自家歯牙移植・矯正を用いた包括的な治療を行った一症例
449	2．歯列崩壊症例に対してインプラントアンカーを用いた矯正治療と天然歯の保存を図った包括的な治療アプローチ
462	3．広汎型慢性歯周炎の垂直性骨欠損に対して人工骨の置換を検討した一症例

| 474 | あとがき |
| 475 | 索引 |

CHAPTER

1

歯周病総論

執筆担当：石川　亮

CHAPTER 1 歯周病総論

1 歯周病とは

　歯周病は，歯肉病変と歯周炎に分類され，非プラーク性歯肉炎を除いて口腔内の細菌によって引き起こされる慢性炎症性疾患である．炎症が遷延化すると歯肉炎から歯周炎へと進行する．歯肉炎と歯周炎の違いは，歯周組織に回復不能の侵襲が及んでいるか否かである．プラーク性歯肉炎は歯肉に限局した疾患であるので，炎症が消退すれば歯周組織は健全なまま維持されるため可逆的な疾患といえる．一方，歯周炎は歯周組織（歯肉・セメント質・歯根膜・歯槽骨）の損傷を招き，炎症が消退しても歯周組織は完全に回復することは望めない，不可逆的な疾患である．多くの場合，炎症の消退と再燃を繰り返すため，重症化は長い期間をかけて緩徐に進行する進行性疾患である（図1）．

　歯周炎が進行するに従って，歯槽骨の吸収が高度になり，歯は付着を喪失していくことになる．そのうち歯の動揺や病的位置移動をきたすようになると，咀嚼機能が障害され始める．咀嚼機能のほか，審美性の低下や発音障害によって患者のQOL（Quality of Life）が低下する．近年では，高齢者の咀嚼機能の維持が，全身健康状態を維持することにつながることが明らかとなっている．また，歯周炎による慢性微小炎症状態は，さまざまなサイトカインを誘導するため，2型糖尿病，慢性腎疾患，心血管障害などの全身疾患とのかかわりが指摘されている．

　歯周組織を健全化して，それを生涯にわたり維持することは，単に歯科的に機能を維持するだけでなく，全身的な健康に寄与することが示されている．事実，厚生労働省は，国民の口腔管理が医療費削減に寄与することを理解して施策に反映させている．

▶健全な歯周組織と歯周炎

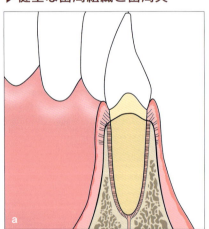
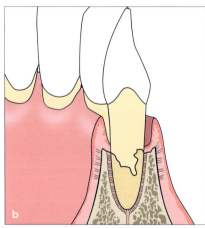

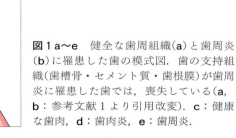

図1 a〜e　健全な歯周組織（a）と歯周炎（b）に罹患した歯の模式図．歯の支持組織（歯槽骨・セメント質・歯根膜）が歯周炎に罹患した歯では，喪失している（a, b：参考文献1より引用改変）．c：健康な歯肉，d：歯肉炎，e：歯周炎．

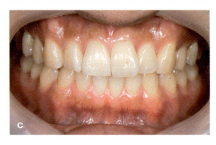
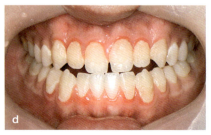
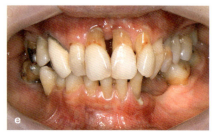

CHAPTER 1 歯周病総論

2 現代の歯周病病因論

1 歯周治療における歯周病病因論の重要性

　われわれが歯周病患者の治療にあたるとき，歯周病病因論を考慮せずに治療することは避けなくてはならない．もし，病因論に配慮せず治療に臨めば，患者の訴える症状や，現れた事象に対する治療だけを行う対症療法を繰り返すだけとなってしまう．

　一例を挙げると，歯周炎の急性発作で腫脹と疼痛を訴える患者に，抗生剤を投与することは，緊急処置として妥当である．しかし，症状が改善した後すぐに歯周基本治療を開始しなければならない．そうしなければ，病因が除去されずに残り続けるため，再発し，進行することは時間の問題である．時間が経過し歯周病が重症化していくと，やがてこのような対症療法の繰り返しでは対応できなくなり，ついに抜歯となる．さらにその後も歯周病の病因が除去されていない状況が続くならば，抜歯後の機能回復の手段にインプラントを選択することは絶対に避けるべきである．なぜなら，残存歯の歯周病の安定が得られていない口腔環境であれば，次は当該インプラントのインプラント周囲炎が待ち受けているから

である．

　これとは逆に，病因論を考慮したうえで患者に施された治療は，歯周病の病状安定（periodontal disease stability），寛解／制御（periodontal disease remission/control）をもたらすことになり，患者の生涯を通じて歯の喪失のリスクを下げる価値をもたらす（病状安定や寛解／制御については後に詳述する）．また，欠損修復にインプラント治療が選択された場合でも，インプラント周囲炎に罹患するリスクが低減されていることを考えると，患者の利益は大きなものになる．つまり，われわれが目の前の患者のために最適であると考え，選択した治療法は，病因論に配慮されたものでなくてはならない．さらにその病因論は，科学の進歩によって時代とともに変化している．そのため筆者らは，最新の病因論に基づいて既知の各治療法を再評価することが，現代の患者に最適な医療を提供するために重要だと考えている．そこで，本章を病因論に関する記述から始めることとする．

2 歯周病病因論の歴史的変遷

　科学の進歩にともなう病因論の変遷が，その時代における最適な治療法の選択に大きな影響を与えることはすでに述べた．そこでまず，病因論の変遷をたどることにしてみたい．

　1960年代の代表的な研究は，実験的歯肉炎がどの程度の期間で形成され，そのプラーク中の細菌が変化するかというものだった．Löeらは[2]，歯肉が健

康な12名（平均年齢23歳）の口腔清掃を一定期間完全に停止して歯肉炎を誘発させ，歯肉と細菌叢がどのような経時的変化を示すのかを観察した．その結果，清掃を停止するとすぐにプラークが停滞し始め，清掃を再開するまで増加した．また，プラークの堆積に合わせて炎症が進行していった．実験開始から10〜20日後，朝晩2回の清掃を再開させ，炎症が消

19

▶口腔清掃とプラークの堆積の関連

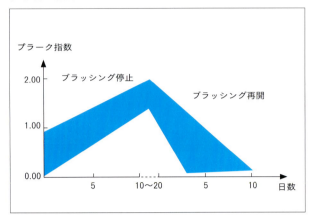

図2 清掃を停止したあと，再開するまでプラークの堆積は上限なく続いている（参考文献2より引用改変）．

▶口腔清掃と歯肉炎症の関連

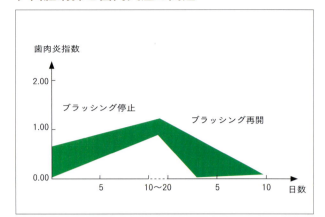

図3 図2で示されたプラークの堆積量の変化に一致して，炎症が進行したあと消退に向かっている（参考文献2より引用改変）．

▶実験期間中細菌叢に表れる経時的変化

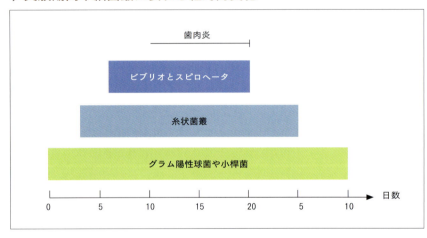

図4 プラークの堆積量の増加と炎症の進行，その後の消退と時期を同じくして変化している．初期には球菌が多くみられ，2〜4日後には桿菌と糸状菌が多くなる．最後にビブリオとスピロヘータが認められる（参考文献2より引用改変）．

退するまで観察を続けた．すると炎症は清掃再開後10日前後で消退した（図2，3）．

実験期間中に細菌叢は3つの段階的特徴を呈したとされている．もちろんこの時代の実体顕微鏡による細菌に対する観察は，現代の分子レベルの精度とまったく次元が異なるものであり，ここではあくまで形態学的観察にとどまるものの，すでに細菌叢が，プラークの堆積量の増加にともなって変化することが示されていることは興味深い（図4）．

この研究によって，プラーク中の細菌が歯肉炎を惹起し，口腔清掃によって炎症が改善することが示された．つまり，当時の歯周病の病因論は細菌の侵襲による歯周炎の開始と進行という単純な図式で表現されるものだった（図5）．

この Löe の研究では，被験者により炎症が惹起されるまでの期間が異なる（10〜21日）ことも併せて示されていたが，その理由は，70年代から80年代初頭に発表された免疫学的研究[3,4]により，明らかにされることになる．つまり，歯周病の発症，進行には宿主の免疫・炎症反応が，保護的，破壊的役割の両方を果たしていたのである．この結果，臨床症状は，細菌の侵襲だけでなく宿主の免疫が関係していることが理解されるようなった（図6）．

しかしながら，その後80年代後半になると，臨床的に認められる患者ごとの進行度の違いや，同一患者における部位ごとの重症度の違いは，前述の模式図では十分に説明できないと考えられるようになった．

口腔衛生に関する教育をされず，治療も受けられない環境に置かれたスリランカの奴隷労働者を対象

CHAPTER 1　歯周病総論

▶1960〜70年代前半の歯周病病因論の模式図　▶1970年代後半から80年代初頭の歯周病病因論の模式図

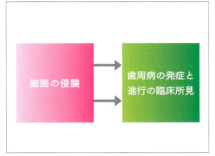

図5　細菌の侵襲による疾患の発症，進行にともなう臨床症状の一方通行で表された（参考文献10より引用改変）．

図6　宿主の免疫反応の存在が加わった（参考文献10より引用改変）．

▶PageとKornmanの概念図

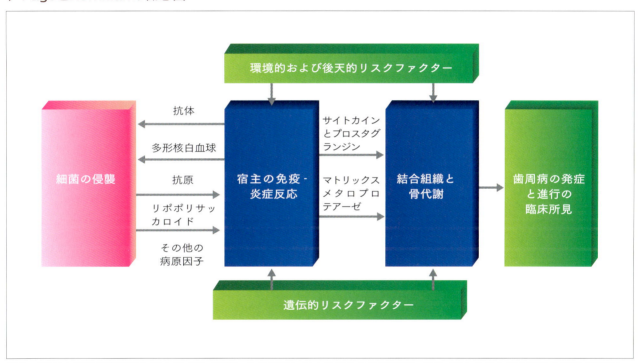

図7　現在の歯周病病因論を表す模式図．細菌による侵襲に対する宿主の免疫応答に加え，宿主の骨と結合組織の代謝が関係し，歯周病の発症と進行の臨床所見に至ること，さらに環境，後天的リスク因子と遺伝的リスク因子がこれらに関与することを表している（参考文献10より引用改変）．

にした縦断研究[5]で，同じように口腔衛生状態が劣悪だったとしても，歯肉炎から歯周炎には発展しない者が一定数いることがわかり，個人ごとに疾患感受性が異なることが示されたこともその一例である．

その後は，遺伝子型が歯周病感受性に大きく影響することが一卵性双生児と二卵性双生児のサンプルで示され[6]，同様に双生児を対象にした研究で，若年性歯周炎の発症に遺伝子型が関連することが示された[7]．さらに，喫煙[8]や糖尿病[9]が重症化に関連する強い要因であることが証明された．

このように，歯周病の最初の発症要因が細菌による感染であることに間違いはないが，臨床的な表現型の違いは，宿主に現れる炎症反応の強弱であり，これは細菌による侵襲の大小だけで決まるのではなく，ほかの多くの要因が修飾している結果であることを，PageとKornmanは概念図（図7）を用いて説明した[10]．この概念図は，それ以前のものと異なり，免疫-炎症反応と骨と結合組織の代謝における，遺

伝を含む先天的因子や，多くの環境および後天的因子の役割を明示し，さらに細菌の侵襲や治療による宿主への介入が，防御的および破壊的な生物学的メディエーターをどのように放出するかについても統合したものである．

　筆者らは，この概念図によって得られた知見によって，日常臨床では以下のことが示唆されると考えている．

①細菌は，歯周病の主因であり初発因子であるため，細菌の侵襲を抑えることは臨床上重要であるのは間違いない．

②しかしながら，歯周病は多因子疾患であるため，細菌だけでなく，他の修飾因子にも配慮した対応が求められる．

③そこで，現時点で改善させるために介入が可能な因子と，不可能な因子に分けて臨床対応することが実際的であるだろう．

・介入可能な因子：口腔衛生状態／喫煙／糖尿病／肥満／咬合状態．

・介入が極めて難しい因子：ストレス／低栄養／薬物／全身疾患／歯ぎしり・食いしばり．

・改善不能の因子：加齢／遺伝的要因／骨と結合組織の代謝．

　患者のセルフケアの改善をサポートすることは，歯周治療を成功に導くうえでもっとも効果的であるため，不可欠である．また，禁煙指導や医科との連携によって，糖尿病や肥満に対処することにも努めなければならない．ただしニコチンや砂糖には依存性があるため，生活習慣の改善は容易ではない場合もある．

　わが国では社会保障が充実しているため，低栄養が問題になることはないが，メンタルストレスは社会的な問題であることも多いため，患者の不安が歯周病によるもの以外なら歯科での対応に限界がある．全身疾患や服用薬による影響も歯科単独では対応できないし，ブラキシズムへの対応もナイトガードでの対応にとどまるため，根本的な解決は難しい．また，加齢による影響は避けることができないし，遺伝的要因や，サイトカインに対する骨と結合組織の代謝の特性も個人差がある．しかし，いずれも現代の医療では，これらを改善するために有効な治療法はない．よって，臨床でわれわれは，これらの因子のうち一部にしか介入できないことを認識する必要があるだろう．

3　歯周病と細菌学

　プラーク中の細菌が歯周病の主因であることから，歯周病は細菌学と切り離して考えることはできない．嫌気培養技術により嫌気性細菌の培養が可能になった後，顕微鏡検査によっていくつかの歯周病原細菌が特定されている．Socransky らは[11]，成人歯肉縁下プラークを採取して DNA-DNA hybridization 法を用いて解析し，デンタルプラーク内の細菌間で，特異的な関連があることを見出し，強い関連を認めた細菌を，グループごとに色分けした．歯周病原細菌は，red complex と orange complex の一部に含まれるが，これらの細菌がバイオフィルム形成の初期に定着することは稀で，デンタルプラークの成熟とともに秩序を保つように優位な細菌種が変化することを明らかにした（**図8，9**）．なお，red complex の *P.gingivalis* が免疫系に及ぼす影響などについては後述する．

▶歯周病原細菌のピラミッド

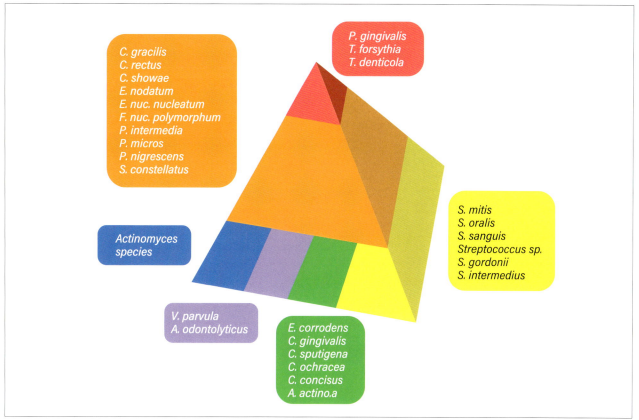

図8 Socranskyらは，歯肉縁下プラーク中の細菌により，時間の経過に従いバイオフィルムが成熟し，構成する細菌種に変化が生じることを明らかにした．細菌の特性が異なるグループ分けを色によって表し，定着する順序が存在することをピラミッドで表現した（参考文献11より引用改変）．

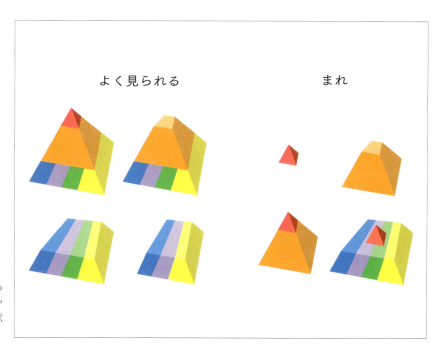

図9 細菌が定着する順序には原則があり，いきなり病原性の高いオレンジやレッドが定着することはない（参考文献11より引用改変）．

4　細菌学と分子生物学の融合

　ここまで歯周病病因論の変遷を簡単に示した．現在も歯肉炎から歯周炎に移行するメカニズムは，完全に解明されたとまではいえないものの，ヒトゲノムプロジェクトに代表される分子レベルの解析が行われた2000年前後を境にして，大きな進歩を遂げたのは明らかである．

　従来の培養法による生物・生化学性状に基づく研究では，嫌気性環境である歯肉縁下プラークで，細菌の検出や性質を知ることに限界があった．しかし，このゲノム解析に役立った分子レベルの解析技術を用いることにより，培養することができない新たな細菌の発見や，個々の細菌が細菌叢として相互にどのような関係を保っているかが明らかになった．さらに，2005年ごろに開発された次世代シーケンサー技術は，より多くの情報量を，より迅速かつ安価に得られる画期的な技術であり，ヒトと細菌の関係性の理解を，以前の単なる病原菌という概念から，共生関係や細菌叢，マイクロバイオーム※といった概念へと進めることに寄与した．

※マイクロバイオームとは
　ヒトの口腔内や腸内，皮膚表面などには数百種，数百兆個の常在菌が存在し，それぞれの生息部位によって常在菌の種類や組成比が異なっており，独特の細菌叢を形成していることが知られるようになった．この細菌叢とその遺伝情報を含めて「マイクロバイオーム」と呼び，これがヒトの健康を維持するうえで重要な役割を果たしていることが明らかになった．近年，マイクロバイオーム研究によって細菌叢の働きを知ることができ，病気と健康の理解が進むことが期待されている．

▶歯周病の増悪と安定にかかわる口腔細菌叢と宿主応答のバランス

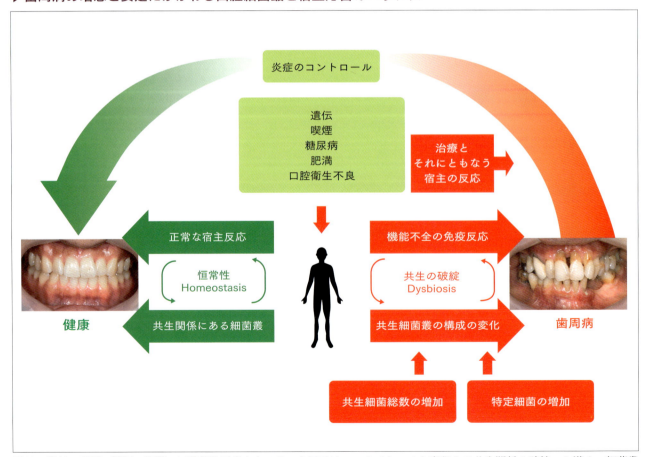

図10　遺伝，喫煙，糖尿，肥満，口腔衛生不良などのリスク因子は，このバランスを変化させ共生関係の破綻へと導く．細菌叢における変化は細菌総数の増加と特定細菌の増加である（参考文献12より引用改変）．

▶通常の細菌叢に*P.gingivalis*が加わることで細菌叢と免疫応答に与える影響

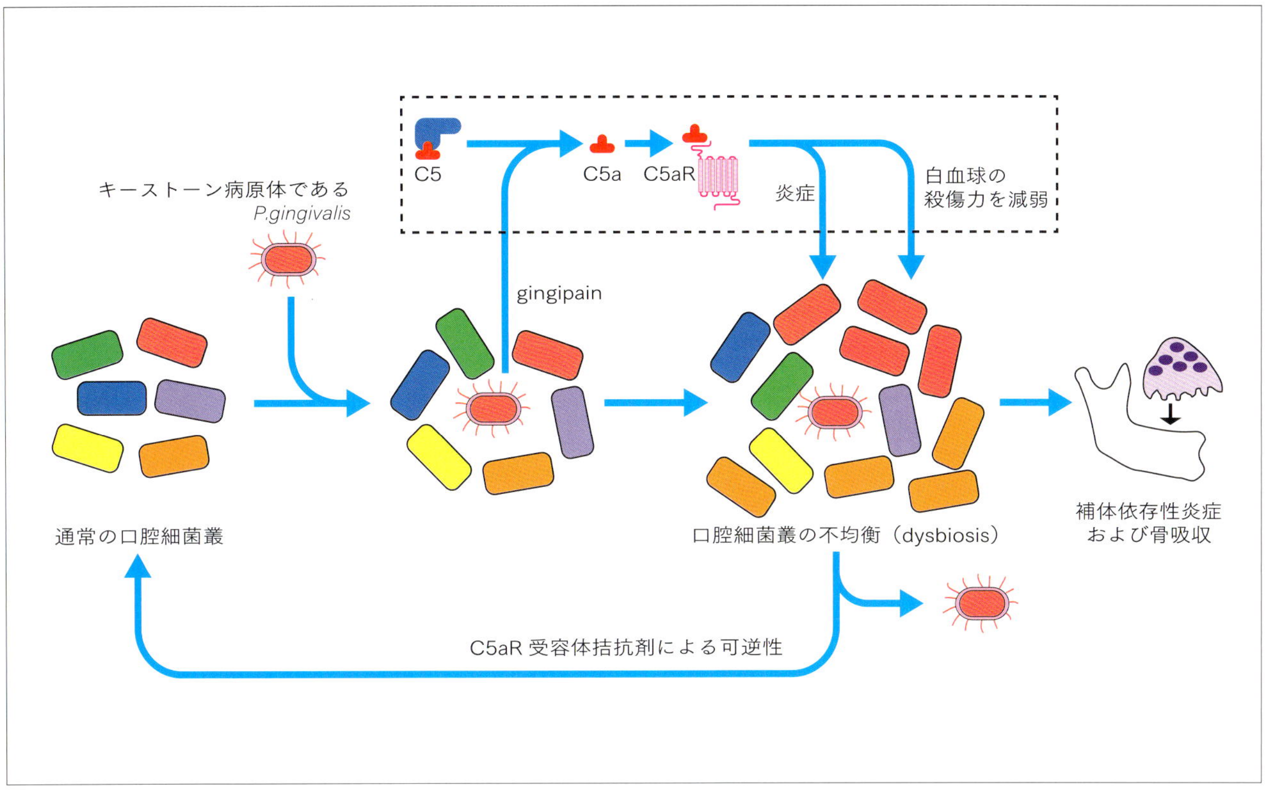

図11 補体を破壊し炎症を誘導するとともに，白血球のもつ殺傷力を減弱させる．微量でも病原性を発揮し dysbiosis の状態とさせる（参考文献14より引用改変）．

　このようにして，個々の細菌がどのように連携して，細菌叢全体の働きがどう変化するのかが明らかにされてきた．すなわち，口腔細菌叢が宿主と共生関係にある synbiosis の状態か，共生関係が破綻している dysbiosis の状態かは歯周病の発症／進行と病状安定にかかわっていると考えられるようになった（**図10**）[12]．前述のとおり，歯周病の増悪／安定は細菌という主因だけで決まるものではない多因子疾患であるため，免疫の働きにも着目しなければならない．そこにもこの分子レベルの解析は，生物学，細胞学，免疫学など他分野にも応用され，分子細胞免疫学，分子細菌学など境界のない新たな研究が進むきっかけとなっている．

　また，細菌叢の働きを大きく変化させるきっかけとなる特定細菌の働きに対しても，研究が進んでいる．*Porphyromonas gingivalis*（以下 *P.gingivalis*）は，歯周病原因菌の一つとして知られており，Socransky ら[11] によって red complex に分類される late colonizer の細菌である．2011 年 Hajishengallis ら[13] は，無菌マウスや補体受容体欠損マウスを用いた実験で，*P.gingivalis* が歯周病にどのように影響しているかを調べた．無菌マウスに *P.gingivalis* だけを感染させても歯周病は発症せず，発症には通常細菌叢の存在が欠かせないこと，また，補体の存在が欠かせないことが明らかになった．さらに *P.gingivalis* は微量であっても，病原性を発揮することも示された．さらに Hajishengallis らは2012年に，*P.gingivalis* が細菌叢の他の細菌と，宿主の免疫機能にどのような影響を及ぼすのかについて解説し，keystone-pathogen hypothesis としている[14]（**図11**）．Keystone とは，アーチ状建築物などの頂上に位置し，崩壊しないように強度を保つ重要な役割を果たしている建築要素を指す．歯周病の発症に *P.gingivalis* が果たす役割の重要性を keystone との比喩で表現している．

　また，当初は共生関係にあった細菌叢の働きが変化して，共生関係が破綻する，このような変化を microbial shifting という．

5　分子生物学や最新の病因論は，臨床に何をもたらしたのか

　ここまで述べたとおり，歯周病は細菌の侵襲以外にも，宿主の免疫力や先天的因子，後天的および環境因子が関係する多因子疾患である．しかし，関係する因子のなかで改善できるものに限りがあるため，治療は細菌に対する継続的なアプローチが主体となる．そして，近年分子生物学により得られた知見は，デンタルプラーク中の細菌叢が，microbial shiftingを起こすことでdysbiosisすなわち病原性を発揮するように変化することを明らかにした．つまり，歯周病原細菌という，特定の細菌を口腔内から駆逐することが有効であると考えられていた時代は終わりを告げたことになる．かねてより知られている歯周病を発症していない者からも，進行した歯周病患者と同様に歯周病原因菌が検出された[15]という事実が，歯周病原細菌が口腔常在菌であることを示し，同時にmicrobial shiftingが発症と進行に関係している合理的な説明ともなる．

　よって現在の治療の目的は，たとえ歯周病原細菌が存在していても，microbial shiftingさえ起こさせなければ問題はなく，マイクロバイオームをsynbiosisの状態で管理することに注力すべきといえる．

　筆者らは，細菌検査によって歯周病原細菌を特定し，その細菌種に抗菌スペクトルをもつ抗生物質の全身的投与によって駆逐を試みる治療や，歯肉内に棲息する細菌を，骨削除によって生理的骨形態の構築を図ることでポケットを浅くしたり，歯肉を外科的に切除することで駆逐するといった治療法に絶対的といえるほどの臨床上優先度はなく，あくまでも患者のセルフケアを向上させる働きかけを継続的に行うことによって，synbiosisすなわち共生関係を保つことなくして，病状の長期的な安定は得られないことが明らかになったと考えている．そのうえで今後の歯周治療の課題は，いかにして患者ごとのリスクに合わせて「個別化」されたプログラム作りをするか，また加齢による免疫機能の減弱とセルフケアの低下に，どのような解決策が得られるかを模索することになるといえるだろう．

症例1：非外科治療によるmicrobial shiftingの防止

患者：51歳，女性．
現症：中等度のポケット，水平的な骨吸収像が全顎的に認められた（図12a～c）．
治療経過：初診から14年経過時も，ポケットは浅いまま安定している．歯周病の初発因子であるプラークを適切にコントロールできているため，リスク因子である咬合の問題は残っているが，付着は維持されている（図12d～f）．

症例1　非外科治療によるmicrobial shiftingの防止

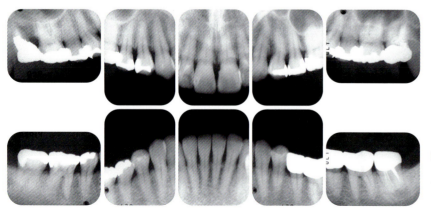

図12a　51歳，女性．初診時の10枚法デンタルエックス線写真．全顎的に水平的な骨吸収に加えて，7|は垂直的な骨吸収を認めた．

CHAPTER 1 歯周病総論

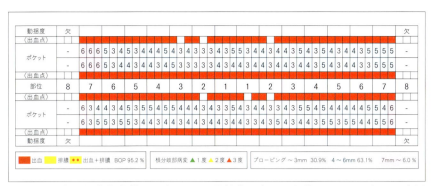

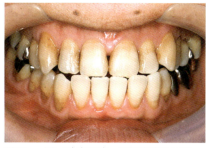

図12b 同歯周組織検査結果．高いBOP陽性率と多くの部位で4mmを超える歯周ポケットを認めた．

図12c 同口腔内写真．辺縁歯肉にプラークの沈着と炎症を認めた．アングルの不正咬合の分類Ⅲ級で，偏心位で臼歯の離開は得られないため，咬合という歯周病の修飾因子が存在する状態だった．そのため矯正治療を検討したが，外科的矯正処置となるため，患者はこれを選択しなかった．

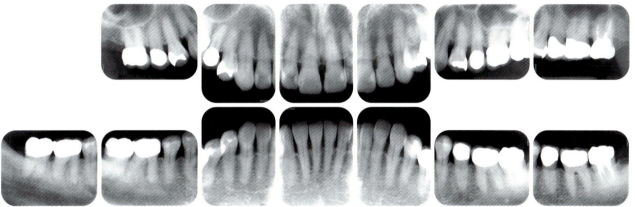

図12d SPT移行14年後のデンタルエックス線写真．動的治療時に 7| は保存不能と診断し抜歯したが，それ以外の部位の骨レベルは変化なく安定している．

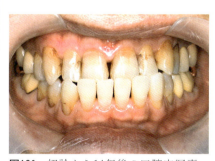

図12e 同歯周組織検査結果．BOP陽性率は10％以下で，5mm以上のポケットもない．

図12f 初診から14年後の口腔内写真．患者は66歳となった．矯正治療を選択しなかったが，良好な口腔衛生状態を維持できているため，歯周組織は安定した状態である．仮に咬合状態に問題を残したままとなっても，セルフケアによってmicrobial shiftingを起こさないように管理することが有効であることを示す好例だと考えている．

症例2　外科治療による口腔内環境の改善

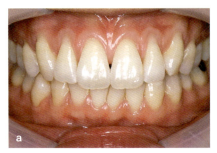

図13a　初診時．主訴である上顎前歯部は歯肉退縮によりCEJが露出していた．一方で，歯肉の炎症は認めずオーバーブラッシングが疑われる状況だった（BOP陽性率18.5％）．

図13b～d　初診から約2年後に再来院したときの口腔内写真．2年前に比べ，歯肉の炎症が顕著であった（BOP陽性率100％）．ただ，エックス線写真やプロービングから歯肉に限局した炎症であり，歯周炎に進行していないことがわかった．患者によると2年前に当院で聞いた移植手術には前向きになれず，その後数件の歯科医院を受診したとのことだった．

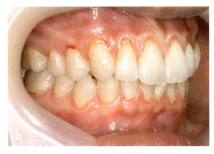
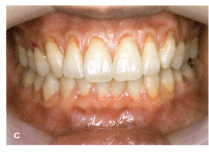
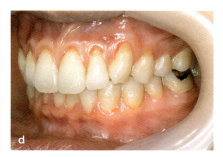

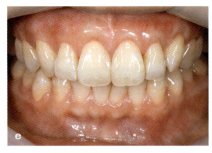

図13e　手術後1年経過後の口腔内写真．CTGにより，プラークコントロールしやすい口腔内環境となったため，再来院時のような辺縁歯肉の炎症は認められない．

図13f～h　手術後6年5か月経過後の口腔内写真．外科治療によって歯肉退縮が改善し，維持されていることがわかる（BOP陽性率6.5％）．

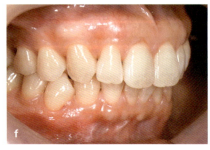
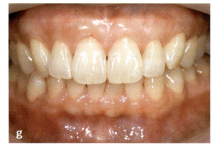
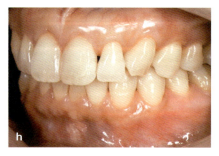

症例2：外科治療による口腔内環境の改善

患者：30歳，女性．

主訴：上顎前歯部の歯肉退縮を主訴に来院．以前通院していたクリニックでブラッシングが強いと指摘されてから，ブラッシングが怖く感じる（図13a）．

治療経過：CEJが口腔内に露出していることから，上皮下結合組織移植術（CTG）による根面被覆と，ブラッシング方法の改善が必要であると説明したが，その後来院が途絶えた．およそ2年後に再来院したときには辺縁歯肉が明らかに炎症を呈しており，アンダーブラッシングの状態だった（図13b～d）．手術から6年以上が経過したが，歯肉辺縁には炎症を認めず，その位置も安定した状態を維持している（図13e～h）．CTGによって歯肉のphenotypeが改善したため，患者は安心してブラッシングができるようになった．

CHAPTER 1　歯周病総論

3 歯周病の診断

1 歯周病の新分類

　2017年11月に開かれた AAP（米国歯周病学会），EFP（欧州歯周病連盟）の共催ワークショップにおいて，歯肉炎と歯周病やインプラント周囲粘膜炎と周囲炎の定義や診断，そのための分類法について討議された．ここでは1999年に決められた診断名に変更が加えられ，侵襲性歯周炎と慢性歯周炎に分かれて

いた診断名は，慢性歯周炎にまとめられた．これは本来病因と治療法が同じで，表現型が異なるだけの疾患が，異なる病名で診断されるのはおかしいという理由によるものである．重症度は疾患ステージ（重症度），疾患の進行しやすさはグレード（リスク度）で表現していることが特徴である．

2 ステージとグレード

1）ステージ

　ステージは，付着喪失の度合いや喪失歯数から全体的な重症度を評価するとともに，局所的に深いポケットを有しているかと，骨欠損形態の評価，分岐部病変などを評価する．とくにステージⅣは，臨床的にいわゆる咬合再構成が必要なケースで，治療の際にはステージⅢまでと異なるアプローチが求められるため，臨床に則した内容になっているといえる（表1）．

2）グレード

　グレードは，患者ごとに異なる「疾患の罹りやすさ，進みやすさ」を表している．まずグレードBを基本とするが，特異的に評価できる証拠がある場合は，AもしくはCと判定する．たとえば，かつて侵襲性歯周炎と診断されたケースは，グレードCと判定される．また，喫煙習慣や糖尿病などリスクファクターについても加えて判定することになる（表2）．

表1 歯周炎のステージ（参考文献16より引用改変）.

歯周炎のステージ		ステージ I	ステージ II	ステージ III	ステージ IV
重症度	歯間部のもっとも大きなCAL	1〜2mm	3〜4mm	≧5mm	≧5mm
	エックス線画像上の骨吸収	歯根長1/3未満（<15%）	歯根長1/3（15〜33%）	歯根長1/3を超える	歯根長1/3を超える
	歯の喪失	歯周炎による喪失なし		歯周炎により4本以内の喪失	歯周炎により5本以上の喪失
複雑度	局所	最大プロービングデプス4mm以内 主に水平性骨吸収	最大プロービングデプス5mm以内 主に水平性骨吸収	ステージIIに加えて：プロービングデプス ・6mm以上 ・3mm以上の垂直性骨吸収 ・根分岐部病変2〜3度 ・中程度の歯槽堤の欠損	ステージIIIに加えて：複雑な口腔機能回復治療を要する以下の状態 ・咀嚼機能障害 ・二次性咬合性外傷（動揺2度以上） ・重度の歯槽堤欠損 ・咬合崩壊 ・歯の移動 ・フレアアウト ・歯数20本（10対合歯）未満
範囲と分布	ステージに記述を加える	それぞれのステージにおいて拡りを，限局型（罹患歯が30%未満），広汎型（同30%以上），または大臼歯／切歯パターンかを記載する			

ver.20220208　　　　　　　　　　　　　　　　　　　CAL：クリニカルアタッチメントロス

表2 歯周炎のグレード（参考文献16より引用改変）.

歯周炎のグレード			グレードA 遅い進行	グレードB 中程度の進行	グレードC 急速な進行
主な基準	進行の直接証拠	骨吸収もしくはCALの経年変化	5年以上なし	5年で2mm未満	5年で2mm以上
		骨吸収%／年齢	<0.25	0.25〜1.0	>1.0
	進行の間接証拠	症例の表現型	バイオフィルム蓄積は多いものの，組織破壊は少ない	バイオフィルム蓄積に見合った組織破壊	バイオフィルムの蓄積程度以上に組織破壊．急速な進行and/or早期発症を示唆する臨床徴候（例：臼歯部／切歯パターン，標準的な原因除去療法に反応しない）
グレードの修飾因子	リスクファクター	喫煙	非喫煙者	喫煙者 1日10本未満	喫煙者 1日10本以上
		糖尿病	血糖値正常 糖尿病の診断なし	HbA1c7.0%未満の糖尿病患者	HbA1c7.0%以上の糖尿病患者

ver.20220208　　　　　　　　　　　　　　　　　　　CAL：クリニカルアタッチメントロス

CHAPTER 1 歯周病総論

4 歯周病の検査

1 各種検査法

　的確な歯周病診断を下して適切な治療計画を立案するためには，以下のような各種検査を行う必要がある．

1）歯周組織検査（6点法）

　付着の状況を正確に診査し，予後の予測にも用いるためには6点／1歯のポケット測定は欠かせない．この検査によって得られるBOP（bleeding on probing）は，治療上ポケット深さと同等か，もしくはそれ以上に重要な意味をもつ．

　また，このBOPに基づき歯周ポケット上皮の面積（periodontal epithelial surface area：PESA）および炎症部の面積（periodontal inflamed surface area：PISA）を評価することで，歯周病の重症度と炎症の広がりを定量的に評価することができる[17]．従来の歯周組織における炎症の指標である歯肉炎指数（gingival index：GI）やBOP陽性率は，歯周病との関連が指摘されている糖尿病などの治療にかかわる医療関係者には馴染みがないため，情報共有に支障をきたしていた．そのため，PISAのように炎症がどの程度歯周組織に存在するかを客観的に表す指標があれば，医科にも理解しやすい形での情報提供が可能になると期待されている．

2）デンタルエックス線検査（全顎10〜14枚法）

　歯槽骨の形態や歯槽硬線の存在を評価するために，パノラマエックス線写真ではなくデンタルエックス線写真が望ましい．撮影時にはインジケーターを使用するなどして，つねに規格性をもったエックス線写真とすることで，時系列で比較して治癒しているかどうかの診断が可能となる．

3）口腔内写真

　口腔内写真は，客観的評価のために非常に有用で，術者と患者が情報を共有することができる．写真を用いて問題点を診断するとともに，患者自身にその問題点を明示することで，患者の動機づけに用いることができる．以下に示す5面観は基本的な資料として必須である（図14）が，さらに舌側（口蓋側）などを含めたクローズアップの写真が必要になることもある．

▶口腔内写真（症例：菊地康司）

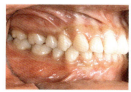 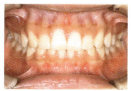 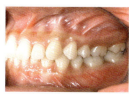 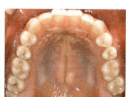 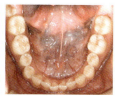

図14a　右側側方面観．　図14b　正面観．　図14c　左側側方面観．　図14d　上顎咬合面観．　図14e　下顎咬合面観．

▶顔貌写真（症例：中川雅裕）

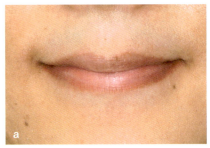
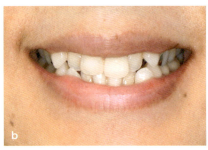
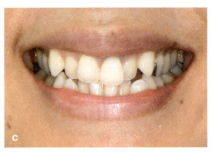

図15a〜c　初診時の顔貌写真．**a**：安静時．**b**：ハーフスマイル時．**c**：フルスマイル時．

▶スタディモデル

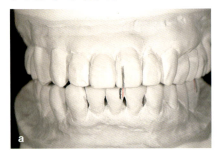
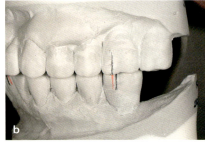

図16a, b　スタディモデルで中心位と咬頭嵌合位の差の量と方向，早期接触部位などが診査できる．

▶CBCT

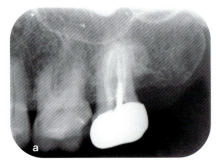
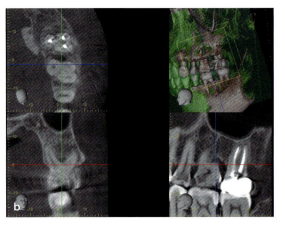

図17a　6部のデンタルエックス線写真．遠心側の分岐部病変の評価はできない．
図17b　CBCTで根分岐部病変2度の存在が明らかとなった．

4）顔貌写真

　歯周病の進行によって損なわれた審美的な問題を改善する場合などでは，口腔内写真だけでなく顔貌写真が必要になる（**図15**）．

5）スタディモデル

　スタディモデルは，歯列と咬合の診査のために必要である．中心位と咬頭嵌合位の記録を採得し，早期接触部位を特定することで咬合性外傷の存在を見つけ，全顎に及ぶ治療に際して，中心位で補綴治療を行うことができる（**図16**）．

6）CBCT

　CBCTはデンタルエックス線写真に比べて，骨欠損の形態を検出する際に高い精度を提供する．とりわけ上顎大臼歯で分岐部病変を検出するために効果がある[18]．また，再生療法後のリエントリー手術の代替にできる信頼性も有している[19]．ただし被曝線量に配慮して，ルーティーンでの撮影は控えねばならない（**図17**）．

CHAPTER 1 歯周病総論

5 歯周治療のゴール

1 歯周組織の健康状態の分類

AAP/EFP による歯周病新分類では，以下のように歯周組織の健康状態を分類しており[20]，これらが歯周治療のゴール設定と考えることができる．

歯周組織の健康状態の分類
- 本来の健康な歯周組織
  （pristine periodontal health）
- 臨床的に健康な歯周組織
  （clinical periodontal health）
- 歯肉炎（gingivitis）
- 歯周組織の安定状態
  （periodontal disease stability）
- 歯周組織の寛解／制御状態
  （periodontal disease remission/control）

本来の健康な歯周組織（pristine periodontal health）は歯周病に罹患したことがない状態を意味するが，この状態の患者がそもそも来院することが必然的に少ないため，臨床的に観察される頻度は低いであろう．臨床的に健康な歯周組織（clinical periodontal health）とは，歯肉の臨床的炎症の欠如または最小レベルを特徴とし，付着の喪失（clinical attachment loss：CAL）は認めない．BOP スコア10％未満かつ PPD 3 mm 以下で診断される．したがって，初期の歯肉炎や，歯肉炎が改善したあとの状態と考えられる．

歯周組織の安定状態（periodontal disease stability）では，過去に歯周病を罹患し，歯周組織が減少した所見がみられるものの，歯周病が局所的アプローチと全身的，環境的要因のコントロールによってうまく治療され，10％未満の BOP スコア，4 mm かそ

れ以下の PPD およびアタッチメントレベルの最適な改善，および進行性組織破壊の欠如を認める状態として定義されている．

歯周組織の寛解／制御状態（periodontal disease remission/control）とは，必ずしも良好とはいえないものの，疾患の症状は寛解傾向である，もしくは（それに加えて）疾患の関連因子が改善傾向にある状態を，一時的な治療のゴールとする概念である．寛解（remission）は，医科ではすでに糖尿病，精神疾患，慢性関節リウマチなどで日常的に使用されており，原疾患が治癒したわけではない点に注意を払わなくてはならないが，一時的に症状が緩和して健康と言える状態になっていることを指す．経過によっては，疾患が再発／再燃することで，増悪する可能性があることを患者に理解させることが重要である．

そこで歯周病の寛解とは，症状が改善するのにともない歯周炎の指標に対し肯定的な反応があり，低い活動性が得られたと評価できた場合，これは許容可能な治療目標になり得るということである．したがって，症状の改善が十分ではなく，低い活動性が明確ではない「妥協的な」治療ゴールとは一線を画さなければならない．

表3 のなかの素因とは，プラークの蓄積に関与するあらゆる因子や状態を指す（歯の解剖，歯の位置，不適合修復物など）．また，修飾因子とは，個々の反応を変化させるあらゆる因子または状態を指す（喫煙，全身状態，服薬など）．

したがって現代の歯周治療は，プラークコントロールを中心に，口腔内の素因や全身的な修飾因子や習慣なども考慮しつつ行う必要がある．またゴールは歯周組織の安定状態（periodontal disease

表3 プラーク関連歯周病の健康な歯周組織への転帰(参考文献20より引用改変).

	本来の健康な歯周組織	臨床的に健康な歯周組織(損傷がない歯周組織)	歯肉炎	歯周炎(減少した歯周組織)	
				歯周病の病状安定	歯周病の寛解／制御
プロービング時の出血	なし	なし／最小	あり	なし／最小	著しく減少
正常な歯肉溝の深さ	あり	あり	あり	なし	なし
正常な骨の高さ	あり	あり	あり	なし	なし
修飾因子	制御	制御	存在の可能性あり	制御	完全に制御されていない
素因	制御	制御	存在の可能性あり	制御	完全に制御されていない

本来の健康な歯周組織はプロービング時の出血がなく,歯周組織を構成する組織に解剖学的な喪失がないことと定義される.歯肉炎は非特異的なプラークの蓄積に対する歯肉組織に限局した非特異的な炎症反応であり,付着組織に破壊がないことと定義される.歯周炎はプラーク関連歯周病の多数を対象とし,転帰は歯周病の病状安定または歯周病の寛解／制御になると予想される.歯周病の病状安定は歯周炎の治療が成功して,歯周組織は減少していたとしても病状を悪化および拡大させるような徴候はみられない状態と定義される.歯周病の寛解／制御は,疾患の経過のなかで症状が軽快しているか完全には治ってない期間として定義される.

stability)を確立することであり,その確立に向けて治療計画の立案と実践が求められるが,歯周組織の寛解／制御状態(periodontal disease remission/control)も,時には代替的ゴールとなるため患者ごとに柔軟に対応することが現実的である.

2 歯周治療の目的

　歯周炎によって一度喪失した付着は,治療によって完全に回復することはない.いかに再生治療を施しても,決して健全だったときの状態に戻ることはない.つまり,歯周病は完全に治癒することは望めず,病状安定を目指すことしかできない慢性進行性疾患で,もし治療の効果が十分でない場合は,さらに進行しさらに付着を喪失してしまう.この歯周病という疾患がもつ特徴から考えると,歯周治療の目的(長期的な治療のゴール)は,決して「ポケットを浅くすること」ではない.真の目的は,炎症のない歯肉を維持することで「付着を維持すること」である.たしかにポケットプロービング深さ(以下ポケット値)は,歯周病の進行度と予後の予測のために重要な臨床検査ではあるが,当該歯の炎症の状態を知ることはできず,それを示すことができるのはBOP(bleeding on probing)である.ポケット値が浅いことと炎症がないことは同義ではないが,BOPのない状態が維持されていれば,炎症がないということは明らかである.

　そして付着を維持するためにもっとも重要な診査は,クリニカルアタッチメントレベル(以下CAL)である.仮に,4mmのポケット値を認める歯があった場合,歯肉炎と歯周炎のいずれの可能性もある.ポケット値に加えて,デンタルエックス線診査やCEJと歯肉辺縁の距離を計測してCALを調べない限り,付着の喪失の有無は診断できない.つまり正常な歯周組織の付着を維持したまま,歯肉に炎症が限局している歯肉炎による4mmのポケットと,すでに付着を喪失した歯周炎による4mmのポケットではまったく解釈が異なるのは明らかである.

CHAPTER 1 歯周病総論

6 要抜歯と診断する根拠と時期について

1 要抜歯の判断

　歯周治療において抜歯は一つの現実的な治療選択肢である．たとえば，限局した１歯にとりわけ深い垂直性骨欠損が生じているものの，隣在歯は健全に近く条件が良い場合，その１歯を抜歯することで近遠心的には隣在歯の残存歯槽骨の上縁を結ぶラインまで骨が回復してくる．１歯の保存を諦めることで，歯列全体に見てさらなる骨吸収を防止する考え方で「戦略的抜歯」ともいわれる．しかし近年では歯周組織再生療法の適応症の拡大を受け，抜歯をする基準がより複雑になっている．

　歯科医師が要抜歯と判断する際に，残存付着量だけでなく，う蝕の程度や根管治療の有無が大きく影響していたとする報告がある．2002年 Splieth ら[21]は，1997〜1998年にドイツ東部の歯科診療所で抜歯され，医療廃棄物回収業者に持ち込まれた，8,000本のうち，無作為に500本を抽出した後，智歯と矯正治療にともなう便宜抜去歯を除外してから残存歯根膜量を顕微鏡で評価した．サンプルはいずれも歯冠部が残存し，鉗子で把持することができる状態で，およそ50〜70% の歯根膜が残存していたにもかかわらず，抜歯されていたと報告している．う蝕経験のない歯の残存歯根膜量が50.5% だったのに対し，既根管治療歯は平均77.9%，う蝕経験のある歯では平均64.7% と明らかに差が認められたことを明らかにした．Splieth らは，「歯根膜が50% 残存していれば，適切な歯周治療によって多くの場合は保存可能であり，抜歯の閾値が低すぎる」と述べている．

　これは歯科医師が本来なら，歯周病に対する評価として残存付着量を，歯質への評価として残存歯質量を，根管治療の評価として根尖病変や歯根破折の有無を，それぞれ別個に評価したうえで要抜歯と判断すべきところ，これらをないがしろにし，印象的に要抜歯としているおそれを指摘したものと解釈できる．

2 予後診断とその基準

　また，初診時に下した予後に対する悲観的な診断が，治療して数年間が経過した後の再診断では，多くの場合好転していたという報告がある．McGuire は，初診時の予後診断と実際の結果の調査をもとに，1991年から1999年にかけ４報を報告している[22〜25]．

　歯周治療を受けた100名の中等度あるいは重度の広汎型慢性歯周炎患者を５年間評価し，そのうち39名は８年後も評価し，初診時の予後に関する評価と，実際に５年以上が経過したときの評価を比較し，予後診断と実際の結果に関連があるかを調査した．

　これらの論文で初診時に行った，予後診断とその基準は以下の５つである．

・Good prognosis(予後良好)：病因がコントロールされていて，支持組織の状況も良好．適切なメインテナンスによって今後も良好に経過することが期待できる状態．

・Fair prognosis(適正な予後)：およそ25% の付

着喪失や根分岐部病変 1 度．患者協力度が高ければ，根分岐部病変も良好に管理できると思われる状態．

- Poor prognosis（不安定な予後）：50% の付着喪失や根分岐部病変 2 度．根分岐部の位置と深さからみて，適切に管理することが難しいかもしれない状態．
- Questionable prognosis（疑問視される予後）：50% 以上の付着喪失により，歯冠／歯根比がすでに悪化している．貧弱な根形態．メインテナンス困難な根分岐部病変 2 度もしくは 3 度．2 度を超える動揺．極端な根近接．
- Hopeless prognosis（絶望的な予後）：歯を維持するには不適切な状態．抜歯を勧める．

　この研究での治療は，基本的にポケット除去療法を選択し，適応と考えられた部位には，自家骨による再生療法も行われた．

　結果，初診時の予後予測で確実だったのは，good prognosis だけであり，初診時の予後予測は，歯の状態を正確に評価することにも，将来の歯の喪失を予測することにも役立たなかったとした．この研究では当然ながら，予後が改善したものと，逆に悪化したものが認められたのだが，poor prognosis の歯は，fair prognosis の歯と比較して，7 倍以上の予後改善の可能性があった．同じく questionable prognosis の歯は，fair prognosis の歯に比べ，5 年後に改善する可能性が12倍近くあった．

　この研究で予後と有意に関連していることが判明した臨床的パラメータ（プロービングの深さの増加，ファーケーションの関与の増加，動揺度の増加，パラファンクション，喫煙）のほとんどが歯の喪失と有意に関連していることが判明し，これらの臨床的因子が歯の生存の妥当な代替マーカーである可能性があることを示した．また，喫煙やナイトガード不使用で咬合悪習癖をもつ場合は，他のすべてを調整した場合でも，患者は歯を失うリスクが 2 倍になるというものだった．一方予後改善は，良好な口腔衛生状態に関連していた．筆者らは，この研究の結果を以下のように解釈するのが妥当だと考える．

- 初診時の診査の結果に基づいて予後予測を試みたが，臨床で予後に不安を感じ，できるだけ正確に予後を予測したい状況であるはずの fair，poor，questionable が，とりわけ不安定で役立たなかったことが明らかになった．ここで分類された 5 つのカテゴリーは，診査時の歯周病の進行度に基づいて分類されている点で，現代の AAP/EFP による新分類のステージ分類と同じ考えであるといえる．すなわち，初診時にどの程度付着が喪失しているかを調べているだけである．多因子疾患である歯周病では，治療の成果がどのように現れるのかは患者ごとに実に多様である．その多様性を表現したものが新分類ではグレード分類であるから，予後の予測にはグレード分類のほうがむしろ影響するはずである．このことを考慮すると，予後の予測に役立たなかったのは当然の結果ともいえる．
- 改善された場合に関連が認められたのが良好な口腔衛生状態で，逆に悪化と関連したパラメータを見ると，いずれもリスク因子であるので，この結果も受け入れやすい．
- これらのことから，初診時の状況が悪いことは，予後について不利であることは間違いないが，hopeless 以外はすぐに抜歯せず，口腔衛生状態の改善を軸に，歯周基本治療を開始すべきだといえる．

　このように，この報告では，抜歯をした歯科医師が，治療ステージのどのタイミングで抜歯と判断したかについてはわからない 2 か月または 3 か月間隔で SPT が行われていた．筆者らは現在，保存不能と判断するタイミングも重要な要素だと考えている．

　前述したとおり，われわれは初診時の状況が悪いほど，その歯の予後について悲観的になる傾向がある．しかし，この段階での診査はステージ分類を行っただけであることから，歯を存在するほうがかえって咀嚼の妨げになる場合などを除き，歯周基本治療後の再評価時にあらためて保存の可否について判断しても決して遅くはないと考えている（図18）．

症例3　歯周基本治療後に保存の可否を判断したケース

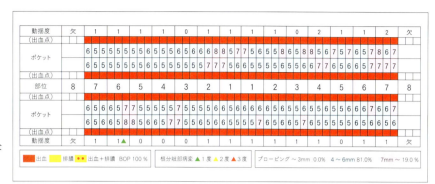

図18a　初診時の歯周組織検査結果．全顎のBOP陽性率・4mm以上ポケット率ともに100%であった．

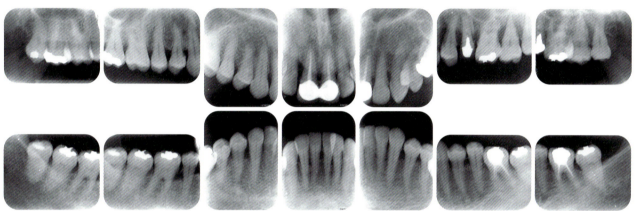

図18b　同14枚法デンタルエックス線写真．垂直性骨欠損や根分岐部病変の存在がみられた．

症例3：歯周基本治療後に保存の可否を判断したケース

患者：52歳，女性．
主訴：左上の歯と歯茎の隙間が大きくなってきたのが心配とのことだった．
治療経過：初診時の歯周組織検査（図18a）と14枚法デンタルエックス線写真（図18b）による診査で，ステージⅢ グレードBと診断した．口腔所見は多量のプラークが付着しており，歯石の沈着も認められた．辺縁歯肉は発赤・腫脹をともなう強い炎症状態を呈していた（図18c〜e）．主訴である上顎左側大臼歯部では，歯肉が下がってきているという患者の訴えを裏づける状況だった．とくに|7は知覚過敏の症状も呈していた（図18f）．

デンタルエックス線写真（図18g）に加えCBCT（図18h）の診査で，|4が50%以上の骨喪失のため

questionable prognosis，|7はさらにhopeless prognosisに近いと判断した．

患者が咀嚼時の不満を訴えていなかったこともあり，このような予後が悲観的な歯も，早期には抜歯せず歯周基本治療後の再評価検査で最終的な判断を下すことにした．歯周基本治療は歯肉の炎症を消退させることを目的として，担当歯科衛生士が患者の反応に合わせてセルフケアの向上を中心に行った．4か月後の歯周基本治療終了時には辺縁歯肉の炎症はほとんどみられなくなるまで改善した（図18i, j）．これは初診時の予測を大きく上回るもので，患者の意欲の高さと組織反応が良好であることを物語っていた．このため，|4と|7は抜歯せずに再生療法によって保存を試みることにした．結果的に再生療法に対する組織の反応も良好で，デンタルエックス線写真とCBCTによりbone fillが確認できた（図18k, l）．

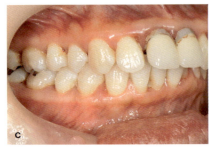
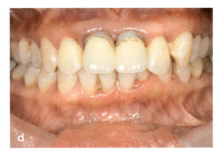
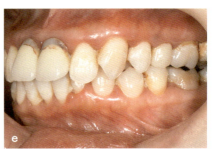
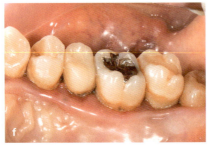

図18c〜f　同口腔内写真．**c**：右側側方面観．**d**：正面観．**e**：左側側方面観．口腔内全体に多量のプラークの停滞が認められ，歯肉は発赤していた．とりわけ上顎前歯は不良補綴装置の影響により強い炎症がみられた．**f**：上顎左側臼歯部口蓋側面観．多量のプラークと歯石の沈着，それにともない強い歯肉の炎症を認めた．

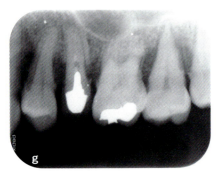
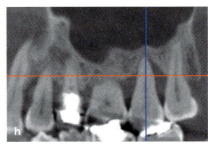

図18g　初診時のデンタルエックス線写真．4と7に骨縁下欠損，5に根尖病変を認めた．

図18h　同CBCT像．CBCT像から4と7の骨欠損形態がわかる．とくに7は，根尖近くまで骨吸収が及んでいた．また，5の根尖病変は4の根尖部の方向に広がっていた．

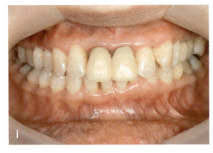
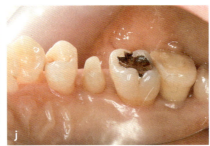

図18i, j　初診から4か月後の歯周基本治療終了時．プラークコントロールが改善し，辺縁歯肉の炎症が消退している．

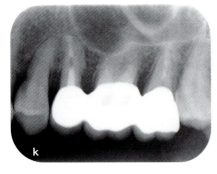
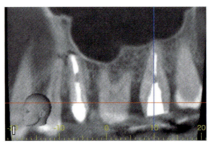

図18k　再生療法後1年経過時のデンタルエックス線写真．4と7の骨欠損が改善し，5の根尖病変も治癒傾向がわかる．7に歯槽硬線が認められる．

図18l　同CBCT像．4と7の骨欠損が改善し，5の根尖病変も治癒傾向がわかる．

CHAPTER 1 歯周病総論

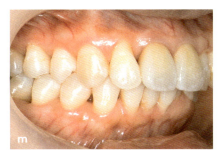
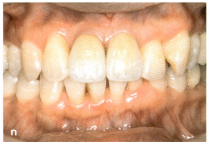
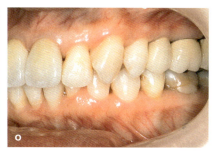
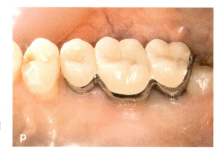

図18m～p SPT 移行後3年時の口腔内写真．**m**：右側側方面観．**n**：正面観．**o**：左側側方面観．セルフケアが安定しており，健康な歯周組織が維持されている．オーバーブラッシングで生じやすい歯肉の退縮も認められない．**p**：主訴だった上顎左側大臼歯部の舌側面観．良好な口腔衛生状態により，歯肉に炎症は認めない．

図18q 同歯周組織検査結果．BOP 陽性率は2.4%と，10%を下回っているので，SPT は適正であると判断している．6̄ 根分岐部病変は1度のまま管理している．

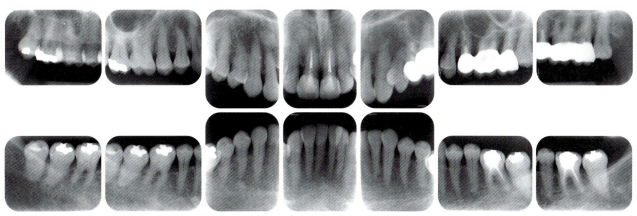

図18r 同14枚法デンタルエックス線写真．経過は良好で大きな問題は認めない．

　その後，SPT 中も良好な口腔衛生状態が維持されており（**図18m～p**），BOP 陽性率は10%以下を達成し安定している（**図18q**）．デンタルエックス線写真も同じく良好である（**図18r**）．
　このように，初診時の診査で正確な予後の判定は難しい．そのため基本治療の期間を通して，患者とその組織の反応を注意深く観察することが重要で，適応症と判断できれば，再生療法によるダウンステージングを目指すことが歯を保存するために有効である．

CHAPTER 1 歯周病総論

7 歯周治療の流れ

　歯周治療を行ううえで，わが国では日本歯周病学会発行の「歯周治療のガイドライン」が，日常臨床の指標となる（**図19**）．

　ここでは重要な点を以下に述べる．

歯周治療の流れ

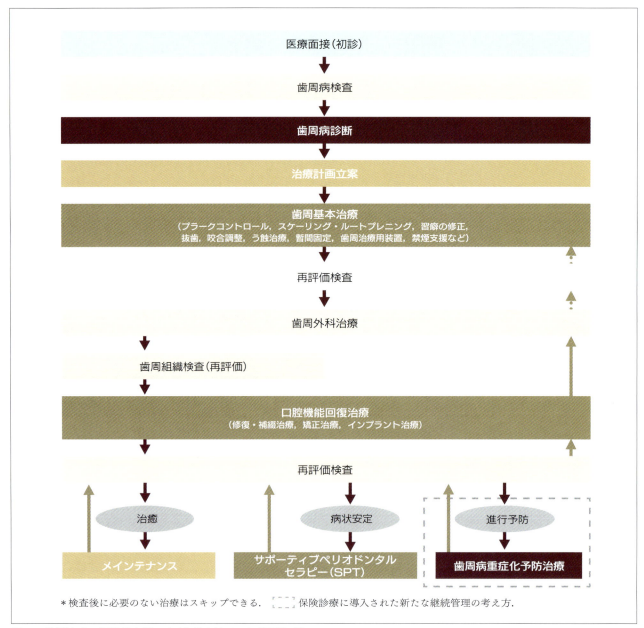

図19　歯周治療の標準的な進め方（参考文献16より引用改変）．

CHAPTER 1　歯周病総論

1　歯周治療を行う際の留意点

①『5　歯周治療のゴール』の項で示したとおり，一度歯周病によって付着器官を喪失したら，たとえ効果的な治療が行われても，健康な歯周組織にはもどることはなく，病状安定もしくは寛解／制御を目指すにとどまる．そのため，すべての歯周治療はメインテナンス，SPT（supportive periodontal therapy）あるいは歯周病重症化予防治療に至り，これを継続する（以下本稿では，便宜的にこの3つをすべてSPTと統一する）．そして，SPT中に問題が見つかれば，ふたたび動的治療に戻る．

②初診からSPTに移行するまでの「動的治療期間」では，再評価検査がとくに重要である．初診時の歯周病検査により下された歯周病診断と，それに基づいて立案された治療計画を，歯周基本治療終了時に再評価し，必要な修正診断をすることで，以後の治療計画をより適切なものに変更して，患者利益の最大化を目指すことができる．

③再評価検査の際の修正診断は，初診時に下した歯の保存に対する評価や，歯周外科治療に移行するか，また，動揺歯への対応として，永久固定する範囲を決定したり，欠損補綴の方法を決定するなど，口腔機能回復治療における補綴設計に影響を及ぼす．

2　現代の歯周基本治療

2013年にHeitz-MayfieldとLangは，1980年代に行われていた歯周治療と現代（2013年）のそれはまったく異なることを認識すべきであるとするレビュー論文を発表した[26]．本稿ではそのなかから，歯周基本治療に関連するところの要約を以下に示す．

1）歯肉搔爬

1970年代はSRP（スケーリング・ルートプレーニング）と歯肉搔爬の併用が一般的だった．ポケットの内面をキュレットで除去することで，新たな付着と組織の収縮を促し，ポケットの深さを減少させる目的で行われていたが，1983年のスプリットマウスデザインの研究[27]で，SRP単独とSRP＋歯肉搔爬の間で，CALゲインの差が認められなかったことから，その効果が疑問視されることになり，意図的な軟組織搔爬は段階的に行われなくなった．

2）汚染されたセメント質の除去

歴史的にLPS（リポポリサッカロイド）や細菌が産生した内毒素は，根面に強固に付着していると考え

られていたため，1970年代から80年代にかけては手用器具による積極的なセメント質への搔爬が主流であった．その後in vitro研究[28]で，これらが実際はセメント質に弱く付着しているだけであることが示され，さらにそれは臨床研究[29]によって支持された．つまり，歯周治療を成功させるためには，汚染されたセメント質や歯石を除去したりすることよりも，歯肉縁下の歯周病原因菌を洗浄して除去するほうを重視すべきであることが明らかにされたのである．そのため現在では，治療を成功させるために，意図的にセメント質を除去する必要はないと考えられるようになっており，「ルートプレーニング」は単に「デブライドメント」といわれることが多くなっている．

3）機械駆動式デブライドメントか 手用デブライドメント

1980年代までは手用デブライドメントの研究が主であったが，90年代に入り超音波などさまざまな機械式デブライドメントの研究が行われるようになった．いずれを使用しても同様の良好な臨床結果と微生物学的結果が得られるが，所要時間は機械駆動式

表4 EFPによるステージI～IIIの臨床治療ガイドライン(参考文献31より引用改変).

行うことを強く推奨 (Recommend)	・歯周治療の全期間にわたる患者自身による口腔衛生の継続 ・口腔衛生の重要性を強調し，患者の行動変容を促すこと ・歯肉縁上バイオフィルムに対するプロケア ・患者のリスク因子への介入 ・禁煙指導 ・糖尿病患者への介入 ・歯肉縁下のインスツルメンテーション ・手用・機械駆動のいずれか，あるいは併用によるデブライドメント
行うことを推奨 (Suggest)	・FMDとQuadrantによるSRPのいずれでも
要検討／効果が未確認 (Unknown)	・患者の行動変容に心理学的アプローチを応用すること ・食事療法 ・運動量の増加 ・減量指導 ・歯肉縁下に対する処置と徐放性抗生物質の局所投与 ・侵襲性歯周炎患者における歯肉縁下処置と抗生物質の全身投与の併用
行わないことを推奨 (Suggest not to)	・歯肉縁下に対する処置とレーザーの併用 ・歯肉縁下に対する処置とPhotodynamic therapyの併用
行わないことを強く推奨 (Recommend not to)	・歯肉縁下に対する処置とビスフォスフォネート製剤の併用 ・歯肉縁下に対する処置とNSAIDsの併用 ・歯肉縁下に対する処置と抗生物質の全身投与の日常的使用

のほうが短い[30]．また，深いポケットになればなるほど歯石の取り残しが生じやすくなる傾向は同じである．

2020年，EFPはステージI～IIIの臨床治療ガイドライン[31]を発表した．このガイドラインは，現代のエビデンスに基づいて作成されたもの(S3レベル)であるため，均質で厳密なエビデンスに基づいた治療が可能になるとされており，臨床で検討されるさまざまな治療法についての推奨レベルを，A(強く推奨する)，B(推奨する)，0(要検討)に分類した．さらにAとBは，それぞれ「する」「しない」を推奨しているので，5段階で評価している．基本治療の範疇で示されたいくつかを表4にまとめた．

CHAPTER 1　歯周病総論

■ 歯周基本治療中に行われるべき他の治療

　歯周基本治療中には，他の治療も並行して行われる．とくに咬合治療と歯内治療は，歯周治療の結果に大きな影響を及ぼす可能性があるため慎重な対応が求められる．

1）咬合と歯周病

　2017年のワークショップで，咬合性外傷と過大な咬合力が歯周組織に与える影響について，さまざまなレビューを行い，考察している[32]．このレビューでは，咬合性外傷は歯周炎を引き起こすものではなく，歯周炎の進行を変化させるという根拠は弱い．アブフラクションの存在を支持したり，歯肉退縮の原因として関与したりする信頼できる証拠はない．歯の可動性を減少させることは，歯周治療の効果を高める可能性がある，と結論づけた．過大な咬合力は，歯周病の増悪因子であることは広く認識されており，咬合治療は歯周治療に欠かせない．しかしながら咬合性外傷によって骨縁下欠損が生じる[33]か，逆に付着の喪失に影響しない[34]か，についてはいまだに論争中で結論は出ていない．ここで強調したい点は，これらはいずれも細菌により惹起された強い炎症の存在下であるという点である．病因論に照らして考えるとき，ブラキシズムなどのパラファンクションによっていかに過大な咬合力がかかったとしても，咬合性外傷だけで付着の喪失が生じることはなく，つまりその歯のポケット内の microbial shifting なしに歯周病が発症することはない．矯正治療のように，歯を支持する歯槽骨に対して外力が加われば，生体はその反応としてサイトカインを誘導し，その結果破骨細胞が発現する．咬合性外傷も基本的には同じメカニズムで，破骨細胞が発現することになるが，細菌叢が共生関係にある限り，可逆的変化にとどまると考えることが歯周病病因論に照らせば妥当である．

　これは，かねてより論争中である Glickman と Waerhaug の説に通じている可能性がある．つまり，同じように炎症と外傷力が存在している環境下で，また，過大な咬合力によって，アブフラクショ

ンや歯肉退縮が生じるという見解を支持するエビデンスも脆弱である．2017年の AAP と EFP による咬合性外傷と歯周病の関係に関するワークショップ[32]による結論は，「咬合性外傷は歯周炎を発症させないし，歯周炎の進行を変化させるという証拠も乏しい．アブフラクションはいまだに概念にとどまっており，その存在を支持する証拠はない．また過大な咬合力が歯肉退縮の原因として関与するという点についても信頼できる証拠はない．ただし歯の動揺を減少させることは，歯周治療の効果を高める可能性がある」

　このように現在のエビデンスで明らかになっているのは，歯周治療全体における咬合治療の中心は，歯の動揺にともなう咀嚼障害のコントロールであることが理解できる．しかし一方で，臨床で再生療法を成功させるためには，術後創部の血餅を保持安定させる必要があり，これに対して歯の動揺は適切にコントロールすべき問題となる．この点は再生療法の章で詳述している．もちろん，今後科学の進歩にともない，現在未解明である事柄に新たな知見が生まれるかにも注視していきたい．

　進行した歯周病に罹患した歯では支持組織量が減少するに従って，歯冠 - 歯根比が悪化し咀嚼機能時の咬合力すら負担できなくなる．このような場合，状況に応じて 1 歯単位から歯列全体にわたる咬合治療が求められる．ただ，固定の方法（エナメルボンディングによる固定／歯冠修復物による永久固定／可撤式義歯による二次固定）と固定の範囲の最終決定は，動的治療期間でできるだけ遅らせることが望ましい．その理由は，とくに初診から間もない時期で認められる歯の動揺は，強い炎症をともなっているため歯の動揺が大きなものになっている．口腔バイオフィルムの除去を中心とした歯周基本治療の効果が現れて炎症が消退し始めると，歯の動揺が軽減することも期待できるため，この時期に行う暫間固定処置は，エナメルボンドシステムによるものとして，歯質の削除をともなう冠形態による暫間固定は，エナメルボンドシステムを試行した後に決断する必要がある．また，歯周外科治療で再生療法を検討する

| 症例4 | 外科治療とBOGRの確立（症例：石川知弘） |

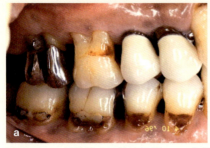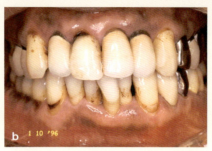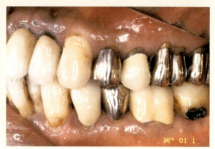

図20a～c　初診時の口腔内写真．a：右側側方面観．b：正面観．c：左側側方面観．

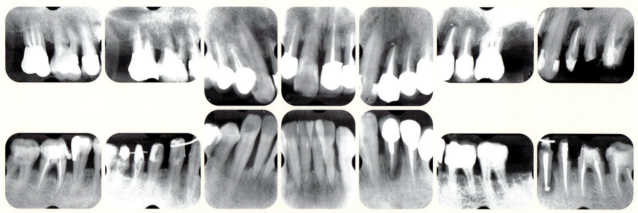

図20d　同14枚法デンタルエックス線写真．水平的な骨吸収に加えて，骨縁下欠損と根分岐部病変を認めた．

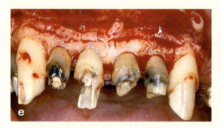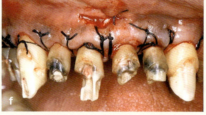

図20e, f　上顎前歯部に対する切除療法時の口腔内写真．e：骨欠損に対して骨削除をともなう骨整形を行った．f：縫合時．

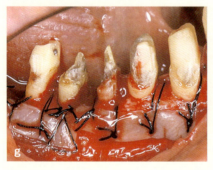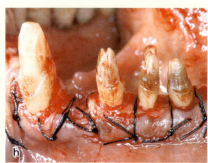

図20g, h　下顎前歯部と小臼歯部に対する切除療法時の口腔内写真．

場合も，動揺歯の改善が期待できるため，暫間固定の方法は可能な限りエナメル質が温存されることが望ましい．いずれにしても口腔機能回復治療までの全治療期間を通してていねいに観察し，再評価を繰り返すことが求められる．

2）症例4：外科治療とBOGRの確立（図20）

患者：56歳，男性（喫煙者）．
主訴：歯周病を治したい．

CHAPTER 1　歯周病総論

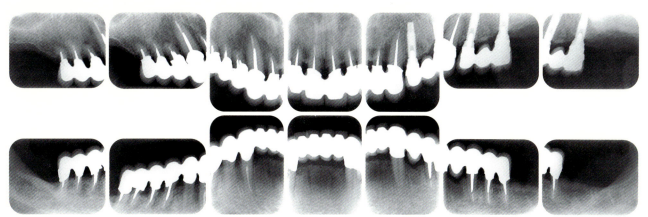

図20i　SPT 移行時の14枚法デンタルエックス線写真．切除療法の歯周外科処置により，生理的な骨形態に改善している．BOGR が達成されていることがわかる．

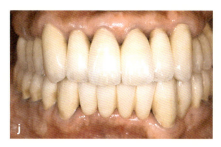 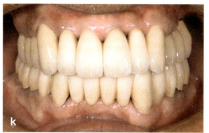

図20j, k　術後7年(j)と13年(k)の口腔内写真正面観．良好なプラークコントロールが維持され，辺縁歯肉に炎症は認められない．歯肉退縮もなく維持されている．

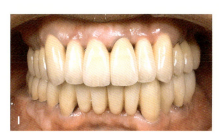 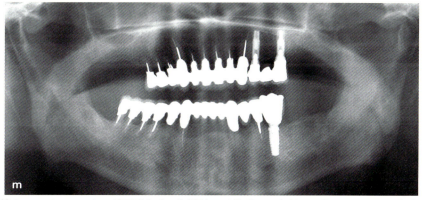

図20l, m　治療後22年経過時の口腔内写真(l)とパノラマエックス線写真(m)．初診時に56歳だった患者は84歳になったが，歯肉に炎症のない良好な状態が維持されている．歯根分割した 6̄ は，17年経過時に歯根破折を起こしたためインプラントに置換したが，それ以外の歯は問題を生じていない．上顎前歯部の歯冠-歯根比は不利だったが，連結固定することでフレアアウトを防ぐことができたと考えている．

3）歯内感染と歯周病

　咬合と同じく歯内感染に対応することも，歯周基本治療で行うべきことである．深いポケットが認められたとき，病因が歯周病だけとは限らない．いわゆる「エンド・ペリオ病変」は，臨床で判断に苦慮することも多いため，鑑別が求められる．歯内感染のほかにも，セメント質剥離や歯根破折も，鑑別を要する．エンド・ペリオ病変とセメント質剥離については この後，CHAPTER 6 にて詳述している．

3　現代の歯周外科治療の意思決定基準

　歯周基本治療後の再評価検査の結果，問題が残る場合，歯周外科治療が検討されることになる．患者の全身状態により非適応の場合を除いて外科治療の適応は，①根面の汚染物質を明視野で除去すること，②骨形態を修正する（骨整形／骨削除／骨再生），③残存ポケットを浅くする（軟組織の厚みを変える），④歯肉歯槽粘膜の形態的安定を図ることで審美的改善と歯周病の進行を抑制する，⑤補綴前処置として（歯肉縁下う蝕や審美的改善）となる．

　この項では外科治療と非外科治療の選択基準について，CALと残存ポケット深さに焦点を絞って述べてみたい．

　1982年Lindheらは，"critical probing depth"という概念を紹介した[35]．重度歯周炎15名を対象にした長期無作為比較臨床試験の結果から導かれたcritical probing depth（以下CPD）は，意思決定のための基準値としての役割をもつ．それ以上であれば治療の結果付着が獲得され，それ以下であるとき治療後に付着を喪失するというものである．SRPの CPDは2.9mmで外科治療（Modified Widman flap）のCPDは4.2mmとされた（図21）．

　2002年，Heitz-Mayfieldは5本のRCTをメタ解析した結果を用いて，術前のポケット深さに応じて最適と考えられる治療法を提案している[36]．その提案は，術前のポケットが1～3mmの場合CALの増加の結果を得るためにはSRPを推奨している．4～6mmのとき，外科処置かSRPで結果が異なる．CALの増加を得るためにはSRPを，ポケット深さの減少のためには外科処置が勧められる．6mm以上の場合は，CAL，ポケット深さのいずれの目的でも外科処置が推奨されるというものだった．当然ながら，この数値だけに頼って臨床の意思決定を下すことはできないが，不適切な条件下で行われる治療は，むしろ侵襲となるおそれがあることが理解できる．

　一方で，残存ポケットの深さと，将来の予後との関連について調べた報告[37]によると，動的治療後の残存ポケット深さ6mm以上は，患者，歯，部位レ

▶ Critical probing depth

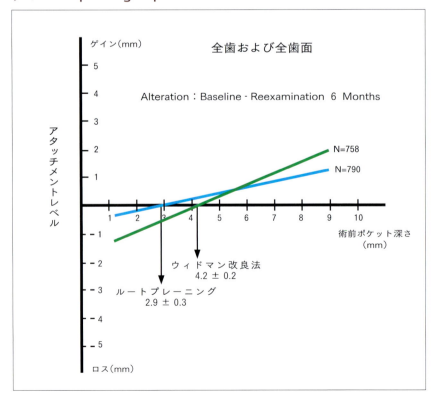

図21　2.9mm以下のポケットに対してSRPを行うと付着を喪失してしまう．また，4.2mm以下のポケットに外科治療を選択した場合も付着の喪失を招いてしまう（参考文献35より引用改変）．

ベルのいずれにおいても歯周炎の進行と歯の喪失両方のリスクファクターとなることがわかった．また，ポケット深さ 5 mm 以上の残存部位が 9 か所以上ある場合，患者レベルの進行リスクである．BOPは部位レベルでは OR2.0，歯レベルでは OR1.9と歯の喪失の確率を増加させた．さらに患者レベルでFMBS30% 以上が歯の喪失のリスクファクターだと

している．このように，残存ポケット 6 mm 以上の部位は，将来のリスク因子となり，外科処置によって付着の獲得が見込めることから推奨される．

　臨床でどのような場合に対して，どのような外科処置を応用するかについてと，それぞれの手技，得られる結果についての詳細は，CHAPTER 5 の切除療法と CHAPTER 3 の再生療法で詳述している．

4　SPTの重要性

　2020年の EFP によるステージ I 〜 III の臨床治療ガイドライン[31]は，臨床で，均質でエビデンスに基づいた治療ができるように，臨床で直面する問題に対して答える形式となっているのが特徴である．このガイドライン作成に利用されたエビデンスと，パネリストの意見が示されている．SPT に関する記述を以下にまとめる（表 5 ）．

　2021年 Petsos ら[38]は，歯周病に罹患した患者の

おおむね10年間の SPT 期間中の歯の喪失（TL）を評価し，TL に影響する歯の関連因子を同定することを目的とし調査した．

　97名の患者（女性51名，男性46名，平均年齢65.3±11歳）は，10年間の SPT 期間中に2,323歯中119歯を失った（全 TL［OTL］：0.12歯／患者／年）．このうち40本（33.6％）は歯周病が原因で喪失したが（TLP：0.04本／患者・年），その他の理由で失った歯のほうが有

表5　EFP によるステージ I 〜 III の臨床治療ガイドライン（参考文献31より引用改変）．

行うことを強く推奨 （Recommend）	・患者のリスク因子や動的治療後の状況に応じ 3 〜12か月の間隔でSPTを行うこと ・SPTの継続は長期的安定とさらなる改善に不可欠であるためアドヒアランスは重要である ・SPT 時に口腔衛生指導を行うこと ・歯ブラシや歯間ブラシを患者の好みに合わせて選択すること ・歯間ブラシによって歯間部の清掃を行うこと
行うことを推奨 （Suggest）	・SPT 中の患者の歯間部の清掃に歯ブラシが届かないときに，他の清掃器具を勧めること ・糖尿病患者に積極的に介入すること
要検討／効果が未確認 （Unknown）	・電動ブラシを勧めるか手用ブラシを勧めるか ・減量を目的とした運動，食事療法が歯周病管理に効果があるか
行わないことを推奨 （Suggest not to）	・SPT 中の患者の歯間部清掃にデンタルフロスを第一選択とすること ・SPT 中のプロケアに代わって，Er：YAGレーザーを用いること ・SPT 中にプロケアに，抗生剤の全身投与やフォトダイナミック療法を加えること
行わないことを強く推奨 （Recommend not to）	

意に多かった（P<0.0001）．

　この研究で患者が受けた SPT 時のメニューは，次のとおりのプロトコールで行われた．

- 6部位／1歯で歯肉出血指数（BI）とプラークコントロール記録
- 効果的な個々のバイオフィルムコントロールのための再指導と再モチベーション
- PMTC
- フッ素ジェルの塗布
- 年2回の歯科検診と PD，BOP，根分岐部と動揺度を含む完全な歯周組織検査
- 年1回，CAL を評価
- PD=4 mm+BOP または PD ≧5 mm の部位では，歯肉縁下インスツルメンテーションを実施し，歯肉下インスツルメンテーションを行い，1％グルコン酸クロルヘキシジンゲルを注入

　これにより，

①歯周病的な理由で喪失した歯は，全体の1／3にすぎず，SPT の有効性が示された．
②歯の喪失の予後因子として関連づけられたのは，支台歯として使用されている，根分岐部 III 度病変，歯の動揺度1および2度，平均 CAL と PD が同定された．さらに根分岐部病変，動揺度3度，平均 CAL は歯の喪失と正の相関を示した．
③初期に重度の骨喪失があっても hopeless ではなく，総合的に治療すれば，長期にわたって歯は維持できる．したがって，早期の抜歯は避けるべきである．
④早期に抜去された歯の補綴には，支台歯として歯周病に侵された他の歯が関与する可能性があり，長期的保存を危うくする可能性がある，

と結論づけた．

　このように，現代の歯周治療で重要なことは，患者のもつリスク因子に応じて対応する「個別化」であることはすでに述べたとおりであるが，これには当然 SPT も含まれる．患者ごとにリスク因子を判定し，それに応じて患者ごとに個別の対応を心がけるべきである．また同じ患者であっても，長期間に及ぶ SPT で管理するうえでは，その状況に応じて柔軟にプログラムを変更して対応する必要がある．いずれにしても，注意深いモニタリングと口腔衛生に対する再動機づけを徹底することが重要であることは共通している．

CHAPTER 1 　歯周病総論

8　BOGRとOS

1　歯周・インプラント治療の5-D コンセンサス：BOGRとOS

　歯周病罹患歯の骨吸収は，さまざまな形で現れる．つまり患者ごとに骨欠損の形態や程度が異なるし，同じ患者でも部位ごとに異なるというのが，この疾患の特徴である．

　筆者らは歯科治療の臨床的なゴールを，BOGR：Balanced Osseo-Gingival Relationship と OS：Occlusal Stability とすることでコンセンサスを形成している．BOGR とは，5-D Japan ファウンダーの北島一が提唱した造語であるが，さまざまな形態に変化してしまった骨形態を治療によって生理的な形態へと改善し，患者自身が効果的に清掃できるように，調和のとれた歯槽骨と歯肉組織の関係に改善することを指す．骨形態と歯肉組織は，それぞれが別々に再構築されていてはならず，あくまでも調和（balance）が長期安定のためには重要である．

　OS も，5-D Japan ファウンダーの南昌宏による概念で，保存した歯に過重負担が生じることがないように配慮し，咬合安定を図ることを指す．ここで，歯科治療で「コンセンサス」を形成するとは，どのような意味なのかについて述べたい．

　筆者らはかつて，歯科治療には「コンセプト」が有効だと考えていた．コンセプトすなわち基本概念を専門家同士で共有することは，治療ゴールを設定したり，治療法を選択したりする際の指標となるため，意見を集約しやすいという利点があった．また，患者に説明する際にも，基本概念を説明することで理解を得られやすいという利点があった．ところが，歯周病の病状はもちろん，歯周病リスクや患者の希望は患者ごとに異なり，実に多種多様であるため，ときに基本概念では十分に対応できないケースに当たることが多くなってきた．そのため，5-D Japan では，まずはじめに専門家がそれぞれの意見を出し合って議論し，合意形成（コンセンサス）を図るほうが，より多角的な視点に基づく考察ができ，多様で包括的な治療選択につなげることができると考えた．これは同時に，患者に対する治療提案においても，患者との間でコンセンサスを得るようにアプローチしていくことで，より患者の意思を尊重した，いわゆる患者中心の医療が実現できると考えている．

2　生理的な骨形態の再構築

　骨吸収によって非生理的な形態となった骨形態を変更し BOGR を得るためには，歯周外科治療によって骨にアプローチする必要がある．

　健康な歯槽骨の形態は，個々の歯で近遠心を頂点とし，およそ歯冠中央歯頸部を最下点とした，スキャロップ状の骨形態を呈しながら，歯列全体では調和

のとれた骨形態（生理的な骨形態）を呈している．よって，個々の歯の近遠心レベルの骨頂部を結ぶラインは，緩やかな曲線を描くと表現できる（**図22**）．

　したがって外科的治療では，生理的な骨形態の再構築が目標となる．実際の臨床では，パノラマエックス線写真や全顎デンタルエックス線写真を用いて，

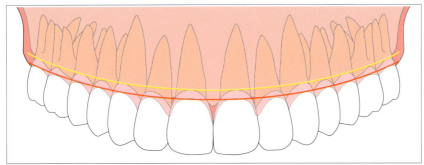

▶生理的な骨形態

図22 生理的な骨形態．個々の歯の近遠心レベルの骨頂部を結ぶラインは，緩やかな曲線を描きながら前歯部から臼歯部へ移行する．

▶初診時のパノラマエックス線写真

図23 水色：初診時の骨頂を示す近遠心レベルでのアウトライン．赤色：治療によって生理的骨形態を再構築する目標を示す近遠心レベルでのアウトライン．最終的にどのレベルに設定するかを判断し，初診時のラインとのギャップを，どのような術式を用いて解決するかが歯周外科治療の目的である（症例：船登彰芳）．

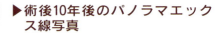

▶術後10年後のパノラマエックス線写真

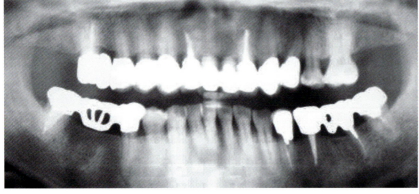

図24 保存不能歯の抜歯と骨切除を併用した切除療法を全顎的に行った結果，治療計画立案で設定したとおりに，生理的骨形態が10年後も維持できている（症例：船登彰芳）．

まず初診時に，現状の骨頂の位置のアウトラインをトレースすることで不規則な骨形態を把握し（図23水色），動的治療を通じて，どの位置に生理的な骨形態を再構築できるかを歯列全体でイメージする（図23赤色）ことが，口腔全体の治療計画の立案に役立つためこれを実践している．さらにSPT期でも同様にしてアウトラインを評価することが，治療結果の安定につながると考える（図24）．

また同時に，個々の歯で，骨縁下欠損形態，分岐部（下顎大臼歯頬舌側，上顎大臼歯頬側）や単根歯の頬舌側における裂開状骨欠損（fenestration）がなく，生理的な形態（スキャロップ状）に再構築が行えるか否かも診断する必要がある．

このように，治療計画立案時に再構築する骨頂ラインを設定するとき，筆者らは適応症である限り歯周組織再生療法（以後再生療法とする）によって，わずかでも歯周支持組織を増やすことを，切除療法よりも優先すべきであると考えている．再生療法によって支持組織を改善させることができれば，咬合力に応える能力を回復することができるようになるかもしれない．これに対して，切除療法は，支持組織を多少なりとも犠牲にしてしまう．よって，OSを得るためにも再生療法はより好ましいことは明らかである．再生療法によって抜歯を免れ，ブリッジによる欠損補綴修復の必要がなくなった場合のほか，再生療法で動揺が改善した歯は，隣在歯との永久固定の必要がなくなり，エナメル質の温存につながるという大きな患者利益につながる．今後切除療法と再生療法については，それぞれの章で詳しく解説している．

3 歯肉組織の再構築

1) Supracrestal tissue attachment (いわゆるbiologic width)の再構築

　歯周治療では，歯肉の適切な厚み(supracrestal tissue attachment)を再構築することが，深い歯周ポケットへの対応となる．術前の不規則な骨形態の上に，病的かつ不均一な厚みの歯肉が存在する状態から，骨外科処置など骨に対する治療によって生理的骨形態を構築できたとき，歯肉に対しても適切な処置を行うことにより，適正な厚み(約3mmのいわゆるbiologic width)の歯肉組織を再構築することで清掃性の良い安定した歯周環境が得られる．ただし，安定した歯肉組織は，あくまで生理的骨形態の再構築の基になされるものであることに，注意が必要である．

　非生理的な骨欠損形態が残存しているような場合は，ひとたびポケットを除去して，歯肉を骨レベルと相似形にすることで歯肉組織の再構築が成されたようであっても，経年的に歯肉組織は周囲と等しい高さをとるようになる．その結果，軟組織の厚みが増し，この部位は歯周ポケットの再発しやすい環境になってしまう．そのため，切除療法と再生療法を適宜使い分けることにより，まず生理的骨形態の再構築をすることが肝要である(**図25, 26**)．

▶ **生理的骨形態の再構築(症例：船登彰芳)**

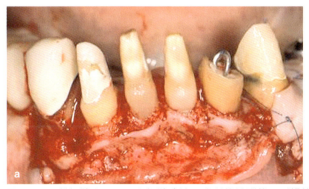
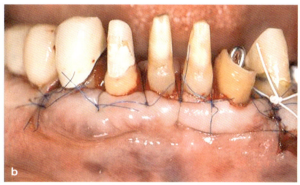

図25a, b 骨切除をともなう切除療法で生理的骨形態の再構築を行い，治癒にともなう歯肉組織の再構築を促している．

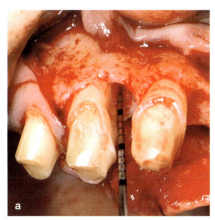
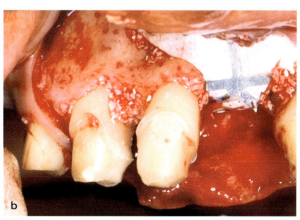

図26a, b 上顎右側犬歯近心の骨欠損部に骨移植材の補填をともなう再生療法を行うことで，生理的骨形態の再構築を目指している．

▶歯肉組織の再構築（症例：船登彰芳）

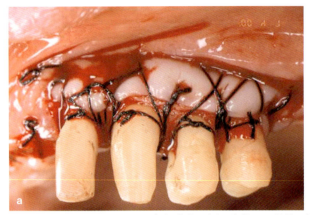
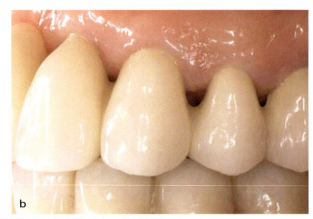

図27a, b FGGを行うことで角化歯肉の幅を改善した結果，補綴装置周囲に清掃性の良い歯周環境が得られた．

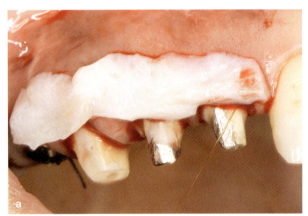
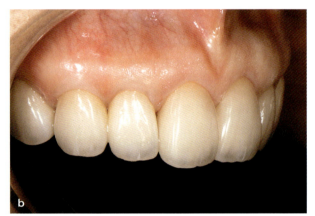

図28a, b CTGによって質の問題を改善することで，歯肉退縮のない安定した歯周環境を得ることができた．

2）歯肉組織のquality（質）とquantity（量）の改善

　組織の安定（tissue stability）のために，軟組織の質と量に関する評価を行う必要がある．具体的には，天然歯やインプラント周囲の角化歯肉の量および厚みの評価であり，不足している場合，遊離歯肉移植術（free gingival graft：FGG）や結合組織移植術（connective tissue graft：CTG）などにより歯肉組織の再構築を行う（**図27, 28**）．

4 Occlusal stability（OS：咬合の安定）について

　歯周病にともなう非生理的な骨形態の改善を試みる際，切除療法よりも再生療法を選択するほうが，咬合の安定に有利であることはすでに述べたが，たとえ再生療法によって付着が改善しても，つねに咬合に十分耐えうるところまで改善するとは限らない．また，保存不能歯があれば欠損補綴が必要となるため，咬合治療（機能回復治療）は歯周治療で重要な役割を担っている．筆者らは現在，欠損修復でインプラントがもたらす恩恵は大きいと考えている．たとえば遊離端欠損で，可撤性架工義歯を用いた場合，どうしても残存歯への負担はインプラントに比べて大きくなってしまう．とりわけ鉤歯は義歯を着脱するたびに応力に晒されるリスクがある．また，上顎前歯部においても，臼歯部の義歯を装着していない場合は，咬合支持がないため過重負担による悪影響が懸念される．一方，中間欠損においてインプラントは，ブリッジと異なり両隣在歯の歯質を犠牲にせずに済むという利点がある．しかしながら，インプ

ラントにすべての利があるかと言えば，そう言い切れない面がある．たとえば，インプラント粘膜炎やインプラント周囲炎に罹患するという問題があることが報告されており[39]，とりわけ歯周病の履歴のある患者で顕著となる[40,41]．その予防と管理において，天然歯とは異なる特別な配慮が必要であることも事実であるため，インプラントの適用を検討する際には，患者のコンプランアンスや歯周病のリスク因子などを勘案しなければならない．

　さらに，重度の歯周病で支持骨量がすでに大きく減少した歯については，いかに適切な歯周治療が行われ，歯肉の炎症が消退していても，動揺が残り機能的圧力がその歯にとって外傷力となるときがある．このようなときは永久固定が避けられないわけだが，その固定は極力小さな範囲となるよう慎重に見極めなければならない．また，このような動揺歯と，まったく動揺のないインプラントを，同一口腔内で共存させる場合も慎重な対応が求められる．

CHAPTER 1　歯周病総論

9 ｜ おわりに

　近年認められた，keystone pathogen 仮説や microbial shifting，dysbiosis theory に代表される歯周病病因論の進歩は，歯周病を病状安定もしくは寛解／制御に導くための必須条件が，患者のセルフケアを改善して定着させ続ける以外にないことを科学的に証明した．これは，次世代シーケンシングや DNA プローブはおろか，嫌気的培養もなかった 1960年代に行われた Löe らの歯肉炎に関する古典的研究で，「ブラッシングによって歯肉炎が改善する」という観察結果に基づく結論が正しかったことを，メカニズムを解き明かすとともに，証明したことになる．

　患者にブラッシングを指導することは，ときに術者と患者の双方にとって負担となることは否めないが，これを避けることはできない．いわば楽な道は閉ざされているのである．実際に，慢性歯周炎患者に対し，抗生剤を全身的に投与したり，抗真菌剤を含嗽させたり，レーザーを照射するといった方法は，学会のガイドラインにおいて避けることが勧告されている．患者のセルフケアが向上する手助けをして，それを維持し続ける以上に，有効かつ安全な方法は存在しない．

　幸いなことに近年では，国民の口腔健康に対する意識が高まり，SPT に応じる社会的環境は整いつつあると感じている．それゆえ超高齢社会となったわが国では，歯周治療は動的治療期間だけでなく，これまで以上に SPT の質が重要視されることになるのは明らかであるため，クリニックにとっては歯科衛生士が果たす役割がより重要性を増すことになる．歯科医師が毎回 SPT 時に，すべての患者を診察できるわけはなく，専門知識と技術的にはもちろん，人間的にも優れた歯科衛生士を育成することは歯科医師の責務であろう．そのうえで，歯科医師と歯科衛生士の適切な連携があってこそ，患者の口腔内環境を長期に維持できると考えている．

参考文献

1. Wolf HF, Rateischak EM, Rateischak KH. 日本臨床歯周病学会（訳）. ラタイチャーク　カラーアトラス歯周病学　第3版. 京都：永末書店，2008.

2. LÖE H, THEILADE E, JENSEN SB. Eexperimental Gingivitis In Man. J Periodontol. 1965 May-Jun；36：177-87.

3. Nisengard RJ. The role of immunology in periodontal disease. J Periodontol. 1977 Sep；48（9）：505-16.

4. Page RC, Schroeder HE. Current status of the host response in chronic marginal periodontitis. J Periodontol. 1981 Sep；52（9）：477-91.

5. Löe H, Anerud A, Boysen H, Morrison E. Natural history of periodontal disease in man. Rapid, moderate and no loss of attachment in Sri Lankan laborers 14 to 46 years of age. J Clin Periodontol. 1986 May；13（5）：431-45.

6. Corey LA, Nance WE, Hofstede P, Schenkein HA. Self-reported periodontal disease in a Virginia twin population. J Periodontol. 1993 Dec；64（12）：1205-8.

7. Michalowicz BS. Genetic and heritable risk factors in periodontal disease. J Periodontol. 1994 May；65（5 Suppl）：479-88.

8. Haber J, Wattles J, Crowley M, Mandell R, Joshipura K, Kent RL. Evidence for cigarette smoking as a major risk factor for periodontitis. J Periodontol. 1993 Jan；64（1）：16-23.

9. Emrich LJ, Shlossman M, Genco RJ. Periodontal disease in non-insulin-dependent diabetes mellitus. J Periodontol. 1991 Feb；62（2）：123-31.

10. Page RC, Kornman KS. The pathogenesis of human periodontitis：an introduction. Periodontol 2000. 1997 Jun；14：9-11.

11. Socransky SS, Haffajee AD. Dental biofilms：difficult therapeutic targets. Periodontol 2000. 2002；28：12-55.

12. Roberts FA, Darveau RP. Microbial protection and virulence in periodontal tissue as a function of polymicrobial communities：symbiosis and dysbiosis. Periodontol 2000. 2015 Oct；69（1）：18-27.

13. Hajishengallis G, Liang S, Payne MA, Hashim A, Jotwani R, Eskan MA, Mclntosh ML, Alsam A, Kirkwood KL, Lambris JD, Darveau RP, Curtis MA. Low-abundance biofilm species orchestrates inflammatory periodontal disease through the commensal microbiota and complement. Cell Host Microbe. 2011 Nov 17；10（5）：497-506.

14. Hajishengallis G, Darveau RP, Curtis MA. The keystone-pathogen hypothesis. Nat Rev Microbiol. 2012 Oct；10（10）：717-25.

15. Preus HR, Anerud A, Boysen H, Dunford RG, Zambon JJ, Löe H. The natural history of periodontal disease. The correlation of selected microbiological parameters with disease severity in Sri Lankan tea workers. J Clin Periodontol. 1995 Sep；22（9）：674-8.

16. 特定非営利活動法人 日本歯周病学会（編）. 歯周治療のガイドライン 2022. 東京：医歯薬出版，2022.

17. Nesse W, Abbas F, van der Ploeg I, Spijkervet FK, Dijkstra PU, Vissink A. Periodontal inflamed surface area：quantifying inflammatory burden. J Clin Periodontol. 2008；35（8）：668-73.

18. Walter C, Schmidt JC, Rinne CA, Mendes S, Dula K, Sculean A. Cone beam computed tomography（CBCT）for diagnosis and treatment planning in periodontology：systematic review update. Clin Oral Investig. 2020 Jul；24（9）：2943-58.

19. Grimard BA, Hoidal MJ, Mills MP, Mellonig JT, Nummikoski PV, Mealey BL. Comparison of clinical, periapical radiograph, and cone-beam volume tomography measurement techniques for assessing bone level changes following regenerative periodontal therapy. J Periodontol. 2009 Jan；80（1）：48-55.

20. Lang NP, Bartold PM. Periodontal health. J Periodontol. 2018 Jun；89 Suppl 1：S9-S16.

21. Splieth C, Giesenberg J, Fanghanel J, Bernhardt O, Kocher T. Periodontal attachment level of extractions presumably performed for periodontal reasons. J Clin Periodontol. 2002 Jun；29（6）：514-8.

22. McGuire MK. Prognosis versus actual outcome：a long-term survey of 100 treated periodontal patients under maintenance care. J Periodontol. 1991 Jan；62（1）：51-8.

23. McGuire MK, Nunn ME. Prognosis versus actual outcome. II. The effectiveness of clinical parameters in developing an accurate prognosis. J Periodontol. 1996 Jul；67（7）：658-65.

24. McGuire MK, Nunn ME. Prognosis versus actual outcome. III. The effectiveness of clinical parameters in accurately predicting tooth survival. J Periodontol. 1996 Jul；67（7）：666-74.

25. McGuire MK, Nunn ME. Prognosis versus actual outcome. IV. The effectiveness of clinical parameters and IL-1 genotype in accurately predicting prognoses and tooth survival. J Periodontol. 1999 Jan；70（1）：49-56.

26. Heitz-Mayfield LJ, Lang NP. Surgical and nonsurgical periodontal therapy. Learned and unlearned conccpts. Periodontol 2000. 2013 Jun；62（1）：218-31.

27. Echeverria JJ, Caffesse RG. Effects of gingival curettage when performed 1 month after root instrumentation. A biometric evaluation. J Clin Periodontol. 1983 May；10（3）：277-86.

28. Hughes FJ, Smales FC. Immunohistochemical investigation of the presence and distribution of cementum-associated lipopolysaccharides in periodontal disease. J Periodontal Res. 1986 Nov；21（6）：660-7.

29. Mombelli A, Nyman S, Brägger U, Wennström J, Lang NP. Clinical and microbiological changes associated with an altered subgingival environment induced by periodontal pocket reduction. J Clin Periodontol. 1995 Oct；22（10）：780-7.

30. Tunkel J, Heinecke A, Flemmig TF. A systematic review of efficacy of machine-driven and manual subgingival debridement in the treatment of chronic periodontitis. J Clin Periodontol. 2002；29 Suppl 3：72-81.

31. Sanz M, Herrera D, Kebschull M, Chapple I, Jepsen S, Beblundh T, Sculean A, Tonetti MS. Treatment of stage I-III periodontitis-The EFP S3 level clinical practice guideline［published correction appears in J Clin Periodontol. 2021 Jan；48（1）：163］. J Clin Periodontol. 2020 Jul；47 Suppl 22（Suppl 22）：4-60.

32. Fan J, Caton JG. Occlusal trauma and excessive occlusal forces：Narrative review, case definitions, and diagnostic considerations. J Periodontol. 2018；89 Suppl 1：S214-S22.

33. Glickman I, Smulow JB. Adaptive alterations in the periodontium of the rhesus monkey in chronic trauma from occlusion. J Periodontol. 1968 Mar；39（2）：101-5.

34. Waerhaug J. The infrabony pocket and its relationship to trauma from occlusion and subgingival plaque. J Periodontol. 1979 Jul；50（7）：355-65.

35. Lindhe J, Socransky SS, Nyman S, Haffajee A, Westfelt E. "Critical probing depths" in periodontal therapy. J Clin Periodontol. 1982 Jul；9（4）：323-36.

36. Heitz-Mayfield LJ, Trombelli L, Heitz F, Needleman I, Moles D. A systematic review of the effect of surgical debridement vs non-surgical debridement for the treatment of chronic periodontitis. J Clin Periodontol. 2002；29 Suppl 3：92-102.

37. Matuliene G, Pjetursson BE, Salvi GE, Schmidlin K, Brägger U, Zwahlen M, Lang NP. Influence of residual pockets on progression of periodontitis and tooth loss：results after 11 years of maintenance. J Clin Periodontol. 2008 Aug；35（8）：685-95.

38. Petsos H, Ramich T, Nickles K, Dannewitz B, Pfeifer L, Zuhr O, Eickholz P. Tooth loss in periodontally compromised patients：Retrospective long-term results 10 years after active periodontal therapy - tooth-related outcomes. J Periodontol. 2021；92（12）：1761-75.

39. Derks J, Tomasi C. Peri-implant health and disease. A systematic review of current epidemiology. J Clin Periodontol. 2015 Apr；42 Suppl 16：S158-71.

40. Sgolastra F, Petrucci A, Severino M, Gatto R, Monaco A. Periodontitis, implant loss and peri-implantitis. A meta-analysis. Clin Oral Implants Res. 2015 Apr；26（4）：e8-e16.

41. Wada M, Mameno T, Otsuki M, Kani M, Tsujioka Y, Ikebe K. Prevalence and risk indicators for peri-implant diseases：A literature review. Jpn Dent Sci Rev. 2021；57：78-84.

CHAPTER

2

マイクロサージェリーの 重要性

執筆担当：南　昌宏／吉田健二

CHAPTER 2 マイクロサージェリーの重要性

1 Micro-dentistry/Periodontal microsurgeryについて

　マイクロスコープを使用した歯科治療は，よくmicroscopic dentistry や，micro-dentistry などと呼ばれたりする．これらの用語はここ10年ほどの間に認知され出した言葉ではあるが，正式な名称というわけではない．米国においては，microscope enhanced dentistry や，microscope assisted precision dentistry などと呼ばれていて，これらも同様な概念であると考えてよい．

　いずれにしても，『手術用顕微鏡使用での視覚強化による精密で正確な歯科治療』という意味合いであることに相違ない．しかし，magnification system（拡大装置）はマイクロスコープ使用だけでなく，ルーペや他の器機を用いることでも臨床上の効果を得られることから，本稿では microscope と

いう狭義の用語は使用せず，micro-dentistry（以下，マイクロデンティストリー）と統一したい．

　マイクロデンティストリーは1990年前後より歯内療法の分野より発展してきた．その後，修復補綴，歯周，口腔外科，最近ではインプラントなど歯科全般にその応用が広がっている．マイクロデンティストリーの特徴は前述のように，精密，正確な治療という点にあるが，その結果として低侵襲な治療効果が得られること，そして審美的であることもまた大きな特徴であろう．歯周治療の分野においてマイクロサージェリーのパイオニアである Dr. Shanelec は，periodontal microsurgery（以下，ペリオドンタルマイクロサージェリー）（図1）を提唱してきたひとりである．

▶ペリオドンタルマイクロサージェリーの一例

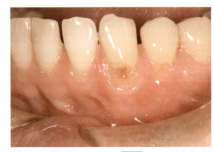

図1a　術前．患者は「3 4部の歯肉退縮を主訴として来院．

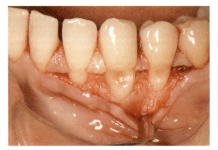

図1b　歯肉に垂直に切開を加え，パウチ状に粘膜骨膜弁を形成．

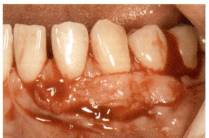

図1c　口蓋から採取した結合組織を露出歯根面上に設置．

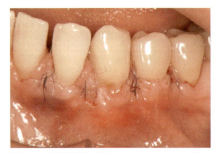

図1d　懸垂縫合（黒6-0ナイロン糸），接合縫合（紫色の7-0 PDS II）によるマイクロ縫合．

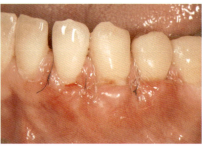

図1e　術後1週間．早い治癒に注目．

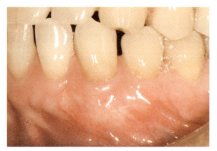

図1f　術後15年．軟組織は長期にわたり安定している．

その特徴として，
① 早い創傷治癒
② 最小限の術後腫脹，疼痛
③ 患者に受け入れられやすい
としているのもマイクロデンティストリーの特徴に合致している．筆者は1998年にDr. Shanelecの主宰するMTI(Microsurgical Training Institute)でのトレーニングを受けて以来，その治療哲学に強く魅了され，2017年まで20年近く毎年のようにサンタバーバラのMTIへと赴いた．コースの再受講だけでなくプライベートで彼のオフィスを訪問し，診療見学やケースディスカッションなどを重ね，非常に多大な影響を受けた．本稿では，そこで学んだことをベースに論を進め，まずマイクロデンティストリーの一般論，ついでペリオドンタルマイクロサージェリーの概念について言及したい．

1 マイクロデンティストリーを成功させるための条件

　精密治療を行うために，より細かく物を見ようとすると，人間の目は水晶体の厚みを調節して(すなわち目を凝らして)分解能を高めようとする．対象物に近づいたり，明るい照明の下で観察することは，多くの視覚情報を網膜に映し出すことになり，これもまた解像度を上げるのに役立つものである．裸眼で治療を行った場合，一例を挙げれば深い骨欠損をルートプレーニング，デブライドメントしようとするとき，前述のように目を凝らして患部に近づき，デンタルチェアのライトを当てて超音波スケーラーなどを用いることになる．

　解像度は裸眼であるためあまり高いとはいえない．また，対象物に近づくにともない視軸調整による眼精疲労，作業距離短縮による診療姿勢のゆがみやエアロゾルの汚染の問題などが起こり，照明もつねに十分確保できるとは限らない．このような条件下で，裸眼でデブライドメントを完遂することは，かなり困難であるといわざるを得ない．

　このようなことから，精密かつ正確な歯科治療を達成するためには，拡大装置を中心とした一連の治療システムを構築する必要がある．

　歯内療法におけるendodontic microsurgeryの確立者のひとりであるDr. Kim[1] がtriad of microsurgeryとして，
1) Magnification system
2) Illumination
3) Micro-instruments & Equipments
が重要であると述べている．これら拡大装置を中心とした治療システムは，マイクロデンティストリーを成功させるための条件としてもそのまま当てはまるものである(**図2**)．

　上記の3項目がうまく組み合わさること，またそれらの特徴をよく理解し，活かすことが治療の成功につながるものであろう．

▶マイクロサージェリーを成功させるための3要件

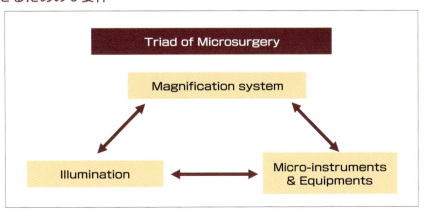

図2 マイクロサージェリーを成功させるための3要件(参考文献1より引用改変)．

▶ ルーペ

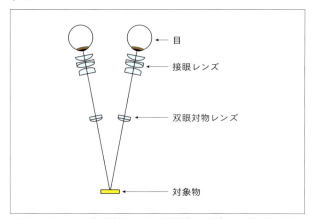

図3 ルーペの光学特性．左右視軸を調節して焦点を合わせる．ルーペの調整が不十分な場合や，長時間の使用により眼精疲労を起こす可能性がある．

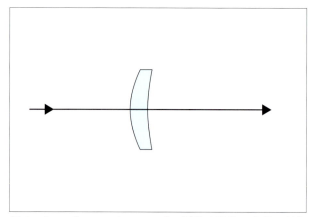

図4 シンプルルーペ．レンズの周辺では像のゆがみが生じる．作業距離が短いため術者の顔が術野に近すぎる．そのためにエルゴノミクスの面で不良であり，衛生面で不利となる．

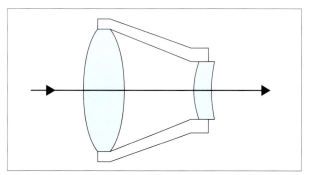

図5 コンパウンドルーペ．像や色のゆがみは小さい．作業距離は適正．3倍前後の拡大．高倍ではかなり視野は小さく焦点深度は浅い．

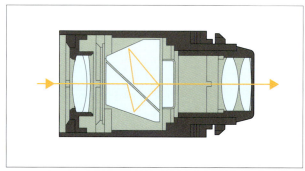

図6 プリズムルーペ．鏡筒内に反射鏡がある．拡大倍率，視野の大きさ，焦点深度はコンパウンドルーペよりよい．3～8倍程度の拡大．やや重いのでしっかりした固定が必要．

1) Magnification system

ヒトの裸眼における2点識別域は，通常の歯科治療のように対象物から30～40cm程度離れている場合，200μm程度といわれている．これ以下では2点を2点として見分けることが困難で，たとえば7-0縫合糸では，その直径は50～69μmで，縫合状態が的確であるか否かを正確に確認することなどは，裸眼では不確かなものであるといえよう．このように，拡大することの重要性には論を待たない．

臨床において，一般的な拡大装置としてはルーペ，マイクロスコープがある．拡大率，使い勝手などそれぞれ特徴があるので，臨床ではこれらをうまく使いこなしていくのがよい[2]．

（1）ルーペ

ルーペには，①シンプルルーペ，②コンパウンドルーペ，③プリズムルーペの3種類があり，いずれも光学システムは共通している．眼鏡に類似しているので，臨床への取り入れは比較的容易である（**図3**）．

①シンプルルーペ

レンズが1枚のみのこのタイプは，拡大率が低いわりに歯科治療の観点からは欠点が多いと思われる（**図4**）．

②コンパウンドルーペ

複合レンズにより作業距離が適正にコントロールされ，歯科臨床に適している（**図5**）．

③プリズムルーペ

焦点深度，拡大率，視野ともに通常の歯科治療に最適である（**図6**）．

ルーペは，治療部位の視認性において，後述のマイクロスコープよりも有利で，臨床に取り入れやすいという点では優れた拡大機器であるといえよう．

CHAPTER 2　マイクロサージェリーの重要性

▶マイクロスコープ

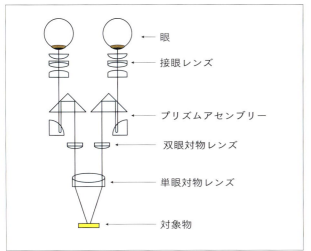

図7　マイクロスコープの光学特性．焦点は無限遠で視軸補正の必要はなく，眼精疲労の可能性も低い．

図8　マイクロスコープ(OPMI PROergo：Carl Zeiss 社／白水貿易，ジーシー)．焦点距離を変えることなく多段階に倍率を変化させられる．ルーペより視野が広く焦点深度も深い．同軸のライトガイドによる明るくかつ無影の視野．各種アタッチメントで術者が見ている像とほぼ同じ像をドキュメントできる．アイピースの角度を変えることで快適な姿勢がとれる．

Zuhr も歯周，インプラント治療においては4.5〜6倍程度の拡大率のルーペであれば，マイクロスコープの代替機器として臨床使用しても遜色ないとの旨を述べている[3]．

(2) マイクロスコープ

　ルーペとは異なった光学方式で，正しく調節できていれば眼性疲労は少ない．ダイヤルを回すことで，瞬時に倍率を変えられるのが最大の特徴であると考える(図7)．

　通常のマイクロスコープは対物間距離が一定であるが，近年では220〜400mm と対物間距離が可変のもの(variable focus)もあり，使用時のストレスが軽減され，その分手術に集中することができる(図8)．

2) Illumination

　拡大下で治療を行う場合，当然処置部位の視覚情報は多くなるが，視野が暗かったり，影があったりすれば，視覚情報量は少なくなり正確な治療は困難になる．マイクロスコープではほぼ光軸と一致したライトが術野を照らすため，視野は明るく影がない．

　たとえば，サイナスリフトにおいて側壁からの器具の操作の場合，通常治療では術野が限られて照明が届きにくいこともしばしばあるが，マイクロスコープ下では同軸照明により明るい視野が確保され，繊細に器具の操作が行える(図9)．

　同様に，埋伏智歯抜歯や下顎枝からの骨採取などの，口腔の深い位置で照明の届きにくい狭い術野でも，確実に視野が保たれて安全に治療できる(図10)．

　歯周再生外科においても，骨欠損底部や分岐部あたりの複雑な歯根面が十分確認できる(図11)．

3) Micro-instruments & Equipments

　拡大視野で外科などの治療を行う場合，器具のサイズ自体は必然的に小さいものが使用される．ペリオドンタルマイクロサージェリーを例にとれば，いくつかの器具は眼科領域で使用されるものを流用もしくは改変して用いられている(図12)．

　さらに，これらインスツルメントの特徴としては，顕微鏡視野下で手がかぶってしまわない術野を確保するため，把持するインスツルメントの全長は20〜25cm 程度の長さが適当である．短かすぎる器具では，かえって把持した手が術野を覆ってしまうことがあり，視野を確保できないことがある．器具先端あたりの作業部は，視野確保のために細長いほうがよいと思われる．

　母指，示指，中指の3点と母指と示指のあいだの谷間の部分とで把持した器具を，回転させる運動が

▶ **Illumination**

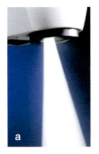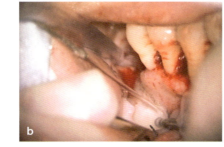

図9 a, b　サイナスリフトにおいて側壁からの器具の操作の場合，通常治療では術野が限られて照明が届きにくいこともしばしばあるが，マイクロスコープ下では同軸照明により明るい視野が確保され，繊細に器具の操作が行える．

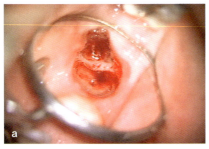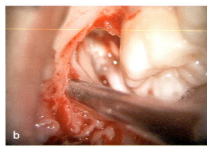

図10a, b　埋伏智歯抜歯や下顎枝からの，骨採取などの口腔の深い位置で照明の届きにくい狭い術野でも，確実に視野が保たれて安全に治療できる．

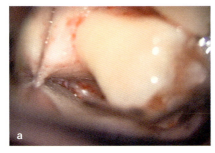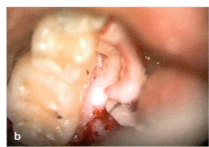

図11a, b　歯周再生外科においても，骨欠損底部や分岐部あたりの複雑な歯根面が十分確認できる．

▶ **Micro-instruments & Equipments**

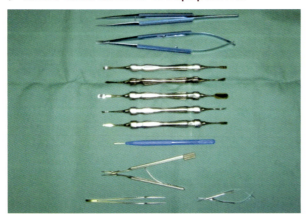

図12　マイクロインスツルメント．

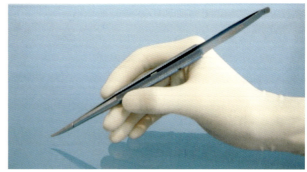

図13　器具の把持法．

もっとも精密な手指の動きとされている．そのため，把持するあたりの断面は直径1cm程度の円であることが望ましい(**図13**)．

マイクロサージェリーでは縫合糸もまたダウンサイズされ，主に6-0，7-0などが用いられることになる．

周辺機器が充実していると術中のストレスを軽減し，スムーズな手術の達成の助けとなる．たとえば電動ズーム機構のある機種では，フットスイッチを付けることで，両手を術野から離すことなく倍率の変更，フォーカシングができ便利である．

フットスイッチが付けられないのなら，デンタルチェアをフットコントローラーで上下させて焦点を合わせるとよい．その意味では，デンタルチェアの

▶顕微鏡使用時の器具の操作と術者のポジション

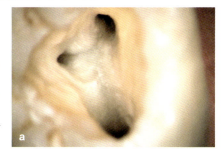
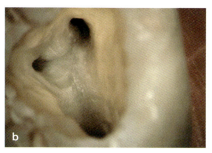

図14a, b 顕微鏡による拡大下では仔細な観察ができるため，使用するミラーの像にも配慮が必要となる．表面反射のタイプでないとイメージが二重に見えたり，反射率の低いものではイメージが暗くなってしまう．

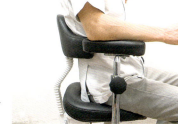
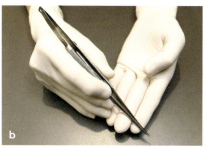

図15a, b 長時間にわたる治療ではアームレストがあれば便利である．口腔外のレストもしくは反対の手，またはインスツルメントをレストにするのも効果的である．

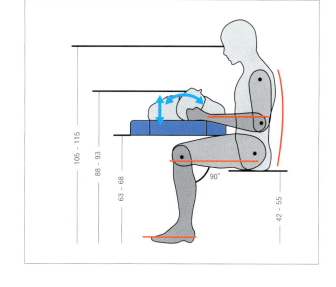

図16 術者の姿勢は，わずかに軽く背を曲げた状態で少しだけ頭を下げて顕微鏡を覗くようにする．術中は術者のポジションをなるべく一定にして，患者のポジションを変えるようにする．

操作性もある意味重要となってくる．近年では，マイクロスコープ使用を前提として設計されたデンタルチェアも出てきている．

長時間にわたる治療に際して，患者は一定の開口状態を維持することができずに動いてしまい，術野の焦点がずれやすくなる．これを防ぐために開口器などもあれば便利である．

顕微鏡による拡大下では仔細な観察ができるため，使用するミラーにも配慮が必要となる．当然のことながら，表面反射のタイプでないとイメージが二重に見えてしまう．また，表面反射のタイプであっても，反射率の低いものではイメージが暗くなってしまうため，高い反射率のものを選ぶようにするとよい（図14）．

精密で繊細な運指を行う場合，強拡大では指の震えを認めるときがある．長時間にわたる治療ではアームレストがあれば便利である．口腔外のレストもしくは反対の手，またはインスツルメントをレストにするのも効果的である（図15）．

術者の姿勢としては，わずかに軽く背を曲げた状態で少しだけ頭を下げて顕微鏡を覗くようにする．術中は術者のポジションをなるべく一定にして，患者のポジションを変えるようにする（図16）．

2 マイクロスコープに慣れる

　マイクロスコープを覗くと，視野の丸い領域以外は真っ暗で術野のみしか見えないため，通常とは異なった感覚を覚えるかもしれない．肉眼のときには視覚だけでなく，視覚の及ばないところは触覚なども統合した状態で，位置空間の感覚がとらえられているものである．強拡大下ではそれら日常の位置感覚とはまったく異なっており，ほとんど視覚情報に頼って治療を行うことになるため，その状態に対応した考え方が必要となる．拡大視野のもとで目と手の動きをうまく協調させること，すなわちハンドアイコーディネーションがうまくなされなければならない．そのためには，スローダウンとカームダウンの2つのキーワードが重要である．

1）スローダウン

　裸眼において従来の経験から学習したものは，拡大視野ではほとんど役に立たず，一から学習し直す必要がある．そのためには，まず手指の動きを意図的にスローダウンすることが重要である．拡大下で，目で見えているとおりに手指が動いているのを一つひとつ確認しながら動作を続けていくことである．

　マイクロスコープ下では，**図17**のように視野以外は真っ暗であり，ビジュアルノイズがない状態が得られる．術野のみしか見えないということは当初は不安に感じるかもしれない．しかしこの状態を，まわりの目障りなもの（visual noise）が映り込まないのだと考えると，逆に術野のみに集中できる環境であるともいえよう．

　拡大視野の中では，物の動きが実際よりも速く感じる．**図18**のように[2]，肉眼で網膜に投影されたA'-B'間よりも長くなったA"からB"までを同一時間内で移動することになるため，見かけの速さが速くなっているためである．この点からも拡大視野で

▶スローダウン

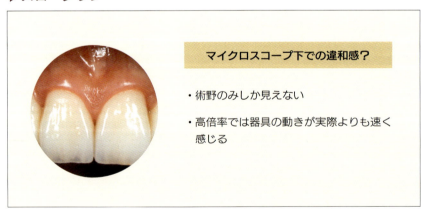

図17　マイクロスコープ下での違和感．術野のみしか見えない．高倍率では器具の動きが実際よりも速く感じる．

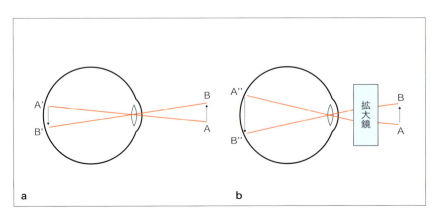

図18a, b　拡大視野の中では，物の動きが実際よりも速く感じる．肉眼で網膜に投影されたA'-B'間よりも長くなったA"からB"までを同一時間内で移動することになるため，見かけの速さが速くなっているためである（参考文献2より引用改変）．

はスローダウンが重要であるといえる.

スローダウンの方法としては,
（1）ステップの確認
（2）次の動作の予測
を行うことで意図的にスローダウンが達成されると同時に，より正確なものになる．そして学習曲線が上がるに従い，自動化され速くなっていく．

2）カームダウン

マイクロスコープを使用しての施術は，使い始めの術者にとっては繊細な器具の使用など，煩わしく感じられるものであろう．そのため，うまく治療を進行しようとしてあせってしまい，治療の各ステップが確実に達成できているかを，冷静に判断できずに終わってしまうことも多々ある．

治療の各ステップを確認することは重要で，Shanelec は mico-dentistry is a sequential addition（順序立てられた足し算）と述べている．これは各ステップの達成を確認することが足し合わさって，結果として高精度の治療に結びつくということを表している．

さらに，そのように一つひとつの地道な確認をしていく態度自体が，マイクロデンティストリーを行ううえで重要であり，確認を省略してしまうようでは，いくらマイクロスコープを使っていてもマイクロデンティストリーとはいえない．その意味からmico-dentistry is an attitude とも述べている．そして確認に際しつねに冷静な判断が求められ，それをShanelec は，"healthy self criticism" と呼んでおり，カームダウン（落ち着いて冷静になること）の重要性が唱えられている．

このように考えていくと，『マイクロスコープ』は診断や治療中の各ステップで拡大を通じてミスを発見し，それに逐次修正を加えるためのディシジョンメーキングに用いる単なるツールに過ぎないといえよう．しかしそうすることで，結果的に治療精度も自然に高まるものである[4, 5].

そして，少しずつ使い慣れていくことで，学習曲線は上がり，高度な施術が可能になる．また，適切な教育機関や指導者のもとでトレーニングを行うことが熟達への近道となる．

3　歯周外科におけるマイクロスコープの応用

歯内治療におけるマイクロスコープの応用については，早くからその有効性が認められている．とくに外科的歯内療法では，たとえば Pecora らの歯根端切除後の不快事項についての研究によると，痛みや腫脹に関してマイクロスコープ使用時にはほぼ48時間以内に消失し，不使用時と比べて外科後の不快症状が有意に少ないこと[6]が報告されている．

外科的歯内療法の分野でのマイクロスコープの使用における疼痛腫脹の少なさ，治癒の早さといった利点は，歯周外科治療の分野においても同様に活かせるものと推測される．たとえば，歯肉退縮の症例に拡大装置や，それに対応するインスツルメントを使用することで，治療結果が良好であれば，患者にとってはこの体験により，他の歯肉退縮部位の治療を容易に受け入れてくれる．逆にもし，その患者の初めての根面被覆術に前述とは反対の，すなわち不

快な治療をもたらしてしまえば，おそらくは他の歯肉退縮部位に対しての治療は拒否されてしまうであろう．

Tibbetts と Shanelec は，外科用マイクロスコープを歯周外科治療に使用した治療をペリオドンタルマイクロサージェリー（periodontal microsurgery）と定義して，90年代前後あたりより臨床応用を行った．1992年の AAP の年次大会で，彼らは根面被覆術にマイクロサージェリーを適用した症例を供覧し講演しており，これが歯周外科の分野での先駆けとされている．

2003年に Shanelec は，J Esthetic and Restorative Dentistry において，根面被覆術の臨床例を挙げてペリオドンタルマイクロサージェリーの利点を述べている[7]．その一方，同じ項で Allen は，マイクロインスツルメントや細い縫合糸の使用が重要であり，

▶ Sequential addition

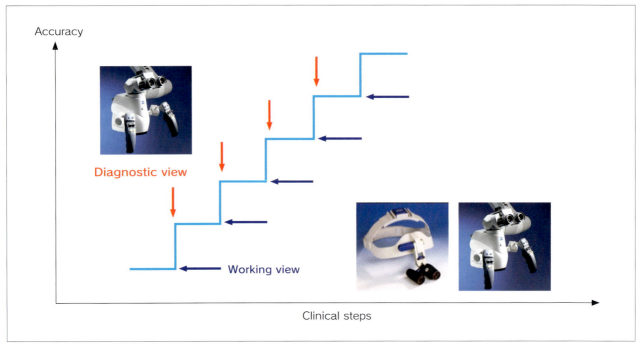

図19　治療の各ステップでの確認.

歯周外科においてマイクロスコープ自体は，治療上必要ないとした意見も掲載されていて論議を醸したこともあった．

Allen らの反論，また先述の Zuhr のように，「ルーペでマイクロスコープの代替は可能である」といった理論は，あくまでも繊細な縫合糸やインスツルメントなどの扱いに対する単に"技術的"な観点から主張しているものと筆者らは理解している．それに対し，Shanelec は先述のように "Attitude（考え方）" を主軸としてマイクロサージェリーにおけるマイクロスコープの重要性を唱えているものである．これら立場の違いが，この論争を生んだものと筆者らは解釈している．

そのため筆者らは，先述の「診断や治療中の各ステップで拡大を通じてミスを発見し，それに逐次修正を加える」ためには，術中はマイクロスコープもしくは数倍の拡大率のルーペで施術できればどちらの使用でもかまわないが，ステップごとでの評価は，マイクロスコープによる強拡大下での仔細なチェックが必須であると考えている（図19）．

現在では，医科領域において MI（ミニマルインターベンション）が認識されるところとなり，歯周外科治療においても，後述のように Cortellini らの報告をはじめとして多くのマイクロスコープによる低侵襲の歯周再生治療の研究報告がなされており，その重要性が広く支持され出しているものと思われる．

4 歯周外科においてマイクロスコープ使用の有効な術式とは？

マイクロスコープ下での鋭利な切開により挫滅創をなくし，最小限のテンションコントロールにより縫合することで，創面を一次閉鎖することが高い予知性をもって可能となる．この観点から，歯周外科手術のなかでも，一次治癒を目的とした歯周外科に対して microsurgical approach が非常に有効であると考えられる．そのため，Tibbetts と Shanelec らは，露出根面に対して上皮下結合組織移植術への適用を，歯周外科への応用にあたり初期から推奨してきたものと考えられる．また，一次閉鎖により，術後の瘢痕組織を最小限に抑えることが可能となり，良好な審美結果が得られるため，この点からも microsurgical approach は最適な手法であろう．

Burkhardt らは，蛍光造影法を用いてマイクロ／マクロサージェリーを比較報告している．そのなかでは，術直後からマイクロ使用側で，①組織の挫滅が比較的軽度であること，②創傷治癒（とくに血管新生）が早いこと，③確実な根面被覆の達成が可能であることなどから，根面被覆術におけるマイクロサージェリーの有効性を唱えている[8]．

上皮下結合組織移植術（改良型ランガー法，エンベロープ法など）における供給側の結合組織採取においては，近年では Zucchelli らが提唱するように[9]，遊離歯肉をまず採取して，その上皮を口腔外で除去する手法が認められるようになってきた．その際にも，採取片の断片の上皮部分をマイクロスコープで観察し，必要かつ十分に上皮を切除することができる（**図20**）．

症例1　小帯除去をともなった上皮下結合組織移植による根面被覆症例

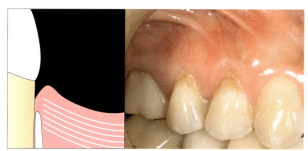

図20a　術前，上顎小臼歯の歯根退縮を行うが，同時に粘膜下で小帯切除を行う．

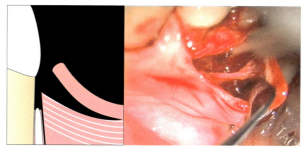

図20b　術野に浅層，深層の2層の切開を加える．これだけでは中間層の小帯（弾性線維）はその位置を保っている．

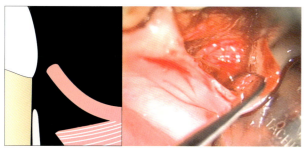

図20c　次に中間層の近心端と遠心端を切離すると中間層は根尖側に移動し，表層は減張される．

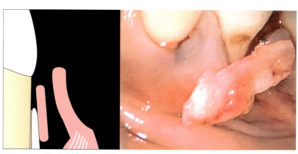

図20d　結合組織を口蓋より採取し，露出歯根上から減張した部分にかけて移植する．

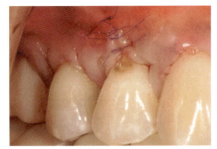
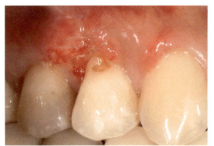
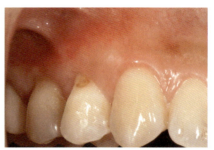

図20e 第一小臼歯は，近心と遠心の部分層を寄せて7-0縫合糸で断続縫合を行う．また，第二小臼歯は，部分層を歯冠側移動して6-0縫合糸で懸垂縫合を行う．

図20f 術後1週間の状態を示す．根面上の上皮は早期に接合している．

図20g 術後2年．露出歯根は被覆され，歯肉は厚みを増している．切除された小帯は根尖側に位置し，瘢痕もみられない．

症例2　上顎正中の歯間乳頭に対するデリケートな手術症例①

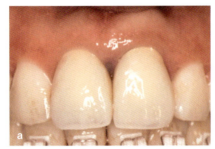
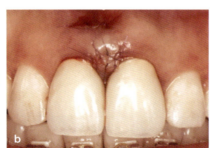
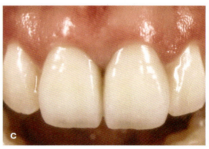

図21a〜c メタルタトゥーで黒変した部分のみを除去し，審美的回復を行う．金属片による黒変を除去後，上顎結節からの歯肉移植により同部を置換し7-0，8-0縫合糸で断続縫合し，歯間乳頭を審美回復させた．

　Shanelecの主宰するMTIでそのコンセプトを学んだCortelliniとTonettiらは，歯周組織再生手術においてmicrosurgical approachを応用する有用性を2001年に発表した[10]．その後もマイクロスコープを用いたMIな外科術式を次々と報告して，歯周組織再生手術の予知性を高めるために，マイクロサージェリーを適用することの重要性を明確に示している[11]．

　また，拡大下では術野の範囲も小さくすることができ，エステティックゾーンにおける歯間乳頭に限局した形成外科などの繊細な外科も可能となる（図21，22）．

　従来であれば，切除外科の対象であった歯間乳頭部における3mm以下の中程度の骨欠損に対して，CairoやCarnevaleらは，fiber retention and papilla preservation techniqueを提唱しており，マイクロスコープを用いての外科術式に用いることで，歯間乳頭を保存し，良好な審美結果が得られることを示した[12]．

　一方，開放創で手術を終えるような歯周外科手術では，二次治癒のため治癒の速度に関してはマイクロスコープの使用，不使用の大差はないと考える術者も少なくないかもしれない．しかしこのような場合でも，拡大することにより組織の取り扱いが挫滅的でなく繊細に行われているか，また確実なデブライドメントが行われているかなどを詳細に観察し，評価することで，良好な治療結果を得ることができるものと考える．

　以上のように，microsurgical approachは歯周外科一般に適用可能な治療法であると考えられる．

CHAPTER 2 マイクロサージェリーの重要性

症例3　上顎正中の歯間乳頭に対するデリケートな手術症例②

図22a, b　他院にて上唇小帯切除を試みるも，中切歯の歯根露出が起こり，歯間乳頭もそのボリュームを大きく減じて審美障害を主訴に来院．このような歯間乳頭を扱うには繊細なハンドリングが要求される．

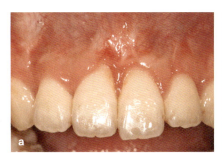
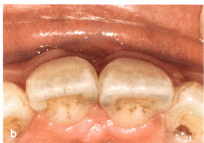

図22c, d　左右側切歯間の唇側歯肉をトンネリング形成し，さらに歯間乳頭部にも靱帯剥離を行う．次いで結合組織を口蓋より採取し，露出歯根上から歯間乳頭下にかけて滑り込ませるようにして設置した．

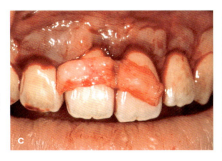
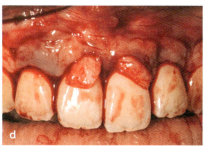

図22e　6-0縫合糸で懸垂縫合を行い，移植片の安定のために追加で歯頸部に7-0断続縫合を行う．
図22f　術後1週では根面被覆が達成され，正中歯間乳頭も保全されている．

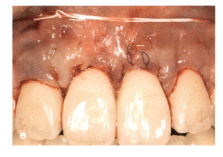
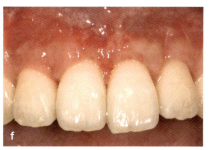

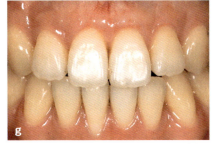
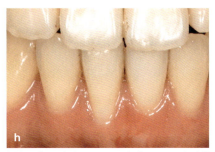
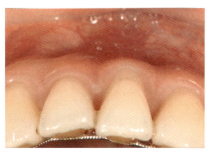

図22g〜i　術後6か月の時点では正中部の審美回復が達成された．患者はこの成功体験から下顎の退縮についても歯肉退縮の改善のための歯周形成手術を希望された．ペリオドンタルマイクロサージェリーの利点であるところの，患者の受け入れやすさ（patient acceptance）である．

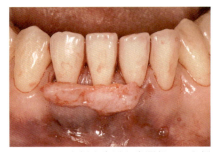
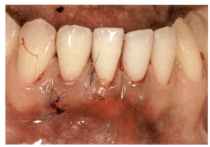
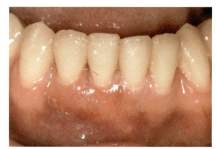

図22j 下顎右側犬歯近心歯間部から左側側切歯遠心歯間部にかけてフラップを起こすことなく，歯肉を歯槽骨から切離して同部に上皮下結合組織移植を計画した．

図22k 左側犬歯側切歯の歯間部に小さな縦切開を入れ，結合組織を分離した歯肉の下に滑り込ませて，懸垂縫合，断続縫合を行い，移植片の確実な固定を行った．

図22l 術後1週では早い治癒が認められ，露出歯根は歯肉に覆われている．

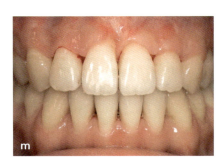
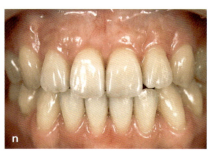

図22m 当院初診時．
図22n 術後1年6か月．上下前歯部は厚みをやや増し，歯間乳頭部の自然感も得られた．

5 ペリオドンタルマイクロサージェリーに必要なマイクロスコープの特性

　歯内療法など内側性窩洞内を術野とする場合は，ミラーテクニックが主となる．マイクロスコープ本体を動かす頻度はあまり多くないが，歯周外科時は多方向から術野を直視する必要があり，そのつど本体の位置を頻繁に変えなければならない．そのため，サスペンションアームの操作性の良さや堅牢性が歯周外科での必須条件となる．すなわち，スコープ本体を術者の思いのとおりの位置にスムーズに操作できること，さらにアームを位置づける際，その位置で留まり，アームが揺れずに安定していることが望まれる．バリアブルフォーカス機構を有している機種では，対物間距離が220～400mmの間において焦点を合わせることが可能であり，微調整のために本体を頻繁に動かすといった必要がなくなり，かなり利便性が高い．

　マイクロインスツルメントを用いるような精密治療を行うには，リラックスした姿勢で行うことが重要で，これにより手指の震えがコントロールされ，繊細な動作が可能となる．この点から，あまり無理のない姿勢で直視可能な範囲を広く見るためには，鏡筒の角度がなるべく大きく可変できることが望ましい．機種によっては水平方向に鏡筒が回転する機構が備わっているものもあり，快適な診療姿勢を維持しながら術野を直視できる範囲が格段に広がる．

6 ペリオドンタルマイクロサージェリーにおけるマイクロインスツルメント

ペリオドンタルマイクロサージェリーで使用する器具や縫合糸は，マイクロスコープの不使用を唱えている術者らの間でも，その有効性については異論のないところであり，必要不可欠なものである．

1）使用する器具

ペリオドンタルマイクロサージェリーに用いられる器具は，繊細緻密な動きを可能にするために，先述のように眼科領域の外科器具を改良したものを利用していることが多い．器具にはライトの反射によるぎらつきを抑えるために，ブルーのコーティングが施されている．

持針器は，カストロビージョ型で磁性を帯びず，軽量なチタン製のものがよい．繊細な組織の扱いに対応するため，また縫合針把持のために，持針器のロックは強くないほうが好ましく，その握力に関しては0.5〜1 Nt 程度がよいとされている[13]．細い縫合糸の縫合には，器械結びが中心となるため，縫合用ピンセットも必要となる（図23）．

粘膜に対して鋭利な切開を行うには，眼科用カミソリをブレードブレーカーで割ってメスとして使用する．切れ味が鈍くなればそのつどカミソリを割って，つねに鋭利な刃の部分を使用する．ただし眼科用カミソリの刃はもろいので，歯や骨などの硬組織に当てたり，無理な力を切開中に加えたりすれば，簡単に割れてしまうので注意する．粘膜表層の切開や，採取した先述のような結合組織移植に際して，遊離歯肉の上皮をトリミングするときなどに用いる[14]（図24, 25）．

▶縫合用ピンセット

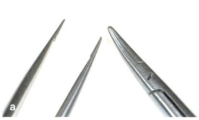
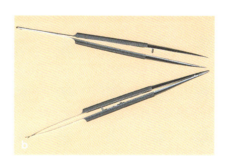

図23a, b　細い縫合糸の縫合には器械結びが中心となるため，縫合用ピンセットも必要となる．

▶粘膜切開用メス

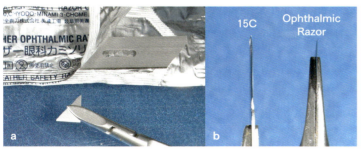
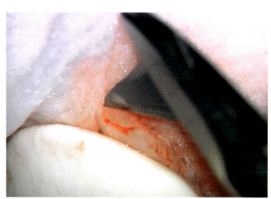

図24a　粘膜に対して鋭利な切開を行うには，眼科用カミソリをブレードブレーカーで割ってメスとして使用する．
図24b　15Cと眼科用カミソリ（Ophthalmic Razor）の厚みの比較．

図25　上皮のトリミング．

▶マイクロサージェリー用メスと剪刀

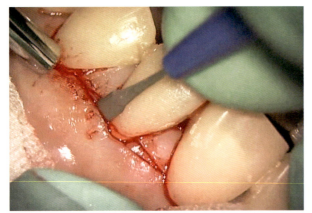

図26 クレセントナイフ．

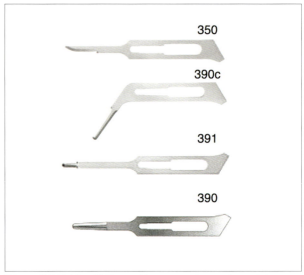

図27 筆者(南)が開発した替え刃メス(フェザーより)．

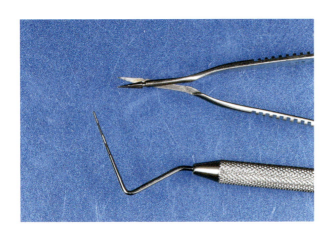

図28 歯肉弁のトリミング調整用の剪刀．

　部分層弁などの作製や深部の組織に対しての切開は，クレセントナイフや先端の周囲が鋭利にとがれているような，歯科用のマイクロサージェリーに特化したメスが市販されており，これらのように繊細な切開が可能なメスを用いることが多い(**図26, 27**)．歯肉弁のトリミング調整にはバナス剪刀，ウエスコット剪刀などの繊細で鋭利な剪刀を用いることで，クリーンな創面が形成しやすくなる(**図28**)．

---

2) 縫合糸

　死腔をつくることなく組織を接合させるためには，創部を寄せるのに必要最小限の張力で縫合する必要がある．治癒までの期間，同時に虚血や組織の壊死などを引き起こさないため，糸に緊張を与えすぎないよう留意することを原則とする．

　縫合の性格としては，弁固定のためにテンションを意図的に加える縫合と，縫合線をテンションフリーで接合するように縫合する2種類がある．

　歯肉弁同士を引き寄せるためには，縫合が組織の張力に対応できる必要があり，縫合糸にある程度張力のある5-0，6-0を使用する．

　一方，縫合線における縫合は，たとえば歯周外科などにおいては一つの歯間乳頭に対して2〜3糸の縫合を行うこともしばしばあり，このような小さい部分に刺入・刺出を非侵襲的に行わねばならないため，通常7-0や8-0のモノフィラメントの糸を使用する．

　このように，画一的に一種類の針を用いるのではなく，たとえば唇側のみの縫合の場合はコード長9mm程度の丸針を，また唇舌的に貫通するにはコード長13〜15mm程度の針を用いるといったように使い分けることで，効率のよい縫合が行えるものと考えられる(**図29**)．

　筆者は取り扱いがよいソフトで，針の穿通性もよいことから，PDS® II 7-0を多用している(**図30**)．

▶縫合針と縫合糸

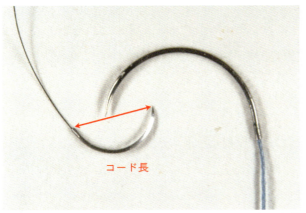

図29 唇側のみの縫合の場合はコード長 9 mm 程度の丸針を，また唇舌的に貫通するにはコード長13〜15mm 程度の針を用いることで，効率のよい縫合が行える．

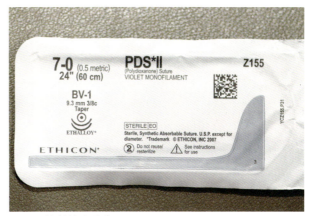

図30 針付縫合糸（PDS® II 7-0：ETHICON/Johnson & Johnson，松風）．

▶ Geometry of suturing

（1）Bite size
（2）Angle of entry/exit
（3）Needle passage
（4）Symmetry
（5）Frequency
（6）Tension

図31 マイクロスーチャリングの原則．

▶刺入点の設定

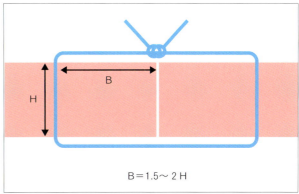

図32 基本的に刺入点は，フラップの厚みの1.5〜2倍の長さ分フラップ辺縁から離れた位置に設定する．

3）マイクロスーチャリング

　フラップがテンションフリーとなった状態での縫合線における縫合は，7-0などの細い縫合糸を用いた断続縫合を行うようにする．フラップが接合していることを拡大視野の下で確認しながら，マイクロスーチャリングの原則にのっとって縫合を行う．Shanelecは，マイクロスーチャリングの原則として以下の6項目を geometry of suturing（縫合における位置関係）として挙げている（図31）．
（1）Bite size（刺入／刺出の位置）
（2）Angle of entry/exit（刺入／刺出の角度）
（3）Needle passage（縫合針の方向）
（4）Symmetry（縫合の対称性）
（5）Frequency（縫合糸間の間隔）
（6）Tension（結紮の張力）

（1）Bite size

　まず縫合針をどこに刺入するのがよいかという点であるが，厚い歯肉，薄い歯肉などの厚みによって変わってくる．基本的に刺入点は，フラップの厚みの1.5〜2倍の長さ分フラップ辺縁から離れた位置に設定する．短すぎると組織がちぎれやすくなり，長すぎればフラップの断端同士がうまく接合しにくい．刺出する場所もフラップ辺縁から刺入点までと，同距離に設定する（図32）．

▶刺入角度

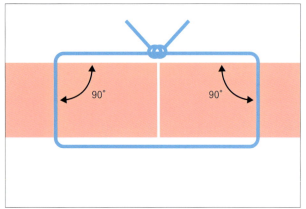

図33　フラップ表面に刺入する角度は90°を基本とする．

▶縫合針の方向

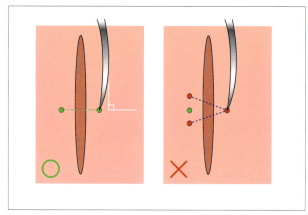

図34　縫合針の方向は縫合線と直交するようにコントロールする（参考文献13より引用改変）．

▶縫合の対称性

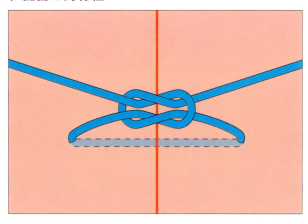

図35　縫合を上面から見たとき，刺入点と刺出点は縫合線に対して対称型になっていることが望ましい．

（2）Angle of entry/exit

　次にフラップ表面に刺入する角度は90°を基本とする．角度が浅いとフラップがちぎれやすくなる．そのために，フラップの下からピンセットでカウタープレスをかけたりすることもよくある．刺出時も同様に90°であるのがよい（**図33**）．

（3）Needle passage

　縫合針の方向は縫合線と直交するようにコントロールする．縫合針が組織内を斜めに通過してしまうと，互いのフラップはずれて縫合してしまうことになり，正確なフラップの接合ができない（**図34**）．

（4）Symmetry

　縫合を上面から見たとき，刺入点と刺出点はフ

ラップに対して対称型になっていることが望ましい．したがって，縫合糸はフラップと直交していることになる．対称性が失われるとフラップに水平，垂直方向に余計なテンションが発生し，水平的にフラップがずれたり，垂直的に上下に重なってしまったりして治癒することになる（**図35**）．

（5）Frequency

　創面を縫合する際は，縫合糸間の間隔をなるべく均一にとるように心がける．間隔がまちまちであれば，部位によりフラップにかかる張力が変わり，適切に創面を閉鎖できないことがある．一般外科における1/2の原則を利用するとよい（**図36**）．

　切開線のなかで一番テンションのかかる部位はその真ん中であるので，まず切開線の1/2の部位を

▶1/2の原則

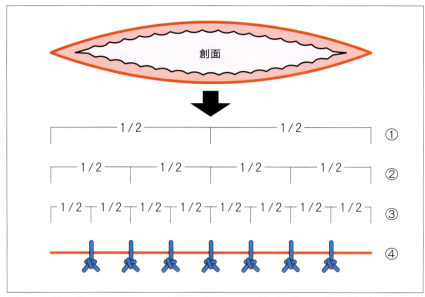

図36 一般外科における1/2の原則を利用する．創面を①から③の順に縫合し，④縫合線が閉鎖している状態を拡大下で確認して，均一なテンションを組織にかけるようにする．

▶マイクロ縫合の一例

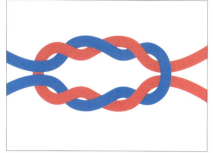

図37 English surgeon's knot.

縫合，次いでその縫合部位と切開線の1/2を縫合していく．これを繰り返し，縫合線が閉鎖している状態を拡大下で確認して，均一なテンションを組織にかけるようにする．

(6) Tension

創部の一次閉鎖が達成されるためには「確実な縫合」が必須となる．ここでいう「確実な縫合」とは，単にしっかりと縫合するということを意味するものではない．手指感覚で"しっかり"結んでしまうと強く結びがちで，縫合というよりは結紮に近く，縫合線をいわば絞扼してしまうことになり，これは術後の同部の虚血壊死につながり，創部の裂開を招来する．

確実な縫合とは，フラップ同士を必要最小限のテンションで接合させるような縫合を意味するものである．Burkhardt & Langは，インプラント埋入手術時のフラップにおける一次閉鎖の獲得に，縫合のテンションの強さがどの程度影響するのかを研究している[15]．それによれば，1週後に裂開が起こらないようにするには，接合縫合は0.1N(約10g)以下が望ましいとしている．またこれは，鋭利に切開された創縁を緊密に適合させ，細い縫合糸を使用することにより達成されるとしている．7-0などの細い糸の扱いには，手指感覚よりもむしろ視覚的なコントロールが必要であると考えている．視覚的なコントロールのためには，ルーペやマイクロスコープによる創部の仔細な観察と，拡大下での適切なハンドリングが有効であることはいうまでもない．

ペリオドンタルマイクロサージェリーに使用する縫合糸は，ナイロンのモノフィラメントがよく使用される．この種の縫合糸は滑りやすく，術後の結節の保持のために糸の摩擦を増すように2回撚りをつけた二重-二重のこま結び(English surgeon's knot)(図37)が歯肉の張力に対して必要となる．

テンションフリーの縫合では，2nd knotの際に外表面に平行に左右均等な力で糸を引きながら正しいこま結びを完成させる．こま結びの終了を確認するには，手指の感覚ではなく拡大下での視覚的コントロールが必要となる．正しく撚りの作られたEnglish surgeon's knotでは，ナイロン糸のもつメモリー(梱包時の糸の形に戻ろうとする性質)を利用して，術後もその結節の状態を維持するものである(図38, 39)．

▶縫合糸の張力

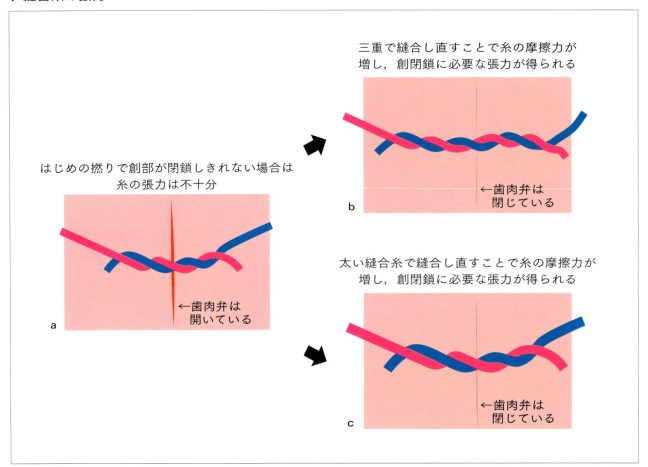

図38a〜c 視覚により創部の状態を観察し，1st knot の張力を判断する（参考文献14より引用改変）．

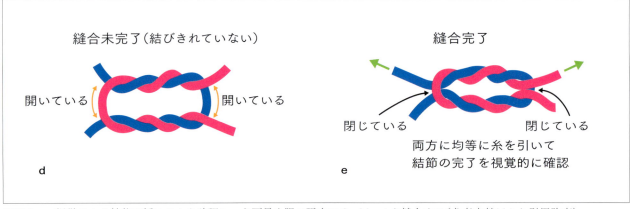

図38d, e 視覚により結紮が緩いことを確認し，必要最小限の張力で2nd knotを縫合する（参考文献14より引用改変）．

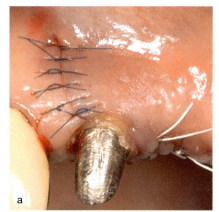
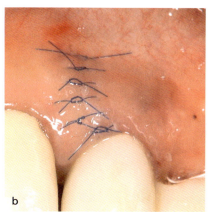

図39a, b　術直後（a）および術後1週間（b）．ナイロン糸のもつメモリーにより1週間もその結紮は維持される．

▶ビジュアルガイダンスのためのトレーニング

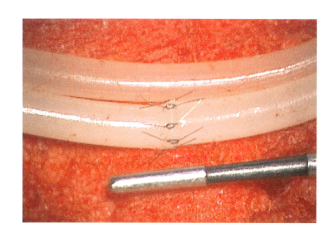

図40　血管縫合のトレーニング．

7　ビジュアルガイダンスのためのトレーニング

　ラバーシートや人工血管に単純縫合（リーフノット，スクエアノット）を行うときには，これら基本ルールに従っているかを拡大下で細かく再評価を行う（図40）．

　Shanelecによれば，8-0，9-0の縫合糸がうまくコントロールできて縫合を正確に行うことができれば，ペリオドンタルマイクロサージェリーに限らず，マイクロスコープ下での正確なプレパレーションなどの補綴作業も可能となってくると述べていて，ラバーダムや血管縫合のトレーニングがコースプログラムのなかに組み込まれている．

　マイクロスコープの使用では，主に視覚を中心とした手の動き（ビジュアルガイダンス）が重要である．視覚と手の動きを一致させる（ハンドアイコーディネーション）ために，これら器材での7-0，8-0などの細い縫合糸による縫合トレーニングをわれわれも推奨している．効率よく学習曲線を上げるためには，マイクロサージェリーの臨床応用前にこれらトレーニングを行うことが必須であると考える．

CHAPTER 2　マイクロサージェリーの重要性

2　マイクロスーチャリング トレーニング

　歯内療法や補綴修復での使用を想定したマイクロスコープ導入の場合であっても，まずマイクロスコープ下での処置に慣れるための最適なトレーニングとしては，前述のとおり縫合トレーニングであると考えている．ここでは，ラバーシートとシリコンチューブを用いた縫合トレーニングの方法を紹介する．

　ラバーシートでの縫合練習は，先に述べたマイクロスーチャリングの原則である "geometry of suturing"（図31）の6項目にある基本的な事項を，確実かつ迅速に行えるようになることを目標として実施する．そのためには，自身で行った縫合が6項目それぞれを満たしているかを，拡大視野下で自己評価し，フィードバックのうえでトレーニングを繰り返すことが重要である．その次の段階としてのシリコンチューブでの縫合練習は，ラバーシートでの基本事項を踏まえたうえで，立体的な対象物に対しての実践的な縫合練習となる．

　いずれも実際の歯肉よりも薄い対象物に対して，実際に口腔内で使用するものよりも細い縫合糸を用いて練習することによって，実際の口腔内でのマイクロスーチャリングが比較的容易に感じられるようになる．それだけでなく，縫合以外の処置にマイクロスコープを使用する場合にも，今回のトレーニングによって視野や器具の扱いなどに慣れることで，スムーズな操作が可能となるだろう．

1　ラバーシートでの縫合練習（以下は右利きの術者の手順とする）

1）ラバーシートの準備

　可能であれば，縫合練習用のラバーシートカード（図41）を用意する．一般的には，ラバーダム防湿で使用するラバーダムシートを用意すればよい．ラバーダムシートをコルクボードなどにたるみがないように，また引っ張り過ぎないようにピンで固定する（図42）．次にメスを使用し，中央部に2～3cmくらいの長さの切開を入れる（図43）．この際も，マイクロスコープを弱拡大で使用して行うようにする．切開線がクロックポジションにおいて11時～5時の方向に向くように調整し，ラバーシートカードとコルクボードのどちらであっても，テーブルに粘着テープなどを用いて固定し，縫合練習をスタートする（図44）．

▶ラバーダムシートのセッティング

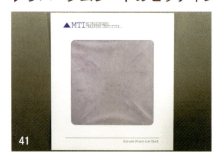
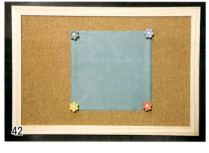

図41　縫合練習用ラバーシートカード．中心から4つの角に向かって，それぞれ2本ずつ平行な3cmの切れ目が入っている．
図42　ラバーダム防湿用のラバーダムシートでの練習セッティング．コルクボードにたるみのない状態で，ピンで固定した状態．

CHAPTER 2　マイクロサージェリーの重要性

▶ラバーダムシートの切開

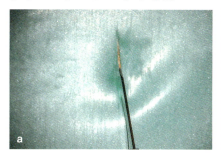
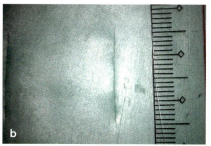

図43a　ラバーダムシートは滑りが悪く切れにくいので，薄くワセリンを塗布すると滑りがよくなり若干切開しやすくなる．拡大視野下でゆっくりと切開する．
図43b　約2cmの切開を入れたところ．

▶縫合練習時の位置づけ

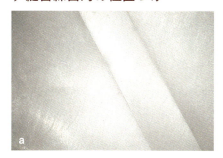
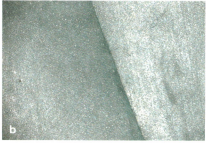

図44a　ラバーシートの切開線が11時～5時くらいの方向となるように調整し，カード自体を粘着テープなどで机に固定する．2本の平行な切開線のうち一方を使用し，切開線の中央から縫合練習を開始する．
図44b　ラバーダムシートをピンで固定したコルクボード自体も，切開線の方向を調整したうえで動かないように机に固定する．ラバーダムシートに自身で入れた切開線でも，その中央から縫合練習を開始する．

▶7-0縫合糸と8-0縫合糸の比較

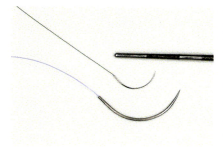
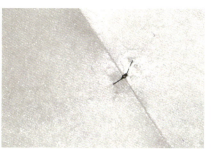
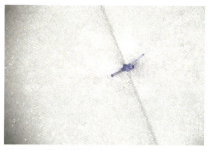

図45a　上がコード長4.0mm 3/8 針付きの 8-0 縫合糸（未滅菌練習用マイクロ針付縫合糸：村中医療器），下がコード長9.3mm 3/8 針付きの 7-0 縫合糸（PDS®Ⅱ：Johnson & Johnson，松風）．
図45b　8-0 縫合糸での square knot．ラバーの厚みから決まるバイトサイズにおいて，バランスの良いサイズ感の結び目となる．
図45c　7-0 縫合糸での square knot では，適切なバイトサイズにおいて，結び目が少し窮屈に見える．

2）縫合糸の準備

　右手に持針器，左手にピンセットを持ち，7-0 もしくは 8-0 ナイロン糸を使用する．細い縫合糸の取り扱いに慣れていない場合には，結び目の方向なども確認しやすい 6-0 からスタートし，慣れに応じて糸を細くしていく．ラバーシートの厚みを考えると 7-0 でも太いので，このトレーニングでは最終的に 8-0 が最適であると考えている（図45）．持針器で縫合針を把持する際もマイクロスコープ下で確認しながら，縫合針の中央部よりやや先端寄りの位置を把持することが推奨されているが，術者

▶持針器で縫合針を把持する位置

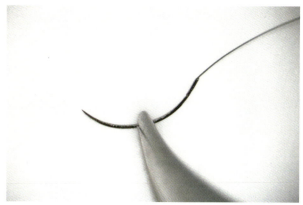

図46　マイクロスーチャリングでは縫合針の中央付近の少し先端寄りが推奨されているが，自身の好みによって調整してよい．

79

▶バイトサイズの決定

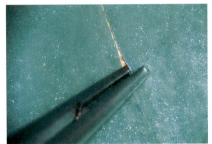

図47a　ピンセットで右断端をつまみ，ラバーシートの厚みをチェックする．

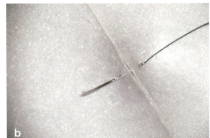

図47b, c　バイトサイズが大きい悪い例．緩まないように結紮を行うと，ラバーが重なってしまう．逆に重ならないように結紮すると創部の閉鎖が不十分になりやすい．

▶針の刺入と裏面から表面への刺通

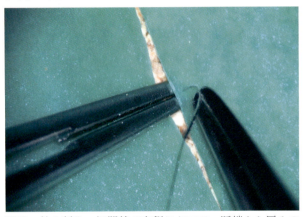

図48　針の刺入．切開線の右側において，断端から厚みの1.5〜2倍の位置を刺入点とし，可能な限りラバーシート表面から裏面へ垂直に縫合針を貫通させる．その際，ピンセットをラバーシートの裏面からカウンタープレッサーとして用い，ピンセット先端の間に針を通す．

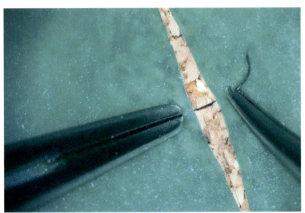

図49　裏面から表面への刺通．切開線の左側において，切開線に対して刺入点と対称となる位置で裏面から表面に針を通す．その際も，ピンセットをラバーシートの表面からカウンタープレッサーとして使用し，可能な限り垂直に貫通させる．

の好みに合わせてよい（**図46**）．そうすることでコントロールしやすいだけでなく，思わぬ力をかけてしまった際に生じる針の変形も生じにくい．縫合針は非常に小さく見失いやすいので，持針器はしっかりとロックさせ，針を落とさないように細心の注意を払う．

3）針の刺入と運針

まずは，マイクロスコープの強拡大視野下で持針器のロックを外して針を把持する．縫合操作時にはロックを掛けずに操作することが推奨されているが，こちらも術者の好みに合わせてよい．切開線の右側縁をピンセットで把持して捲り上げ，ラバーシートの厚みを観察し，バイトサイズを考察する（**図47**）．刺入点を決め，できるだけラバーシートに垂直に刺入し，表面から裏面へと刺通する．このときに左手

のピンセットは，両先端を右側縁から裏面に差し込み，先端をやや開きラバーシートを支える力（カウンタープレス）を加えながら，針の刺通の補助（カウンタープレッサー）として使用する（**図48**）．

次に，針を引き抜かない状態で，必要に応じて縫合針を把持する位置を修正し，切開線を越えた左側のラバー裏面から表面に向かって刺通する．このとき，左手のピンセットはラバー表面からカウンタープレッサーとして用いる（**図49**）．針を引き抜く前に縫合針と切開線が直交しているかを確認する（**図50**）．問題がないことが確認できれば，ピンセットで刺出点付近のラバーシートを軽く押さえながら，持針器で針を少し進め（**図51**），針先側に把持し直してロックを掛け，針の湾曲に沿ってゆっくりと引き抜く（**図52**）．そしてマイクロスコープを中〜弱拡大とし，糸の末端が視野内に来るまで，持針器を手元の方向にゆっくりと引っ張る（**図53**）．

CHAPTER 2　マイクロサージェリーの重要性

▶縫合針の方向の確認

図50a　良い例．切開線と縫合針が直交しており，シンメトリーである．
図50b　悪い例．縫合針が切開線と直交していない．左側での針を一度戻して抜き，再度直交するように修正が必要となる．

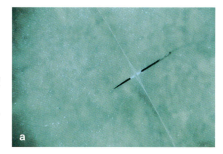
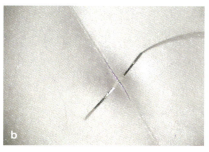

▶針の引き抜き

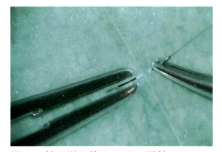
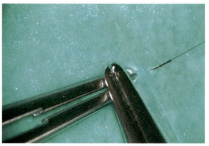
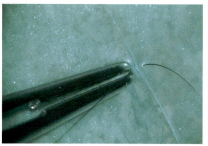

図51　針を引き抜くための運針．ラバーシートをピンセットで軽く押さえながら，針先がしっかりと出てくるところまで，縫合針の湾曲に合わせて針を進める．その際に，針と糸の接合部を持針器で把持しないように注意する．

図52　針を引き抜く．持針器で針先からなるべく離れた位置を把持し，縫合針の湾曲に合わせて針を引き抜く．

図53　結紮を行うところまで糸を引く．ピンセットでラバーシートを軽く押さえたまま，糸の末端が視野内に来て結紮を行える状態となるまで，ゆっくりと糸を手前に引っ張る．中〜弱拡大で行うほうがよい．

▶square knotとgranny knot

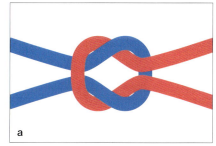
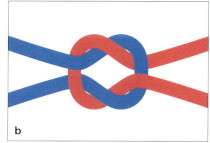

図54a　square knot.
図54b　granny knot.

4）結紮

　右手の持針器と左手のピンセットを用いて，instrumental tie（器械結紮）を行う．ラバーシートの切開線はテンションフリーで復位するため単純縫合のみで，結紮はsquare knot（角結び，男結び）を基本とする（**図54a, 55**）．granny knot（縦結び，女結び）では，結び目が緩みやすいだけでなく，糸端と切開線が平行となり，次の縫合に巻き込まれやすいためである（**図54b**）．square knotの第二結紮を作る際に，第一結紮の結び目に張力がかかると緩んでしまう．そのため第一結紮に張力をかけないように注意しながら，ゆっくりと操作することが重要である（**図56**）．結び目からある程度の糸端が残るようにハサミで縫合糸を切断する（**図57**）．残す糸端の長さは使用する糸の太さによる．同じ手順で次の縫合へ移る．1/2の原則（**図36**参照）によって，切開部をすべて縫合していく（**図58**）．すべての縫合が終了すれば，弱〜中拡大の顕微鏡下で観察し，縫合の間隔は均等であるか，ラバーが波打っていないか，結紮の大きさは均一で

81

▶square knotを作るinstrumental tie（器械結紮）の原則的な手順

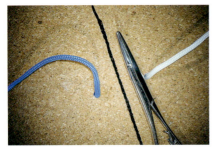

図55a 右側の糸端（白糸）と左側の針側の糸（青糸）の間で，切開線と平行になるように持針器を配置する．

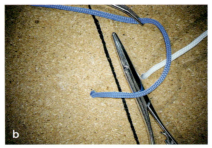

図55b, c ピンセットでつまんだ青糸を，上から持針器に巻き付ける．

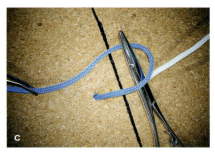

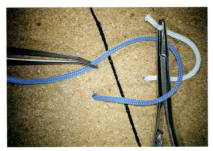

図55d 青糸が巻き付いた状態の持針器で右側の白糸をつまむ．

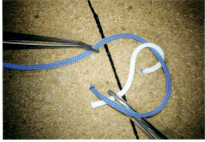

図55e 白糸をつまんだまま持針器を青糸から抜く．

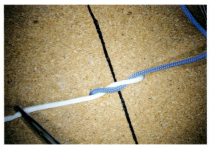

図55f ピンセットでつまんだ青糸を右に，持針器でつまんだ白糸を左に引き，第一結紮を作る．

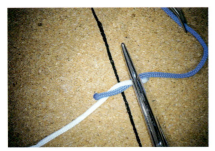

図55g aと同様に左に行った白糸と右に行った青糸の間で，持針器を切開線と平行に配置する．

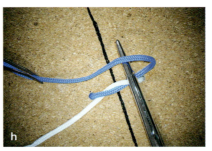

図55h, i b，cと同様にピンセットでつまんだ青糸を，上から持針器に巻き付ける．これ以降の操作の際に第一結紮に張力がかからないように，ピンセットで糸を把持する位置は十分に余裕をもたせる．

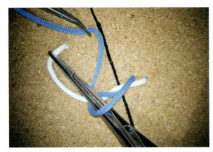

図55j 青糸が巻き付いた状態の持針器で白糸をつまむ．

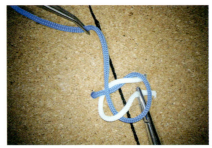

図55k 持針器でつまんだ白糸を青糸からゆっくりと抜く．

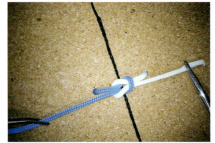

図55l ピンセットでつまんだ青糸を左に，持針器でつまんだ白糸を右に，ゆっくりと均等に引いて，第二結紮を作る．

あるか，など"geometry of suturing"の6項目と照らし合わせて縫合の質を評価するだけでなく，縫合にかかった時間も記録しておき，繰り返しトレーニングする．

臨床においては縫合部の閉鎖を妨げる組織の張力があるために，第二結紮を行う前に第一結紮がすぐ

CHAPTER 2　マイクロサージェリーの重要性

▶第二結紮を作る際の注意点

図56a　必要に応じて中〜強拡大視野とし，持針器とピンセットでの糸の把持部を調整する．

図56b　第一結紮に張力がかかると緩んでしまうので，慎重に両手で均等に糸を引いていく．

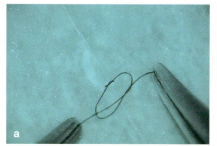
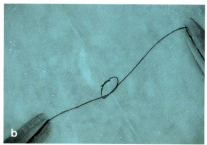

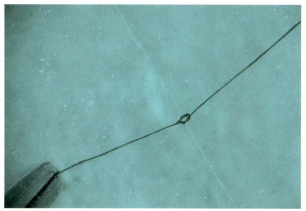

図56c　第一結紮と第二結紮の間に隙間が開いており，まだ結紮は完了していない状態．

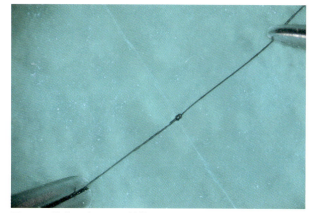

図56d　結紮が完了した状態．

▶縫合糸の切断

図57a　縫合糸を切断する際に，ハサミに左手のピンセットを添えてやると，ハサミが安定し切断しやすくなる．

図57b　両サイドの縫合糸を切断した状態．結紮糸は切開線と直交する．

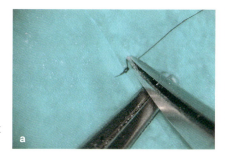
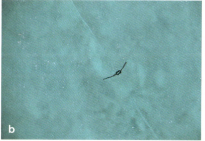

▶1/2の原則での縫合

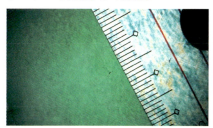
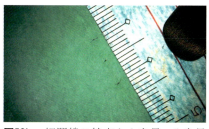
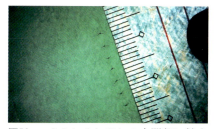

図58a　切開線の長さの1/2の部位，すなわち中央に1糸目の縫合を行ったところ．

図58b　切開線の始点と1糸目，1糸目と切開線の終点，それぞれの中間点に縫合を追加．

図58c　さらにそれぞれの中間部に縫合を追加し，合計7糸の縫合が終了した状態．

に緩んでしまう場合には，第一結紮を二重に交差させる surgeon's knot（外科結び）を使用する（図37〜39参照）．二重に交差させ糸同士の摩擦力が大きくなることで，組織の張力に対抗することができる．第二結紮の際に，第一結紮に張力をかけないという注意点は同じである．

2　シリコンチューブによる縫合練習

1）シリコンチューブと縫合糸の準備

外径2.4mmの比較的太めのシリコンチューブを用いた練習から開始する．プラスチック製ディスポーザブルクリップ（血管鉗子）でシリコンチューブを把持する（図59）．弱拡大の顕微鏡下でシリコンチューブの中央部をハサミで切断する．切断したチューブの断端がぴったりと接するように必要に応じてクリップを調整し，クリップのヒンジ部が術者側となるように置き，切断線が11時～5時の方向を向くように位置を整え，粘着テープなどでチューブの両端部を机に固定する（図60）．

ラバーシートでの練習と同じく縫合糸は8-0ナイロン糸を使用し，シリコンチューブ全周で8～10針の縫合を行う（図61）．

2）縫合の手順

実際の医科で行われる血管縫合の手順とは異なることを，最初にことわっておく．

今回は8針縫合する方法を示す．まず，シリコンチューブの天井側から少しクリップの先端側に第1糸目を縫合する（図61a-①）．ラバーシートでの縫合と同様に，左手のピンセットの先端をチューブ右断端の内腔に挿入し，チューブの厚みからバイトサイズを決定（図62）する．ピンセットをチューブ腔内からカウンタープレッサーとして使用しながら，右手の持針器で把持した縫合針をチューブ外側から内腔へとできるだけ垂直に刺通させる（図63）．縫合針を引き抜かない状態で必要に応じて持針器で把持し直し，左側チューブ外側でピンセットをカウンタープレッサーとして使用しながら，チューブ内腔から外側へと刺通させる（図64）．針を引き抜く前に縫合針と切断線が直交しているかを確認する（図65）．左側チューブ外側の刺出点付近をピンセットで軽く押さえながら，針の湾曲に沿ってゆっくりと引き抜く（図66）．マイクロスコープの倍率を中倍率に変更し結紮を行うが，1糸目はこの後の操作中に緩む危険性があるため，糸の断端を長めに残しておき，チューブを固定している粘着テープで固定しておく（図67）．

▶縫合練習用のシリコンチューブ

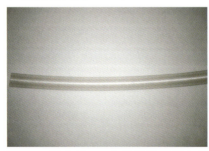

図59a　長さ40mmの練習用疑似血管チューブ（ケイセイ医科工業）．

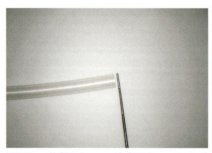

図59b　外径2.4mm，内径2.0mmなので厚みは0.2mmである．

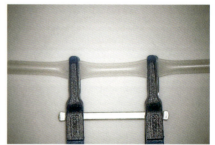

図59c　ディスポーザブルクリップでシリコンチューブを把持した状態．

▶シリコンチューブの切断と固定

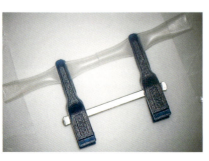

図60　チューブの中央をハサミで切断し，断端がぴったりと合うようにクリップを調整する．切断線が11時～5時くらいの方向となるように粘着テープで机に固定する．

▶チューブの縫合位置と縫合の順序

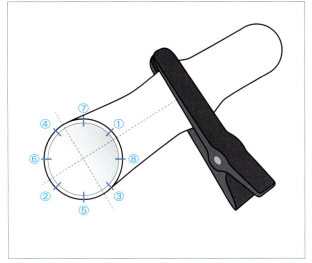

図61a 8糸縫合の場合．①〜⑧の順に縫合していく．②〜⑥はクリップごと反転させて縫合する．もっとも縫合しにくい④を縫合しやすくするために，①は天井側より少しクリップ先端側に設ける．

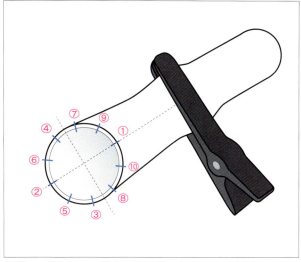

図61b 10糸縫合の場合．②〜⑥はクリップごと反転させて縫合し，残りは再度反転させて縫合する．8糸での縫合に比べて縫合しにくい位置はないが，間隔のバランスは難しくなる．

▶1糸目（図61a-①）の縫合

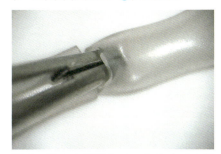

図62 厚みの確認とバイトサイズの決定．ピンセットの先端をチューブ内腔に挿入し，チューブの厚みを確認，バイトサイズを決定する．

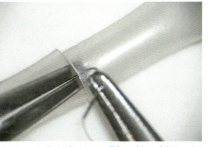

図63 1糸目（図61a-①）の針の刺入．切断線の右側チューブで刺入点を決め，ピンセットをチューブ内腔からカウンタープレッサーとして用いながら，外側から内腔へできるだけ垂直に縫合針を貫通させる．

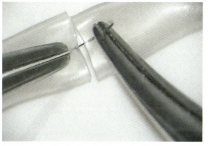

図64 内腔から外側への刺通．左側チューブにおいてピンセットをチューブ外側からカウンタープレッサーとして使用しながら，切断線に対して刺入点と対称となる位置で内腔から外側に刺通する．

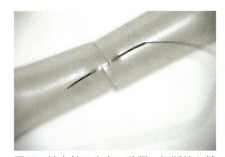

図65 縫合針の方向の確認．切断線と縫合針が直交していることを確認する．

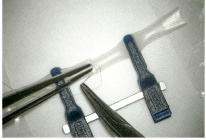

図66 針を引き抜く．左側チューブの刺出点付近をピンセットで軽く押さえながら，縫合針の湾曲に合わせて引き抜き，糸の末端が視野内に来るまで引いていく．

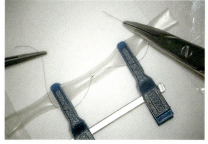

図67 結紮と糸の切断．Square knotで結紮し，糸の断端は3 cmほどずつ残して切断する．

次に，クリップごとチューブを反転させ，クリップの先端部が術者側へ向くようにセッティングし，粘着テープで再度固定する（**図68**）．2糸目は1糸目の対側となる，チューブ天井側から少しクリップヒンジ側に縫合する（**図61a-②**，**図69**）．3糸目は1/2の原則にのっとり，1糸目2糸目の中間となるよう

▶チューブの反転

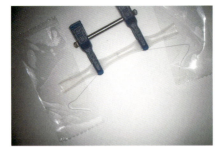

図68 クリップごとチューブを反転させ、1糸目の対側を縫合していく準備をする。その際に1糸目の糸の断端はチューブを固定している粘着テープで固定する。

▶2糸目（図61a-②）の縫合

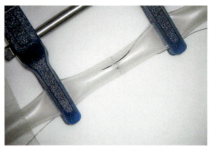

図69a 刺通して、切断線と縫合針が直交していることを確認する。

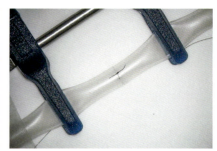

図69b 結紮を行ったところ。

▶3糸目（図61a-③）の縫合

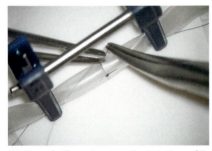

図70a 左手のピンセットでクリップを持ち上げながら刺通する必要がある。

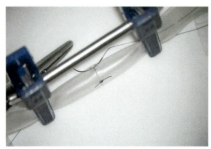

図70b 縫合針の方向確認は毎回行う。

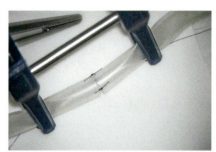

図70c 結紮。

▶4糸目（図61a-④）の縫合

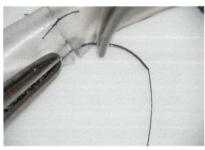

図71a この部位だけは逆針で刺通する必要がある。

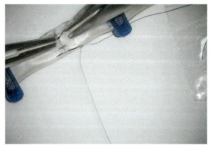

図71b 縫合針の方向確認。

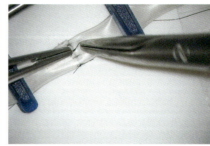

図71c 結紮。

に、クリップを持ち上げながらチューブのクリップヒンジ側の少し裏側（図61a-③、図70）に、4糸目も1糸目と2糸目の中間で3糸目の対側となるクリップ先端側の位置に縫合を行う（図61a-④、図71）。どちらも縫合針が切断線と直交することを確認したうえで結紮を行う。5糸目と6糸目も1/2の原則により、それぞれ2糸目と3糸目の中間、2糸目と4糸目の中間で縫合する（図61a-⑤、⑥、図72）。

ここで再度、チューブをクリップごと反転させ（図73）、1糸目と4糸目の中間に7糸目、1糸目と3糸目の中間に8糸目（図61a-⑦、⑧、図74）を縫合し、全周の縫合を終了とする（図75）。

チューブでの練習も、中倍率程度の視野下で、チューブ全周における縫合部の吻合状態だけでなく、個々の縫合の質を自己評価する。フィードバックして練習を繰り返すことが、縫合の質を高め所要時間を短縮するために重要である。

▶5糸目と6糸目（図61a-⑤，⑥）の縫合

図72a 5糸目も少しクリップを持ち上げたほうが刺通しやすい．縫合の間隔が狭くなってくるので，ピンセットの両端を内腔に挿入できない場合は，片方だけを挿入し，カウンタープレッサーとして使用する．
図72b 5糸目の縫合針の方向確認．

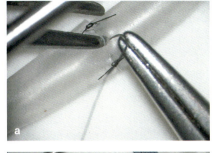
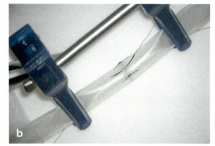

図72c 5糸目の結紮を終え，6糸目の縫合針の方向確認．
図72d 6糸目の結紮．

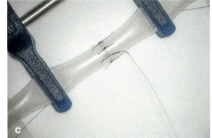
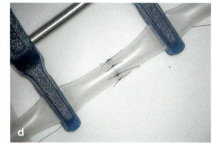

▶再度チューブの反転

図73a 6糸目の結紮を終えた状態．
図73b チューブをクリップごと反転させ，再度1糸目が見える状態となる．

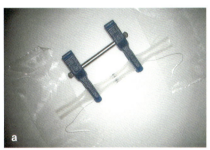
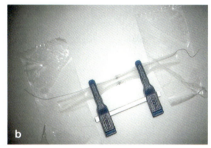

▶7糸目と8糸目（図61a-⑦，⑧）の縫合

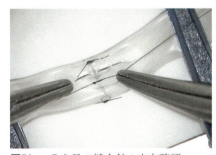
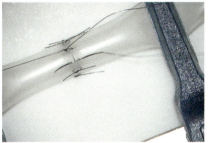
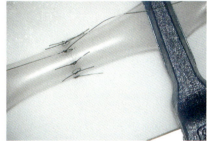

図74a 7糸目の縫合針の方向確認．　**図74b** 7糸目の結紮を終え，8糸目の縫合針の方向確認．　**図74c** 8糸目の結紮．

▶8糸での全周の縫合終了

図75a 1糸目の結紮が緩んでいれば再度締め直して，長く残していた縫合糸を切断する．中倍率程度の視野下で，縫合の自己評価を行う．
図75b クリップを反転させ，2糸目側も同様に評価を行う．

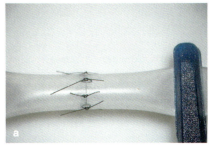
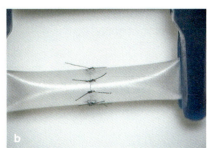

3 おわりに

　歯周外科においては，マイクロサージェリーは歯周形成外科から臨床応用が始められたが，現在では歯周再生外科を行う診療環境が整ってきており，ますますその重要度は増してきているものと考えられる．繰り返すが，外科のステップ一つひとつを確実に拡大してミスがないことを確認していくことが，高い予知性を生むことになることを強調したい．最後に，ペリオドンタルマイクロサージェリーについてさまざまな示唆を与えていただいた故・Dennis A. Shanelec 先生に感謝と追悼に意を表したい．

参考文献

1．Kim S, Kratchman S, et al. Microsurgery in Endodontics. New Jersey：Wiley-Balackwell, 2017.

2．南昌宏，松川敏久．マイクロスコープの特性と審美歯科への応用. the Quintessence. 2000；19（9）：67-77.

3．Zuhr O, Akakpo DL, Hürzeler M. Wound closure and wound healing. Suture techniques in contemporary periodontal and implant surgery：Interactions, requirements, and practical conciderations. Quintessence Int. 2017 Jul；20：647-60.

4．南昌宏，松川敏久，松本和久．補綴治療を変えるマイクロデンティストリー（前編）．補綴臨床．2004；37（5）：512-20.

5．南昌宏，松川敏久，松本和久．補綴治療を変えるマイクロデンティストリー（後編）．補綴臨床．2004；37（6）：631-8.

6．Pecora G, Adreana S. Use of dental operating microscope in endodontic surgery. Oral Surg Oral Med Oral Pathol. 1993 Jun；75（6）：751-8.

7．Shanelec DA. Periodontal microsurgery. J Esthet Restor Dent. 2003；15（7）：402-7.

8．Burkhardt R, Lang NP. Coverage of localized gingival recessions：comparison of micro- and macrosurgical techniques. J Clin Periodontol. 2005 Mar；32（3）：287-93.

9．Zucchelli G, Mele M, Stefanini M, Mazzotti C, Marzadori M, Montebugnoli L, de Sanctis M. Patient morbidity and root coverage outcome after subepithelial connective tissue and de-epithelialized grafts：a comparative randomized-controlled clinical trial. J Clin Periodontol. 2010 Aug；37（8）：728-38.

10．Cortellini P, Tonetti MS. Microsurgical approach to periodontal regeneration. Initial evaluation in a case cohort. J Periodontol. 2001 Apr；72（4）：559-69.

11．Cortellini P, Tonetti MS. Improved wound stability with a modified minimally invasive surgical technique in the regenerative treatment of isolated interdental intrabony defects. J Clin. Periodontol. 2009 Feb；36（2）：157-63.

12．Cairo F, Carnevale G, Billi M, Pini Prato GP. Fiber retention and papilla preservation technique in the treatment of infrabony defects：a microsurgical approach. Int J Periodontics Restorative Dent. 2008 Jun；28（3）：257-63.

13．Chan HL, Velasquez-Plata D. Microsurgery in Periodontal and Implant Dentistry：Concepts and Applications. Switzerland：Springer Nature, 2022.

14．船登彰芳，片山明彦，南昌宏．Flap stabilityとSoft tissue preservationからみた歯周・インプラント治療における再生療法．リグロスとサイトランスグラニュールを中心に．東京：クインテッセンス出版, 2022.

15．Burkhardt R, Lang NP. Role of flap tension in primary wound closure of mucoperiosteal flaps：a prospective cohort study. Clin Oral Implants Res. 2010 Jan；21（1）：50-4.

CHAPTER

3

歯周組織再生療法

執筆担当：北島　一／石川知弘

CHAPTER 3　歯周組織再生療法

1　総論

1　Periodontal regenerationの定義

　歯周組織の再生（periodontal regeneration）とは，組織学的なセメント質，歯根膜，歯槽骨を含む歯の支持組織の再生と定義される[1]．一方，bone fillは歯周治療によって骨欠損に起こった骨組織の臨床的な修復であり，結合組織性の新付着や新たな歯根膜の形成に対する組織学的な証明の有無については言及していない用語である[2]．よって，厳密にはわれわれの臨床において施術される歯周組織再生療法では，ほとんどのケースにおいて組織切片を採取することは現実的ではないため，真の再生であることの証明はできない．リエントリー時やエックス線写真からの観察によるものは正確にはbone fillである．

　Yunkaら[3]の報告によると，エムドゲインを用いた再生療法の10ケースからの組織像において，真の再生が得られたのは3ケースのみであり，上皮のダウングロースが認められ，付着が得られていなかったものが4ケースあったとしている[5]．

　そしてSculeanら[4]は，評価した8つのヒト生検のうち7つでセメント質と骨の再生を観察し，それぞれ平均2.6mmと2.3mmであったとした．また，Stavropolousら[5]は，ヒトを対象とした臨床研究において，ウシ骨移植片と吸収性メンブレンを用いたGTRで治療した骨欠損は，臨床的見地からは良好に治癒したが，歯の組織学的分析では，細胞性セメント質の形成がわずかに認められたものの，新生骨形成の証拠はほとんど認められず，コラーゲン線維が歯面に対して垂直ではなく平行に走行していたため，完全な真の歯周再生は認められず，ごく一部の再生にとどまっていた．これらのことから，所見にばらつきがみられるものの，臨床的に成功した多くの再生療法の治療結果は，組織学的には骨欠損の深部の再生と歯冠側部分の修復（repair）から成り立っ

▶骨縁下欠損をともなう|3唇側の歯肉退縮と，|3遠心歯間乳頭の退縮（Cairoの分類RT 3）の治療例

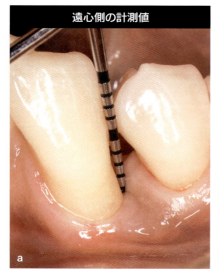
遠心側の計測値

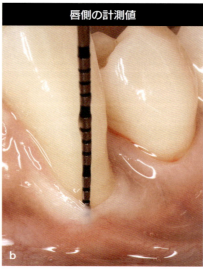
唇側の計測値

図1a　遠心側の計測値．プロービング値5mm，クリニカルアタッチメントレベル8mm，歯肉退縮3mm．
図1b　唇側の計測値．プロービング値2mm，クリニカルアタッチメントレベル5mm，歯肉退縮3mm．唇側より隣接面のアタッチメントロスが大きくCairoの分類RT 3に該当する．根面被覆は困難と考えられる症例である．

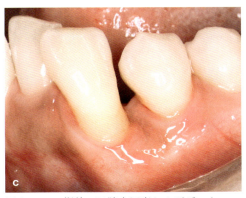
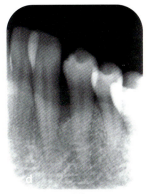
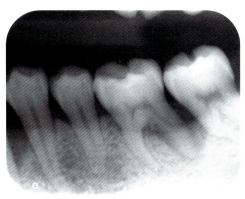

図1c〜e　術前の口腔内写真およびデンタルエックス線写真．3̲遠心に骨縁下欠損が認められる．

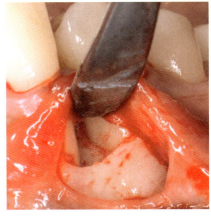
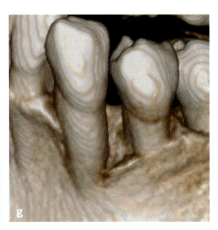

図1f　術中の骨欠損の状態．3̲遠心にクレーター状の骨欠損が認められる．
図1g　CBCTボリュームレンダリング画像．

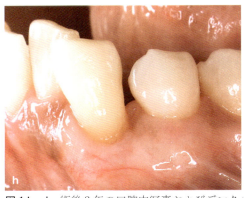
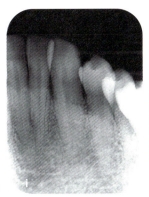
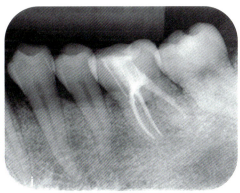

図1h〜j　術後2年の口腔内写真およびデンタルエックス線写真．h：2̲遠心の付着レベルが改善されたことで根面被覆が達成されたと考えられる．i, j：3̲遠心の骨欠損および4̲近心の骨欠損はともに骨縁上にbone fillが得られ，欠損に隣接する2̲3̲間や4̲5̲間の隣接面の骨頂レベルとおおむね同等の高さを回復している．

ていると考えられる．

　しかしAusendaら[6]は，組織学的所見の良し悪しにかかわらず，患者や開業医にとって重要なのは臨床的歯周再生であると述べている．つまり，組織学的に真の再生が得られているかどうかは臨床的には大きな問題ではなく，アタッチメントゲインが得られ，骨が増大することで歯の支持が強化されることに加え，ポケットが減少することでメインテナンスが容易になり，それらの効果により歯周病の再発のリスクを軽減できることによって長期的に歯や歯列が維持できるようになることが重要であると考える．さらに，審美的な観点からは歯肉退縮を最小限にとどめ，加えて条件によっては退縮していた唇側や舌側の歯肉辺縁や歯間乳頭をより歯冠側の高さに回復させることが可能になることも，再生療法によって得られる効果と考えている[7]（図1）．

2 再生療法の目的

歯周組織再生療法の目的は，歯周病の進行によりアタッチメントロスが起こり，支持骨を失った難しい状況にある歯の付着を構築し，歯槽骨を増大することがまず挙げられる．これにより，歯の支持が堅固になり歯の喪失を防ぐことにつながる．同時に，連結固定の必要性が低下すれば，歯質の切削を回避することができ，歯質保存の可能性を高めることが

できる．また，歯周ポケットが減少することでメインテナンスがより確実に行えるようになり，歯周病の再発を防ぐことに寄与する．そして，切除療法に比べ歯周組織再生療法では，歯肉退縮をゼロまたは最小限に留めることが可能になり，その結果，審美性の獲得やその維持に有利に働く（**図2**）．

▶再生療法の目的

- 付着の獲得と支持骨の増大　➡歯を支持する

- ポケットの減少　➡メインテナンスを容易にする

- 歯肉退縮をゼロまたは最小限度にとどめる　➡審美性を損なわない

図2　再生療法の目的.

3 安定的に良好な再生療法の治療結果を得るために

歯周組織再生療法は，骨縁下欠損やⅡ度の根分岐部病変に有効であることが示されている．しかし，現在使用されているアプローチはテクニックセンシティブであり，臨床的な失敗や不完全な成功が相当数あることが負担となっている．現在，再生療法の失敗の多くは，患者のマイナス要因，外科的アプローチや材料の最適でない使用，そして術者の臨床的な技術や経験が不十分であったという点で説明がつくことがわかっている[8, 9]．

臨床的な成功には，綿密な診断と治療のストラテジーが必要である．このため，臨床結果に影響を与える1）患者，2）骨欠損，3）手術に関連する3つの要因についての理解が必要となる．そして，それぞれすべてが良好にマネージメントされることで，バラツキのない安定した治療結果に結びつくことになる（**図3**）．

1）患者に関連する要因

Cortellini ら[10]は，再生療法を行うことができる患者の選択基準として，①局所要因（local factors），②行動要因（behavioural factors），③全身性要因（systemic factors）の3つを挙げている（**図4**）．そして，これらの因子が再生療法の治癒や治療結果に影響を及ぼすとしている．

局所要因としては，高いレベルのプラークコントロールが治療結果を向上させる[11]ことから，full mouth plaque score（FMPS）が15％以下を目標にプラークコントロールを徹底すべきであるとしている．そして，起炎物質の除去による炎症のコントロールがなされていることが再生療法の結果を向上させる[12, 13]．これは，臨床的にはプロービング時の出血で評価しうるが，full mouth bleeding score（FMBS）が15％以下であることを目標とする．

▶安定した治療結果を獲得するための3要因

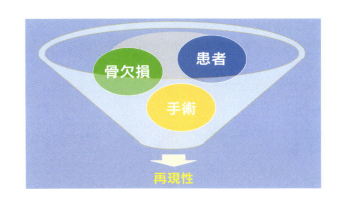

図3 安定した治療結果を獲得するには，患者，骨欠損，手術の3つの要因すべてが良好にマネジメントされることが必要となる．

▶患者に関連する要因

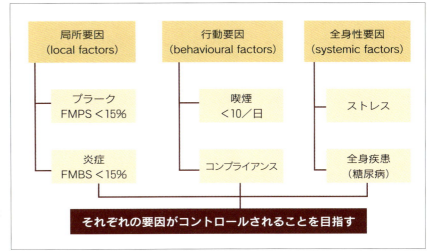

図4 患者選択におけるコントロールされるべき要因．局所要因(local factors)，行動要因(behavioural factors)，全身性要因(systemic factors)(参考文献10より引用改変)．

▶骨欠損の分類

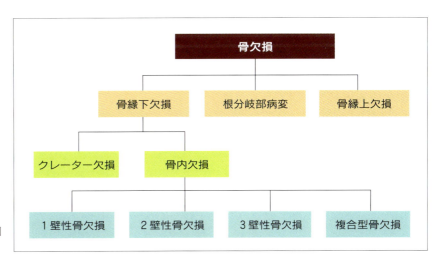

図5 骨欠損の分類(参考文献15より引用改変)．

　行動要因としては，喫煙が再生療法の効果を減弱させてしまう[14]ことから，禁煙に努めるように患者と話し合い，指導しなければならない．また，コンプライアンスが十分得られていることは重要である．

　全身性要因としては，ストレスやたとえば糖尿病などの全身疾患がコントロールされていることなどが挙げられており，それらすべてが良好にコントロールされていない場合，治療結果は限定的なものになってしまうことを理解しておかなければならない．再生療法を行う前に，十分な時間をかけて環境整備を行うことが成功のための鍵となる．

2) 骨欠損に関連する要因

(1) 骨欠損形態

　Papapanou らは骨欠損を骨縁下欠損と根分岐部

▶各種骨内欠損の臨床例

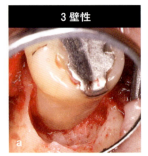
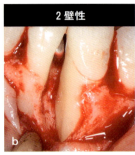
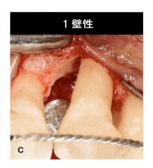
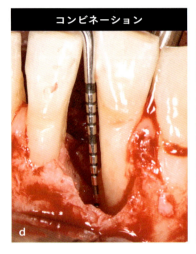
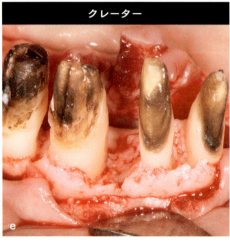

図6a〜e　各種骨内欠損の臨床例．a：3壁性．b：2壁性．c：1壁性．d：コンビネーション．e：クレーター．

▶歯周組織再生療法の適応症となる骨欠損形態

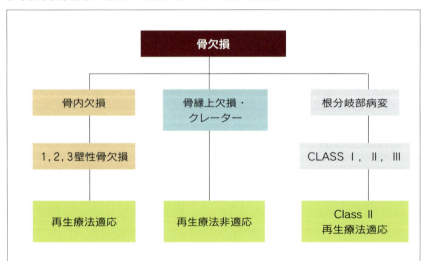

図7　歯周組織再生療法の適応症となる骨欠損形態（参考文献16より引用改変）．

病変と骨縁上欠損（水平性骨欠損）に分類している（図5）[15]．骨縁下欠損は2種類の形態があり，1つは歯間部において隣接する2本の歯のうち片方の歯が原因となる歯周病により形成された骨欠損のことを言い，これを骨内欠損とし，その罹患歯の隣在歯の隣接面の付着は高い位置にあり骨壁が存在する．一方，クレーターは比較的狭い歯間部に隣接する双方の歯の隣接面部に歯周病が進行した結果形成された骨欠損であり，唇頬側と舌側には骨壁が残存する．

骨内欠損は残存する骨壁数によりさらに1壁性，2壁性，3壁性骨欠損に分類され，加えて骨欠損のうち深部は3壁性，中間部は2壁性，浅部は1壁性からなるものをコンビネーション型骨欠損としている（図6）．

▶根尖に至る骨欠損をもつ歯に対する治療例

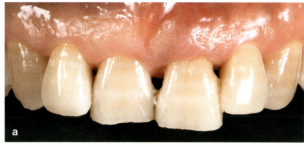
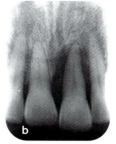

図8 a, b　術前の口腔内写真(a)およびデンタルエックス線写真(b).

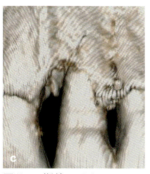
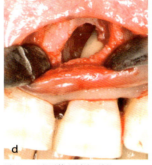
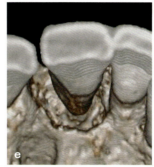
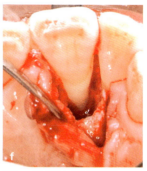

図8 c　術前のボリュームレンダリング画像唇側面観.
図8 d　術中における唇側骨欠損の状態.

図8 e　術前のボリュームレンダリング画像口蓋側面観.
図8 f　術中における口蓋側骨欠損の状態. 骨欠損は根尖に及んでいる.

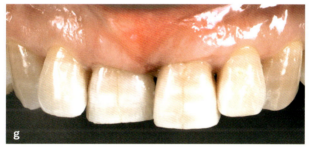

図8 g, h　術後3年の口腔内写真(g)およびデンタルエックス線写真(h).

　Wangらは, 歯周組織再生療法の適応症となる骨欠損として,
・狭い2壁性または3壁性の骨欠損
・根分岐部病変2度
・カップ状骨欠損
・裂開状骨欠損
を挙げている.

　したがって, 骨欠損角度が広い骨欠損や骨縁上欠損, そしてクレーターなどは再生が困難と見なされている(図7)[16]. しかし現在では, 図1の症例のように, 歯間乳頭を切開しない手術デザインの採用により, 再生が困難と見なされていた骨欠損をもつ症例に対しても, 歯周組織再生療法の適用が試みられてきている.

　再生療法による骨内欠損の治癒には骨欠損の形態が大きく関与している. たとえば, 骨欠損の骨縁下の深さが1年後の臨床的なCALゲインと骨添加量に影響し, 欠損が深いほど, 臨床的な改善量が大きくなることをいくつかの研究が示している[12, 17〜20].

　しかし, Cortelliniらの多施設研究の報告[21]にあるように, 骨縁下欠損では再生のポテンシャルは深い骨欠損も浅い骨欠損も同等であり, つまり最大隣在歯の骨頂までの骨欠損の改善が期待でき, 平均的にはその7〜8割の再生のポテンシャルをもつことが示されている. そして, このことは骨壁の残存状況にかかわらず, 前述の血餅の安定に配慮した適切な術式を応用することで同等の結果が得られる. いい換えれば, 骨縁下欠損, つまり隣在歯隣接面に付着が存在していれば, その高さ近くまでのbone fillは可能であり, たとえ骨欠損が非常に深かったとしても良好な結果が望めるため, 深い欠損に惑わされて歯の保存を諦めるべきではないと考えている. こ

▶骨欠損角度

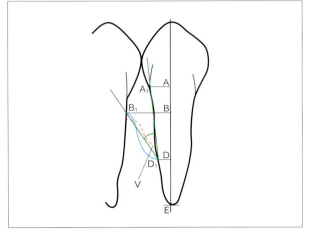

図9 骨欠損角度．健全側歯根面における骨頂と歯根面における骨欠損底を結ぶライン（B_1-D_1）と骨欠損を有する歯の隣接面CEJと歯根面における骨欠損底を結ぶライン（A_1-D_1）との成す角度（V）（参考文献24より引用改変）．

▶再生療法における主要3原則

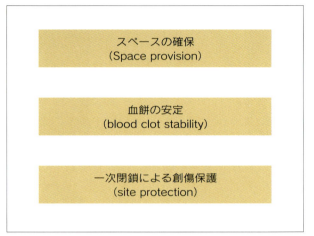

図10 再生に必要とされる3つの原則これら space provision，blood clot stability，site protection について，さらに詳しく解説していく（参考文献26より引用改変）．

こで付着と表現したのは，罹患歯の歯周病による炎症により隣在歯の骨は失われていても歯周病には罹患していないため，付着は健全に存在する状況も含まれていることを意味している．

さらに，Cortelliniらは根尖を越えるような重度の骨欠損をもつ歯であったとしても，その歯を抜歯してインプラントやブリッジによる補綴をするのと比較して，歯周組織再生療法を適用し歯を保存した結果は，10年間の経過観察によって両者間で生存率や，生物学的または技術的合併症の起こらなかった生存期間に有意差はなかった．しかも，歯周組織再生療法のほうが10年間のコストが低く抑えられたことを示し，ホープレスな歯の予後を変えることができ，抜歯して補綴を行う方法に代わる，より費用のかからない方法であると結論づけた[22,23]（**図8**）．

（2）骨欠損角度

エックス線診査の際，重要な形態的特徴に挙げられるものは，骨縁下欠損の幅であり，これは骨欠損角度欠損として測定される（**図9**）．骨欠損角度は骨欠損の骨壁表面と歯根表面との間のなす角度をいう[24]．より広い欠損は，1年後の臨床的な付着レベルと骨の増加量の減少と関連していることが示されている[12,20]．

CortelliniとTonettiは，再生療法を行った242の骨内欠損を対象とした研究において，エックス線写真の角度が25°以下の欠損は，37°以上の欠損よりもつねに多くの付着量（平均1.6mm）を得たことを示した．そしてエックス線写真上の骨欠損角度は，GTR法で治療する骨内欠損における歯周組織再生の可能性を判断する術前の有用なパラメータとなり得ると結論づけた．

また，エナメルマトリックスデリバティブ（EMD）を使用した後のベースラインの骨内欠損のエックス線写真の角度の重要性について検討した結果，エックス線写真の欠損の角度と1年後のCALゲインの間に有意な相関があることが示され，22°以下の狭い骨内欠損にEMDを用いた再生手術を行った場合，4mm以上のCALゲインが得られるオッズ比が増加した．このことは，ベースラインのエックス線写真上の欠損角度が治療結果の予後指標として使用できる可能性を示唆している[25]．

3）手術に関する要因 （再生療法における主要3原則）

基礎および臨床研究により，再生が成功するための絶対条件は，フラップと根面との界面に血餅形成のためのスペースが存在すること（space provision），その血餅が安定することによって根面との連続性を保ち，長い接合上皮の形成を回避する（blood clot stability）．そして細菌汚染回避のため，術野に対す

▶血餅の安定に影響を及ぼす因子(Blood Clot Stability)

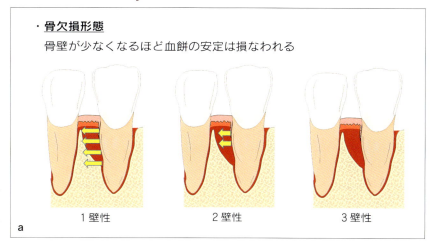

・骨欠損形態
骨壁が少なくなるほど血餅の安定は損なわれる

1壁性　　2壁性　　3壁性

図11a〜c　血餅の安定のために，骨欠損形態や骨壁数に応じた対応，フラップの安定，歯の動揺に対する安定化などに配慮した対処が必要となる．

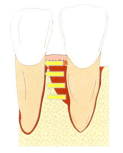

・歯の動揺

歯の動揺があると血餅の安定は得られないため術後の歯の固定が重要となる

b

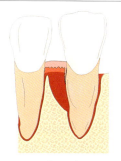

・フラップの安定

フラップの微小あるいはマクロな動きが血餅の安定性に影響を及ぼす
・縫合によるフラップの安定・固定の重要性
・患者への術後注意が大切

c

る軟組織の一次閉鎖による保護であるとされている(site protection)(図10)[26]．これら space provision, blood clot stability, site protection について，さらに詳しく解説していく．

(1) Space provision and blood clot stability

スペースの確保と血餅の安定は，いわゆる「containing defects」という，たとえば狭い3壁性骨欠損では自ずと達成されうる．そのため，骨移植材やメンブレン，生物学的製剤などの再生材料使用の必要性は低い．「non-containing defects」つまり1壁または2壁性骨欠損は，欠損した解剖学的構造を補うための介入を必要とする(図11a)．

この介入は，軟組織を支持して血餅を安定させることができる exoskeleton としてのバリアメンブレン，または endoskeleton としての骨移植材のような生体材料の使用，または両者併用のアプローチに基づいて行われうる．すなわち，欠損部の解剖学的欠損をバイオマテリアルの追加使用で補う必要があるといえる．同じ目標は，組織の安定性を高めるために組織を最小限に切開・剥離する特定の手術戦略(minimally invasive surgical technique[MIST], modified minimally invasive surgical technique approaches[M-MIST])を採用することによっても達成できる．

血餅の安定性は，骨欠損形態のほかに歯の動揺度にも明確に影響される(図11b)．Miller 分類2度または3度の動揺度を有する歯のスプリントは，治癒初期の段階での血餅の破壊を避けるために不可欠である．また，フラップの安定も血餅の安定に影響を及ぼすため，適切な縫合によるフラップの安定化に配慮が必要となる(図11c)．さらに，従来型の大きなフラップを形成する術式に比べ，MISTやM-MIST のような低侵襲型のフラップデザインのほうがフラップの安定が得られやすく，とくにM-MIST では歯間乳頭を挙上しないため，歯間乳頭

▶再生療法のフラップデザインによる歯間乳頭部の一次閉鎖の達成率

Flap Design	6週間後での一次閉鎖率
Access flap(Cortellini et al. 1993, 1996)	0％
MPPT(Cortellini et al. 1994, 1995)	73％
SPPF(Cortellini et al. 1999)	67％
Microsurgery(Cortellini & Tonetti 2001)	92.3％
MIST(Cortellini & Tonetti 2007)	95.0％
M-MIST(Cortellini & Tonetti 2009)	97.8％

図12 再生療法のフラップデザインによる歯間乳頭部の一次閉鎖の達成率（Cortellini lecture から）.

は健全側の骨頂上に存在する supracrestal fibers により固定されており，フラップの安定により有利に働く（**図11**）.

（2）Site protection

再生療法の適用には，細菌汚染を避けるために軟組織による安定した保護が必要である．治療中の膜の露出とそれにともなう細菌汚染は，これまで再生療法の主要な合併症とされており，Cortelliniら[27, 28]は，とくに歯間組織を保存するようにデザインされたアクセスフラップ（たとえば modified papilla preservation technique：MPPT）を使用することにより，膜露出率を大幅に減少させることができると報告している.

Takei らの Papilla preservation technique（PPT）[29] の一次閉鎖を達成・維持し，さらに歯間部の再生スペースを確保するために，MPPT が開発された[27]. このアプローチは，歯間乳頭軟組織を温存しつつ，大きな頬側および舌側フラップの挙上と，頬側フラップの可動性を高めるための頬側フラップへの骨膜減張切開，また必要であれば縦切開を加えることで容易に骨欠損へアクセスすることができ，メンブレンや骨移植などのバイオマテリアルの設置も容易になる.

フラップはバリアメンブレンや骨移植の上に歯冠側に挙上され，安定した歯間乳頭部の閉鎖を得るために2層に行う縫合法で縫合する．これは深部における internal crossed mattress suture が頬側フラップの歯冠側への挙上を目的とし，2番目のより歯冠側での縫合はテンションのない状態で歯間乳頭を封鎖することを目的としている．MPPT では6週間後の時点で73％の部位でフラップを歯間部で安定的に一次閉鎖でき，再生材料とその下の再生組織を口腔内環境から保護することができた[27]. MPPT は，歯間乳頭頂部において歯間乳頭幅径が2 mm 以上ある部位で，バリアメンブレン，アメロジェニンや成長因子などの生理活性物質，骨補填材などのさまざまな再生材料と組み合わせて適用することができる.

歯根間距離が狭い場合別の歯間乳頭保存法である simplified papilla preservation flap（SPPF）が提案されている[30]. この研究では，67％が6週間後の時点で一次閉鎖を維持し，CAL ゲインを4.9±1.8mm 獲得した.

外科手術の改良にともない，マイクロサージカルアプローチを適用し，再生部位を安定的に保護するための軟組織処置の可能性がさらに探求された. Cortellini と Tonetti[10, 31]および Wachtel ら[32]は，歯周組織再生における歯間乳頭保存フラップの適用において，視認性と手術精度を高めるために手術用顕微鏡とマイクロインスツルメントを使用することを試みた．マイクロサージェリーでは，MPPT と SPPF を適用した場合，創傷治癒不全がわずか8％に減少した[10, 31]（**図12**）.

26例の骨内欠損を PPT で治療したコホート研究では，100％の部位でバリアメンブレンの一次閉鎖が得られ，92.3％の部位で経時的に維持された[30]. この結果，大きな CAL ゲイン（5.4±1.2mm）と最小限の歯肉退縮（0.4±0.7mm）がもたらされた.

4 歯周組織再生療法の術式

1）切開デザイン

（1）歯間乳頭の切開

歯間乳頭の切開位置を決定するためには，以下のような点を考慮する必要がある．

①血流

血流の観点から考える口腔内の動脈の支配領域は**図13**[33]のようであり，前歯部と臼歯部また頬側と舌側とで支配動脈は異なる．そして頬側と舌側の中央部（歯槽頂部）に無血管帯があり，頬側と舌側の血管の吻合はこの無血管帯にわずかにしかない．

一方，Laser Doppler Flowmetry（レーザードップラー流量計）による血流量の計測では歯間乳頭を切開剥離するアクセスフラップ手術を行い，手術の前後の歯間乳頭部の血流量を計測したところ，舌側の血流量は術前と比較して手術後増加しており，反対に頬側の血流量は手術後に減少し，術前のレベルに達しないことが示された（**図14**）[34]．

このことから，頬舌側の中央に存在する無血管帯に存在する吻合部を通過する血流量が多いほうが治癒に有利に働くことがわかる．よって，歯間乳頭の

▶上顎および下顎の血管領域

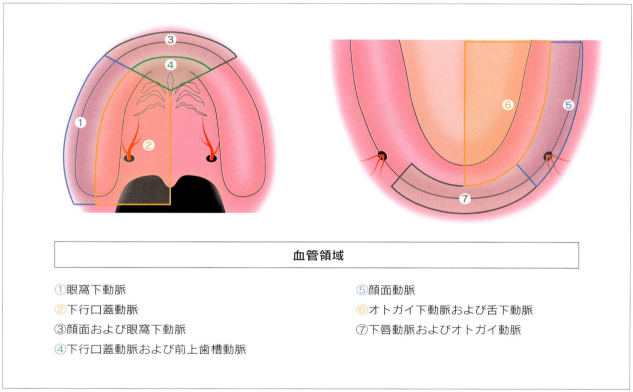

図13 上顎および下顎の血管領域．色は異なる動脈の供給領域を示す（参考文献33より引用改変）．

▶ フラップの乳頭部における微小血管血流束変化の時間経過

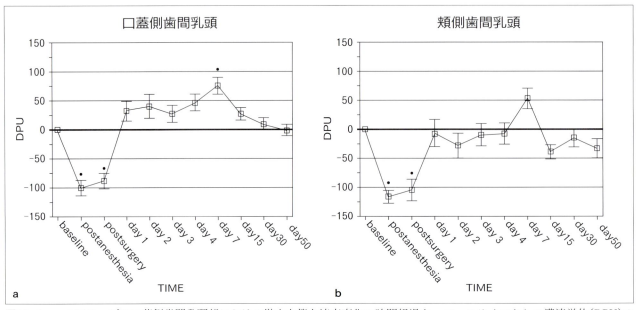

図14a, b　a：フラップの口蓋側歯間乳頭部における微小血管血流束変化の時間経過を，ベースラインからの灌流単位（DPU）の差で表したプロット．プロットされた点には，術前（ベースライン），麻酔後，術直後，術後1，2，3，4，7，15，30，60日目に測定値が含まれている．b：フラップの頬側歯間乳頭部における微小血管血流束変化の時間経過．口蓋側の血流量は術前と比較して手術後増加しており，反対に頬側の血流量は手術後に減少し，術前のレベルに達しないことが示された（参考文献34より引用改変）．

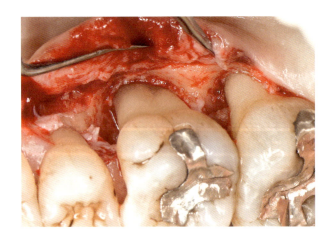

図15　7 6|に対する歯周組織再生療法．隣接面の骨縁下欠損から口蓋根の裂開状骨欠損に続く骨欠損が認められ，一方，頬側の歯周組織は健全であった．このため，歯間乳頭の口蓋側基底部に水平切開を加えた口蓋側からのM-MISTのデザインとした．

切開は頬側に入れるほうが有利となる．この考えに基づいてCortelliniらはつねに頬側に歯間乳頭の切開を入れている．

② 骨欠損の位置

臨床の中では，頬側は健全で骨欠損が舌側に偏在する場合など，舌側に切開を入れるほうが有効なケースも存在する（図15）．

しかし本稿ではCortelliniらの術式に沿って解説を進めていく．

③ MPPT

歯間乳頭の頬側基底部に水平切開を行う（図16，17）．

④ SPPF

歯間部の骨欠損の存在する歯の隅角部から健全側の隣在歯コンタクト直下に向けて斜めの切開を行う（図18）．

CHAPTER 3 歯周組織再生療法

▶ Modified Papilla Preservation Technique (MPPT)

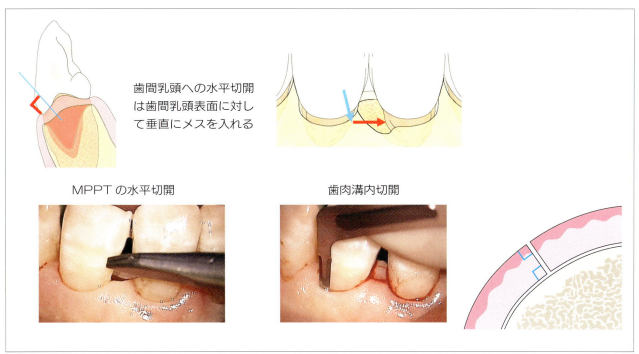

図16 Modified Papilla Preservation Technique (MPPT). 歯間乳頭に対しメスは切開する歯肉表面に対して90°の角度で，また健全側の骨頂の高さまで（約3 mmの深さ）切開を行う．綺麗な切開面を形成するためゆっくりと1動作で切開する．このきれいな切開面が縫合後バットジョイントで合わせられることが良好な一次閉鎖達成につながる．

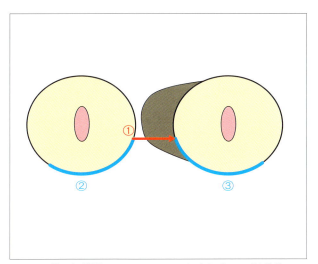

図17a ①の切開後，いったんメスを取り出し，別動作として②，③の歯肉溝内切開を行う．

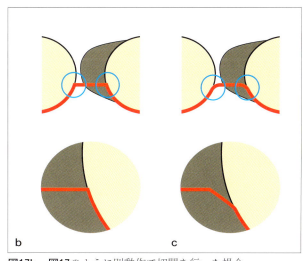

図17b 図17のように別動作で切開を行った場合．
図17c 1つの動作でひと筆書きのように切開を行った場合．舌側の歯間乳頭の断端が細くなり組織の収縮や壊死を起こして一次閉鎖が得られずに細菌の侵入を許す結果となるおそれがある．

2）歯肉溝内切開

　再生療法では歯肉を傷つけることなく，完全無欠の状態でフラップを剥離挙上することが要求される．そのため，歯肉溝内切開はメスが歯面から離れるこ となく進んでいかなければならない．そして歯面はすべて曲面で成り立つため，歯面のカーブに沿ってメスを追随させていく必要がある．メスが歯面から離れることは，すなわちフラップに欠損が生じることを意味する．

101

▶ Simplified Papilla Preservation Flap(SPPF)

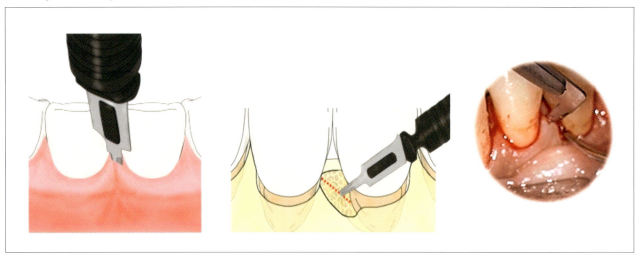

図18 Simplified Papilla Preservation Flap(SPPF). 骨欠損がある歯の頬側隅角部から隣在歯(健全側)コンタクト直下に向けて斜めに切開を行う. この時点での切開は健全側の骨頂の高さまでとし, 約3mmの深さできれいな切開面を形成するように心がける. 実際にはコンタクト直下まで切開を行うと奥過ぎて唇頬側フラップの剥離翻転が難しくなるので, それよりも手前に向けて切開したほうが頬側のフラップの展開操作が容易となる.

3) 歯槽頂切開

骨欠損が存在する歯面の隣在歯が喪失している場合は, 欠損歯槽堤に対し歯槽頂に直線的に切開を加える.

5 フラップデザイン

1) Minimally Invasive Surgical Technique(MIST)[35]

HarrelとRees[36〜38]は, 最小限の創傷, 最小限のフラップの展開, 軟・硬組織の優しい取り扱いをめざして, Minimally Invasive Surgical(MIS) approachを提唱した(**図19**).

CortelliniとTonettiは, 創部の安定性と保護をさらに高め, 患者の負担をさらに軽減するために, 低侵襲でかつ高倍率な拡大鏡を用いた手術手技のなかで歯間乳頭温存フラップを提案した(Minimally Invasive Surgical Technique:MIST)[39]. 低侵襲なフラップデザインの考え方はフラップの展開を制限する(**図20**)ことで血餅の安定性を高めることにあり, 同時にチェアタイムや侵襲性, そして合併症や患者の術後の不快な症状を軽減することにある(**図20**).

狭い歯間スペース(2mm以下)ではSPPF(**図18**)を, 広い歯間スペース(2mm以上)ではMPPT(**図16, 17**)を用いて, 骨縁下欠損が存在する歯間乳頭にアクセスする. まずは唇側, 頬側のフラップを剥離翻転し(**図21**), 次に歯間乳頭組織を挙上する(**図22**). そして, 頬側および舌側切開を近遠心方向に最小限延長し, 残存骨壁の骨頂部を露出させる(**図20a**). フラップは全層弁で行い, 剥離範囲は必要最小限にとどめる. 骨膜減張切開は行わない. また, 縦切開による減張は基本的には行わない.

縫合方法は, modified internal mattress sututreを使用することを基本としている. 必要に応じて, 一次閉鎖をさらに高めるために追加縫合を行うことができる. すべての手術は, 手術用顕微鏡または4〜16倍の拡大ルーペを用いて行う.

CHAPTER 3　歯周組織再生療法

▶ Minimally Invasive Surgical approach（MIS）

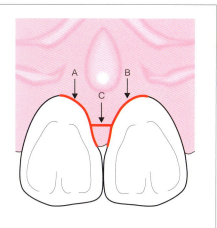

- 最小限の侵襲
- 最小限のフラップの剥離・翻転
- 軟硬組織に対する繊細な取り扱い
- 拡大視野：×3.5ルーペ，光源付き

A，B：歯肉溝切開
C：水平切開

図19　HarrelらのMinimally Invasive Surgical approach（MIS）（参考文献36〜38より引用改変）．

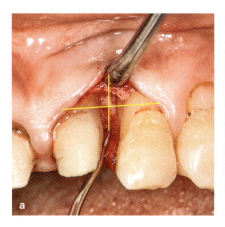
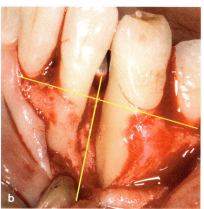

図20a, b　水平方向や垂直方向へのフラップの拡大を少なくすることで創部の安定（wound stability）が増す．a：MIST，b：Large Papilla Preservation Flap.

▶ 唇側，頬側のフラップの剥離翻転

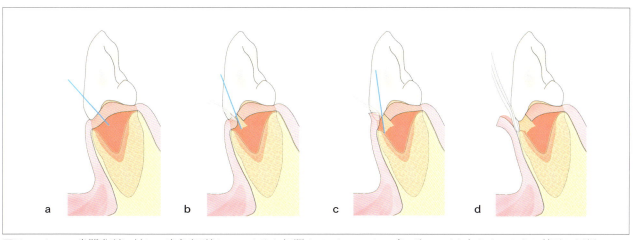

図21a〜d　a：歯間乳頭に対して直角（90°）にメスを入れ切開する．b：フラップにダメージを与えないように慎重に唇側フラップを剥離する．図16, 18における歯間部において欠損のない健全側から全層弁で剥離を始め，欠損側に向かって剥離を進める．欠損内の肉芽組織とフラップとのつながりがみえてきたら唇側方向に切開を少しずつ進める．このとき左手に持った小さな剥離子で唇側にフラップを起こし，その内面を見ながら肉芽組織とフラップを切り分ける．また，メスは歯軸方向に立ってくる．c, d：唇側骨頂内面に達したらミニキュレットなどで唇側骨内面の剥離を歯冠側に向けて行い，骨頂を露出させ，露出したらそれ以上の剥離は行わない．

103

▶ MIST：歯間乳頭の挙上

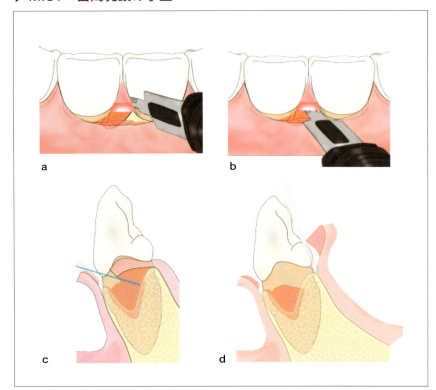

図22a〜d　MISTの切開デザインは，骨欠損が舌側に存在し，M-MISTの術式における唇側のみからのアクセスでは舌側のデブライドメントが不確実になる場合，歯間乳頭の挙上を行って舌側へのアクセスを確実に行えるようにする目的をもつ．**a**：健全側の歯肉溝内切開を行い付着部分を切離する．**b, c**：歯間乳頭と肉芽組織を切り分ける水平方向の切開．舌側の骨頂より根尖方向に向けて切開する．**d**：歯間乳頭の舌側への挙上．

2）Modified minimally invasive surgical technique（M-MIST）

MISTの術式を発展させた手術法であるM-MISTは，とくにフラップの安定性を向上させ，それ自体が再生のためのスペースを維持する能力をもつように設計されたものである．その術式は頬側の歯間部のみ小さくフラップを開けて骨欠損にアクセスするものであり，歯間乳頭は健全側の骨頂上の付着線維（supracrestal fiber）によって歯根に維持された状態のまま残され温存される．

骨欠損内の肉芽組織は，頬側の小さな窓（window）を入口としてアクセスし，骨頂上の歯間乳頭軟組織と骨欠損の骨壁からマイクロブレードを用いて鋭利に切離され，一塊として除去され，歯根面は超音波スケーラーやハンドインスツルメントによって注意深く郭清される．骨欠損部周辺の軟部組織をほとんど切開・挙上させないため，フラップは非常に安定しており，血餅の安定性を高める．そしてフラップの外傷が少なく，血液供給が十分確保され，縫合がテンションフリーで行われるため，一次閉鎖が確実に獲得され，細菌感染を防止することができる．

M-MISTはspace provision，blood clot stability，site protectionという再生に必要な3原則のうち，とくにスペースの確保（space provision）の考えを強調したものとなっているが，M-MISTの特徴（図23）は，

①挙上されない歯間乳頭部軟組織（hanging papilla）は血液が貯留し，血餅を形成する「部屋」（room）に対する安定した天井部分（roof）となる．
②歯間乳頭部軟組織は欠損に関連しない隣在歯に付着しているため，退縮が起こりにくく，このため，再生のためのスペースを維持できる．
③頬側または舌側の骨壁が吸収して欠如している場合には，剥離翻転されない軟組織が安定した壁となって失われた骨壁を補完する．「部屋の壁」を構成するものは，残存骨壁，歯根表面，頬舌側の軟組織である．
④最小限のフラップ形成範囲と最小限のフラップの挙上は，ともに血液供給への侵襲を最小限にすることができ，小さな軟組織の治癒過程に好影響を及ぼす．

の4つが挙げられる．

単独歯における歯間部骨内欠損に対するM-MIST

CHAPTER 3　歯周組織再生療法

▶ Modified minimally invasive surgical technique（M-MIST）

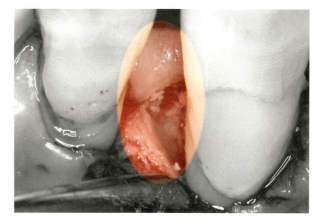

図23　M-MIST は再生のための安定した Space を維持するのに有効である．

▶ M-MIST：肉芽組織の除去

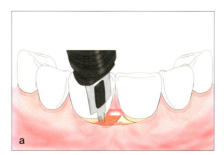
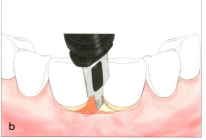
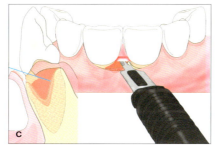
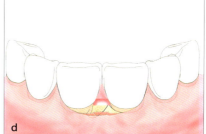

図24a〜d　M-MIST：Granulation Tissue Removal．効率よく進めていくため肉芽組織を極力一塊として除去するようにすべき．そのために骨欠損のアウトラインに沿ってメスを入れる．つまり，歯根面および骨欠損の骨壁に沿って骨欠損底に達する切開を行う．次に，歯間乳頭と骨欠損内の肉芽組織とを切り分ける切開を唇頰側から舌側に向かってメスを進めていく．このとき舌側の骨頂を越えてパーフォレーションをしてはいけないので，舌側の骨頂を見極め，その高さより根尖方向を狙って斜めに向けていく．

単独，M-MIST ＋ EMD，M-MIST ＋ EMD ＋ 骨ミネラル由来異種骨の臨床効果を比較する 3 群ランダム化比較臨床試験が行われた[39]．3 群間の比較では，測定された臨床結果のいずれにも統計的に有意な差は認められなかった．つまり，この研究の成果は，再生のための製品や材料を使わなくても，血餅と創傷の安定"そのものを"より高める外科術式を用いることで，臨床の大幅な改善を得る可能性を臨床家に問いかけている．いい換えると，治すのは"材料"ではなく"生体"ということを示している（**図23，24**）．

3）Extended flap

　根尖近くまで骨吸収が進行している場合，アクセスのためにフラップを大きく展開する必要が生じる．このときの方法として，切開を近遠心方向に延長する方法（**図20b**）と縦切開を加える方法が選択できる（**図26，図43u**）．近遠心的に 1 歯程度の延長でアクセスが可能であれば，血流を遮断してしまう縦切開を避けたほうがよいであろう．しかし，垂直的に深い欠損，つまり歯根が長く根尖近くまで拡がる骨欠損のような場合，縦切開を入れることで術野を限局し，フラップへの無理な力がかかってフラップを損傷させるリスクを排除することが可能となる．上顎

▶ Extended flap

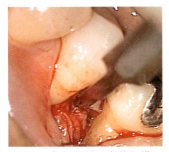
図25a 歯間乳頭と肉芽組織の切り分けの切開の方向に注目. メスは歯軸方向に近い角度になっている.

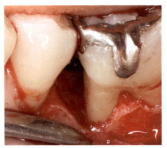
図25b 骨欠損形態は舌側の骨壁が失われ1壁性の骨欠損.

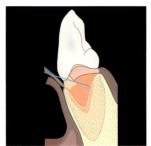
図25c 舌側の骨壁が存在し歯間乳頭と肉芽組織とを切り分ける切開は, 舌側の骨頂よりも少し根尖側に向かい舌側への穿孔を避ける必要がある.

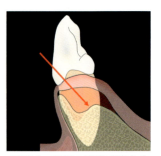
図25d 舌側の骨壁が失われている場合, メスの方向はより根尖方向に向け, 舌側の骨頂を越えないようにする.

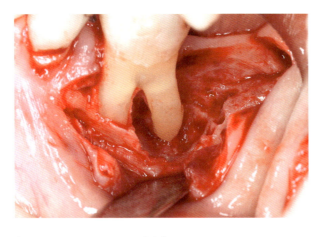
図26 骨欠損にアクセス可能なフラップの展開を得るために, 「6近心に必要最小限の短い縦切開を加えている. 縦切開は血流を考え, 斜め近心方向に向けた切開にした.

▶ Extended flapの症例

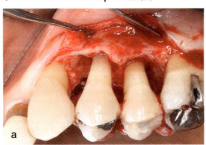
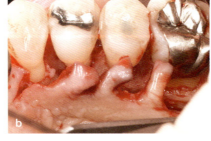
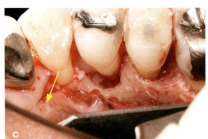
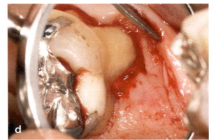

図27a 頬側の骨壁は吸収が少なかったため近心への切開の延長や縦切開を必要としなかったが, 骨欠損が深い場合はアクセスを得るために切開を近遠心に延長したり, 縦切開を加える必要がある.

図27b 細く小さな歯間乳頭軟組織を傷つけたり, ダメージを与えることなく完全無欠の状態で取り扱う必要があり, 加えて十分な血流が受けられるように歯間乳頭の厚さを確保しつつ骨欠損内の肉芽組織と切離することが求められる. 大臼歯部のように視野の確保が難しく, メスやインスツルメントの操作も困難な場合はフラップと肉芽組織の切り分けを行わずに全層で肉芽組織ごと歯間乳頭を剥離挙上したほうが安全と考える. この場合, 必要に応じて挙上後, マイクロシザースで肉芽組織のトリミングを行う.

図27c 口蓋側のフラップの場合は近心にわずかに縦切開を加えることが多く, 必要最小限にフラップを拡大し, extended flap デザインにすることになる.

図27d ⌊6遠心面観. 歯槽頂切開を行いフラップを展開した.

の口蓋側の場合, 歯肉が厚く線維性で弾力性が少ないため, extended flap は多くの場合, 近心に縦切開を入れることでフラップを展開しやすくなり, 骨欠損部へのアクセスも容易になる(図27b, c).

CHAPTER 3 歯周組織再生療法

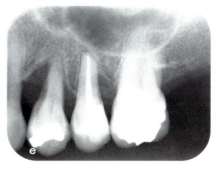
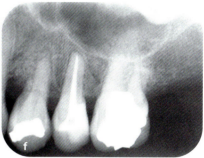

図27e 術前．|4近心，|5遠心，|6遠心に骨縁下欠損が認められる．
図27f 術直後．骨移植材のエックス線不透過像が認められる．

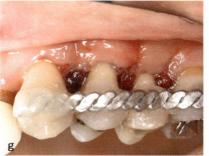
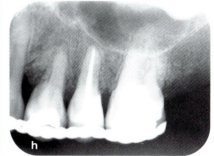

図27g, h 暫間固定のワイヤーを手術2日後の来院時に装着し(g)，術後1か月のデンタルエックス線写真(h)．

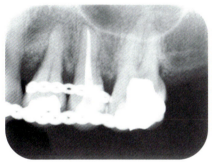
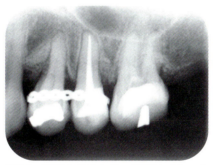
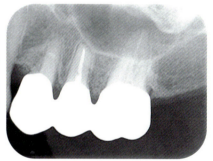

図27i 術後8か月．しばしば|4 5|部のワイヤーの接着が外れてきたため，口蓋側にもワイヤーを追加し固定を補強した．

図27j 術後1年2か月．頬側ワイヤーを外し経過観察．

図27k 動揺のコントロールが困難と判断し，補綴による連結固定を行った．補綴完了後1年，再生療法後3年8か月．bone fill は安定している．

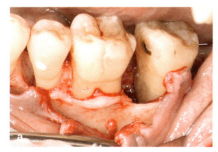
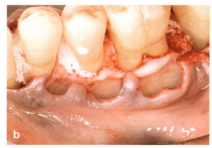
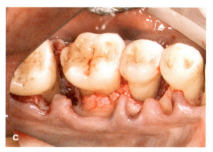

図28a〜c SPPF．写真におけるフラップの辺縁部に注目．フラップの辺縁は鋭利に切開・剥離され，とくに歯間乳頭は均一な厚さで，きれいな面となるよう切開されている．両側のフラップはダメージなく頬側と舌側に展開される．均一な厚さとなるためには歯間乳頭を含むフラップと骨欠損内の肉芽組織を適切に切り分ける．MPPT においても同様．

　歯間乳頭と骨欠損内の肉芽組織を切り分ける切開は MIST に準じ，MPPT と SPPF を状況によって選択する（図27，28）．この歯間乳頭の切開は，骨欠損が深い分，切り分けるメスの方向は根尖方向に向かうことになる（図25a〜d）．そうすることで歯間乳頭の口蓋側基底部は厚さが確保され，一次閉鎖の治癒に必要な血流を確保することにもつながる．とくに，大臼歯部のように歯間乳頭部の頬舌径が大きく，近遠心幅径が狭い，つまり細長い歯間乳頭の場合，より厚さを十分とって血流を確保する必要がある（図27b）．

▶従来型手術と低侵襲手術の臨床的な視点から比較

	Cortellini et al. 2001	Tonetti et al. 2004	Cortellini et al. 2007	Cortellini & Tonetti 2011
Regenerative approach	SPPF/MPPT + Bioresorbable barriers	SPPF/ MPPT + EMD	MIST + EMD	M-MIST + EMD
患者数	56	83	40	15
チェアタイム(分)	99±46	80±43	58±11	54.2±7.4
日常生活への支障のあった患者	35.7%	29.5%	7.5%	0
術後の不快症状を訴えた患者	53.6%	47.5%	17.5%	13.3%
術後疼痛を訴えた患者	46%	50%	30%	0
痛みの強さ	28.1±2.5	28±20	19±10	-
鎮痛剤の使用数	4.1±2.5	4.3±4.5	1.1±2	0.3±0.6

図29 従来型手術と低侵襲手術の臨床的な視点から比較(参考文献40より引用).

6 術中，術後に起こる事象についての研究

　術後疼痛を訴えた被験者の数は，2つの歯間乳頭温存フラップで同程度，低侵襲手術法では大幅に減少し，痛みの強さや鎮痛剤の使用量も減少した．こ れらのことから，臨床医は可能な限り組織に優しいアプローチである低侵襲な術式を採用することが望ましいと考えられる(**図29**)[40].

7 クリニカルフローチャート

　再生療法の術式は，ノード1からノード4までのフローチャートに従って決定していく．そして，基本的には唇側および頬側の切開から行い，唇頬側のフラップを形成・挙上し，唇頬側から肉芽組織の除去およびデブライドメントを行う．この時点で完全に郭清できたならばM-MISTの術式に当てはまり，再生材料を用い縫合へと進む．

　唇頬側からだけのアプローチでは舌側のデブライドメントが困難と判断されたなら，その後歯間乳頭を舌側に挙上し，舌側からのアプローチによりデブ ライドメントを行っていくMISTの手術デザインに変更する．この手順は，最初からMISTのデザインで舌側にアクセスする予定の場合や，深い骨欠損におけるextended flapのデザインで手術を予定していたとしても同様である．唇頬側からの処置が終わるまで舌側フラップの挙上を遅らせておけば，舌側のフラップを展開し骨面からの血液供給もないまま時間を経過させてしまい侵襲を与えてしまうことを避けることができ，歯間乳頭部のフラップの一次閉鎖に有利に働くものと考えている．

CHAPTER 3 　歯周組織再生療法

▶クリニカルフローチャート

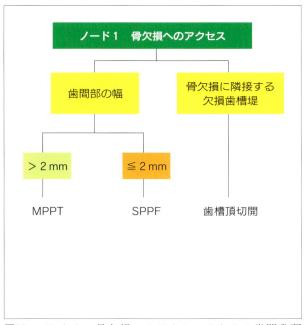

図30a　Node 1．骨欠損へのアクセスのための歯間乳頭の切開方法．隣接面の歯根間距離が 2 mm 以上の場合はMPPT，2 mm 以下の場合は SPPF，隣在歯が欠損している場合は歯槽頂切開を選択する（参考文献 9，40 より引用改変）．

図30b　Node 2．骨欠損が根尖近くに及ぶような非常に深い欠損の場合では歯根面の周囲 3～4 面に骨欠損が及んでいるが，フラップデザインは Extended flap を選択する．骨欠損が歯根周囲の 1～3 面に及ぶ，中等度程度までの深さの骨欠損に対しては低侵襲なフラップデザインを選択する．そして頬側からのアクセスのみで完全にデブライドメントが可能であれば，M-MIST．骨欠損が舌側に回り込み頬側からのアプローチだけでは不十分な場合は MIST を選択し歯間乳頭を挙上し舌側にフラップを展開する（参考文献 9，40 より引用改変）．

1）ノード 1（図30a）

骨内欠損への外科的アクセスは，3 つの異なる外科的アプローチから選択される．SPPF は，歯間乳頭上部の高さで測定した歯間幅が 2 mm 以下の場合に選択する．MPPT は，歯間幅が 2 mm 以上の部位で，無歯顎歯槽堤部に隣接する場合は歯槽頂切開が適用される．

2）ノード 2（図30b）

ノード 2 は，フラップデザインの選択を扱う．欠損が根の 1 つまたは 2 つの側面を含み，小さな頬側窓からデブライドメントが可能であるときは，いつでも M-MIST が適用される．

いくつかの例において，M-MIST は，骨欠損歯の隣接面両側の歯間スペースに適用され，根の 3 つの側面まで含む欠損のインスツルメンテーションを可能にする．欠損が頬側窓から清掃できない場合，MIST のアプローチを適用して歯間乳頭を挙上する．根の 3 面または 4 面を含む非常に重度で深い欠損では，隣接歯まで拡張し，最終的に骨膜減張切開および／または縦切開を含む大きなフラップ（extended flap）が選択され，十分な器具のアクセスと，そして十分な可視性を得ることを可能にする．このとき，endoskeleton としての骨移植材または exoskeleton としてのメンブレンなどの再生材料の使用が必要とされる．

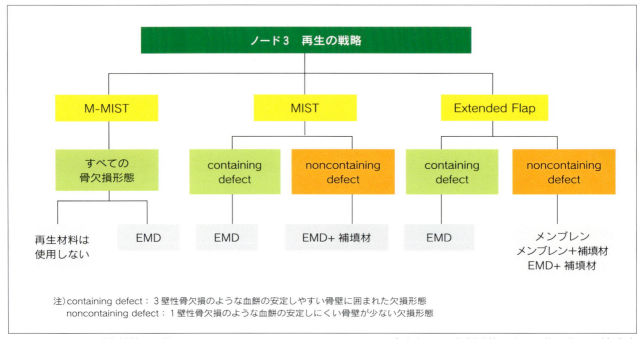

図30c　Node 3．再生材料の選択：M-MIST，MIST，Extended flap のフラップデザインと欠損形態に応じて使い分ける（参考文献9，40より引用改変）．

3）ノード3（図30c）

　再生材料の選択は，骨欠損の解剖学的構造と，選択されたフラップデザインに基づく．M-MIST が適用される場合，EMD か rhFGF-2 の単独使用またはそれに加えて骨補填材の併用をする場合もある．もしくは再生材料なしが選択される．MIST が適用される場合，EMD は containing defect において単独で，または noncontaining defect においてフィラーとの組み合わせで使用され得る．Extended flap の場合，noncontaining defect ではバリアまたはバリアとフィラーの組み合わせ，または EMD／成長因子とフィラーの組み合わせによって，その領域に安定性を与えるべきである．EMD や rhFGF-2 単独応用は，一般的に3壁性骨欠損形態を有する欠損または十分に支持された2壁性骨欠損において用いられる．

4）ノード4（図30d）

　縫合方法は，適用される再生戦略の種類に応じて選択される．M-MIST または MIST のアプローチを選択し，EMD を単独で適用する場合，1本の modified internal mattress を用いる．バリアやグラフト，またはそれらの組み合わせと関連して，骨膜切開による大きなフラップを使用する場合に，テンションフリーの状態で歯間乳頭の一次閉鎖が可能となるように，歯間部にフラップどうしを引き寄せるための internal mattress suture とフラップの切開面を合わせるための単純縫合を組み合わせて適用する．この単純縫合は歯間乳頭の幅が広ければ2糸行い，幅が広くて厚い歯間乳頭であれば単純縫合でなく internal mattress suture を1糸目より歯冠側にもう1糸追加する（double internal mattress suture）（図30e～g，図31a, b）．

CHAPTER 3　歯周組織再生療法

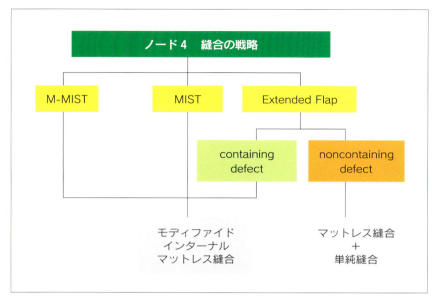

図30d　Node 4．フラップデザインに応じた縫合方法．フラップを元の位置に戻すようなフラップの扱いをする場合は1本のModified internal mattress suture．フラップに骨膜減張切開を加えて歯冠側に挙上する場合はフラップどうしを引き寄せるマットレススーチャーと，より歯冠側におけるフラップ断端の閉鎖のための縫合とを組み合わせる（参考文献9，40より引用改変）．

▶ Modified Internal Mattress Suture

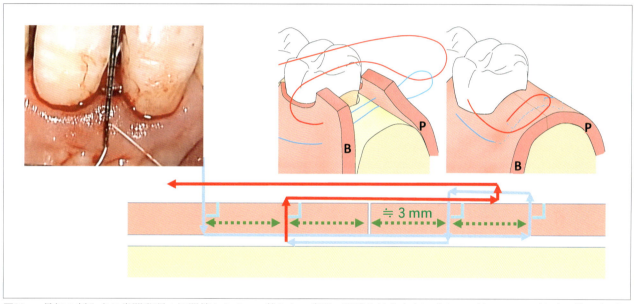

図30e　最初の刺入点は歯間乳頭の切開線から6mm離れた，歯間の近遠心的な中央に求める．針はフラップを少し持ち上げておいて歯肉に対して直角に刺入する．舌側はなるべく根尖側に刺入したい．MISTであればフラップを持ち上げ，より根尖側に刺入可能であるが，M-MISTでは歯間乳頭が挙上されていないため限界がある．しかし，骨面側からの血流が保たれているため刺入点が近くなってしまったとしても弊害は少ないものと考えられる．

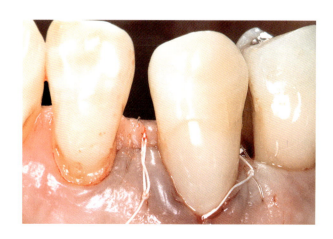

図30f　歯の離開があり歯間部の近遠心距離が長い場合，modified internal mattress suture 単独で切開面の安定が得られないようであれば，6-0か7-0程度の細い縫合糸を用いて単純縫合の追加を行う．

111

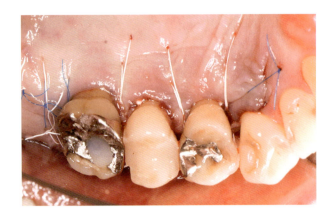

図30g 骨欠損が深い extended flap を用いるコンテイニングディフェクトにおける縫合．口蓋側のフラップが展開されているため歯肉辺縁から十分離れた位置に刺入することができる．これにより歯間乳頭への血流障害を避けることが可能となる．

▶ Extended flapを用いるノンコンテイニングディフェクトに対する縫合方法

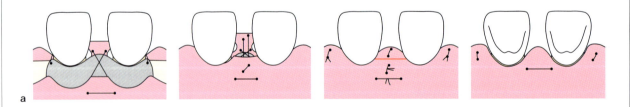

Double Internal Mattress Suture

マットレス縫合（holding suture）の次に行う．
より歯冠側での歯間乳頭を閉鎖するための縫合

a. 歯間部の幅が狭く歯間乳頭の組織の厚さが薄い場合には単純縫合を1糸行う．
b. 歯間乳頭が薄く幅が広い場合には単純縫合を2糸行う．
c. 歯間乳頭が厚く幅が広い場合にはマットレス縫合を行う．

Offset mattress suture

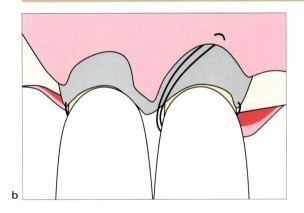
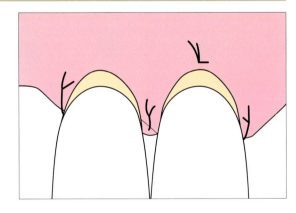

図31a, b Double layer technique[41]．フラップに減張切開を加え歯冠側に挙上した場合に用いられる縫合方法である．上：crossed mattress suture[42]，下：offset mattress suture[30]．健全歯側に頬側，舌側ともに刺入点をずらすことで縫合糸は健全で高い位置にある骨頂に支えられ，欠損のあるメンブレン上を縫合糸が通過することを防ぎ，再生のためのスペースをつぶさないように意図したもの．

CHAPTER 3 歯周組織再生療法

2 各論

1 上顎前歯

　上顎前歯部における再生療法は，歯の予後の改善に加え，審美性の低下の防止，可能であれば低下した審美性の改善が求められる．初期には垂直性骨欠損であっても，重度歯周炎においては水平的骨欠損へと進行してしまう[43]．治療前には，軟組織の腫脹によって実際のアタッチメントロスは隠されているが，基本治療によって感染と炎症がコントロールされると歯肉は退縮し，歯根露出，鼓形空隙の拡大によって審美性は大きく低下する．これは，前歯部における歯周治療の大きなジレンマとなる（図32, 33）．

　臨床的には，再生療法の目的は最小限の歯肉退縮で最大限のアタッチメントゲインと bone fill を獲得することである．良好な結果を求めて，これまでに示された歯間乳頭保存，切開，剥離範囲を限定する低侵襲テクニック，前庭部からアクセスなど，フラップデザインと結合組織移植術に代表される歯周形成外科のテクニックの併用が行われるようになっている[44〜47]．

症例1　|1 MIST（症例：北島　一）

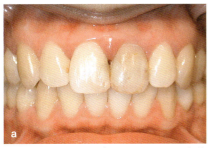 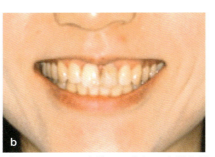 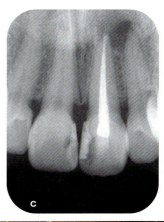

図32a〜c　初診時．|1 の変色による審美障害を主訴として来院．正中部の歯間乳頭に発赤，腫脹が認められる．デンタルエックス線写真から |1 の根尖病変が確認できる．

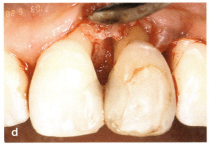 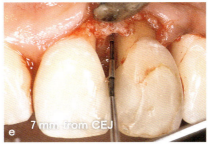 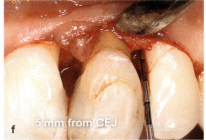

図32d〜f　基本治療後，|1 に 6 mm，|2 に 5 mm のポケットが残存していたため，MIST のフラップデザインでフラップを展開すると |1 近心に 3 mm，|2 近心に 2 mm の深さの 3 壁性の骨欠損を認めた．残存する頬舌側の骨壁の影響によりデンタルエックス線写真では確認しがたい．この欠損形態であれば M-MIST でも対応可能であったと考える．

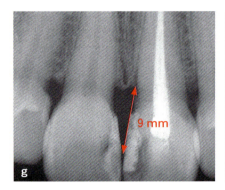
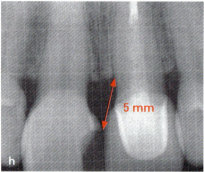

図32g 術前．コンタクトポイントから骨欠損底まで9mm．
図32h 再生療法後．歯冠修復と隣在歯隣接面へのCR充填によりコンタクトポイントを根尖方向に移動し，コンタクトポイントから骨頂まで5mmとした．

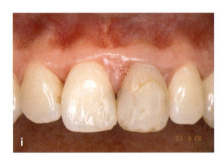
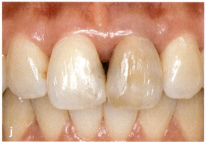

図32i 初診時口腔内所見．
図32j 再生療法後2年．歯肉の腫脹が消退し，歯冠形態がテーパー型であるため下部鼓形空隙がブラックトライアングルとなり審美性に影響を及ぼす．

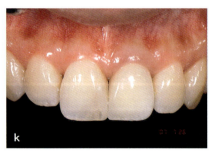
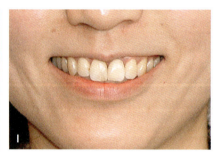
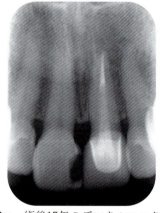

図32k 術後4年．|1 近心隣接面にCR充填を行うとともに，|1 の歯冠修復を行い，下部鼓形空隙の閉鎖を図った．
図32l スマイル時の所見．
図32m 術後17年のデンタルエックス線写真 根尖病変も改善され，再生療法後の|1 2 近心の状態も安定している．

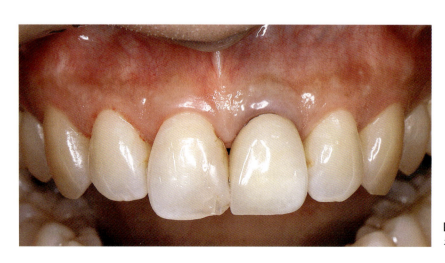

図32n 術後18年．歯周組織は安定しており，異常は認められない．

CHAPTER 3　歯周組織再生療法

症例2　セメント質剥離（single flap approach）（症例：北島　一）

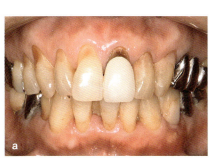
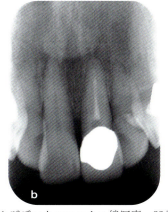
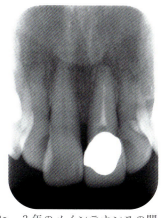

図33a, b　初診時（2011年3月）の口腔内写真およびデンタルエックス線写真．83歳，女性．

図33c　3年のメインテナンスの間，異常なく経過していた．

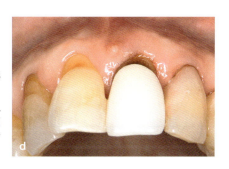
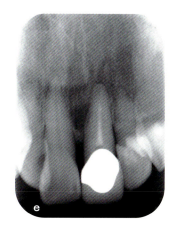

図33d　|1 唇側歯肉に腫脹を認めた（2015年12月）．

図33e　デンタルエックス線写真から|1 歯根中央部近心に透過像を認めた．原因は側枝，歯根破折，セメント質剥離が考えられた（2015年12月）．

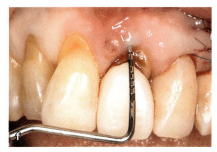
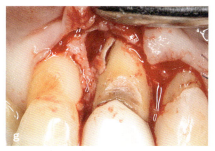
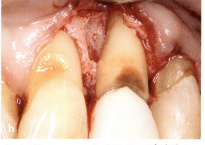

図33f〜h　根管充填後も歯肉の腫脹と深いポケット（7 mm）が改善されなかったため，single flap approach のフラップデザインで展開したところ，歯根表面の剥離とそれに隣接する骨欠損を認めたことから，剥離片を除去し，剥離部の歯根面が移行的にスムーズな面になるようにプレーニングを行い，骨欠損部のデブライドメントを行った．

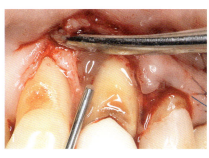
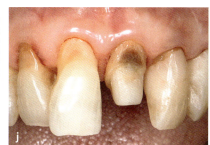

図33i　エムドゲイン（ストローマン・ジャパン）を単味で適用した．

図33j　術後2か月．歯肉の炎症は改善している．

115

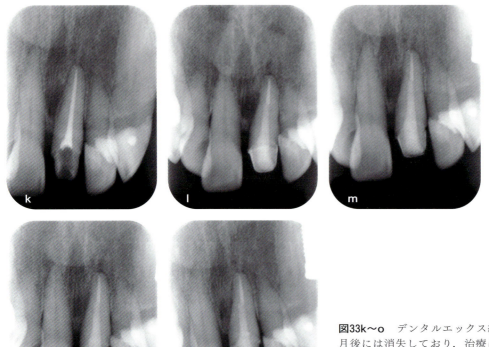

図33k〜o デンタルエックス線写真において骨欠損は3か月後には消失しており，治療に対する反応が良く，早い治癒が観察される．これはメインテナンス期間に急にセメント質剥離を発症し，早期に治療に踏み込めたため，感染の暴露期間が短かったことが影響しているのかもしれない（k：術前，l：術後，m：術後7週目，n：術後3か月，o：術後5か月）．

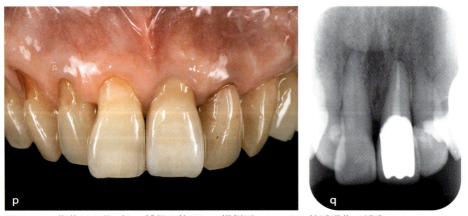

図33p, q 術後11か月．1⏋の補綴が終了し，根側面のエックス線透過像は消失している．

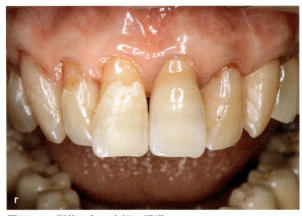
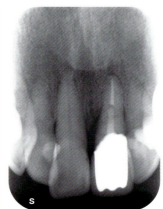

図33r, s 術後2年．良好に経過している．

| 症例3 | 裂開状の欠損への対応（症例：石川知弘） |

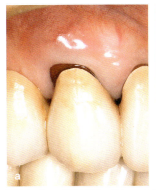
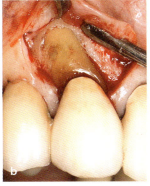

図34a, b　3|唇側にポケット形成と膿瘍形成を認めた．フラップを形成し，歯根破折がないことを確認．

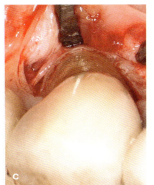
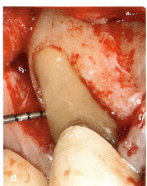

図34c, d　デブライドメント後の状態．根面は郭清されたが，骨面からは約2mm突出している．

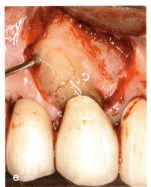
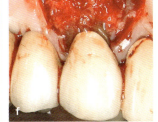

図34e, f　エムドゲインを投与．自家骨により歯槽骨形態を再現した．

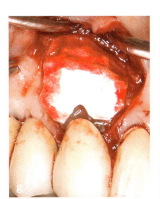
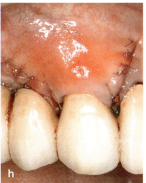

図34g, h　コラーゲン膜によって移植材を完全に被覆した．フラップを歯冠側に移動し完全に閉鎖した．

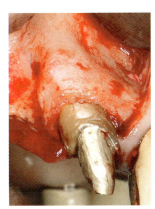
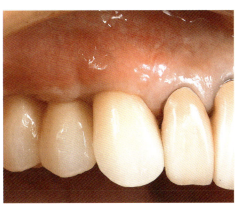
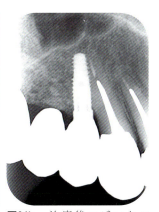

図34i　2.5年後．インプラント埋入のために全層弁を展開した状態．骨縁から突出した根面上に完全な骨再生が認められた．

図34j　治療後の正面観．プロービングデプスは正常で健康な状態が得られている．

図34k　治療後のデンタルエックス線写真．

症例4　SapRe[47]（前庭切開とEPPの併用）を応用した症例（症例：石川知弘）

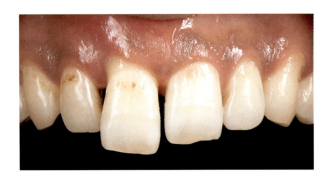

図35a　40歳，男性．喫煙者．1┘インプラント治療を希望し来院．病的な挺出と3度の動揺，排膿を認めた．

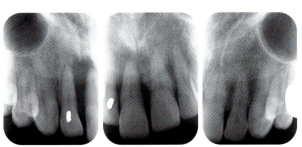

図35b　デンタルエックス線写真では根尖を取り巻く骨欠損が認められた．

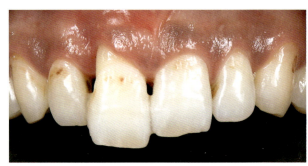

図35c　非外科的治療後の状態．歯肉退縮の進行が認められる．

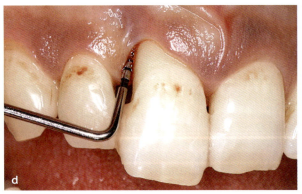

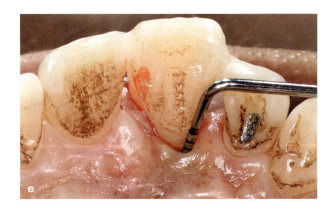

図35d, e　出血をともなう深いポケットが認められた．

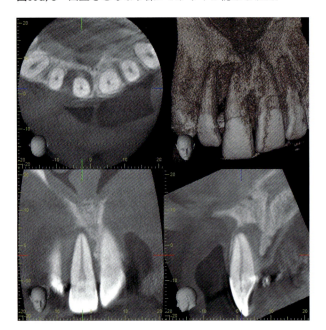

図35f　CTでは口蓋側から根尖を取り囲む欠損が認められる．1┘の遠心は歯冠側ではゼロ壁となっている．口蓋側は欠損は深いが高い壁が存在する．

CHAPTER 3　歯周組織再生療法

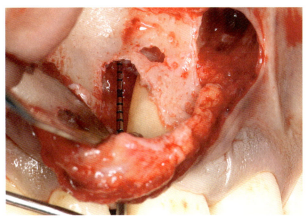

図35g　前庭からアプローチし，欠損内のデブライドメントを行った．

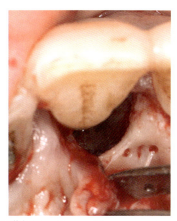

図35h　口蓋側は entire papilla preservation のアプローチ．

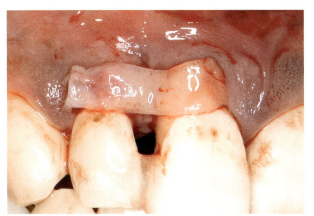

図35i　結合組織を骨壁として応用する．

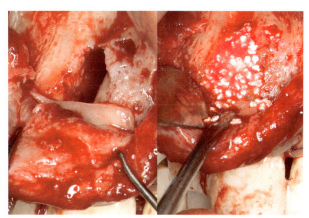

図35j　固定された結合組織と欠損の位置関係を示す．FGF-2 を浸漬した炭酸アパタイトを填入した状態．

図35k, l　術後6か月の状態．若干の根面被覆と歯間乳頭の増大が認められる．この後，圧下が開始された．

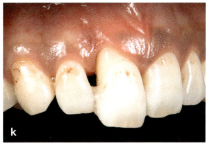
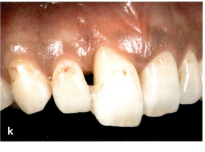

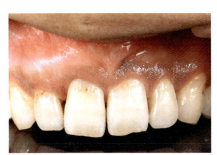

図35m　術後3年の正面観．歯間乳頭の高さは正常となった．

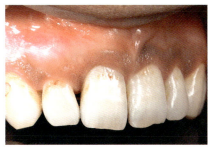

図35n　歯冠形態と歯軸の影響でスペースは残るが正常な軟組織形態が得られている．プロービングデプスも正常である．

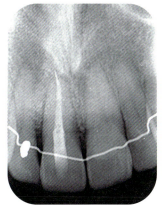

図35o　術後3年．アパタイトの粒子は認められるが，骨欠損は改善している．

2　下顎前歯

　下顎前歯は，歯冠が小さく歯根間距離が近接している（図36a）．歯周病による骨吸収が起こる場合，歯根間距離が狭い症例のエックス線上では，水平的な吸収として認知されやすい．吸収が進み根尖側で根の幅径が小さくなり，根間距離が拡大した場合，歯の傾斜や歯間離開によって根間距離が広い部位には垂直的骨吸収が観察される．エックス線上では骨が喪失しているようにみえても，隣在歯には付着が残存している場合があるので，プロービングが重要となる（図36b～n）[48]．

　下顎前歯部の歯槽骨は頰舌径が狭く，歯根形態は近遠心幅径が狭く頰舌径が広いため，唇舌側の歯槽骨が非常に薄い場合や，骨の裂開や開窓がみられることがある．また，歯肉も薄い場合が多く，角化歯

症例5　下顎前歯部の解剖学的特徴（症例：北島　一）

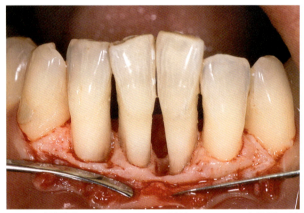
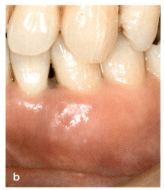
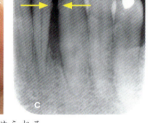

図36a　1|1 間はそれぞれ近心に傾斜しており，歯根間が離れているため，垂直的な骨吸収が認められる．もし歯根間距離が狭かったなら水平性の骨吸収となったであろう．

図36b　2|3 間歯肉に腫脹が認められる．
図36c　デンタルエックス線写真にて歯石が認められる（黄色矢印）．|2 遠心および 3| 近心に深い骨欠損が観察される．

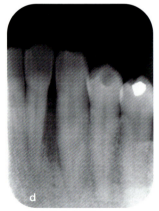
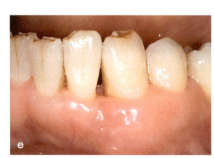
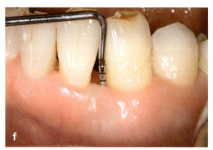

図36d～f　基本治療後 3| 近心は11mmのポケットを計測したが，|2 遠心のPDは2mmであった．デンタルエックス線写真における同部位の骨頂の位置とアタッチメントレベルとの間に乖離があり，幅の広い結合組織性付着の存在が予測される状況にある．

CHAPTER 3　歯周組織再生療法

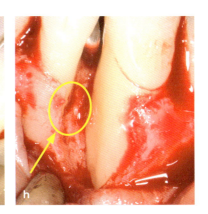

図36g　黄色線より根尖側は術前のプロービング値から付着が健全に残っていることがわかるためルートプレーニングを行わない．
図36h　2の唇舌側の骨頂を結ぶラインより根尖側の骨欠損部には，付着が存在しているエリアである．

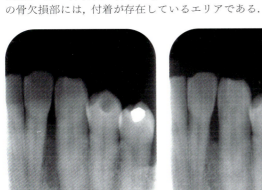
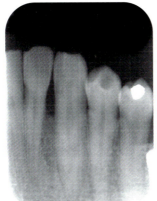
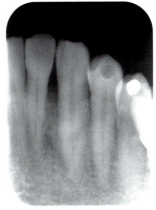
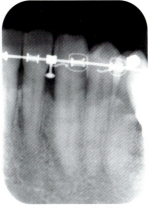

図36i　術前．　　**図36j**　術直後．　　**図36k**　術後2年．　　**図36l**　術後5年．2 3間の骨レベルは隣在歯の健全な隣接面骨頂までbone fillが認められ良好に推移している．

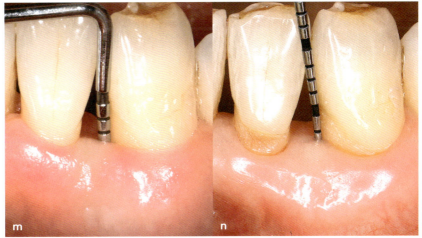

図36m　術前．PD11mm，CAL14mm．
図36n　術後12年．PD2.5mm，CAL 5 mm．9 mmのCALゲインが得られている．

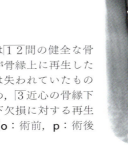
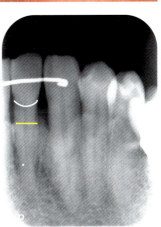

図36o, p　黄色曲線はCEJ，黄色直線は1 2間の健全な骨頂のレベル．あたかも水平性の骨欠損が骨縁上に再生したかのように見えるが，2遠心の歯槽骨は失われていたものの，結合組織性付着は健全であったため，3近心の骨縁下欠損とみなすことができるため，骨縁下欠損に対する再生療法の結果として捉えることができる（o：術前，p：術後12年）．

121

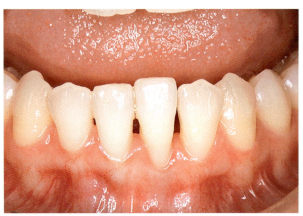
図37a　下顎前歯部は歯肉，歯槽骨とも薄く，歯根が透けて見えるようである．角化歯肉はほとんどない．

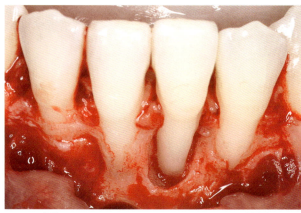
図37b　|1 は根尖に及ぶ裂開状の骨欠損があり，1|2 は唇側歯槽骨が薄く，骨の裂開が認められる．

肉がほとんどない場合も少なくない．このため，歯肉退縮が起きやすい部位であるといえる（図37）．

手術時のフラップマネジメントは歯肉が薄く，歯肉辺縁のスキャロップ形態が急カーブを描き，切開，剥離，縫合などの難易度は高くなり，繊細な取り扱いが必要とされる．歯肉退縮をともなう骨縁下欠損や裂開状骨欠損が存在する場合，再生療法時に結合組織移植の併用を考慮に入れる（図38）．

図39に 2|2 5 の3歯の根尖近くに及ぶ深い骨欠損に対して同時に再生療法を用いて対処したケースを呈示する．ここでは再生療法の再現性や結果のばらつきについて考察したい．

症例は 2|2 近心および 5 遠心に根尖近くに及ぶ骨欠損があり，初診時において同部位歯肉は発赤，腫脹などの強い炎症所見が認められた．初期治療後にも 2| 近心に8 mm，|2 近心に9 mm，5|に14 mmの深さの歯周ポケットを認めた．

治療計画は，傾斜している 5| のアップライトを行い 6 4| にインプラントを埋入し，これをアンカーとして 8| を 7| の位置まで移動するプランとした．骨吸収が著明な3歯に対しては，抜歯してブリッジにすれば多くの歯質の形成，削除が必要となることを考慮し，再生療法によって歯の保存を図ることで less invasive な治療が可能となることを考え，3歯同時に再生療法を行うことを計画した．もし再生療法の結果にばらつきがあったり，再現性に乏しければ，これら3つの困難な状況に対し，同時に良好な結果を得ることはできないだろうと考える．

2| 近心に舌側に骨壁が残存する2壁性の骨縁下欠損に加え，唇側の骨が失われた裂開状の骨欠損が複合した欠損形態となっており，|2 は唇舌側両側の骨壁が失われた1壁性の骨欠損に加えて，唇側の骨も失われている形態であることが確認できる．これに対して PDGF，自家骨，他家骨，コラーゲンメンブレンを用いた再生療法を行った．

一方，5| は遠心から舌側にかけて，深い骨縁下欠損となっており，同様の処置を行った．欠損部へのアクセスは modified papilla preservation technique（MPPT）で行い，フラップデザインは coronally advanced flap とした．

McGuire らの報告にあるように[49]，エックス線像における欠損部の変化を時系列で追っていくと，再生療法を実施した3歯それぞれにおいて，徐々にエックス線不透過性が亢進し，術直後にみられる移植材の粒子は骨梁構造の構築（bone trabeculation）によって徐々に既存骨との境界が不明瞭になってくる（blending）．また，経時的に少しずつ歯槽硬線の明瞭化，骨頂部の皮質骨化（crestal cortication）などの変化が2年以上にわたって観察された．

つぎに，唇側歯根面における再生の状況を CBCT 画像を用いて観察すると，歯頸部の楔状欠損の位置から約4 mmの高さまで bone fill が得られており，その内訳は，根尖部約2 mmの骨縁下欠損と，さらに歯冠側に約4 mmの裂開状骨欠損への bone fill が認められた．この骨縁の高さは，中切歯の骨縁の高さにほぼ等しいことがわかる．右側をみると，左側ほど唇側骨の bone fill は得られていないようにみえる．この理由として，歯根の唇舌的な位置およ

CHAPTER 3 歯周組織再生療法

症例6　Single flap approach（欠損へのアクセスに配慮した切開範囲）（症例：北島　一）

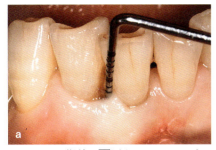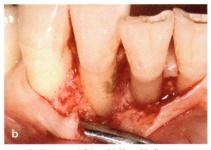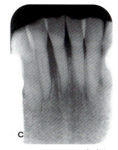

図38a〜c　術前．|2近心に7mmのポケットが存在し，舌側の付着は健全であったため，Single flap approachで欠損へのアクセスを試みた．唇側の裂開が深くまで及んでいたため，健全であった3|唇側および|1唇側まで歯肉溝内切開を延長し，フラップに無理な力がかかってダメージを与えることなく欠損にアクセスできるように配慮した．これは術中にフラップのテンションを見ながら切開剥離の範囲を決定する．

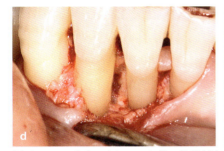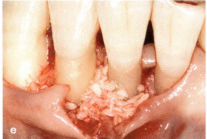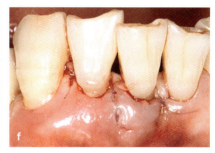

図38d〜f　デブライドメント後，骨移植を行い，閉鎖縫合を行った．

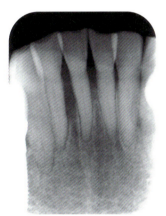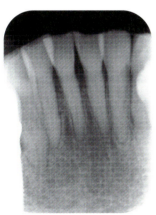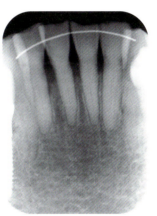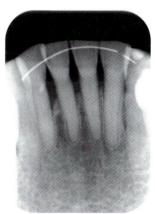

図38g　術前．　　　　図38h　術直後．　　　　図38i　術後11か月後．　　　　図38j　術後5年．

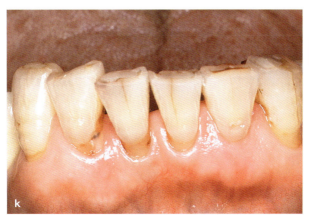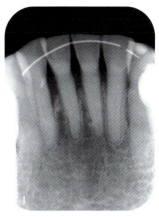

図38k, l　術後9年．歯肉退縮が起こり根面う蝕の処置がなされているが，歯周組織は良好な状態を維持している．

症例7　PDGF-BBを応用した症例（症例：北島　一）

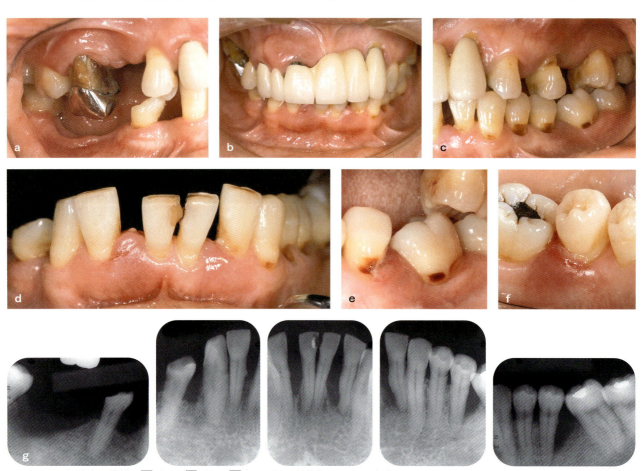

図39a～g　初診時の状態，2̄近心，2̄近心，5̄遠心に深い骨欠損があり，歯肉には発赤，腫脹，排膿などが観察される．

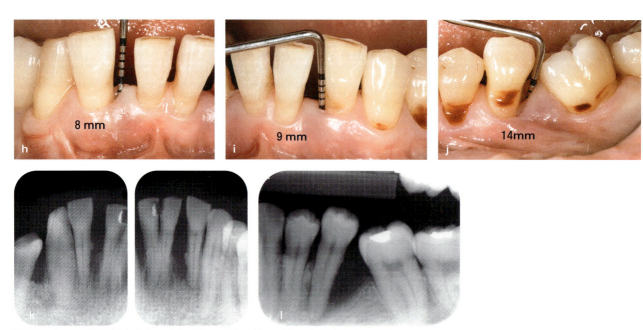

図39h～l　初期治療後もなお，それぞれの部位に深いポケットが存在していた．

CHAPTER 3 　歯周組織再生療法

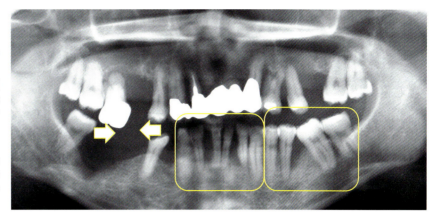

図39m　治療計画は，傾斜している $\overline{5|}$ のアップライトを行い，$\overline{|6\ 4|}$ インプラントを埋入し，これをアンカーとして $\overline{|8}$ を $\overline{7|}$ の位置まで移動するプランとした．骨吸収が著明な 3 歯を抜歯してブリッジにすれば，多くの歯質の形成，削除が必要となることを考慮し，再生療法を適用した．もし再生療法の結果にばらつきがあったり，再現性に乏しければ，これら 3 つの困難な状況に対し，同時に良好な結果を得ることはできないだろう．

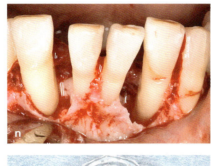
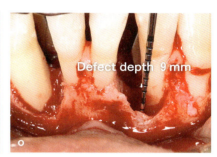
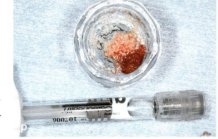
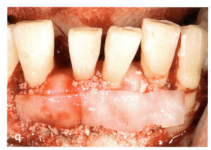

図39n〜q　PDGF，自家骨，他家骨，コラーゲンメンブレンを用いた再生療法を行った．

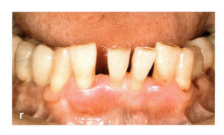
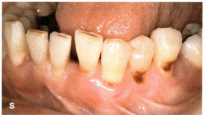
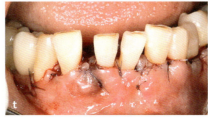
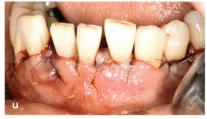

図39r〜u　欠損部へのアクセスは modified papilla preservation technique（MPPT）で行い，フラップデザインは coronally advanced flap とした．

125

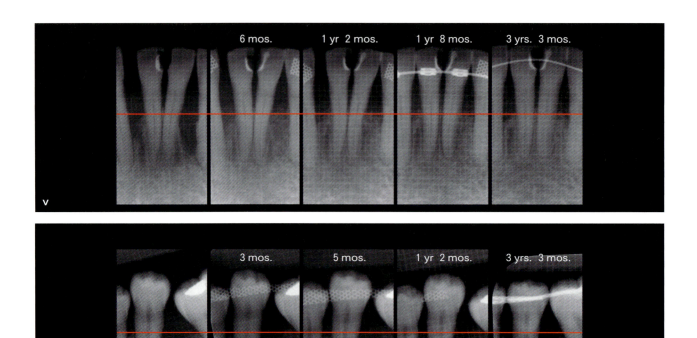

図39v, w 経時的にエックス線不透過性が亢進し，術後にみられる移植材の粒子は骨梁構造の構築によって既存骨との境界が不明瞭になる（blending）．また歯槽硬線の明瞭化，骨頂部の皮質骨化などが2年以上にわたって変化が観察される．

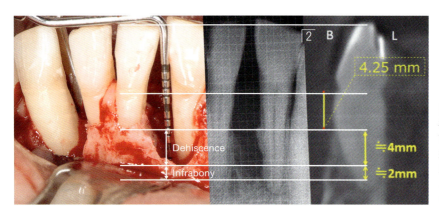

図39x 唇側歯根面において，歯頸部の楔状欠損の位置から約4 mmの高さまでbone fillが得られ，根尖部約2 mmの骨縁下欠損と，さらに歯冠側に約4 mmの裂開状骨欠損へのbone fillが認められる．この骨縁の高さは中切歯の骨縁の高さにほぼ等しい．

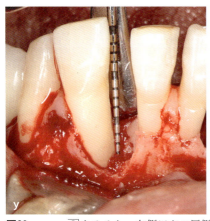
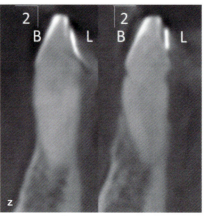
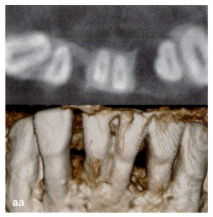

図39y〜aa 2̲をみると，左側ほどの唇側のbone fillは得られていないようにみえる．

CHAPTER 3　歯周組織再生療法

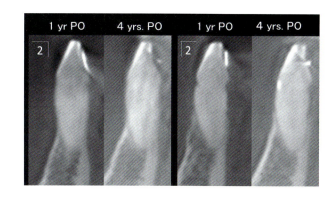

図39bb　再生療法術後1年のCBCT画像と，その後に矯正歯科治療を行い，歯のポジションや傾斜が改善された後のCBCT（再生療法術後4年）．

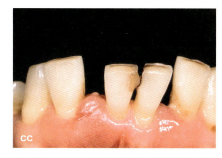
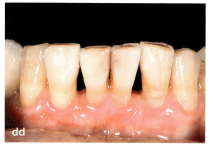
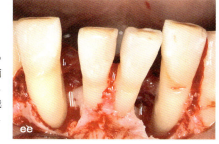
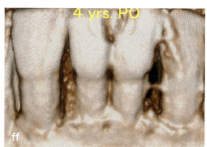

図39cc～ff　再生療法術前と術後4年の比較．CBCTボリュームレンダリング画像は，およそ正しい硬組織の状態を示しているものと考えられる．術後，軟組織と硬組織はシンメトリーな形態を獲得している．

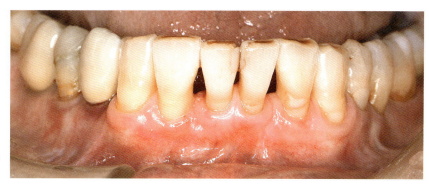

図39gg　9年後．機能性と審美性が獲得された．

び歯の唇舌的な傾斜が影響していると考えられる．2|はやや唇側に位置していてボーンハウジングから突出しており，一方，左側は歯の傾斜により根尖がより舌側に位置しているため，唇側に十分な再生のためのスペースが確保できたものと考えている．

しかし，その後に矯正歯科治療が行われ，歯のポジションが改善されると，2|がより舌側に移動したことで，唇側の骨のボリュームが増え，また両側とも骨表面の皮質骨化が起こったことでCBCT画像上でより明瞭に唇側の薄い歯槽骨が観察できるようになった．すると，術後1年の画像では右側の再生療法の結果が唇側の骨レベルの点で左側よりも不良であるかのようにみえたが，実際には同等の結果がでていたものの骨組織の厚さとミネラル化が十分で

| 症例8 | FGF-2と結合組織移植を併用した症例（症例：石川知弘） |

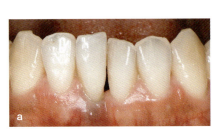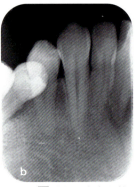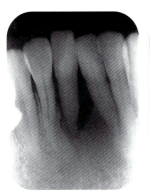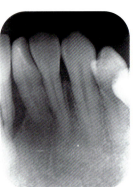

図40a, b 41歳，男性．下顎前歯の歯列不正および1近心に歯肉退縮と9mmのポケットを認めた．1近心に根尖付近まで達する骨縁下欠損を認める．1の近心の骨レベルも低下している．

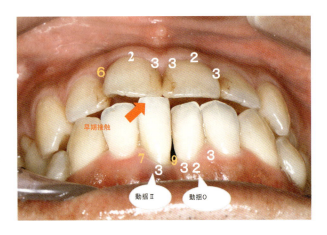

図40c 1には咬合性外傷が存在した．

なかったため，観察できなかったことが理解できる．そしてこの結果，2|2の唇側の骨レベルは同程度までbone fillが起こったことが確認される．

これらの観察結果から，ボリュームレンダリング画像はほぼ正しい硬組織形態を表していると考える．軟組織の状態は炎症もなく良好で，左右側の歯肉レベルはシンメトリーであることがわかるが，これは軟組織を下支えしている歯槽骨形態がシンメトリーであることによるものであることが理解できる．唇側のdehiscenceの再生のポテンシャルは両隣接面の骨レベルに依存し，スキャロップ形態を描く生理的な骨形態になるように唇側の骨レベルの高さが落ち着くものと考える．そして，これは術前には欠損

があり，隣接面歯周組織が失われた状態にあったとしても，再生療法によって改善される骨レベルに依存した高さに唇側の骨レベルが安定したことは興味深い．

なお，上顎においては，保存できそうな歯も存在してはいたが，患者は固定性補綴を望んでいたため，抜歯してインプラントによる補綴を行った．下顎はすべての歯の保存と歯質の保存がなされた．そして同時に機能性と審美性を獲得することが可能となった．

図40にCTG-wallテクニックによる0-wall，1-wall欠損への対応を示す．

CHAPTER 3 歯周組織再生療法

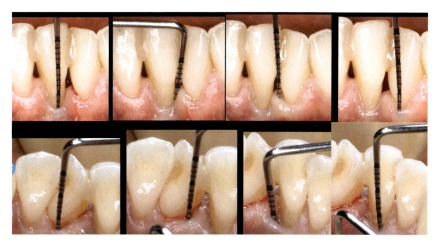

図40d ⎤1近心には骨吸収像と一致するポケットが存在するが，⎤1近心には付着が残存している．

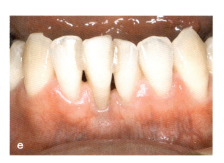
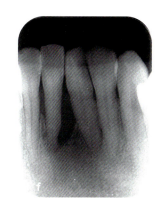

図40e 非外科治療後の正面観．炎症はコントロールされたが，歯肉退縮は進行した．
図40f 術前のデンタルエックス線写真．初診時と比較し著明なミネラル化は認められない．

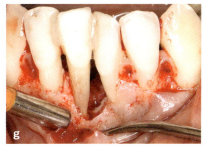
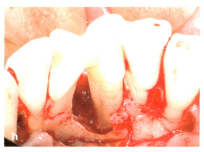
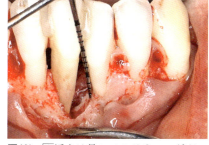

図40g, h デブライドメント後の状態．骨の欠損形態は広い1壁性と0壁性，裂開状欠損のコンビネーションである．

図40i ⎤1近心は骨レベルは8mmだが，アタッチメントレベルは4mmであることに注目．

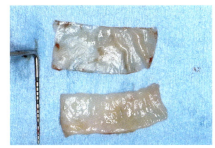
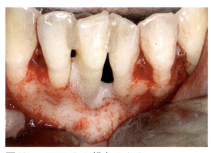
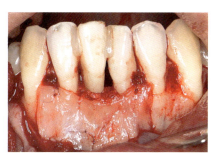

図40j 唇側の骨壁を補うために，十分な大きさの結合組織が採取された．

図40k FGF-2が投与された．

図40l 移植片を骨膜縫合，歯間乳頭への懸垂縫合によって，喪失した骨壁を補うように周囲の骨頂に合わせて固定した．

129

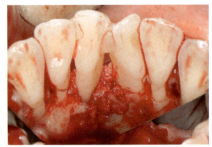
図40m 舌側より自家骨を移植した．

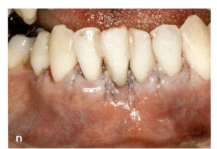
図40n, o フラップを歯冠側に移動し縫合した．

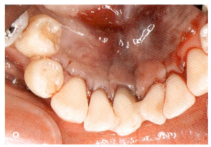

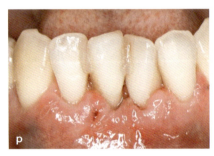

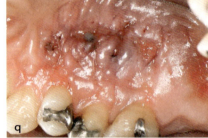

図40p, q 12日後の状態．術部，ドナーサイトとも良好に治癒している．

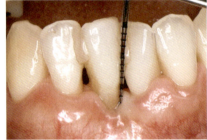
図40r 術後1年の状態．1̄近心において6 mmのCALゲイン唇側において1 mmの根面被覆が達成された．

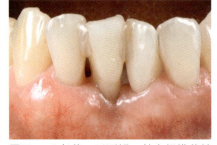
図40s 4年後の正面観．結合組織移植された部位で，フェノタイプが改善されクリーピングが起きている．

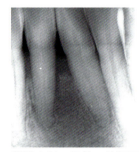
図40t 術後4年の状態．骨縁下欠損は改善され，1̄の近心もアタッチメントが存在した部位まで骨再生が起きている．

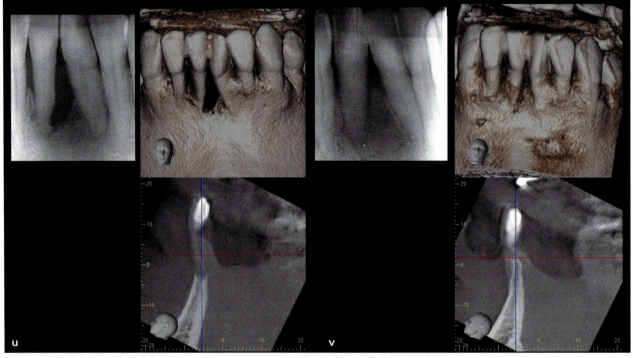
図40u, v 術前（u）と4年後（v）のCBCT像では，コンタクト直下に新たな歯槽堤が再生していることが示された．

3 　上顎臼歯部

　上顎臼歯における根分岐部病変では，根分岐部の形態的な多様性があり，欠損の深さもさまざまである．そのため，物理的にアクセスが困難であり，プロービングによる計測にエラーが起こりやすく，従来型の二次元的なデンタルエックス線写真を用いた場合に診断に限界が生じる．よって，追加診査として三次元で骨欠損を観察できるCBCTによる画像診断が有効なものとなる[50]．そしてCBCTで得られる歯周組織の喪失程度や根分岐部病変の分類の診断において高い精度を示すことが証明されている[51]．

　頰側の根分岐部病変はアクセスが比較的容易であるが，近心やとくに遠心の根分岐部病変はアクセスや視野の確保が困難となる場合が多い．歯周組織再生療法の適応症はⅡ度の根分岐部病変であり，Ⅲ度の根分岐部病変は通常適応症にはならず，切除療法〔歯根分割抜歯（トライセクション）や抜歯〕が適用される[52〜55]．

　図41に6遠心根分岐部病変Ⅱ度に対応した症例を，図42に6根分岐部Ⅱ度サブクラスC，3根尖付近に及ぶ垂直性骨欠損に対してextended flapを応用した症例を，図43に6頰側根分岐部病変Ⅱ度および5 7遠心の骨縁下欠損に対応した症例を示す．

症例9 　6根分岐部病変Ⅱ度および7根分岐部病変Ⅲ度（症例：石川知弘）

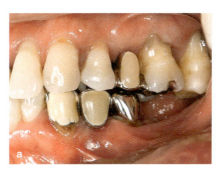
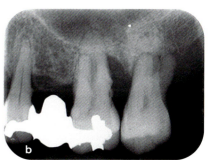

図41a, b　6は遠心からⅡ度，サブクラスCの病変，7はⅢ度サブクラスCの分岐部病変を認めた．

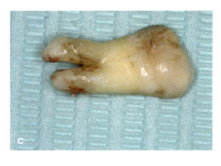
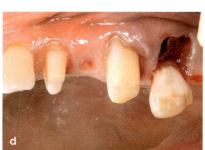

図41c　抜根された7の頰側根．
図41d　7口蓋根は生活歯髄断髄を行い，有髄で保存した．

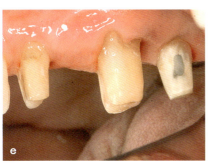
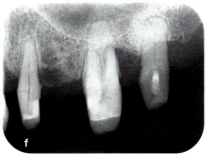
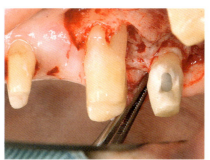

図41e, f　6再生療法術前の口腔内およびデンタルエックス線写真．　　図41g　フラップを展開．

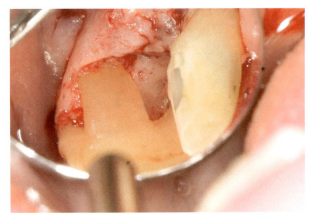
図41h　デブライドメント後の状態.

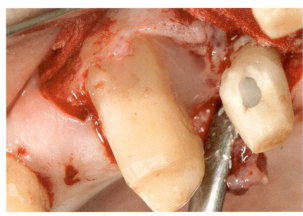
図41i　エムドゲインを応用した.

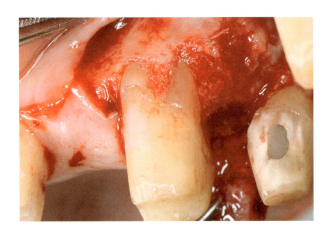
図41j　自家骨を移植.

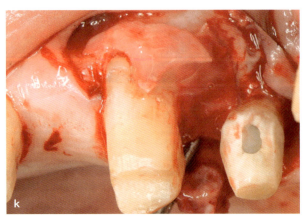
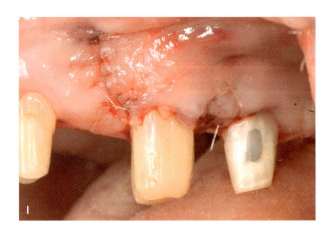
図41k, l　コラーゲン膜を分岐部に設置し,縫合後の状態.

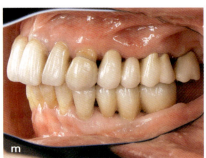
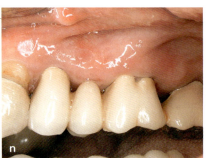
図41m, n　治療終了後7年,術後10年の状態.|6分岐部病変は閉鎖し|7は有髄のまま安定している.

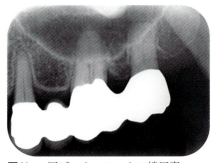
図41o　同デンタルエックス線写真.

CHAPTER 3　歯周組織再生療法

| 症例10 | 近心根分岐部病変Ⅱ度および骨縁下欠損（症例：大杉和輝） |

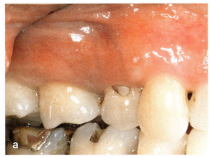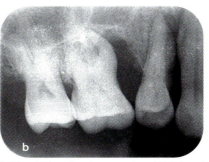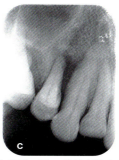

図42a〜c　「歯周病で歯茎が腫れている」を主訴に来院．デンタルエックス線写真では6 3」に根尖付近に及ぶ骨吸収像を認める．口腔内所見としては3」遠心部歯肉より排膿を認める．歯周基本治療を行うこととした．

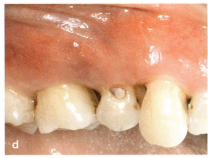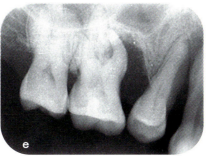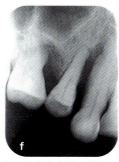

図42d〜f　術直前の口腔内写真．歯周基本治療終了より6か月．デンタルエックス線写真ではとくに大きな変化は認められない．口腔内所見としては3」遠心部歯肉からの排膿がなくなり，炎症がコントロールされている．

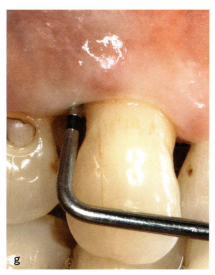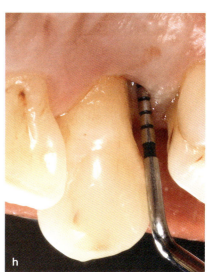

図42g, h　手術直前の歯周組織検査．3」遠心頬側PD14mm，遠心口蓋側PD11mm，BOP(＋)，動揺度．

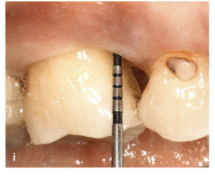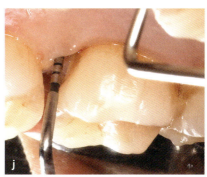

図42i, j　術直前の歯周組織検査．6」近心頬側PD 9 mm，近心口蓋側PD12mm，BOP(＋)，動揺度．

133

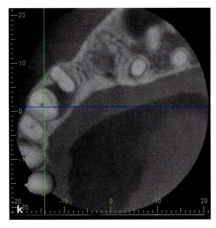
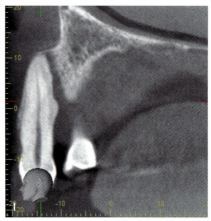

図42k, l 手術直前のCT所見では，3|遠心部に根尖付近に及ぶ垂直性骨欠損が認められる．

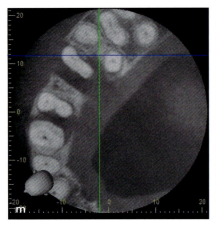
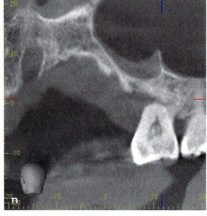

図42m, n 6|MB根・P根間に根分岐部病変Ⅱ度を認める．

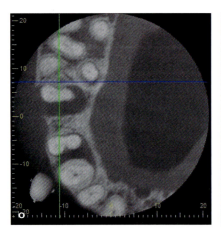
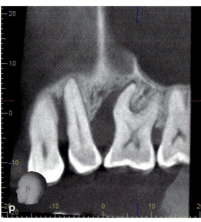

図42o, p 6|近心部に根尖付近に及ぶ垂直性骨欠損(サブクラスC)が認められる．

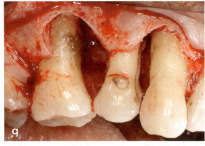
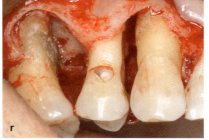
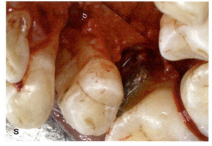

図42q〜s 全層弁でフラップを形成したところ，多数の縁下歯石を認めた．

CHAPTER 3　歯周組織再生療法

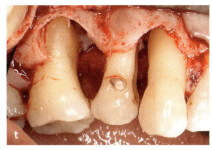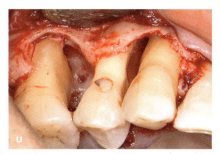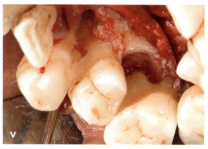

図42t~v　超音波スケーラーを用いて根面のデブライドメントを行った．6|MB根・P根間の根分岐部病変を認める．

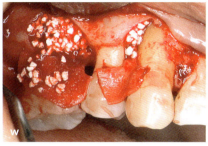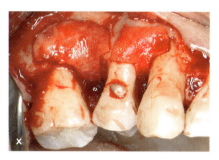

図42w, x　リグロスを浸漬したサイトランスグラニュールMを充填，その後Bio-Gideで被覆・縫合した．

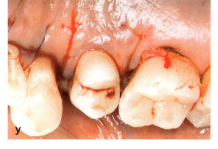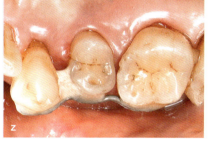

図42y, z　End-to-endになるように縫合を行った．術後11日で良好な一次治癒を認めた．術後，動揺度が増したため，暫間固定を行っている．

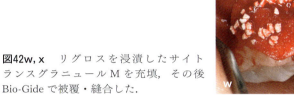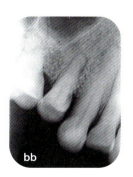

図42aa, bb　術直後のデンタルエックス線写真．

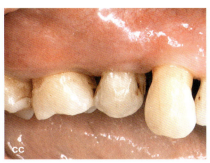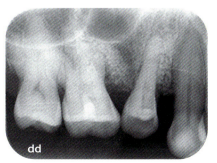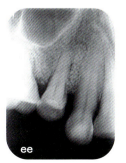

図42cc~ee　術後2年8か月の口腔内およびデンタルエックス線写真．歯周組織は安定している．

135

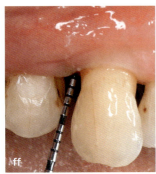 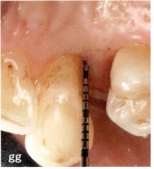 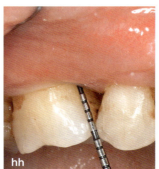 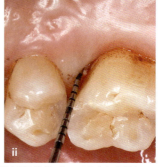

図42ff, gg 術後2年8か月の歯周組織検査．3｜遠心頬側 PD 4 mm，遠心口蓋側 PD 4 mm，BOP（−），動揺度0度で安定している．

図42hh, ii 術後2年8か月の歯周組織検査．6｜近心頬側 PD 4 mm，近心口蓋側 PD 5 mm，BOP（−），動揺度0度で安定している．

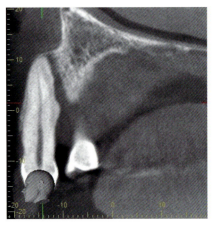 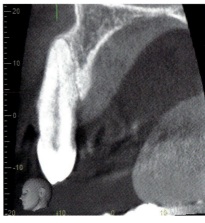

図42jj 術後2年8か月のCT所見で，3｜遠心部の垂直性骨欠損は，根尖部より徐々に自家骨に置換している像が認められる．

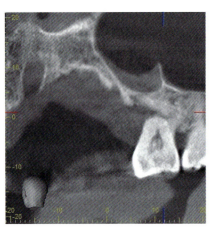 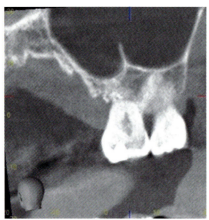

図42kk 6｜MB根・P根間の根分岐部も徐々に自家骨に置換している像が認められる．

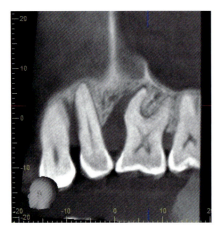 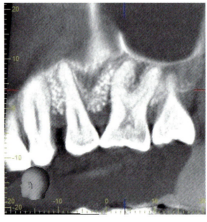

図42ll 6｜近心部の垂直性骨欠損（サブクラスC）も根尖部より徐々に自家骨に置換している像が認められるものの，歯肉溝付近は完全に自家骨に置換しておらず，プロービングデプスも5 mmのため，今後も経過を追う必要があると考えている．上皮性付着あるいは歯肉適合での治癒となっていると推測されるが，BOP（−）と臨床的には安定した状態を維持している．

CHAPTER 3　歯周組織再生療法

症例11　|6 頬側根分岐部病変Ⅱ度および|5 7 遠心の骨縁下欠損（症例：北島　一）

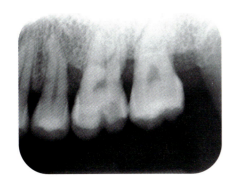
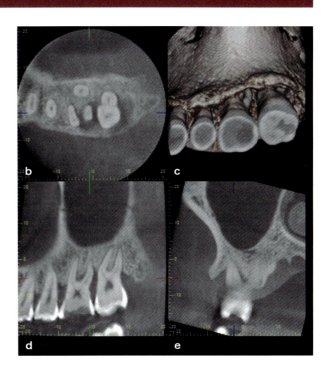

図43a　初診時のデンタルエックス線写真．|5 遠心，|6 遠心，|7 遠心に骨欠損が認められるが，|6 の骨欠損形態はデンタルエックス線写真からは把握しにくい．

図43b〜e　CBCT画像により|6 遠心根周囲の骨欠損形態が明確に把握できる．遠心根は根尖近くまで骨吸収が進行し，頬側の根分岐部病変はⅡ度である．

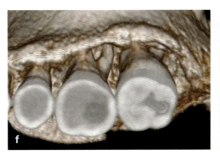
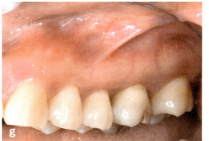

図43f, g　頬側からのCBCT画像と口腔内所見．|5 7 は遠心隣接面に限局した主に3壁性の骨欠損，|6 は遠心隣接面から頬側にかけて拡がる深い骨欠損．

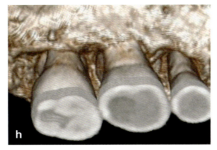
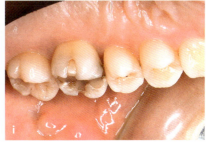

図43h, i　口蓋側からのCBCT画像と口腔内所見口蓋側の付着は健全である．

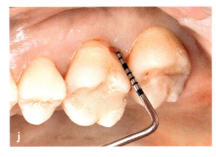
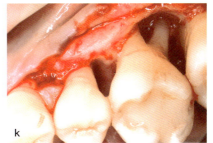

図43j　|6 頬側遠心部に7mmのポケットを認めた．
図43k　|6 頬側遠心根は根尖近くまで歯槽骨の吸収が見られ，頬側の根分岐部病変はⅡ度であった．

137

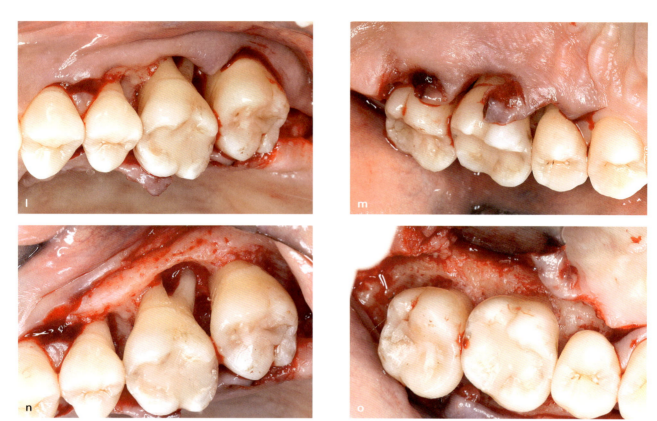

図43l～o MPPTを用いたextended flap．近遠心幅径が狭い|5 6間および|6 7間の歯間乳頭は細いうえに頬舌的に距離があり長い．このような細くて長い歯間乳頭を傷つけることなく完全な形で剥離展開することは難易度が高く十分な注意が必要となる．不用意にメスで切開を行えば容易に歯間乳頭を傷つけてしまい術後の裂開や壊死につながる．したがって，歯間乳頭の歯肉溝内切開はペリオトームなどを用いて安全に切開するようにする．また，歯間乳頭と骨欠損内の肉芽組織とを切り分ける操作はせずに，骨欠損底から全層で肉芽組織ごと剥離挙上したほうが安全であると考えている．その後，必要があれば，マイクロシザースを用いてフラップ内面の肉芽組織をトリミングする．

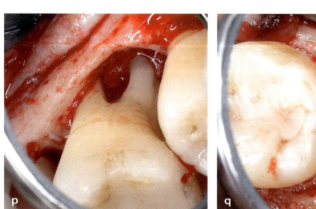 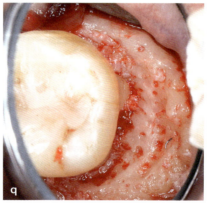

図43p デブライドメント終了後の|6頬側面観．II度の分岐部病変の状態が確認できる．
図43q |7遠心の3壁性骨欠損の形態．

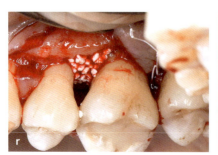 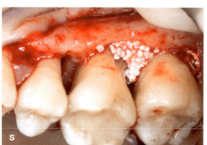 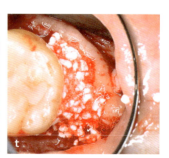

図43r～t 炭酸アパタイトとrhFGF-2を混和し骨欠損部に充填．

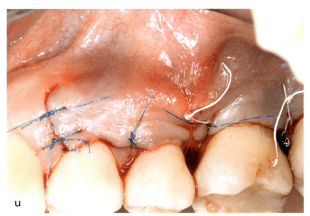
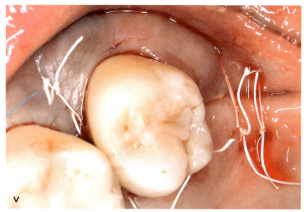

図43u, v　縫合後の状態．|4近心に減張のため縦切開が入っており，加えて骨膜減張切開を行うことでフラップを歯冠側に挙上し一次閉鎖を図っている．

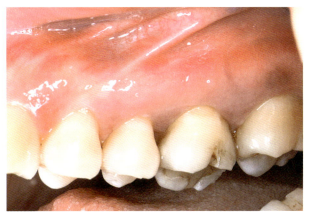

図43w　術前の口腔内写真．

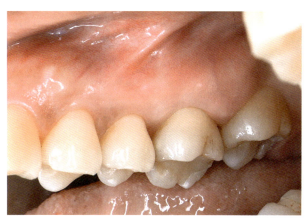

図43x　術後3年の口腔内写真．

図43y　術前のデンタルエックス線写真．
図43z　術後3年デンタルエックス線写真．健全な|4 5間の隣接面骨レベルと同等の高さまで|5 6 7遠心に bone fill が認められる．

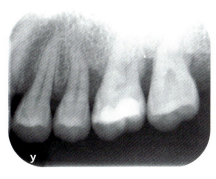
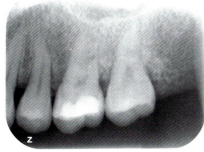

4 根分岐部病変に対する歯周組織再生療法（片山明彦）

1）根分岐部病変罹患歯の喪失率と治療

根分岐部病変に罹患した歯の10年間での喪失率はⅠ度が10％であるのに対して，Ⅱ度は25％，Ⅲ度は40％とされる[56]．一方，再生療法などを含めて歯周治療の介入を行った場合でもⅢ度の根分岐部病変を有する歯は約10年間で37％が失われたとの報告がある[57]．

根分岐部病変に対する治療には，非外科治療と切除療法（歯根分割法，歯根切断法），再生療法（GTR法，エムドゲイン，FGF-2）などの外科的アプローチが提案されている．Bowersらは，根分岐部病変Ⅱ度を有する下顎大臼歯の74％で完全閉鎖を達成し，68％の根分岐部病変をⅠ度まで軽減したと報告している．これらの結果は，GTR法および骨移植などの再生療法の有効性を実証したものである[58]．

この結果と合わせて，米国歯周病学会（AAP）の根分岐部病変に関するRegeneration Workshopでは，根分岐部病変Ⅱ度を有する歯に対して再生療法は有効な治療オプションであり，切除療法や他の治療を行う前にこの方法を検討すべきであると結論づけており[53,59]，歯の保存を考えたときに可能な限り根分岐部病変を再生療法によって改善できれば長期的予後が得られるであろう．

2）根分岐部病変の分類と治療法

根分岐部病変に対する分類は水平的分類（グレード1，2，3）[60]および垂直的（サブクラスA，B，C）分類[61]がある．これまで，治療法を推奨するガイドラインは，水平的分類に基づくものがほとんどであり[58]，新たに垂直的分類や根分岐部周囲の軟組織成分を含めたガイドラインをRasperiniらが示した[62]．そのなかで，根分岐部病変の水平的分類と垂直的分類を掛け合わせ（**表1**），根分岐部病変への推奨する治療オプション（**図44**）について説明している．

3）根分岐部病変に対する歯周組織再生療法

根分岐部病変の水平的・垂直的分類（**表1**）におけ

表1 根分岐部病変の水平的・垂直的分類（参考文献60，61より引用改変）．

根分岐部病変の水平的な分類 (Hamp 1975)[60]	根分岐部病変の垂直的な分類 (Tonetti 2017)[61]		
	A	B	C
1	水平的ロスが3mm以下 垂直的ロスが根分岐部の頂部から1/3もしくは3mm以下	水平的ロスが3mm以下 垂直的ロスが根分岐部の頂部から2/3もしくは4〜6mm	水平的ロスが3mm以下 垂直的が根分岐部の頂部から根尖部に及ぶ，もしくは7mm以上
2	水平的ロスが3mm超（貫通はしていない） 垂直的ロスが根分岐部の頂部から1/3もしくは3mm以下	水平的ロスが3mm超（貫通はしていない） 垂直的ロスが根分岐部の頂部から2/3もしくは4〜6mm	水平的ロスが3mm超（貫通はしていない） 垂直的ロスが根分岐部の頂部から根尖部に及ぶ，もしくは7mm以上
3	水平的に貫通し，組織の完全喪失 垂直的ロスが根分岐部の頂部から1/3もしくは3mm以下	水平的に貫通し，組織の完全喪失 垂直的ロスが根分岐部の頂部から2/3もしくは4〜6mm	水平的に貫通し，組織の完全喪失 垂直的ロスが根分岐部の頂部から根尖部に及ぶ，もしくは7mm以上

▶根分岐部病変の治療法

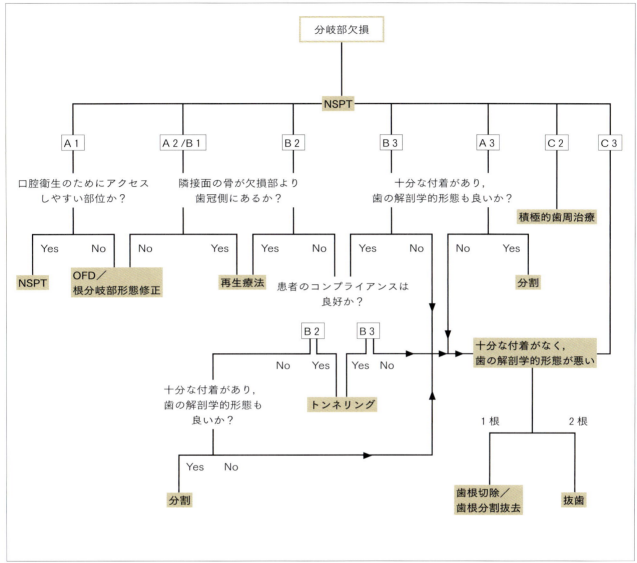

図44 根分岐部病変の治療法(参考文献62より引用改変).

るA2，B1，B2は再生療法の推奨とされる．

(1) 口腔内の衛生状態

FMPS・FMBSが15％以下を目標に，コンプライアンスとモチベーションが確立され，禁煙した状態で行う(図45)．

(2) 硬組織と歯の状態

根分岐部病変は複雑な歯根形態によって引き起こされやすい(図46)．そのなかでも，エナメル滴(エナメルプロジェクション)の存在とルートトランクの長さによって軟組織の付着の喪失につながる(図47)[62]．とくに，臨床実感として頬側の根分岐部病変が多くみられるのは，ルートトランクの長さが舌側に比べて頬側のほうが短いことが影響しているかもしれない．再生療法を行う際には，このルートトランクの部分に歯肉が付着しなければならず，ルートトランクが短い場合には不利に働き，歯肉が再付着せず根分岐部の露出につながる．

下顎の根分岐部病変II度の再生療法において，近遠心の歯槽骨の高さが根分岐部の頂部と同等か高い場合には良好な結果が得られ，逆に低い場合，とくに5mm以上の差がある場合には根分岐部の閉鎖率は低いことが観察された[58]．

(3) 軟組織の状態

根分岐部病変に再生療法を行う際に歯肉のphenotype(角化歯肉幅と歯肉の厚み)は重要な要素

▶ 根分岐部病変の歯周組織再生療法におけるディシジョンツリー

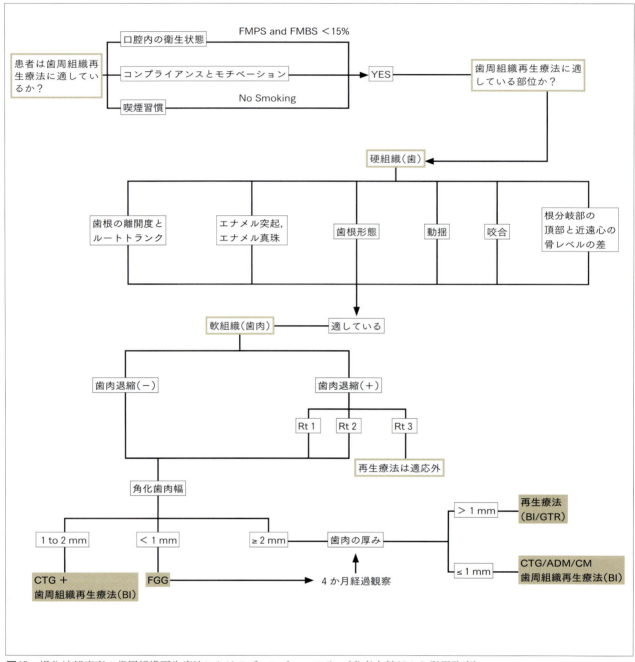

図45 根分岐部病変の歯周組織再生療法におけるディシジョンツリー（参考文献62より引用改変）．

であるとされる[63]．根分岐部を完全閉創できなければ再生療法の失敗にとなり，角化歯肉幅と歯肉の厚みによって結合組織移植（CTG）の応用を考え，phenotype の改善をはかる必要がある[64]．

（4）再生療法

CTG は，上皮層の角化を誘導し，組織の厚みを増加させることができることが示されている．CTG は，フラップの再ポジショニングと根面への適応を促進する生物学的充填材として機能し，軟組織の厚みを増加させる[65]．EMD と GTR 法の比較では，頰側Ⅱ度の根分岐部病変での臨床的改善において同等の効果を示し，EMD を用いた臼歯では術後の後退，痛み，腫れが少なかったことを示した[66]．FGF-2（リグロス）はⅡ度の根分岐部病変に対して効果があるとされ[67]，この製剤の作用により歯肉の厚みの増加を促す．

▶硬組織と歯の状態

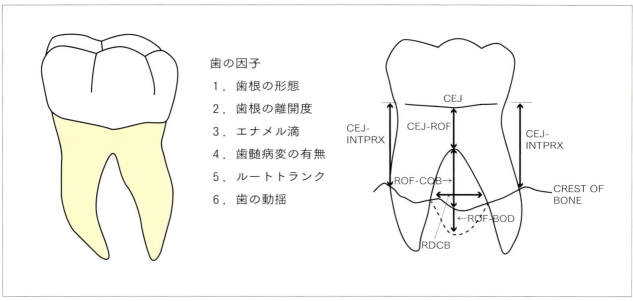

図46 根分岐部病変における再生療法を行うときに影響を与える因子(参考文献58より引用改変).

Root trunk	Mean(SD)	Medium	Range	Minimum	Maximun
Buccal(30)	2.49(0.77)	2.58	3.93	1.75	5.70
Lingual(30)	3.18(0.86)	3.17	3.95	0.82	4.75
Overall(60)	2.83(0.88)	2.84	4.88	0.82	5.70

図47 エナメル滴(エナメルプロジェクション)の存在とルートトランクの長さによって軟組織の付着の喪失につながる(参考文献62より引用改変).

(5)血餅の確保

再生療法を行う場合に血餅の保持が重要であるが，根分岐部の狭い限られた空間では血餅の確保が難しい．根分岐部病変I度であっても，垂直性骨吸収で考えれば1壁性になり，血餅の確保が難しく，軟組織の完全閉鎖によって血餅の確保が必要であろう(図48)．そのため，phenotypeの改善とともに血餅の保護のために結合組織移植を併用すると臨床成果の向上につながるであろう(図49)[68].

▶血餅の確保

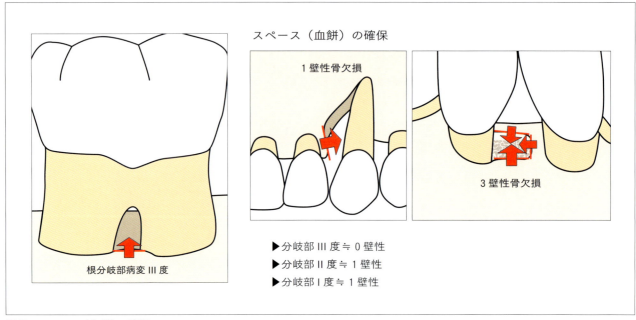

図48　スペース（血餅）の確保.

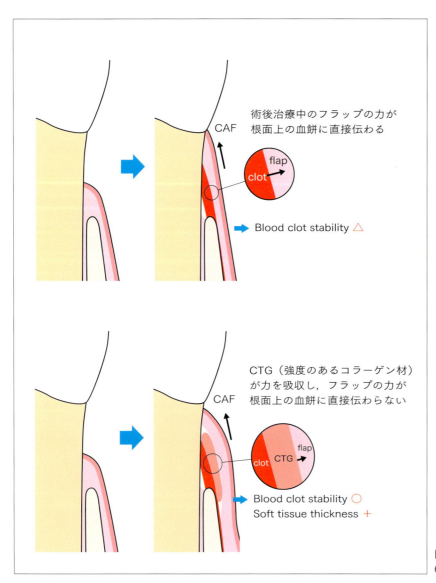

図49　CTGが血餅を保護する（参考文献68より引用改変）.

CHAPTER 3　歯周組織再生療法

4）症例

症例12：Ⅲ度の根分岐病変と垂直性骨欠損に対してNIPSA/HITとSFAにてフラップデザインを考慮して対応した症例（図50）

（1）患者の基本情報

患者：59歳，男性，会社員

主訴：左右下の奥歯が腫れる

現病歴：2年くらい前より 7̲ と下顎大臼歯部の歯肉腫脹を発現．その後，動揺も自覚する．近医を受診するも抜歯と診断され，保存希望とのことで2019年5月に受診された．

全身的既往歴：特記事項なし

服用薬：なし

口腔内所見：全顎的にプラークコントロールは不良であり，歯肉の発赤，腫脹を認めた．また，歯の動揺を多数歯に認め，上顎前歯部は離開し，下顎前歯部は歯肉退縮を認めた．

（2）検査・診断，治療計画

検査：初診時歯周組織検査により2〜10mmの歯周ポケット（プロービングポケットデプス：以下，PPDと略）を認めた．PCR：68％であり，PPD 4mm以上35.8％，PPD 6mm以上の部位が8か所，プロービング時の出血（BOP陽性率）は58.8％であった．とくに，7̲ には3〜10mmの深いPPDが存在し，動揺度3度を認めた．また，6̲ にはⅢ度の根分岐部病変を認め，PPDは4〜8mm，動揺度1度，7̲ の近心には垂直性骨吸収を認め，PPDは4〜9mm，動揺度2度を認めた．

デンタルエックス線所見により，全顎的な水平性骨吸収とともに 7̲ 近心には垂直性骨吸収とⅠ度の

症例12　Ⅲ度の根分岐病変と垂直性骨欠損に対してNIPSA/HITとSFAにてフラップデザインを考慮して対応した症例（症例：片山明彦）

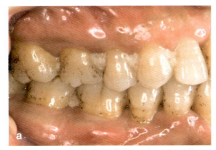
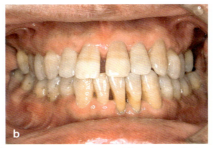
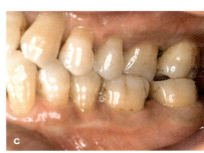

図50a〜c　初診時口腔内写真．全顎的にプラークコントロールは不良であり，とくに右側臼歯部には食渣を認め，歯肉の発赤，腫脹を認めた．また，歯の動揺を多数歯に認め，上顎前歯部は離開し，下顎前歯部は歯肉退縮を認めた．

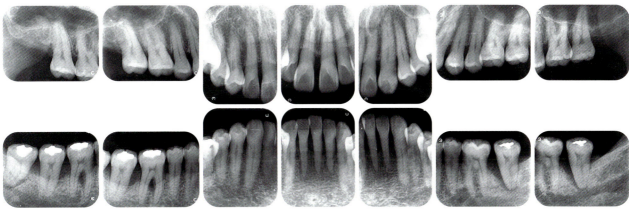

図50d　同デンタルエックス線写真．全顎的な水平性骨吸収を認める．7̲ 近心には垂直性骨吸収を認め，6̲ にはⅢ度の根分岐部病変を認め，7̲ 近心に垂直性骨吸収を認める．

PPD　赤文字＝BOP（＋）　黄背景＝排膿

根分岐部病変																I																					
動揺度			0		0		0		0		0		0		0		0		0		0		0		0		0		0									
BOP+（赤字）		5	4	5	4	4	4	3	4	4	4	4	3	4	3	3	3	3	3	3	3	3	3	3	3	3	4	4	3	4	3	4	3	4	4	7	5
		5	4	4	4	4	4	3	4	3	4	3	3	3	3	3	3	3	3	3	3	3	3	3	3	4	3	3	3	3	3	3	4	4	5		
	8		7		6		5		4		3		2		1		1		2		3		4		5		6		7		8							
	8		7		6		5		4		3		2		1		1		2		3		4		5		6		7		8							
BOP+（赤字）	5	5	5	7	9	5	8	4	4	3	3	3	3	3	3	3			3	3	2	2	3	3	2	2	3	3	3	3	3	3	3	3	10	8	4
	4	4	4	4	4	4	5	5	4	4	3	3	3	3	3	3			2	2	2	2	2	3	2	3	3	2	3	3	3	3	3	4	9	6	3
動揺度	2		2		1		0		0		0		0					0		0		0		0		0		0		0		3					
根分岐部病変			I		III																																
					III																																

図50e　歯周組織検査（初診時）.

根分岐部病変が存在し，⌐6にはⅢ度の根分岐部病変を認め，7⌐近心に垂直性骨吸収を認める．

診断：限局型重度慢性歯周炎ステージⅢグレードB

治療計画：

- 歯周基本治療（TBI，スケーリング・ルートプレーニング，咬合調整）
- 再評価検査
- 歯周外科治療（歯周組織再生療法）
- 再評価検査
- 口腔機能回復治療
- 再評価検査
- サポーティブペリオドンタルセラピー（SPT）もしくはメインテナンス

（3）治療の実際

　歯周基本治療時に8⌐の抜歯を行った．歯周基本治療終了後，7⌐6に対しては歯周ポケットが残存したため，歯周組織再生療法を行うこととした．具体的にはプロービングデプス，デンタルエックス線写真，CBCTなどから硬組織の診査を行って骨欠損形態の把握し，併せて軟組織の診査を行い角化歯肉幅・歯肉の厚みを考慮してから術野への到達性，デブライドメントの可否を検討して切開線，フラップデザインを決定する．そして，使用する再生療法材，骨補填材，CTGの併用等を決定する．

　硬組織検査として⌐6のPPDは唇側近心2mm，中央5mm，遠心3mm，舌側近心4mm，中央8mm，遠心5mmであり，7⌐のPPDは唇側3mm，舌側近心9mm，中央7mm，遠心5mmであった．

デンタルエックス線写真から⌐6には根分岐病変を認め，7⌐近心に垂直性骨吸収を認めた．CBCTより頬側には骨壁が存在し，舌側に骨欠損が認められた．また軟組織検査より歯肉のphenotypeは厚い（thick）タイプであり，頬側角化歯肉幅は3mm，軟組織の難易度分類（**表1**）ではclassⅠであった．これらの検査からフラップデザインはextended flapの選択も考えられたが，骨欠損が大きく術後の歯肉の裂開が予測された．このことから頬側には骨壁があり，⌐6の頬側の根分岐部病変にはNIPSA/HITでアプローチし，7⌐6には舌側からはSFAでアプローチすることで術野の視野の確保とデブライドメントが可能で予後もよいと判断した．骨欠損部の再生療法にはリグロスとサイトランスグラニュールを応用することとした．

　7⌐6部の頬側MGJにNIPSA/HITによる水平切開を行い，7⌐6の歯肉溝切開からと連続させてフラップを形成し，同舌側部にはSFAにて切開，剥離を行い，骨欠損部のデブライドメントと根面のルートプレーニングを行った．24% EDTA（グリーンジェル）にて根面処理を行い，舌側骨欠損部にデコルチケーションを行った．そして，骨欠損部に対してはリグロスとサイトランスグラニュールを混和したものを填塞した．最後に切開部を6-0ナイロン糸にて縫合を行った．

　術後3日は抗生剤の服用を指示し，含嗽剤での洗口を抜糸までの2週間行ってもらうようにした．術後1日，3日，7日，14日に来院してもらい，創部のプラーク除去を行った．術後経過は良好であり，

CHAPTER 3 歯周組織再生療法

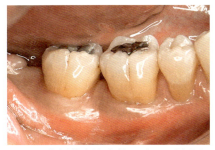

図50f 歯周基本治療終了時の口腔内写真．

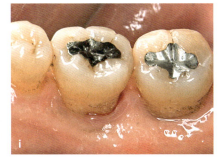

図50g, h ペリオチャート．7̄，6̄の舌側に深い歯周ポケットを認める．

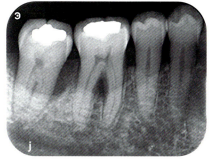

図50i, j 同デンタルエックス線．6̄の根分岐部病変を認め，7̄近心には垂直性骨欠損を認める．

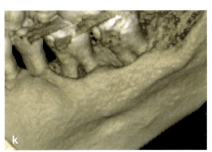

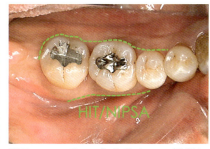

図50k, l CBCTボリュームレンダリング画像．6̄，7̄の舌側部に骨欠損を認め，7̄の近心には垂直性骨欠損，6̄には根分岐部病変3度を認める．

図50m フラップデザイン．頰側にNIPSA/HITのフラップデザインを，舌側にはSFAでのフラップデザインを選択した．

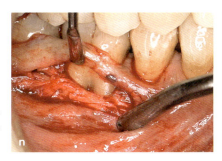

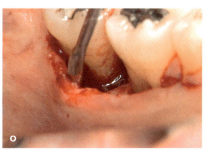

図50n, o 頰側よりNIPSA/HITでアプローチを行い，舌側よりSFAでフラップデザインを形成．

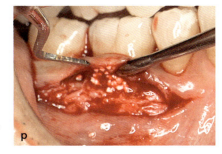

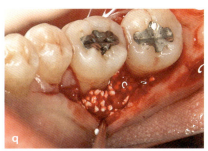

図50p, q 骨欠損部に対してリグロスとサイトランスグラニュールを応用．

147

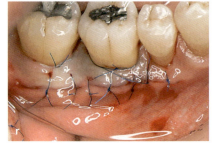
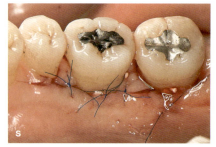

図50r, s 6-0ナイロンにて縫合.

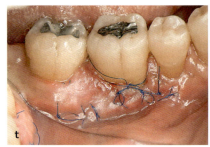
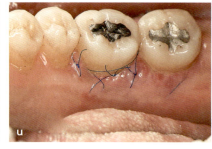

図50t, u 術後1週. 術後経過は良好である.

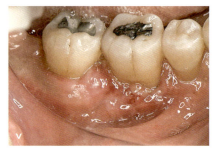
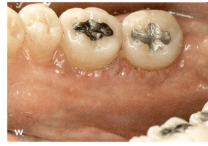

図50v, w 術後2週. 創部の裂開もなく抜糸を行う.

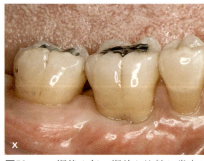
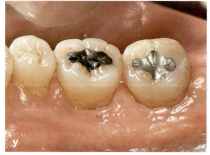

図50x, y 術後1年. 術前と比較し歯肉レベルの変化はなく経過良好である. 歯周ポケットも2〜3mmと安定している.

図50z 術後2年. 術前に認められた垂直性骨欠損部と根分岐部病変部は改善されている.

歯肉腫脹は認めるものの2週間後に抜糸を行った.

術後経過は良好であり, 術後2年においてPPDは全周2〜3mmであり, 動揺も消失した. デンタルエックス線写真上では骨欠損と根分岐病変の改善が認められた.

CHAPTER 3　歯周組織再生療法

症例13　根分岐部病変Ⅲ度に対してPhenotype（角化歯肉幅・軟組織の厚み）を考慮し再生療法を行った症例（症例：片山明彦）

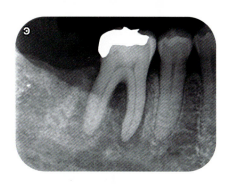

図51a　初診時．デンタルエックス線写真．根分岐部病変Ⅲ度とともに遠心根根尖部に透過像を認める．

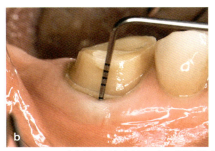
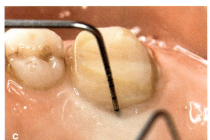

PPD(mm)	D	M
L	3	5	3
B	3	7	3

図51b～d　歯周基本治療終了時．根管治療を行い，歯周ポケット診査を行うと頰側分岐部に7mmの歯周ポケットを認める．

症例13：根分岐部病変Ⅲ度に対してPhenotype（角化歯肉幅・軟組織の厚み）を考慮し再生療法を行った症例（図51）

同様にⅢ度の根分岐部病変で頰側の角化歯肉幅が3mm，歯肉の厚みがthinで軟組織の難易度分類Class Ⅲ，舌側は角化歯肉幅が10mm，歯肉の厚みがthinでClass 1の症例に対するアプローチを供覧する．

患者：58歳，女性．

主訴：6⏋の歯肉腫脹が主訴に来院した．同歯はⅢ度の根分岐部病変を有しており，電気歯髄診断ではバイタルの低下を認め，歯周基本治療時に根管治療を行った．

検査：再生療法前の硬組織検査ではPPDが頰側中央（根分岐部）7mm，舌側中央（根分岐部）で5mmであり，ファーケーションプローブで根分岐部はスルーアンドスルーであった．また，デンタルエックス線写真，CBCTからもⅢ度の根分岐部病変を認めた．

軟組織検査を行ったところ，頰側の角化歯肉幅3mm，歯肉の厚みはCOLORVUE® BIOTYPE PROBESから白のプローブが透けてみえており，薄い（thin）タイプであった．このことから軟組織の難易度分類（Katayama A, Funato A）[69]からはclass Ⅲと診断した．また舌側は角化歯肉幅が10mmであり，歯肉の厚みはthinでClass 1であった．

治療の実際：再生療法の際のフラップデザインは，6⏋の近遠心には支持骨が残存し，根分岐部のデブライドメントが完全に行えればと考え，6⏋近心乳頭部はM-MIST様の切開として歯肉溝切開部につなげ，遠心部ウエッジ（パラレル）状とし，歯肉のphenotypeの改善のために同ウエッジ部から歯肉結合組織を採取して6⏋頰側部にCTGの応用を行った．再生療法材料はリグロスとサイトランスグラ

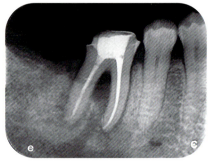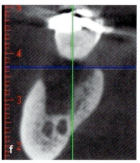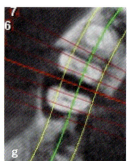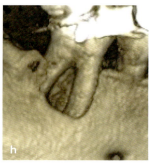

図51e〜h 術直前のデンタルエックス線写真，CBCT，ボリュームレンダリング画像．根分岐部病変3度を認める．

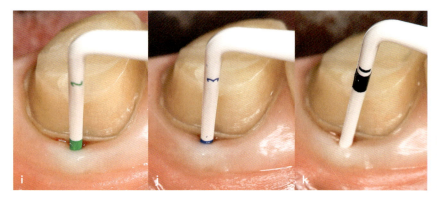

図51i〜k COLORVUE® BIOTYPE PROBES（Hu-Friedy）による歯肉のphenotypeの分類．白のプローブが透けてみえており，薄い（thin）タイプである．

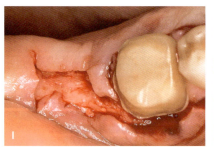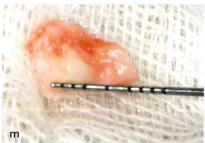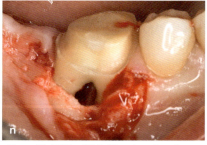

図51l〜n 再生療法時．頬側の縦切開と近心乳頭部の水平切開，歯肉溝切開を繋げてフラップを展開．遠心部のラテラルウエッジ様切開にて結合組織を採取．．

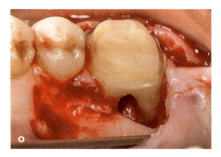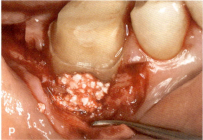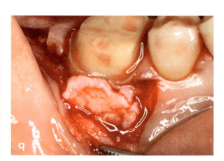

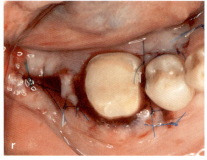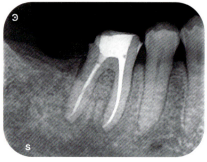

図51o〜s 根面のルートプレーニングと分岐部の掻爬を行った後にサイトランスグラニュールとリグロスを応用．頬側に結合組織移植を行い吸収性縫合糸にて懸垂縫合後にフラップを縫合．

CHAPTER 3　歯周組織再生療法

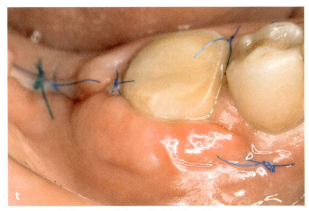
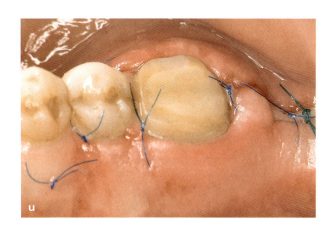

図51t, u　術後1週．良好な治癒経過を認める．

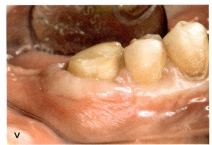
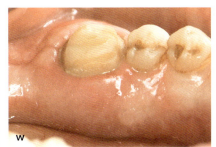
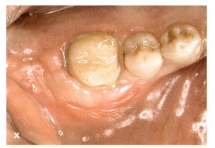

図51v〜x　術後2週．抜糸を行う．

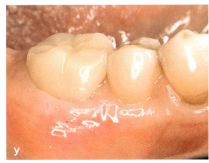
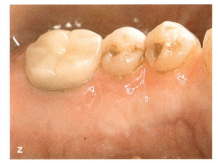
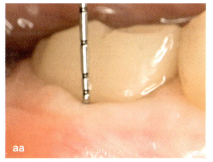

図51y〜aa　術後2年．歯周ポケットは2〜3mmに安定しており，術前に認められた分岐部病変3度も改善している．

ニュールを選択した．
　術後経過は良好であり，術後2週にて抜糸を行った．術後6か月においても歯肉レベルの変化はなく，術後1年において，根分岐部の歯周ポケットは3mmであり，歯肉のレベル変化は認めず，根分岐部病変の改善が認められた．

| 症例14 | 囲繞性の深い骨欠損に対し成長性因子（リグロス）とバイオオスを用い欠損を回復させた症例（症例：海谷幸利） |

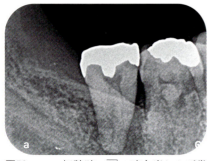
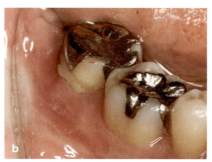
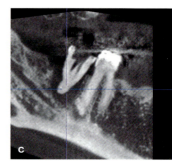

図52a〜c 初診時．7┐の咬合痛および歯ぐきの腫脹で来院．プロービングデプスは近心8mm，遠心11mm，排膿も見られた．頬側は近心，遠心とも深い値を示したが，舌側は4mmであった．エックス線写真およびCT診査より，歯根を囲む骨欠損（囲繞性）と診断した．

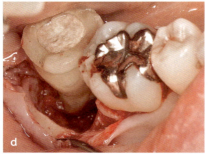
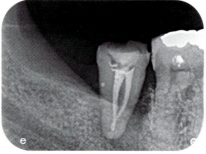
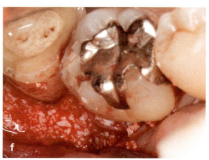
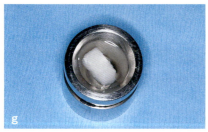
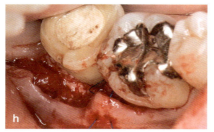
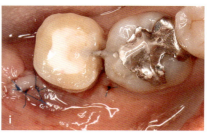

図52d〜i 根尖付近まで骨欠損があるこのようなケースの場合，根管治療をして経過観察後，歯周治療に移行する必要があるため，根管治療を行い，腫脹の消退後，遠心部に切開を加え歯間部はSPPTによりフラップを形成し，根のデブライドメントを徹底的に行い，止血確認後EDTAによる根の洗浄後リグロスとバイオオスを自家骨を骨欠損部に填入し，歯肉の厚みを確保するためFibro Guideを骨と歯肉の間に挟みこみ，縫合を行った．

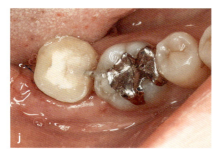
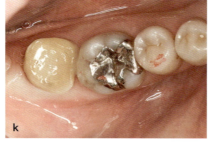

図52j 術後2週．歯肉は徐々に治癒してきている．
図52k 術後3か月．歯肉が安定したためプロビジョナルレストレーションの製作に移行した．

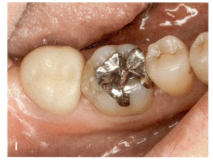
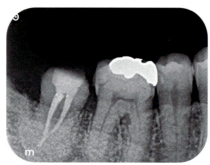

図52l, m 術後8か月．プロービングデプスは3mmに改善されている．

CHAPTER 3　歯周組織再生療法

5　骨縁上欠損への挑戦（石川知弘）

歯周組織再生療法は，深い骨縁下欠損に対しては，良好な結果が期待できる．しかし，骨壁数が，3壁から2壁，1壁へと減少するに従い，たとえ骨移植材を併用したとしても期待した結果が得られない可能性が高まる[70]．

さらに，水平的な骨欠損に対しては，歯周組織再生の可能性についてそのエビデンスは限定され，症例報告，ケースシリーズが報告されているのみである．水平的な骨欠損が進行した場合，感染がコントロールされ，軟組織の炎症が消退すると歯肉は退縮し，歯根露出，鼓形空隙の拡大によって審美性，発音機能に問題を生ずる．これは歯周病を治療するうえでジレンマとなり，再生療法のフラップマネジメント，マテリアルが発展を遂げた現在においてもいまだにチャレンジである[71]．

イヌの研究では，実験的に形成された水平性の骨欠損に対し，条件を整えれば，骨縁上の再生が得られる可能性が示されている[72, 73]．実際の臨床においても，非吸収性膜の形態維持能力を，感染を制御しつつ効果的に応用できた場合，骨縁上の組織再生が得られ，長期的に安定する症例を経験している．

1）非吸収性膜による0壁性欠損への対応

水平的骨欠損治療にEMDを応用することによって，より多くのアタッチメントゲインと術後の歯肉退縮を抑制できる可能性が示されている[74~76]．また，水平的な骨欠損に対しては，骨移植を併用することによって再生のスペースを維持することが推奨されている．

近年はフラップの歯冠側移動術，結合組織移植術などの歯周形成外科の技術を併用することによって，再生療法の術後の歯肉退縮を予防，さらに根面被覆，歯間乳頭部の増大が試みられるようになった[77, 78]．

また，フラップデザインはpapilla preservation flapから切開の範囲と剥離を最小限にとどめ，フラップの安定性を高めるminimally invasiveデザイン，歯間乳頭を剥離しない術式，歯間乳頭には切開を加えず，側方もしくは前庭部からアプローチする術式が報告された[47, 79~83]．

さらに，EMDの他に，rh-PDGF BB，rh-FGF 2などのサイトカインの併用によって，良好な結果が報告されている[84, 85]．とくに，FGF-2はその線維芽細胞増殖，血管新生作用などにより歯周組織再生に加え，軟組織の増殖の作用が高いと臨床上感じている．

現在の再生療法は，手術法，マテリアルなど，多くの選択肢が存在する．患者の条件，歯の保存や審美性に対する要求度，コンプライアンス，全身のコンディションなどと，骨欠損状態，軟組織の状態，アクセスなどの局所の状態を評価し，術者の経験，侵襲などを考慮し，患者，患歯に適した術式を選択することが求められる（症例15：図53，症例16：図54，症例17：図55）．

153

症例15　非吸収性膜による0壁性欠損への対応（症例：石川知弘）

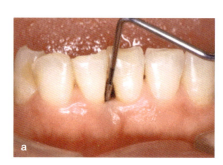
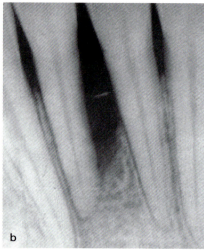

図53a　46歳，女性．1|近心で6 mm，|1近心で4 mmのポケットが残存している．正中の歯間乳頭は喪失している．
図53b　基本治療後のデンタルエックス線写真．水平的，垂直的な骨欠損を認める．

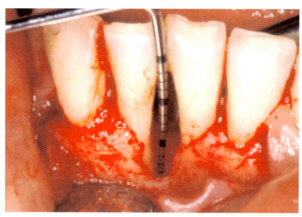

図53c　実際の骨欠損も0壁，1壁，2壁が主体であった．

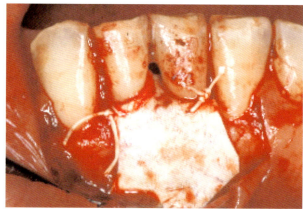

図53d　非吸収性膜を骨縁上に設置している．

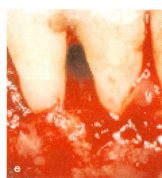
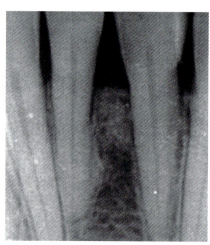

図53e　3週後膜除去時には直下まで組織再生を認めた．
図53f　17年後の正面観．喪失していた正中の歯間乳頭は部分的に再生している．
図53g　17年後のデンタルエックス線写真では，0壁であった欠損に骨縁上に硬組織が再生し，長期的に維持されていることが示されている．

| 症例16 | エムドゲイン，骨移植，吸収性膜による骨縁上欠損への対応（症例：石川知弘） |

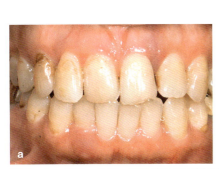
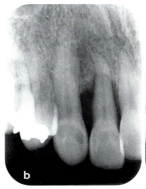
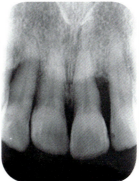
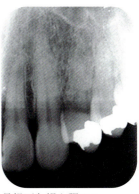

図54a, b　48歳，女性．初診時には両側2周囲に深いポケットを認め，デンタルエックス線写真でも骨縁下欠損を認める．

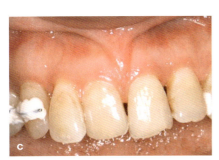
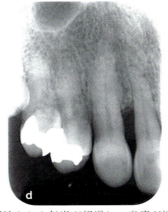
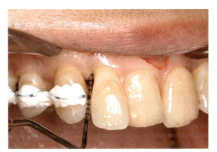

図54c, d　1|再生療法術前の状態．初期治療開始から1年半が経過し，炎症が消退し歯肉の退縮を認める．デンタルエックス線写真では初診時に認められた骨縁下欠損部に骨の添加が認められる．

図54e　PDは5mmで，1mmのリセッションを認める．

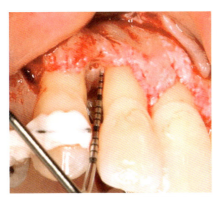
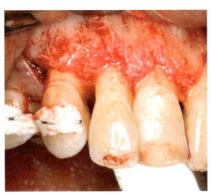
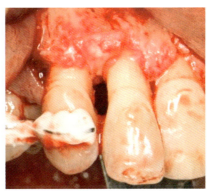

図54f　デンタルエックス線写真での像と一致して 3|近心も骨が喪失しており，2|遠心は周囲に骨壁のない水平的な骨欠損が主体であった．

図54g　3|の本来の歯槽頂を想定し自家骨移植を行った．2|に関しては挺出しているため，低めの設定となっている．

図54h　吸収性膜で骨移植材，つまり血餅の安定を図った．

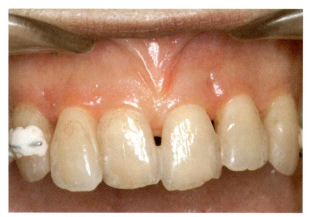

図54i 5週間後の状態．一次治癒が達成された．

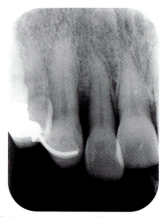

図54j 術直後デンタルエックス線写真．移植された自家骨が認められる．

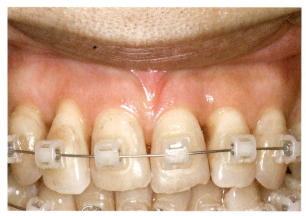

図54k 患者は矯正歯科治療を受け入れ，再生手術後14か月で開始された．時間の経過とともに歯根の露出が進行した．

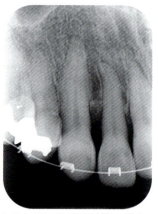

図54l 術後14か月，矯正治療開始時．再生した組織のミネラル化が進んでいることが認められる．3|近心は目標とした位置まで回復している．

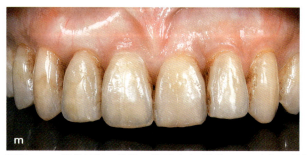

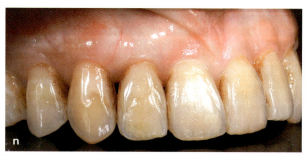

図54m, n 術後12年の状態．歯列不正が改善され，良好な軟組織形態が維持されている．

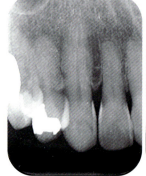
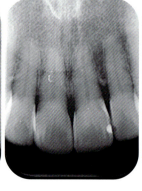
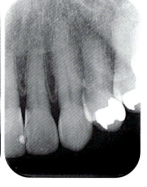

図54o 12年後のデンタルエックス線写真．再生療法を行った3 2|部，|1 2部は成熟が進んでいる．このように再生療法と圧下を組み合わせることにより，骨頂を越えてより多くのアタッチメントゲインを達成することができる．

CHAPTER 3　歯周組織再生療法

症例17　FGF-2, 骨補填材, 吸収性膜による骨縁上欠損への対応（症例：片山明彦）

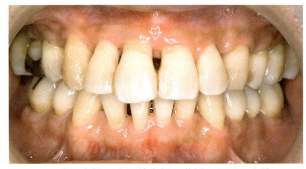

図55a　42歳, 女性. 上顎前歯部の動揺を主訴に来院した. 歯周基本治療が終了し, 歯周外科治療前の状態. 上顎前歯部には深い歯周ポケットと歯肉退縮とともに歯間乳頭の喪失が認められる.

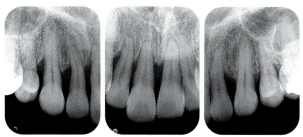

図55b　初診時のデンタルエックス線写真. 水平性骨吸収とともに垂直性骨吸収を認める.

	3	2	1	1	2	3
BOP+（赤字）	4 4 4	6 5 5	7 5 6	5 6 4	4 6 4	4 4 4
	6 4 3	5 5 5	6 6 7	7 6 5	5 5 7	4 3 4
動揺度	1	2	2	2	1	0

図55c　上顎前歯部には4〜7mmの深い歯周ポケットを認め, 動揺度も1〜2度である.

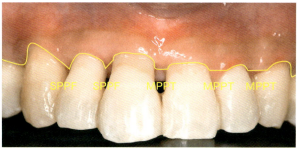

図55d　切開線の設定と乳頭部の切開. Extended Flap にて乳頭部の切開は歯根間距離を基準に SPPF と MPPT を行った.

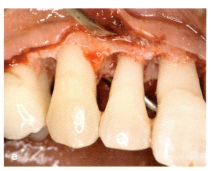 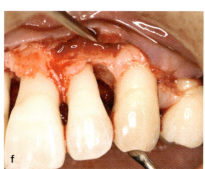

図55e, f　フラップを剥離し, 肉芽の掻爬とルートプレーニングを行った状態.

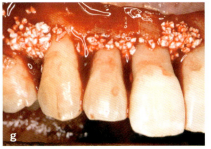 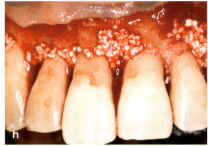 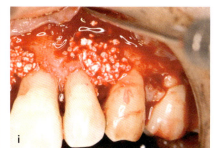

図55g〜i　24%EDTA にて根面処理を行った後に, FGF-2（リグロス）, 骨補填材（サイトランスグラニュール）を応用.

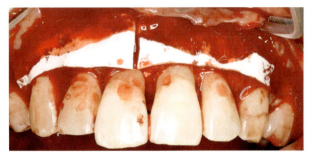

図55j 吸収性膜（Bio-Gide）を歯間部と唇側部に応用し，骨補填材と血餅の安定を図る．

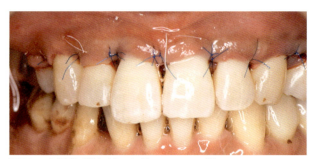

図55k 減張切開を行った後に，PTFE製モノフィラメント糸を用い，水平マットレス縫合と6-0ナイロン糸にて懸垂縫合と単純縫合を行う．

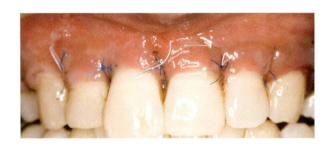

図55l 術後2週の抜糸時，創部の裂開等はなく経過は良好である．露出していた歯根は完全に被覆され，乳頭部も回復している状態である．

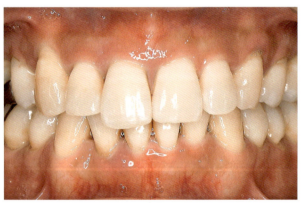

図55m 術後2年経過時，3|の歯肉退縮が認められるものの，良好な軟組織形態を維持している．

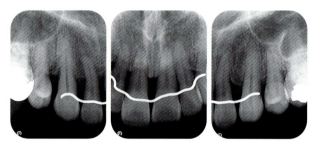

図55n 術後2年経過時のデンタルエックス線写真．術前に存在した垂直性骨欠損部の改善が認められる．

CHAPTER 3　歯周組織再生療法

3 再生療法と矯正治療とのコンビネーションによる効果

1 はじめに

　もともと不正咬合を有する患者に歯周病が発生した場合，早期接触の歯，負担過重の大きな歯は歯周病がとくに進行するリスクを有する，たとえ，個性正常咬合であった患者も歯周病が進行すると臼歯部での付着の喪失にともない，バーティカルストップが喪失し，前歯に突き上げが起こり，フレアーアウトが発生し，機能と審美性が失われていく．Brunsvoldらによれば，その頻度は30.03～55.8％あり[86]，このことからも歯周病を治療するうえで，矯正歯科治療は避けて通れないことがわかる．

　不正咬合がある場合はさらに問題が複雑化していくであろう．このような場合においても失われた審美性と機能を獲得するためには，矯正歯科治療と歯周治療，補綴修復治療を効果的に応用することが必須となる．

　まず，成人の矯正は小児のそれと異なり，正常咬合をめざすものではない．成人における矯正治療の目標を図56に示す．

　矯正治療により，歯のポジションが改善することにより，

・歯に対する力の条件が改善される
・清掃性が改善する
・審美性が改善する
・再生療法の前処置として条件を改善する
・再生療法の術後の処置としてその効果を増強する
以上のようなメリットが考えられる．

　しかし，健常者と異なり，歯周病患者において矯正治療を進めるためにはいくつかの考慮すべき点が存在する．

・歯周病の悪化のリスク
・処置のタイミング（歯周外科と矯正）（外科を先行した場合，矯正の開始時期）（補綴と矯正）
・咬合性外傷の発生

　歯周病の感染が持続した状態に矯正力を与えることは歯周病罹患歯に咬合性外傷を与えることと同様の効果をもたらし，歯周病悪化のリスクを増大させることが報告されている[87, 88]．したがって矯正治療が開始される前に可及的にBleeding Indexを減少させておく必要があるが，初期治療のみでは感染のコントロールが不可能な場合，具体的にはポケット

▶成人矯正治療の目標

・犬歯誘導可能な犬歯関係の確立（できれば1級）
・適切な臼歯咬合関係の確立
　第一大臼歯1級関係（2級仕上げの場合もある）
・前歯カップリング
・咬合平面の是正
・審美性の獲得

図56　成人矯正治療の目的.

| 症例18 | 矯正前に再生療法を含む歯周外科を行い，矯正治療の期間中トラブルなく治療が完結された症例（症例：石川知弘） |

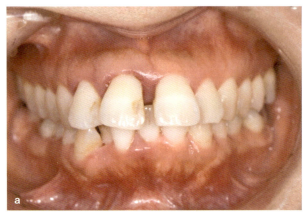

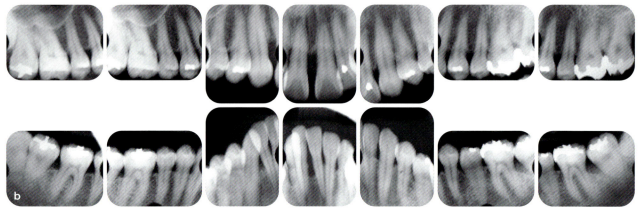

図57a, b　39歳，女性．歯並びの改善を主訴に来院．中等度の慢性歯周炎，臼歯部には分岐部病変も認められた．

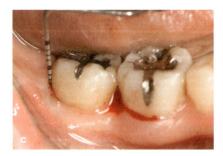

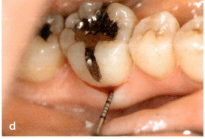

図57c, d　臼歯部には初期治療後にも深いポケットが残存しBOPが認められた．ここでは下顎右側臼歯部を示す．

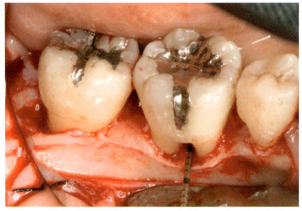

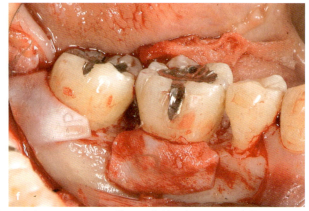

図57e, f　矯正治療に先立ち骨縁下欠損，II度の分岐部病変に十分なデブライドメントの後，骨移植が行われ，吸収性コラーゲン膜が設置された．上下左右の臼歯部に対する再生療法が2回の手術で実施された．

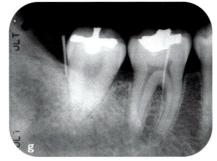
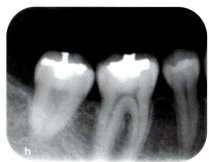

図57g, h　再生療法術前および術後6年のデンタルエックス線写真.

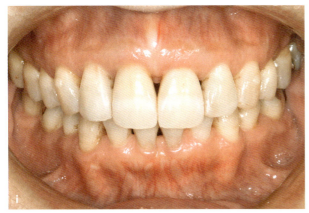
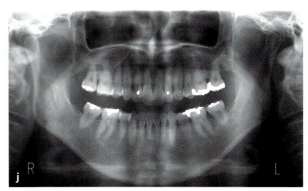

図57i, j　治療終了後17年の状態．すべての必要な歯周外科が終了後7か月〜1年後に矯正治療が開始され，約3年で問題なく終了，現在17年間メインテナンスされている．歯列が整い，臼歯部での安定した咬合接触とアンテリアガイダンスが確立された．鼓形空隙は拡大しているが，患者は現状の審美性で十分に満足している．

が5〜6mm以上あり[89]，BOPが持続するような箇所に関しては，矯正治療前にOFDによって，あるいは，適応症であれば再生療法を先に行うことが理想である．歯周病の既往があり，歯周支持組織が減少していても，治療によって，歯周組織が健全であれば，矯正治療が可能であることが示されている．

つまり歯周病患者に矯正治療をする場合，原則として，炎症をコントロールすることが優先される．初期治療のみでは，BOPが改善しない場合，歯周外科が必要になる[90, 91].

最近のシステマティックレビューによると，歯周外科後，矯正治療開始までの期間にコンセンサスはなく，1週間目から1年にわたっている．考え方として，軟組織が治癒後に開始する場合[92]（1か月以内）と骨組織が成熟するのを待つ場合[93]（3〜4か月）に分かれている．後述する再生療法との併用でその効果が増強される可能性を報告するものの多くは，比較的早期（4週）に矯正治療を開始している場合が多い．手術の内容，欠損の大きさ，軟組織の治癒状態は，個々の症例によって異なるが，少なくとも通常のプラークコントロールが行えるようになるまで（1〜2か月以上）は待つべきだと筆者は考えている．近年で4週と6か月の待期期間を比較して成績に差がないという報告がなされている[94].

2 再生療法の術前，術後処置としての矯正治療

　歯周組織再生に関して考えると，矯正治療によって，歯の位置が変化することは，同時に，歯周組織の付着機構の位置が変化することを意味する．それによって，ポケットの深さ，根間距離，歯槽骨欠損の深さ，幅が変化する．この現象を利用すれば，歯周組織再生治療に対し術前に有利な条件を整えられる可能性が考えられる．また，再生療法後にも残存するネガティブな形態を術後の矯正（挺出）処置によって改善できる．また，歯周外科後に骨の存在する方向へ歯を移動することにより，アタッチメントゲインが増大する可能性も考えられる．したがって歯周外科と矯正の順序に関してもいまだコンセンサスが得られていない点が多く，断定的なことはいえないが，歯の移動方向と再生療法の関係について，歯軸方向（挺出と圧下），近遠心方向，頬舌方向の3方向と，様式として傾斜移動と歯体移動が考えられる[95〜100]．

1）歯軸方向の移動：挺出と圧下

（1）挺出

　挺出によって骨縁下欠損を改善する手法はIngberらによって報告され，現在では広く応用されている[95〜100]（図58：症例19）．

　再生療法後に深いポケットが残存する場合においても同様に有効な解決法となる．Ogiwaraらは2壁性の骨縁下欠損にEMDとDFDBAの移植を併用し再生療法」を行った後，1か月で挺出を行うことにより，6か月後のリエントリーで挺出を行わないグループよりも有意に大きいアタッチメントレベルゲインが認められたと報告している[101]．

　再生療法の効果がでにくい，広くて，1壁，2壁の骨欠損は，可能であれば挺出もしくは再生療法と挺出の併用が効果が高いと考えられる（図59）．挺出と再生療法が必要な歯はまず再生療法を行い，術後に挺出を行うほうが再生にとって有利な条件で手術を行うことができ，さらにその結果，骨欠損が一部残存したとしても，術後の挺出によって修正されうる．

　残存する付着の位置と骨縁，MGJの関係によって挺出した量に対する，骨，付着歯肉の増大量が異なる[102, 103]（図59：症例20）．

症例19　囲繞性の骨欠損に対し，挺出で対応①（症例：石川知弘）

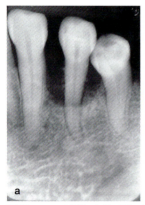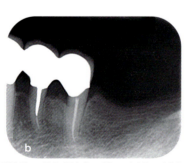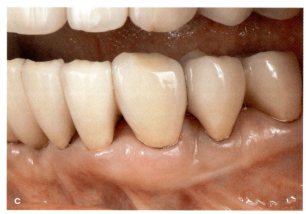

図58a〜c　56歳，女性．4̄の囲繞性の骨欠損（a）に対し，挺出で対応した．b, c：治療後23年経過しているが，良好に経過している．

CHAPTER 3　歯周組織再生療法

| 症例20 | 囲繞性の骨欠損に対し，挺出で対応②（症例：石川知弘） |

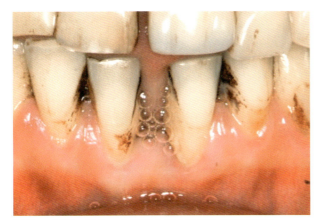

図59a　37歳，男性．全顎的な歯の動揺を主訴に来院．

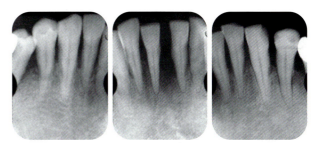

図59b　初診時デンタルエックス線写真．

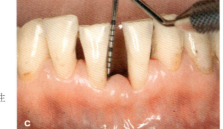

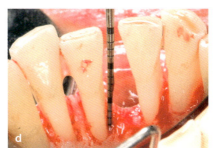

図59c　術前．中切歯間の離開と1壁性の骨縁下欠損，低位が認められる．
図59d　1壁，2壁の欠損．

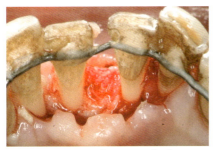

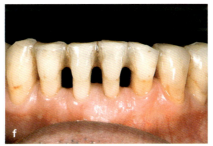

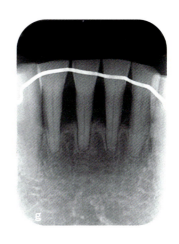

図59e　非吸収性膜でGTR後露出のため，4週で膜を除去した．
図59f, g　1年後に挺出を行った．膜の露出が起きたが，挺出により，骨レベルは術前に比べ均一となり術後9年間，良好に維持されている．

症例21：近心傾斜歯のアップライト（整直）における近心の骨縁下欠損の反応（図61）

近心傾斜歯の近心側に生じている骨縁下欠損に対しアップライトのための矯正を行うことで骨欠損の改善が認められる（図60）[104]．これは近心傾斜歯の近心側は挺出され遠心側は圧下される回転力が加わることによって，近心側には上記の挺出と同様の反応が見られたためと考えられる．とくに近心部位は咬合性外傷および歯肉縁下の汚染や清掃不良による炎症のため，実際の付着の喪失よりも過度のエックス線透過像が観察されることが多く，アップライトによる状況の改善により，remineralizationが起こり術前よりも近心の骨レベルが歯冠側に位置することが多い．このため，アップライト後に再生療法などの歯周外科が必要なくなることもしばしば経験する．

▶近心傾斜歯のアップライト（整直）における近心の骨縁下欠損の反応

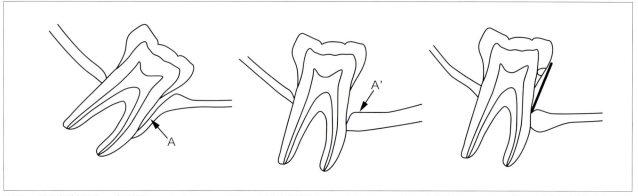

図60 近心傾斜臼歯の歯列矯正にともない，ポケット壁が反転することによって生じる歯周ポケットの深さの減少を模式的に表した図．A点はアップライトによりA'へと移動しポケットが減少する（参考文献104より引用改変）．

症例21　近心傾斜歯のアップライト（整直）における近心の骨縁下欠損の反応（症例：北島　一）

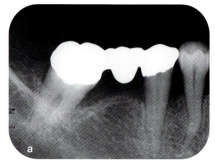
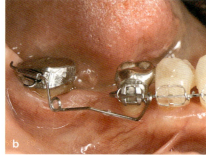

図61a, b 7|近心に垂直性の骨欠損が認められ，7 mmのポケットがあり，傾斜の改善のためアップライトを行った．

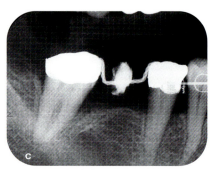
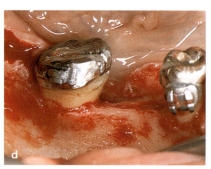
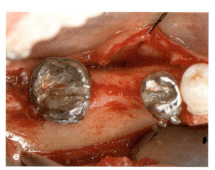

図61c〜e 初診時デンタルエックス線写真と2か月のアップライトと3か月の保定後のデンタルエックス線写真を比較すると骨欠損の消失が観察される．フラップを翻転すると骨欠損は認められなかったため，インプラント埋入部の骨頂に合わせて骨整形を行ったに留めた．

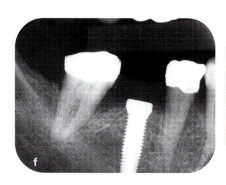
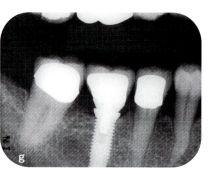

図61f, g 7|遠心側は圧下の動きのため相対的に骨レベルがCEJを越え高位に位置し，骨縁下欠損状の形態となっていたため，骨外科を行っている．

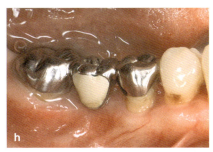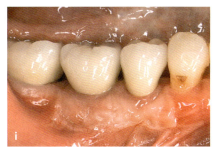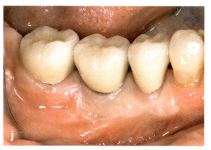

図61h〜j 術前と治療終了時そして14年後の状態．この間，問題なく経過し，近心骨の添加や7|近心歯間乳頭軟組織のクリーピングも観察される．

(2) 圧下

歯周病によって支持組織が減少すると，挺出をともなう病的移動がしばしば発生する．また元々挺出している歯において歯周病が発生した場合，付着の喪失の程度に応じて歯肉退縮が顕著となる．露出した根面，とくに隣接面に対し歯周組織再生を達成するには，軟組織周囲のレベルよりも歯冠側に移動させなければならず，成功の可能性は非常に低くなる．十分な初期治療の後，圧下を行うことにより，歯肉退縮は改善する．組織内に入った歯根面上に歯周組織再生が得られるか[105]，骨縁下欠損は生じるが，プロービングでは探知できない，上皮のダウングロースとなる[106]．

骨縁下欠損となりプロービングデプスは大きくなる．この場合，再生療法にとって有利な defect anatomy の条件の1つ，深い骨縁下欠損が形成される[107〜110]．このとき注意すべきことは，感染源が残留する歯根を圧下することにより，歯周病の悪化を招くリスクがあるので，SPTを綿密に行うことと，急性症状が発生しないか，モニタリングすることである．

症例22：再生療法前に矯正的圧下を行い再生療法により有利な深く狭い骨欠損形態にした症例（図62）

初診2012年9月．47歳，女性．|1の動揺を主訴として来院．既往歴および特記事項なし．|3が挺出しており歯肉退縮が顕著で，エックス線所見では近心に骨縁下欠損が認められた．骨欠損形態は浅く広い形態であったため，歯周組織再生療法には不利な形態であると考え，骨欠損をより深くし，骨欠損の角度を急角度とすることで再生に有利な欠損形態を得るため，歯周組織再生療法を行う前に矯正的圧下を行う計画を立てた．2015年1月矯正的圧下を開始し8か月の圧下後保定を行い，ワイヤーを接着した保定の状態で2015年11月歯周組織再生療法を行った．

図62f のエックス線写真に見られるように圧下することによって骨欠損は術前より深く急角度で狭い形態へと変化した．プロービング値は近心頬側7mm，近心舌側6mmであった．フラップを展開すると近心の1壁性の骨欠損から口蓋側へ連続した骨欠損が観察され，エムドゲイン，骨移植，吸収性メンブレンを用いた歯周組織再生療法を行った（**図62i〜l**）．

術後4年のエックス線写真による骨欠損の変化を見ると，近心隣接面における CEJ から骨頂までの距離が術前より減少しており，骨欠損の改善が認められた（**図62m, n**）．また CBCT から計測された歯根吸収量は0.9mmであった．

一方軟組織の変化では，歯肉退縮による歯根面露出は術前4mmから圧下によって2mm減少して2mmとなり，さらに再生療法によって0.5mm減少して1.5mmへと変化し，歯肉辺縁高さは術後5年間安定している（**図62o〜q**）．

症例22　再生療法前に矯正的圧下を行い再生療法により有利な深く狭い骨欠損形態にした症例
（症例：北島　一）

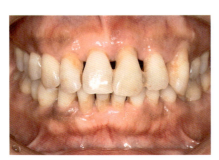

図62a　初診時正面観

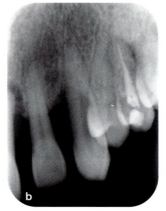

図62b, c　初診時デンタルエックス線写真．|3近心に広く浅い垂直性の骨欠損が認められる．この欠損形態は再生療法に不利な形態であり，治療効果が期待しにくい

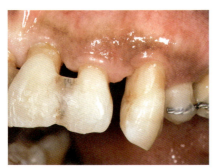

図62d　|3は挺出しており歯肉退縮が認められ，Cairoの分類RT3である．よって根面被覆術は期待できない．

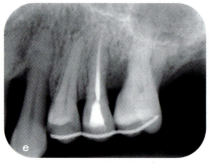

図62e, f　矯正開始前の状態．|3は挺出しており歯肉退縮が顕著である．また，近心骨欠損は水平に近い広くて浅い骨欠損形態．

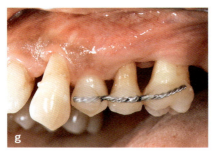

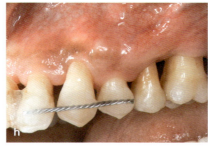

図62g, h　矯正的圧下開始から10か月後，再生療法手術直前の状態．|3近心骨欠損は矯正前より深く狭い欠損形態に転換され，再生療法にとってより好ましい形態となった．また歯肉退縮は圧下されることで退縮量が減少している点に注目．

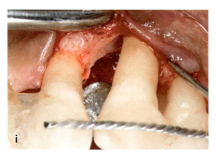

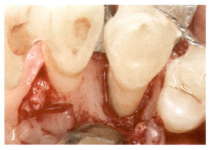

図62i, j　フラップを翻転すると|3近心に深く狭い1壁性骨欠損が認められ，さらに口蓋側に裂開をともなう骨縁下欠損が拡がっていた．

CHAPTER 3 歯周組織再生療法

図62k, l　Non-containing defect であるため吸収性メンブレンと骨移植を行うことで血餅の安定と再生のスペースの確保を図った.

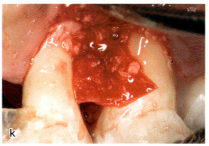
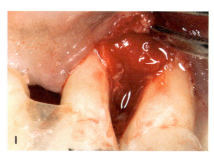

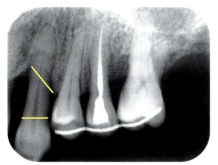

図62m　矯正的圧下前.

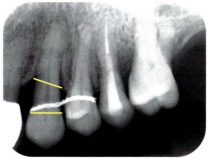

図62n　再生療法後4年. 黄色線は隣接面における CEJ を結ぶラインと隣接面における骨頂を結ぶライン. CEJ から歯槽骨頂までの距離を観察すると近心, 遠心とも減少していることがわかる. 遠心側は矯正的圧下による効果であり, 近心側は主に再生療法による効果であると考えられる.

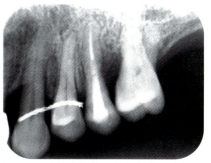

図62o　再生療法後7年経過後, 良好な経過が認められる.

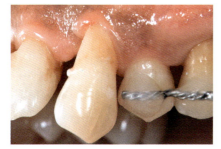

図62p　矯正的圧下前. 4 mm の歯肉退縮が認められる.

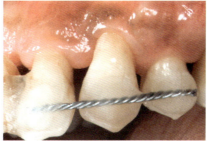

図62q　10か月の矯正的圧下後, 再生療法直前. 歯肉退縮が 2 mm 減少し退縮量 2 mm となった.

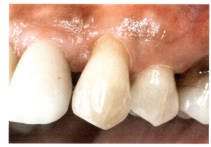

図62r　再生療法後8年経過. 唇側歯肉高さは変化なく, |3 近心歯間乳頭はクリーピングしている. 赤線は唇側中央 CEJ の高さ.

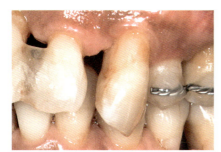

図62s　矯正的圧下前.

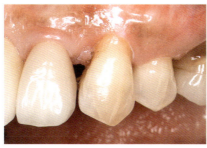

図62t　再生療法後8年. 圧下と再生療法により歯肉退縮の改善が見られる.

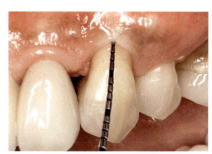

図62u　唇側プロービング値は 1 mm.

症例23　再生療法→圧下（近心傾斜歯のアップライトにおける遠心側の圧下に対する骨縁下欠損の反応）（症例：北島　一）

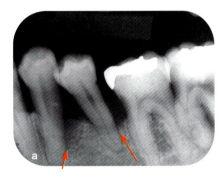
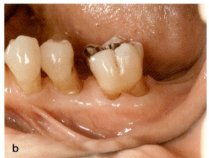
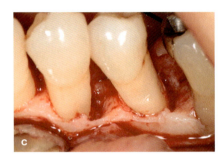
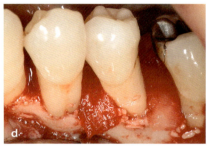

図63a ４には骨縁下欠損，５には骨縁上欠損が存在しており支持骨が失われている（赤矢印）．５遠心は広く～不利な形態である．
図63b ４ ５ ６は歯肉退縮が顕著である．
図63c ４遠心の骨縁下欠損と５遠心の骨縁上欠損の状態．
図63d エムドゲイン，骨移植，吸収性メンブレンを用いたGTRを行った．

症例23：再生療法→圧下（近心傾斜歯のアップライトにおける遠心側の圧下に対する骨縁下欠損の反応）（図63）

　初診2009年2月．47歳，女性．下顎左側臼歯部の歯の動揺を主訴として来院．既往歴および特記事項はなし．４には骨縁下欠損，５には水平性欠損が存在しており支持骨が失われていた．初期治療終了時の口腔内所見では歯肉退縮が４ ５ ６に認められ，歯根面露出が観察された．そして５ ６は近心傾斜していたためアップライトを目的とした矯正治療を計画した．前述のように近心傾斜歯のアップライトの遠心側には圧下の作用が働く．2010年3月，７へのインプラント埋入と同時に４ ５に対しエムドゲイン，骨移植，吸収性メンブレンを用いたGTR法を行い，フラップには減張切開を加え，歯冠側に挙上して縫合した（図63c, d）．近心傾斜の改善のため矯正を開始し，治療終了後から保定を行い，メインテナンスを行っている．

　エックス線写真の所見では，４遠心の骨縁下欠損は改善され，水平的骨吸収の見られた５遠心部においても隣接面CEJと骨頂間の距離を見ると術前，再生療法後1年6か月（矯正直前），再生療法後7年と段階的にそれぞれ骨レベルの改善され，再生療法による効果と矯正による効果が観察された（図63e, f）．

　歯肉辺縁位置の観察では再生療法によって歯冠側に挙上された歯肉は，術前に比べ1年6か月後も高い位置を保っており，その高さは矯正中も後戻りすることなく，むしろ４ ５ ６の遠心隣接面部では，歯肉辺縁がさらに歯冠側に位置し露出歯根面が被覆されていることが観察された（図63g～k）．

　挺出量が小さい場合，そして骨縁下欠損をともなっている場合，フラップのマネージメントが可能であれば，再生療法もしくはオープンフラップデブライドメントの後に圧下をすることにより，より安全に矯正治療を進めることができ，より多くのアタッチメントゲインを達成する可能性がある[111～114]（症例24：図64）．

CHAPTER 3 歯周組織再生療法

図63e 再生療法後6か月のデンタルエックス線写真．良好なbone fillが確認できる．
図63f 再生療法後10年．矯正によりアップライトとともに圧下が加わりCEJから骨頂までの距離（黄色矢印）が減少しており，骨縁上のbone fillが認められる．

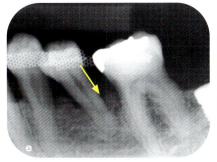
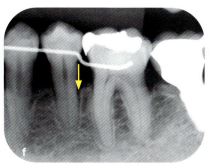

図63g 基本治療後，術前の状態．
図63h 再生療法後．フラップは骨膜減張切開を加え歯冠側に挙上し，縫合している．

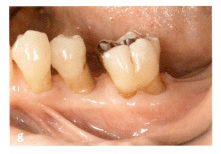
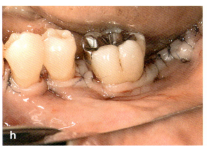

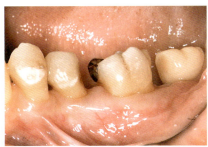
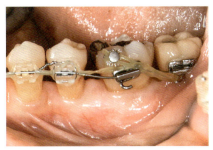
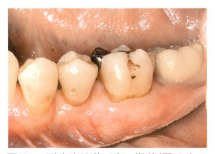

図63i 再生療法後1年5か月．暫間固定の除去後，矯正開始前の状態．
図63j ７のインプラントをアンカーとして矯正開始後3か月，４５６は整直されながら圧下の力も加えられている．
図63k 再生療法後13年．術前（図63g）はCairoの分類RT3の歯肉退縮を認めたが，再生療法および矯正治療によって歯肉退縮が減少していることはCEJから歯肉辺縁までの距離を見ることで確認できる．

症例24　再生療法術前に圧下し，術後に挺出を行った症例（症例：石川知弘）

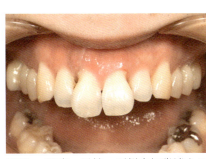
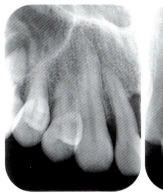
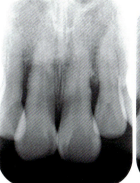
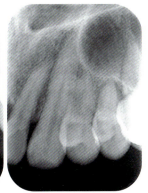

図64a 36歳，男性．両側中切歯遠心に重度の炎症が認められる．
図64b 両側中切歯遠心に骨縁下欠損を認める．

169

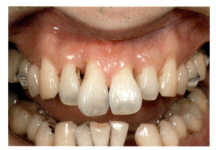
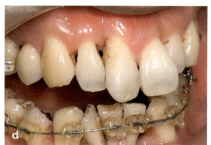

図64c 初期治療後には付着の喪失に応じて唇側から遠心にかけ歯肉退縮が発生している．この状態でも 2 1 間，1 2 間には9～12mmのポケットが存在する．

図64d, e 中切歯は捻転と挺出があり，側切歯間では根の近接が発生しており歯肉退縮と骨の欠損形態をあわせて考えると，この状態で再生療法を行っても大きな改善が得られないことが予測される．

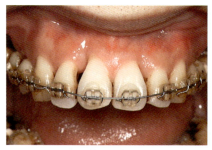
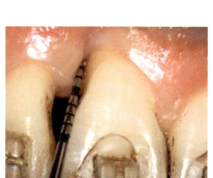

図64f 再生療法前の状態．捻転が改善され，中切歯は本来のレベルよりも意図的に余分に圧下されている．根面の露出量が大きく減少していることに注目．

図64g, h 結果として同部のPPDは矯正前より浅い7mmとなった．

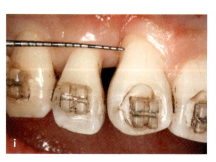
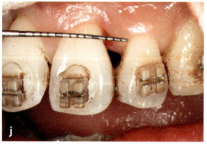

図64i, j 根間距離も2mm以上となり，フラップマネージメントにも有利な環境が整った．

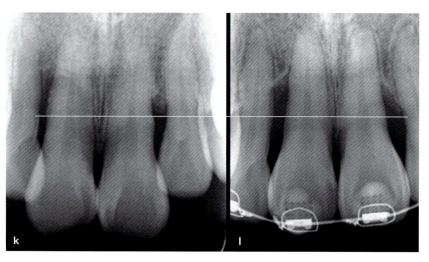

図64k, l 初診時と矯正後のエックス線写真を比較すると骨縁下欠損のコンポーネントが増加している．defect angle も小さくなっている．

CHAPTER 3　歯周組織再生療法

図64m, n　術中の観察でも骨縁下欠損のコンポーネントが大きくなっている．しかし頬舌側の骨壁は欠如し non-contained となっている．

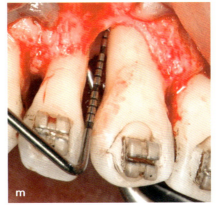
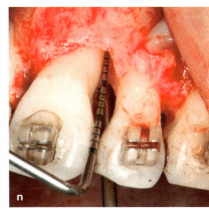

図64o, p　血餅の安定とスペースの維持，骨縁上の再生も期待して，骨移植材を骨頂を超えてオーバーフィリングし，吸収性膜でカバーした．

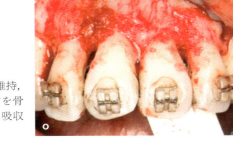
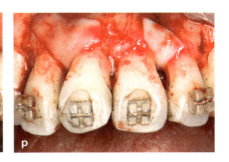

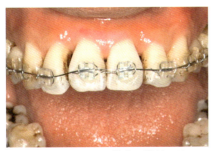
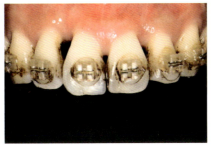
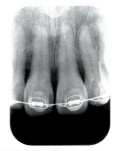

図64q　術後3か月の状態．術前に比べ，歯根露出も改善している．ブラケットポジションを変更し over intrusion の修正を開始した．

図64r　術後1年．挺出開始後9か月の状態．1|1 は再生療法術前に比べ挺出しているにもかかわらず，歯根露出は改善している．プロービングデプスも正常である．

図64s　同時期のデンタルエックス線写真では，初診時には骨壁が存在しないレベルまで硬組織が再生している像が認められる．これは矯正治療なしでは達成できなかったと思われる．

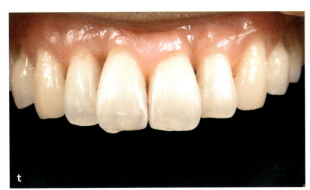
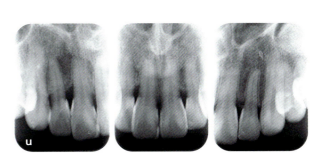

図64t, u　9年後の口腔内写真およびデンタルエックス線写真．

171

2）近遠心方向への移動

（1）根間距離の拡大

歯根間距離も骨欠損形態に大きく影響する．Talらは344か所を調べ，骨頂レベルで根間距離と骨縁下欠損の発生に相関があり根間距離を0.5mmで区切り，1mm未満から7.5mm以上の範囲で分類すると2.6mmより大きくなるとその頻度が高くなる（20～57.1％）と報告している[115]．

根間距離が小さくなると水平欠損として表現される可能性が高くなる．また，根間距離が狭くなると隣接面の軟組織のボリュームが減少し，再生療法術後に一次治癒を達成する難易度が高まる，Cortelliniらは軟組織レベルで根間距離が2mmより大きい場合，Modified Papilla Preservationフラップ，2mm以下の場合にはSimplified papilla preservationフラップを応用することにより一次治癒を達成する確率がそれぞれ73％，63％に向上し0％であった従来のフラップデザインに比べ大きく改善していることを示した．つまり，根間距離が狭く叢生を起こしている場合，骨欠損形態は再生療法にとって不利な水平的欠損となる傾向が高く，さらにフラップマネージメントに関しても狭い範囲で少ない体積の軟組織を一次治癒させることが要求されるため技術的な難易度が高まる．したがって，このような場合は可及的に感染のコントロールを行った後，矯正治療によって根間距離を拡大してから手術を行うほうが，より良好な治療結果が期待できる．ただし，あまり拡大しすぎて，defect angleが35°を超えると再生には不利になるため注意が必要である．

具体的には骨縁下欠損の深さが3mmであった場合，欠損の幅が2.1mmより大きくなるとdefect angleは35°を超えることになる．また，欠損の幅が2mmの場合，欠損の深さが5mmであればdefect angleは22°となり狭い骨欠損で再生療法に良好に反応することが予測される[116]（**図65**）．

（2）根間距離の縮小

再生療法の術後，根間距離を縮小することにより，鼓形空隙の体積が縮小されることにより，歯間乳頭の再建に有利にはたらく．したがって，defect angleが35°を超えていなければ根間距離が大きいうちに再生療法を行うほうが良いと考えられる．フレアアウトが認められるからといって，先に根間距離を2mm以下に狭めてしまうと，再生療法の難易度を高めてしまう．

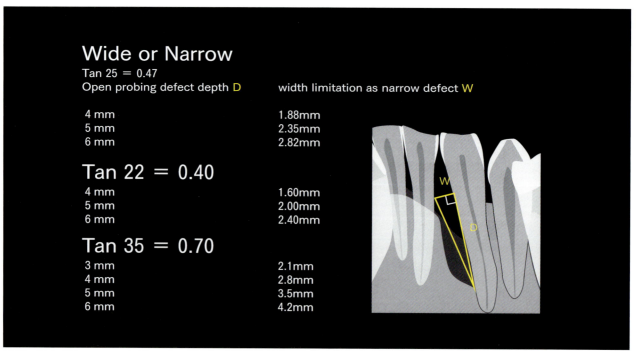

図65 再生療法にとって有利なディフェクトアングルが22°，骨欠損の深さ（D）にTan22＝0.4をかけた数より根間距離（W）が小さければ再生にとって有利でありTan35＝0.7をかけた数より大きければ再生によって不利となる（参考文献116より引用改変）．

症例25　再生療法前に矯正を行い欠損形態を有利に改善した症例（症例：石川知弘）

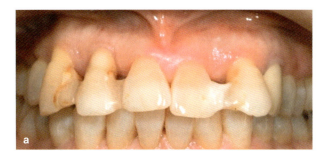

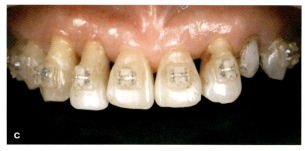

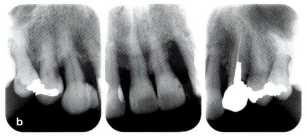

図66a, b　62歳，女性．広汎型歯周炎ステージⅢグレードC．上顎前歯にフレアアウトと水平性，垂直性の骨欠損を認める．2の近心はディフェクトアングルが大きく再生には不利である．

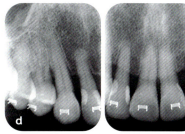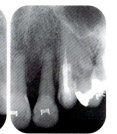

図66c, d　矯正後．2の近心は骨の再石灰化と矯正による根間距離の改善により再生にとって有利なディフェクトアングルとなった．

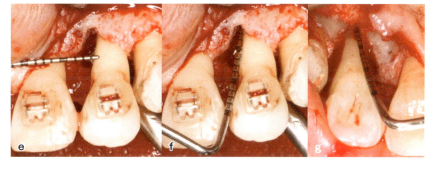

図66e〜g　骨縁下欠損の深さは6 mmで根間距離は3 mmでありディフェクトアングルは22°よりは大きいが35°よりは小さい．しかし口蓋側には壁はなく，再生療法の条件は有利とはいえない．

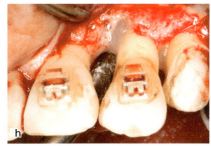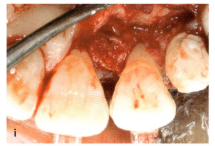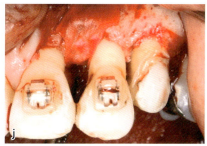

図66h〜j　エムドゲインを貼付後，自家骨とBio-Ossを移植しBio-Gideで被覆した．

しかし根間距離が大きすぎると再生療法には不利となるので，先に矯正を行うほうが良いと考えられる．このように再生療法と矯正治療は互いに影響しあう関係にある．そのベストのタイミングは状況によって異なり，そのため症例ごとに熟慮し進める必要がある．

また，骨縁下欠損を有する歯を骨壁方向に移動させることによって，再生が起きる可能性[117]と起きない可能性[118]が示されている（症例25：図66）．

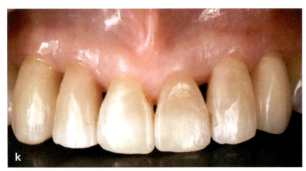
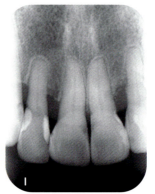
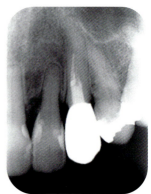

図66k,l　3年後の正面観およびデンタルエックス線写真．

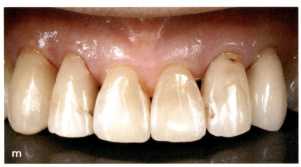
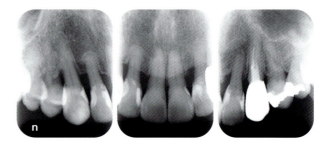

図66m,n　6年後の正面観およびデンタルエックス線写真．

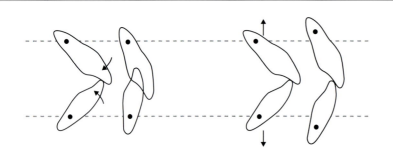

舌側に傾斜移動させる場合，被蓋が深くなる．実際の臨床では咬合挙上によっても被蓋が修正される

咬合高径を変えず被蓋を元の状態に維持するのであれば，圧下が必要になる．歯体移動の場合，トルクコントロールし歯根も後方に移動するように，力をかけることで圧下力が付与される

図67　歯周病医，補綴医は頬舌側転位を矯正によって治療するとき，傾斜移動では見かけ上の挺出，歯体移動では圧下が起きていることを念頭に置いて治療計画を立案する必要がある．

3）頬舌的な移動

　頬舌的な移動としては主に前歯部の移動時に必要とされるが，傾斜移動と，歯体移動を分けて考える必要がある．傾斜移動であれば，根尖の位置はあまり変わらなくともバイトは深くなる，見かけ上は挺出したかのように見える．フレアーアウトした前歯の舌側（後方）移動を考えると，被蓋を深くせず改善するためには，実際は傾斜しながら圧下されていることが多い．歯体移動の場合，トルクコントロールし歯根も後方に移動するように，力を掛けることで圧下力が付与される．

　歯周病医，補綴医は頬舌側転位を矯正によって治療するとき，傾斜移動では見かけ上の挺出，歯体移動では圧下が起きていることを念頭に置いて治療計画を立案する必要がある（図67）．

CHAPTER 3 歯周組織再生療法

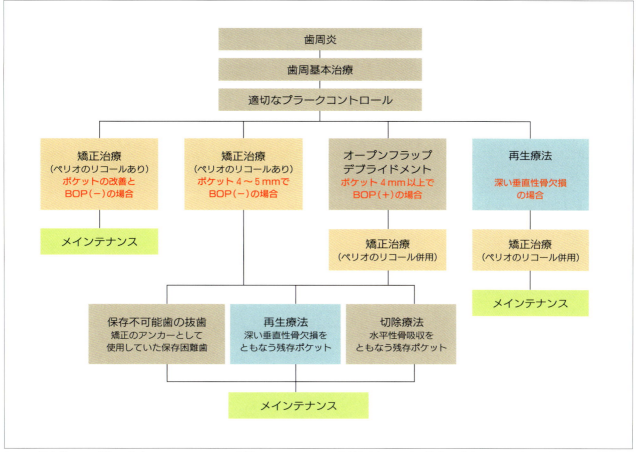

図68 基本的には感染と炎症のコントロールが優先で，そのために外科処置が必要な場合，適応であれば再生療法を行い，適応でなければデブライドメントを行う．矯正治療後，再生療法の適応となれば，再生療法，切除療法を行う（参考文献119より引用改変）．

4）再生療法を考慮した矯正，再生療法手術のタイミング

基本的には歯が組織内に入っていく場合は矯正治療を優先し，歯が組織内から出ていく場合は再生療法を優先する．

これまでに，矯正と歯周外科のディシジョンツリーが示されている（**図68**）[119]．

5）歯周病患者における審美性改善のための矯正治療の応用

歯周病による骨吸収の進行，それにともなう病的な歯の移動は機能のみならず，審美性も低下し，患者のQOLに大きな影響を及ぼす[120]．

歯周組織再生療法と矯正治療，補綴治療を組み合わせることにより，審美性の獲得を目指す際の考え方をまとめてみたい．

歯周病によって審美性が失われる主原因として，歯槽骨吸収，とくに水平的な骨吸収が挙げられる．歯周治療によって炎症がコントロールされると，歯肉退縮が進行し，さらに審美性が障害される，つまり，臨床歯冠長が延長し，鼓形空隙が拡大し，場合によっては歯の病的移動もあれば，魅力的なスマイルがさらに失われていく．

これが歯周病患者とその治療に携わる者にとって，大きなジレンマとなっている．これは歯槽骨欠損でも水平性のコンポーネントによって引き起こされる．

この問題を解決するためには，歯槽骨のレベルを歯の保存のみの観点つまり，臨床的歯冠歯根比のみで評価するのではなく，顔貌から歯槽骨レベルを評価することが重要となる．

目標となる歯槽骨レベルと現在の骨レベルとどれくらい隔たりがあるかを知ることが審美性獲得のた

175

症例26 矯正治療により前歯部の骨欠損を改善した症例（症例：丹野　努）

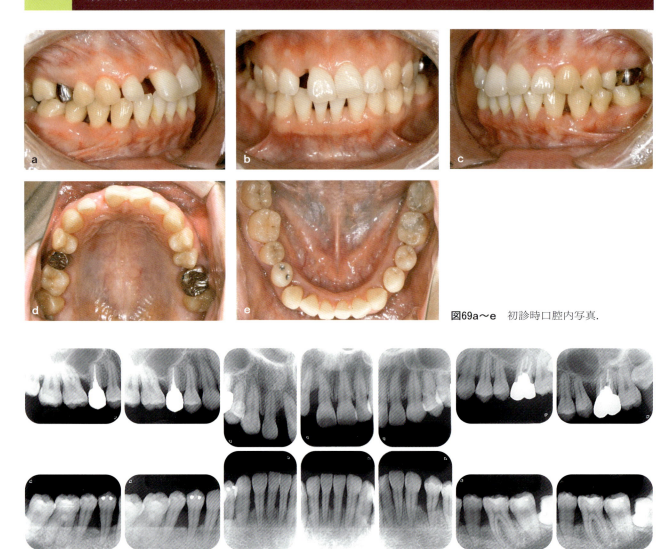

図69a〜e　初診時口腔内写真.

図69f　初診時デンタルエックス線写真.

めの重要な診査である．

　骨レベルを歯冠側に向けて改善する方法として，歯周組織再生と矯正治療による挺出が考えられる．また前述したように，圧下は相対的に歯根に対して骨レベルを上昇させることに効果を発揮するまた近遠心の距離をコントロールすることにより，歯間乳頭形成を促進させることに応用できる．

　これらの処置を各患者においてどのように応用していくか，さらに次のようなことが関係する．
・不正咬合の状態：骨格，開咬，過蓋咬合，叢生，上下顎の近遠心的関係
・水平性吸収の量
・歯周補綴による連結の必要性の有無
・歯冠修復の必要性の有無
・生活歯か失活歯か
症例をとおして，考えみたい．

症例26：矯正治療により前歯部の骨欠損を改善した症例（図69）

　30歳，女性．1⏌を他院にて抜歯が必要といわれたが，保存したいとのこと．全体的に歯周病が進行し，水平的，垂直的骨吸収が認められる．歯周支持組織の減少による咬合高径の低下により，下顎前歯による上顎前歯の突き上げも認められる．全体的に歯周基本治療を行った．歯周基本治療後，1⏌の遠心は

CHAPTER 3　歯周組織再生療法

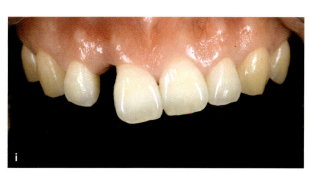

図69g　初診時歯周ポケット検査.

図69h　歯周基本治療終了時の歯周ポケット検査.

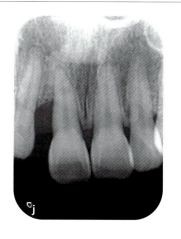

図69i, j　初期治療終了時の上顎前歯部およびデンタルエックス線写真.

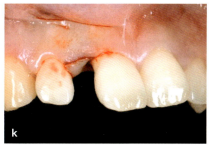
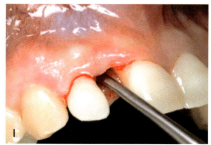
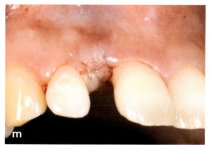

図69k〜m　再生療法に向かない骨欠損形態であったため，オープンフラップによるデブライドメントのみ行った．

PPD 4 mm，2|近心は，PPD 2 mm．2 1|間の骨欠損は再生療法には向かない欠損形態のため，オープンフラップによるデブライドメントのみ行った．2か月後，全顎的に矯正治療を行う．とくに1|は歯の圧下を行うため，プラークコントロールを綿密に行い，歯根吸収を防ぐために弱い力の矯正力を加えていった．圧下による歯根吸収の防止，矯正期間の短縮化のため，局所的なコルチコトミーを行った．8か月後，矯正治療終了．2 1|間は歯冠乳頭で満たされ，PPDは4mmであった．エックス線写真を観

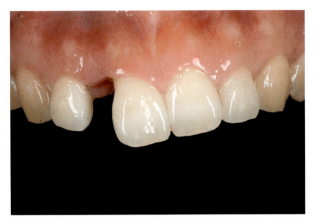

図69n　矯正開始前.

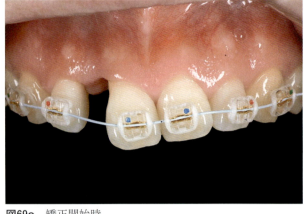

図69o　矯正開始時.

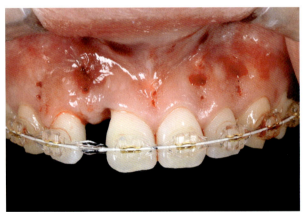

図69p　RAP効果を期待し部分的コルチコトミーを行う.

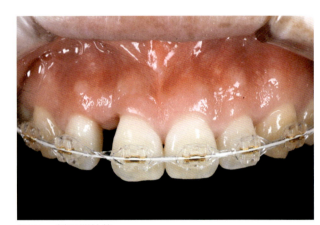

図69q　矯正開始後.

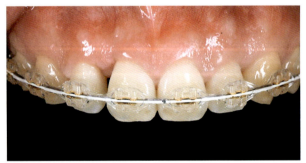

図69r　パワーチェーンによる空隙の閉鎖.

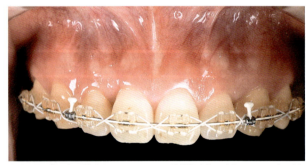

図69s　後戻り防止のために3か月間固定を行った．1̲|の遠心のプラークを注意深くコントロールしながら，1̲|の中切歯の圧下を行った．歯根吸収の防止，矯正期間の退縮のため局所的なコルチコトミーを行った．

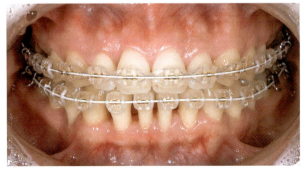

図69t　下顎前歯からの突き上げを改善するために下顎の矯正も行う.

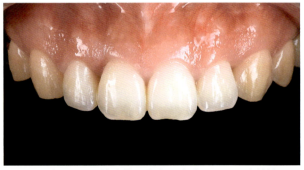

図69u　ブラケット除去後．歯肉の炎症もなく，審美性も回復されている．

CHAPTER 3　歯周組織再生療法

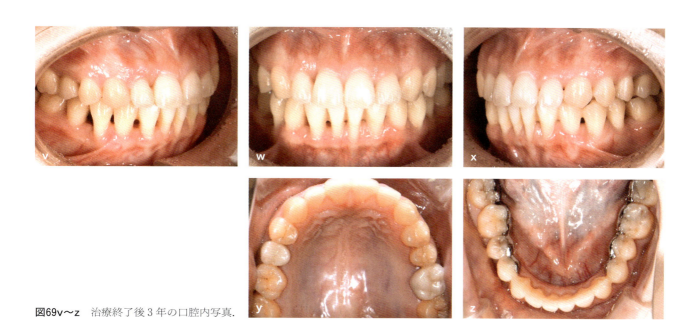

図69v〜z　治療終了後3年の口腔内写真．

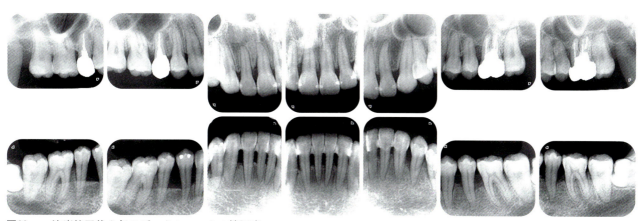

図69aa　治療終了後3年のデンタルエックス線写真．

図69bb　治療後3年のペリオチャート．1⏌のポケットは4mmと安定している．

察すると，術前と術後の付着位置は変わっていないようにみえるが，その歯冠側は骨と歯根が近接したような状態となり，プローブは入らなかった．理想的には，結合組織性の付着のほうが良いと思われるが，上皮性の付着であっても生物学的に安定した結果であったため，メインテナンスにより予後を注意深く見守ることとした．後戻り防止のため，3⏌3の歯冠をA-Sprintにより固定を行った．術後3年経過しているが，PPDは4mmと安定し，歯肉の炎症もなく，力学的にも，審美的にも安定している．

179

症例27　水平的な骨吸収が重度な症例（症例：石川知弘）

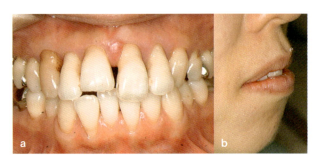
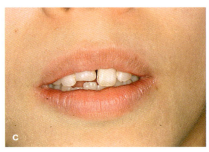
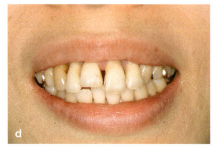

図70a 初診時正面観．歯肉の腫脹，フレアアウト歯肉退縮を認める．
図70b 側貌では上下顎前突を示している．
図70c, d スマイルラインは高く，鼓形空隙が目立つ．

症例27：水平的な骨吸収が重度な症例（図70）

　上顎前歯部において水平的な骨吸収が2/3を超え，歯肉退縮により歯根が3〜6 mmほど露出している．上下顎前突で被蓋が浅く，アンテリアガイダンスが欠如している．安静位で切端の露出量は十分で，スマイルも高い．現存する骨レベルは審美的な観点で顔貌から評価すると，歯冠側へ吸収している．上下顎前突を治療するために上下顎で第一小臼歯を抜歯し前歯を後方へ移動させる方針が立てられたが，下顎左側臼歯部以外は垂直的な支持と矯正の固定源のためにインプラントの埋入が計画された．インプラントの埋入位置の決定は非常に重要なポイントである．

　水平的吸収が重度に進行し，歯根が露出している．動揺度が1〜2度で，病的移動（フレアアウト）が発生していることにより，矯正治療後，補綴により永久固定を行う必要があると判断された．患者の審美的な要求に応えるには，ハイスマイルのために，歯冠長と歯肉の形態をコントロールすることが要求される．

　有髄歯で，水平的骨吸収が進行している本症例において歯冠長の延長を引き起こし，補綴的に連結するとき，歯髄の保存がより困難となる外科的ポケット除去は適応しにくい．治療当時，再生療法を駆使しても，歯槽頂上に多数歯に渡り3〜4 mm以上のアタッチメントゲインを得ることは困難と考えられた．このような場合，確実に付着レベルを歯冠側に移動させられる方法は矯正的な挺出である．矯正医としては舌側移動と挺出をさせたい（しなければならない）場合，相反する力が発生するので同時に行うことが難しい．そのため，挺出は後方移動が終了してからとなる．最終的な処置（歯を保存する，歯冠修復をする，抜歯してインプラントにするなど）についてチーム内でよく協議し移動のメカニクスを選択する必要がある．ワイヤーベンディングにて部分的に動かすよりはブラケットポジションを変え（付け直し），トルクコントロールが必要なければラウンドワイヤーにてハイトを変えてもよい．

　歯周病医，修復医は挺出の目安として，以下の配慮が必要となる

・プロービングデプス
・安静位の露出量
・歯冠長
・スマイル時の軟組織の露出量
・歯髄までの距離

CHAPTER 3 歯周組織再生療法

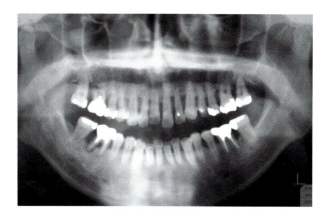

図70e 初診時パノラマエックス線写真．全顎的に水平的に吸収が進んでいる．

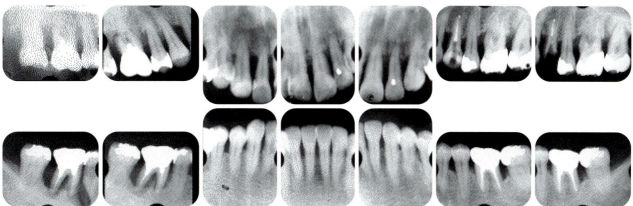

図70f 初診時デンタルエックス線写真．上顎前歯は半分以上の支持骨が失われている．上顎大臼歯，6⏌は保存不可能と判断した．

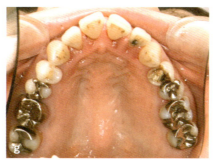 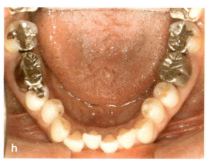

図70g, h 上下顎咬合面観．口蓋側も著明な炎症が認められる．上顎前歯部はフレアアウトを起こしている．

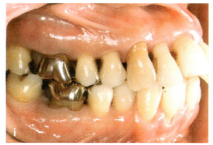 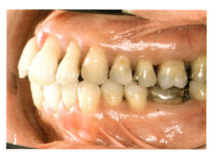

図70i, j 側方面観．スピーの湾曲が強く下顎前歯は叢生し，上顎は前突しているため，オーバージェットが大きくなっている．側方歯にはファセットを認め，ブラキシズムが疑われた．

- 付着歯肉の量
- 軟組織形態（辺縁歯肉の形態）

　プロービングデプスが正常値にならないと，歯槽骨，軟組織の増大が開始されない．上記の項目を直接口腔内でペリオドンタルプローブ等で計測チェックし，矯正医に必要な調整をリクエストする．軟組織のラインは歯根周囲に残存する付着のラインと軟組織の量，根間距離に依存するので理想的なスキャロップにはならない可能性もある．十分な経過観察の後に再評価し，残存する臨床歯根長を考慮して必

181

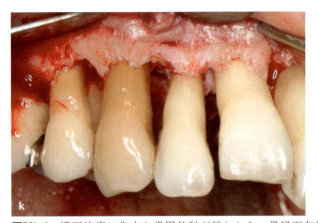
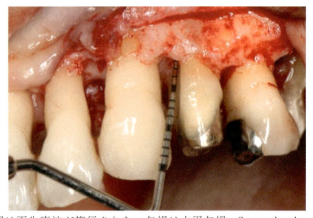

図70k, l　矯正治療に先立ち歯周外科が行われた．骨縁下欠損部は再生療法が施行された．欠損は水平欠損，Supra-alveolar defect が主体であった．

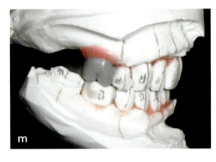
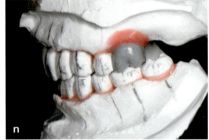

図70m, n　$\frac{4|4}{4|4}$ を抜歯し前突を治療することとなった．

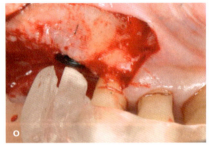
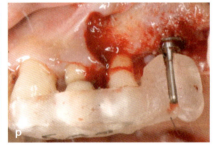

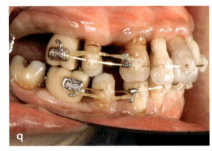
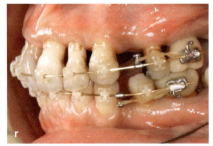

図70o～r　$\frac{4|4}{4|4}$ を抜歯しインプラントを固定源として上下顎前突を改善する．

要に応じて軽度なクラウンレングスニングを行う．挺出された分，臨床的歯冠長が短くなるので，歯冠 - 歯根比が改善する．CBCT を応用することにより，歯髄までの距離に関してより多くの情報を得ることができ，歯髄を保存のための，挺出量と形成量の限界をより適切に診断できる．

プロビジョナルレストレーションでは，歯肉溝の深さを慎重に診査し，形成深度を調整する挺出によって，サルカスが非常に浅くなっている部分も存在し，注意しないと supracrestal tissue attachment を傷害する危険がある．またクラウンの形態もオーバーカントゥアになるため，プラークコントロールの指導を徹底する必要がある．そして，歯髄を守るためには歯冠長や形態を妥協しなければならないこともある．これが，この治療手段の限界である．最終的な歯肉ラインはパーフェクトではないが，顔貌

CHAPTER 3　歯周組織再生療法

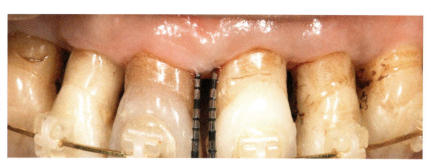

図70s　プロービングデプス，安静位の露出量，歯冠長，スマイル時の軟組織の露出量，歯髄までの距離，付着歯肉の量，軟組織形態（辺縁歯肉の形態）を考慮して挺出量をコントロールする．

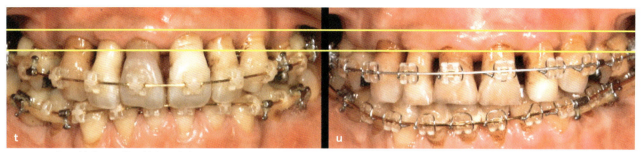

図70t, u　挺出前後の比較．前歯の歯肉辺縁が歯冠側に移動し中切歯の対称性，中切歯，側切歯，犬歯のラインが改善されている．

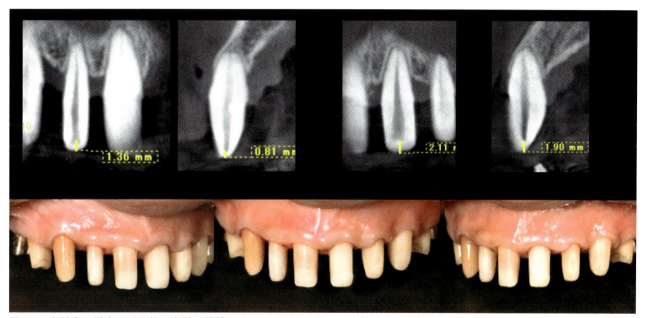

図70v　有髄歯の場合は可及的に有髄で維持したい．CBCTによって歯髄腔までの頬舌的なクリアランスを計測することができる．また，トルクを過度に与えることにより，根尖が唇側皮質骨と干渉し吸収したことを疑わせる．

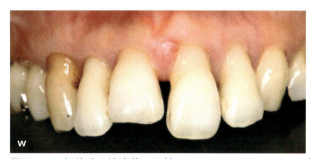
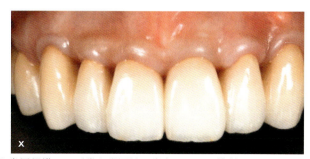

図70w, x　初診時と治療後の比較．パーフェクトではないが健全な歯周組織で，正常な歯冠長と歯肉ラインが獲得されている．1」にわずかな形態修正を行えば，さらに良好な歯肉ラインが得られたと思われるが，残存支持組織量を考慮し，実施を控えた．

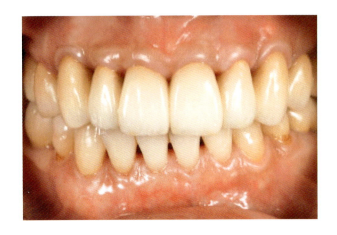

図70y 治療終了後．適切な被蓋，犬歯関係によりアンテリアガイダンスが得られた．挺出によって歯肉溝は最小となっており，経年的な軟組織の観察を要する．下顎前歯はMiller class Ⅲの歯肉退縮が認められたが，トンネリングテクニックによりほぼ解決されている．全顎的にプロービングデプスは正常で，動揺もコントロールされている．

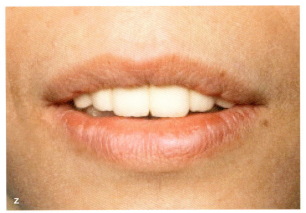
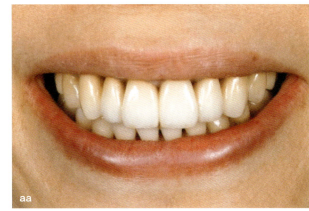

図70z, aa 口唇からの露出量はやや多めである．スマイルラインとはよく調和している．

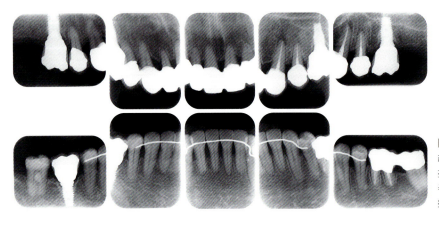

図70bb 治療終了後のデンタルエックス線写真．3̱ 4̱ の歯髄が失われてしまった．挺出により上顎前歯部の歯冠歯根比が改善している．上顎残存歯，6̱ 7̱ 間は再生療法を行ったが良好に反応している．

に対するポジションは調和が取れ，正常な歯冠長とともに，満足できる審美性が達成された．

本症例の治療手順を以下に示す．

- 初期治療
- 再生療法
- インプラント埋入
- 矯正の便宜抜歯と矯正治療
- プロビジョナルレストレーション
- 最終補綴
- メインテナンス

CHAPTER 3 　歯周組織再生療法

症例28　|1を圧下した後に再生療法を行った症例（症例：丹野　努）

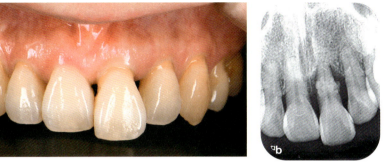

図71a, b　46歳，女性．主訴は|1を抜かずに治したい．他院にて|1は抜歯するしかないと言われた．デンタルエックス線写真にて，縁下歯石が大量に確認される．

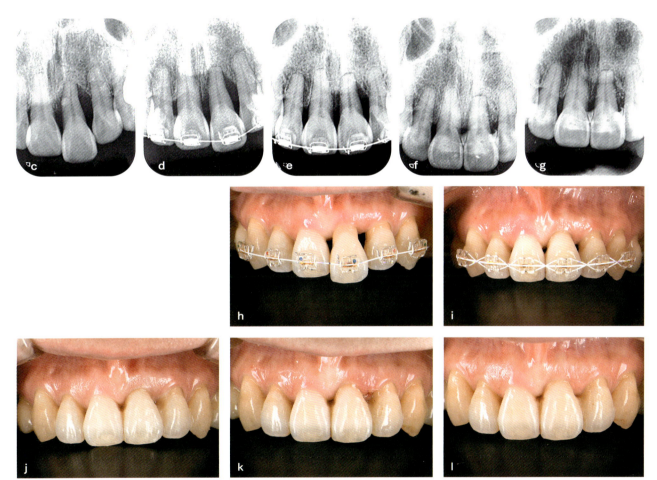

図71c〜l　初期治療にて縁下歯石を除去し，2か月後，歯肉の炎症が収まった後に，部分矯正を行った．歯根吸収を防ぐために極力弱い力で圧下を行い，矯正治療を始めて約6か月で所定の位置まで移動したので，スーパーボンドにて隣在歯と固定を行った．固定後2か月後に|1の遠心部の骨欠損に対して，サイトランスグラニュールとリグロスを用いて再生療法を行った．術後2年経過しているが，歯肉の炎症や骨の吸収像はなくポケットは3mmと安定している．

症例29 重度歯周病を歯の挺出と再生療法で改善させた症例（症例：丹野 努）

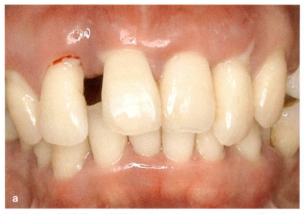
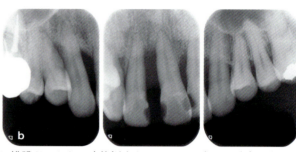

図72a, b 初診時の正面観およびデンタルエックス線写真．前歯部に排膿がみられ，病的挺出もみられる．大きな垂直・水平的骨吸収もともなっている．

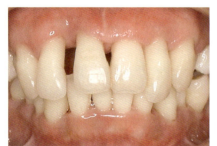
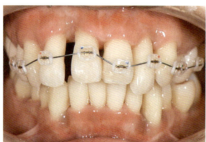
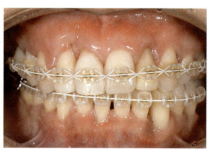

図72c 初期治療終了時．　　**図72d** 歯槽骨レベルを整えるために，歯の挺出を行っていく．　　**図72e** 歯の挺出終了後．

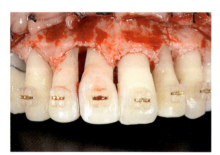
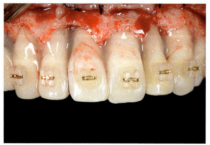
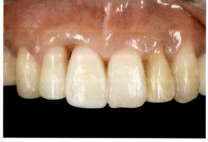

図72f 歯周外科治療を行っていく．　　**図72g** 骨移植材とEMDによる再生治療を行った．　　**図72h** 2 1 に2回目の再生治療を行い，PPDに問題がないことを確認．

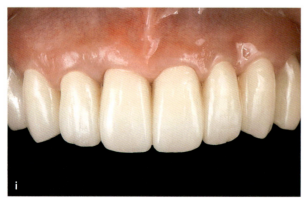
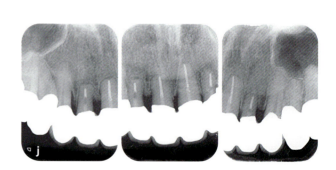

図72i, j 3 ┼ 3 までを連結した最終補綴を行った．

症例30 　PTMにより上顎前歯のフレアアウトを起こした症例を歯周治療，矯正治療にて改善した症例（前歯部はSRPのみ）（症例：丹野　努）

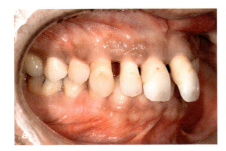
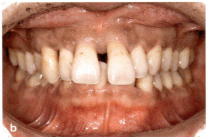
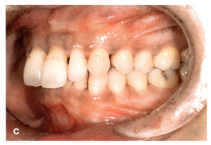

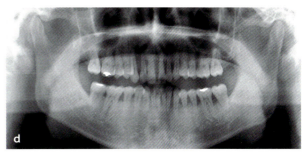

図73a〜d　33歳，男性．主訴は前歯を抜かずに治したいとのこと．歯周病による支持組織の減少とクレンチングにより，2＋2がフレアアウトをきたしている．ポケットは6〜7mmであったが，審美的な歯肉の退縮を避けたかったこと，単根であることから，デブライドメントはSRPのみで対応した．

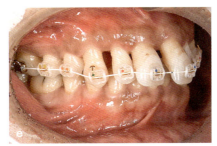
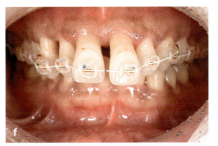
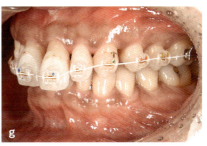

図73e〜g　初期治療終了後2か月待ち，歯肉の安定を図った後に矯正治療を開始した．

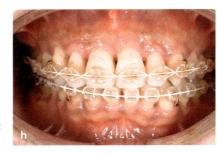
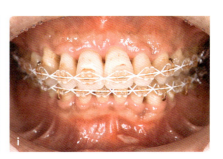

図73h，i　下顎前歯の挺出も認められたため，全顎的な矯正を行った．

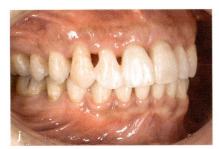
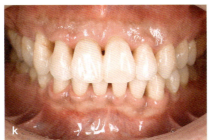
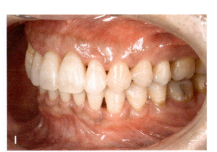

図73j〜l　矯正期間は約1年．終了後は舌側固定を行った．術後3年経過しているが，ポケットも3mm程度と炎症もなく，安定している．

症例31　PTMを歯周病，矯正治療で治療した症例（症例：丹野　努）

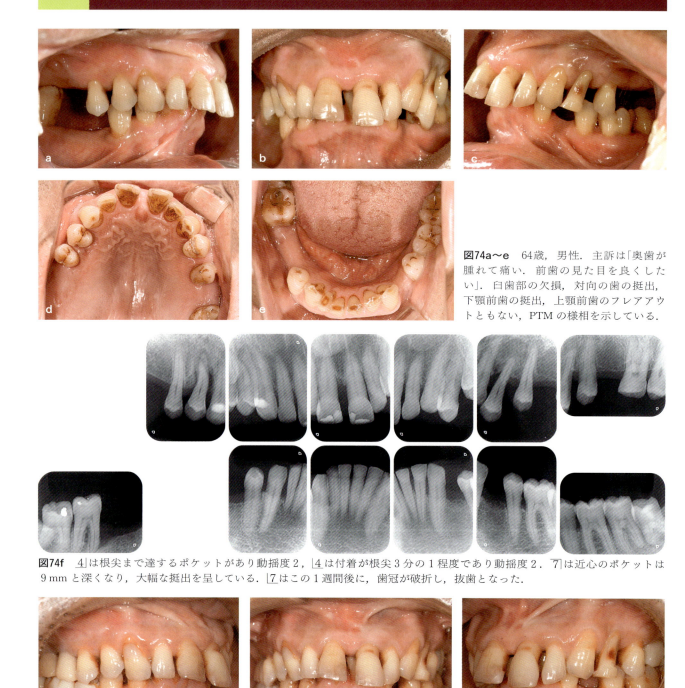

図74a〜e　64歳，男性．主訴は「奥歯が腫れて痛い．前歯の見た目を良くしたい」．臼歯部の欠損，対向の歯の挺出，下顎前歯の挺出，上顎前歯のフレアアウトともない，PTMの様相を示している．

図74f　4|は根尖まで達するポケットがあり動揺度2，|4は付着が根尖3分の1程度であり動揺度2．|7は近心のポケットは9mmと深くなり，大幅な挺出を呈している．|7はこの1週間後に，歯冠が破折し，抜歯となった．

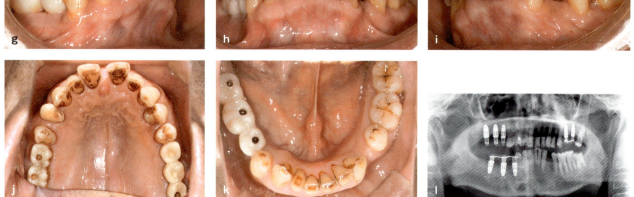

図74g〜l　インプラント治療により，バーティカルサポートを確立後，インプラントをアンカーとしたマルチブラケットシステムにより，矯正治療を始めていく．

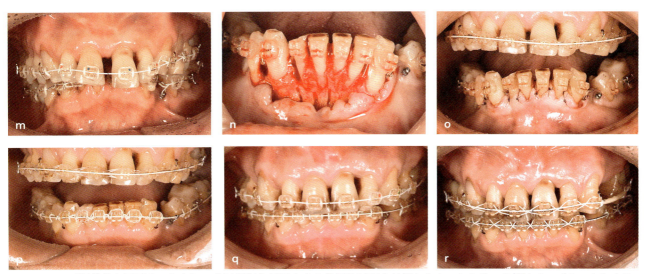

図74m〜r　下顎前歯を圧下するときに，今回相対的圧下よりも絶対的圧下を目指したかったため，右側はインプラントによるアンカー，左側はTADによるアンカーの挺出を防ぐことにより，下顎前歯の絶対的圧下を目指した．コルチコトミーを併用し，2|の遠心の骨欠損部位には，このタイミングでは圧下の妨げになることを危惧し補填材を使わずにデブライドメントとエムドゲインの塗布のみとした．

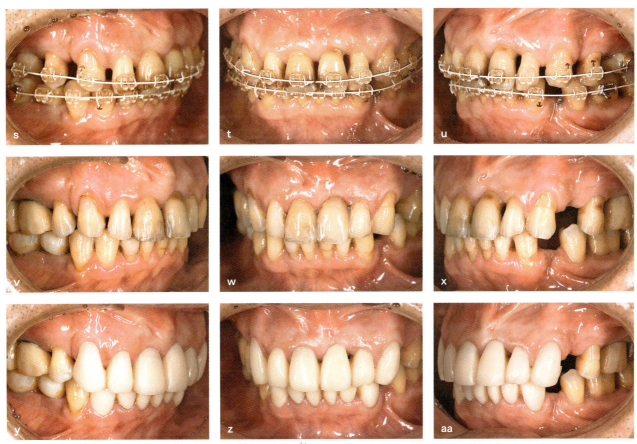

図74s〜aa　正中の一致，大臼歯関係Ⅰ級，犬歯関係Ⅰ級，4|4のスペースメイキングを確認し矯正を終了とした．

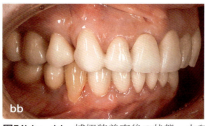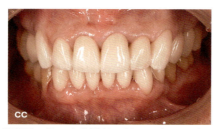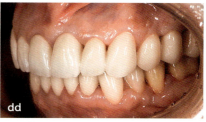

図74bb～dd 補綴装着直後の状態．大臼歯関係Ⅰ級，犬歯関係Ⅰ級，正中の一致，適切な咬合平面が得られた．歯肉の炎症も認められなかった．

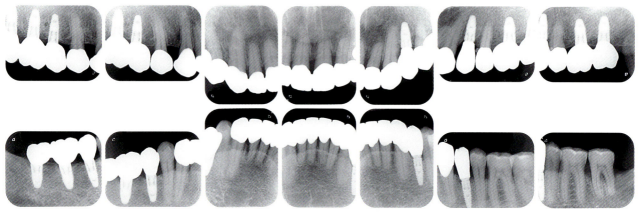

図74ee 補綴装着直後のデンタルエックス線．骨吸収像も無く，ポケットも3mm以下となり安定した状態を示している．

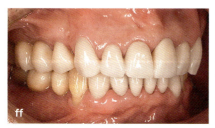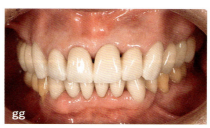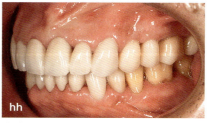

図74ff～hh 補綴装着後5年経過時の口腔内写真．咬合は安定し，歯肉の炎症も認められない．

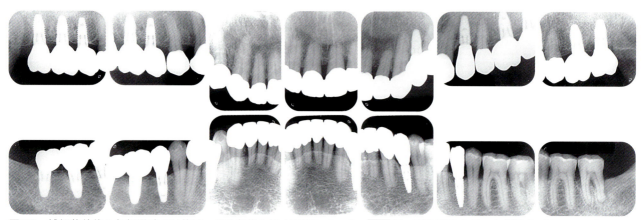

図74ii 補綴装着後5年経過時の14枚法．骨吸収像も無く安定している．3̄2̄間の再生療法を行った部位もポケットは3mmと安定している．

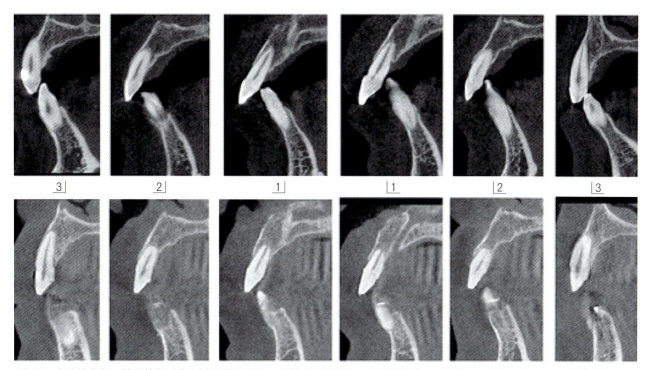

図74jj 上顎前歯部の矯正前（上段）と矯正後（下段）の比較CT断面像．上顎前歯は，口蓋側へのリトラクションと圧下をともなう移動を行った．口蓋側に海綿骨がありボーンハウジング内の移動の場合はそのまま移動し，口蓋側に海綿骨がなく，ボーンハウジングから逸脱する移動の場合には骨の吸収が認められる．圧下をともなう移動は，小さな力で矯正しようとも若干の歯根吸収は防ぎきれないので注意が必要である．

3　まとめ

　矯正治療開始前の炎症のコントロールは必須であること，矯正治療を歯周組織再生に効果的に応用するためには矯正の目的（歯の移動方向）と骨欠損形態，根間距離，歯肉退縮などを考慮して外科処置と，矯正治療のタイミングを決定することにより，より良い結果が得られること，さらに，前歯部において水平的な骨吸収を示す歯周病患者において，歯周外科と，矯正，修復，補綴治療をどのように応用して審美性を改善させるかについて検討を加えた．

参考文献

1. Garrett S. Periodontal regeneration around natural teeth. Ann Periodontol. 1996 Nov；1（1）：621-66. doi：10.1902/annals.1996.1.1.621. PMID：9118274.

2. Glossary of Periodontal Terms. 2001.

3. Yukna RA, Mellonig JT. Histologic evaluation of periodontal healing in humans following regenerative therapy with enamel matrix derivative. A 10-case series. J Periodontol. 2000 May；71（5）：752-9.

4. Sculean A, Stavropoulos A, Windisch P, Keglevich T, Karring T, Gera I. Healing of human intrabony defects following regenerative periodontal therapy with a bovine-derived xenograft and guided tissue regeneration. Clin Oral Investig. 2004 Jun；8（2）：70-4.

5. Stavropoulos A, Chiantella G, Costa D, Steigmann M, Windisch P, Sculean A. Clinical and histologic evaluation of a granular bovine bone biomaterial used as an adjunct to GTR with a bioresorbable bovine pericardium collagen membrane in the treatment of intrabony defects. J Periodontol. 2011 Mar；82（3）：462-70.

6. Ausenda F, Rasperini G, Acunzo R, Gorbunkova A, Pagni G. New Perspectives in the Use of Biomaterials for Periodontal Regeneration. Materials（Basel）. 2019 Jul 8；12（13）：2197.

7. Calzavara D, Morante S, Sanz J, Noguerol F, Gonzalez J, Romandini M, Sanz M. The apically incised coronally advanced surgical technique（AICAST）for periodontal regeneration in isolated defects：a case series. Quintessence Int. 2021 Dec 1；53（1）：24-34.

8. Cortellini P, Tonetti MS. Focus on intrabony defects：guided tissue regeneration. Periodontol 2000. 2000 Feb；22：104-32.

9. Cortellini P, Tonetti MS. Clinical concepts for regenerative therapy in intrabony defects. Periodontol 2000. 2015 Jun；68（1）：282-307.

10. Cortellini P, Tonetti MS. Clinical performance of a regenerative strategy for intrabony defects：scientific evidence and clinical experience. J Periodontol. 2005 Mar；76（3）：341-50.

11. Cortellini P, Pini-Prato G, Tonetti M. Periodontal regeneration of human infrabony defects（V）. Effect of oral hygiene on long-term stability. J Clin Periodontol. 1994 Oct；21（9）：606-10.

12. Tonetti MS, Pini-Prato G, Cortellini P. Periodontal regeneration of human intrabony defects. IV. Determinants of healing response. J Periodontol. 1993 Oct；64（10）：934-40.

13. Machtei EE, Cho MI, Dunford R, Norderyd J, Zambon JJ, Genco RJ. Clinical, microbiological, and histological factors which influence the success of regenerative periodontal therapy. J Periodontol. 1994 Feb；65（2）：154-61.

14. Tonetti MS, Pini-Prato G, Cortellini P. Effect of cigarette smoking on periodontal healing following GTR in infrabony defects. A preliminary retrospective study. J Clin Periodontol. 1995 Mar；22（3）：229-34.

15. Papapanou PN, Tonetti MS. Diagnosis and epidemiology of periodontal osseous lesions. Periodontol 2000. 2000 Feb；22：8-21.

16. Wang HL, Cooke J. Periodontal regeneration techniques for treatment of periodontal diseases. Dent Clin North Am. 2005 Jul；49（3）：637-59, vii.

17. Ehmke B, Rüdiger SG, Hommens A, Karch H, Flemmig TF. Guided tissue regeneration using a polylactic acid barrier. J Clin Periodontol. 2003 Apr；30（4）：368-74.

18. Garrett S, Loos B, Chamberlain D, Egelberg J. Treatment of intraosseous periodontal defects with a combined adjunctive therapy of citric acid conditioning, bone grafting, and placement of collagenous membranes. J Clin Periodontol. 1988 Jul；15（6）：383-9.

19. Silvestri M, Sartori S, Rasperini G, Ricci G, Rota C, Cattaneo V. Comparison of infrabony defects treated with enamel matrix derivative versus guided tissue regeneration with a nonresorbable membrane. J Clin Periodontol. 2003 May；30（5）：386-93.

20. Tonetti MS, Prato GP, Cortellini P. Factors affecting the healing response of intrabony defects following guided tissue regeneration and access flap surgery. J Clin Periodontol. 1996 Jun；23（6）：548-56.

21. Cortellini P, Carnevale G, Sanz M, Tonetti MS. Treatment of deep and shallow intrabony defects. A multicenter randomized controlled clinical trial. J Clin Periodontol. 1998 Dec；25（12）：981-7.

22. Cortellini P, Stalpers G, Mollo A, Tonetti MS. Periodontal regeneration versus extraction and dental implant or prosthetic replacement of teeth severely compromised by attachment loss to the apex：A randomized controlled clinical trial reporting 10-year outcomes, survival analysis and mean cumulative cost of recurrence. J Clin Periodontol. 2020 Jun；47（6）：768-76.

23. Cortellini P, Stalpers G, Mollo A, Tonetti MS. Periodontal regeneration versus extraction and prosthetic replacement of teeth severely compromised by attachment loss to the apex：5-year results of an ongoing randomized clinical trial. J Clin Periodontol. 2011 Oct；38（10）：915-24.

24. Steffensen B, Webert HP. Relationship between the radiographic periodontal defect angle and healing after treatment. J Periodontol. 1989 May；60（5）：248-54.

25. sitoura E, Tucker R, Suvan J, Laurell L, Cortellini P, Tonetti M. Baseline radiographic defect angle of the intrabony defect as a prognostic indicator in regenerative periodontal surgery with enamel matrix derivative. J Clin Periodontol. 2004 Aug；31（8）：643-7.

26. Polimeni G, Xiropaidis AV, Wikesjö UM. Biology and principles of periodontal wound healing/regeneration. Periodontol 2000. 2006；41：30-47.

27. Cortellini P, Prato GP, Tonetti MS. The modified papilla preservation technique. A new surgical approach for interproximal regenerative procedures. J Periodontol. 1995 Apr；66（4）：261-6.

28. Cortellini P, Pini Prato G, Tonetti MS. Periodontal regeneration of human intrabony defects with titanium reinforced membranes. A controlled clinical trial. J Periodontol. 1995 Sep；66（9）：797-803.

29. Takei HH, Han TJ, Carranza FA Jr, Kenney EB, Lekovic V. Flap technique for periodontal bone implants. Papilla preservation technique. J Periodontol. 1985 Apr；56（4）：204-10.

30. Cortellini P, Prato GP, Tonetti MS. The simplified papilla preservation flap. A novel surgical approach for the management of soft tissues in regenerative procedures. Int J Periodontics Restorative Dent. 1999 Dec；19（6）：589-99.

31. Cortellini P, Tonetti MS. Microsurgical approach to periodontal regeneration. Initial evaluation in a case cohort. J Periodontol. 2001 Apr；72（4）：559-69.

32. Wachtel H, Schenk G, Böhm S, Weng D, Zuhr O, Hürzeler MB. Microsurgical access flap and enamel matrix derivative for the treatment of periodontal intrabony defects：a controlled clinical study. J Clin Periodontol. 2003 Jun；30（6）：496-504.

33. Kleinheinz J, Büchter A, Kruse-Lösler B, Weingart D, Joos U. Incision design in implant dentistry based on vascularization of the mucosa. Clin Oral Implants Res. 2005 Oct；16（5）：518-23.

34. Retzepi M, Tonetti M, Donos N. Gingival blood flow changes following periodontal access flap surgery using laser Doppler flowmetry. J Clin Periodontol. 2007 May；34（5）：437-43.

35. Cortellini P, Tonetti MS. A minimally invasive surgical technique with an enamel matrix derivative in the regenerative treatment of intrabony defects：a novel approach to limit morbidity. J Clin Periodontol. 2007 Jan；34（1）：87-93.

36. Harrel SK, Rees TD. Granulation tissue removal in routine and minimally invasive procedures. Compend Contin Educ Dent. 1995 Sep；16（9）：960, 962, 964 passim.

37. Harrel SK. A minimally invasive surgical approach for periodontal regeneration：surgical technique and observations. J Periodontol. 1999 Dec；70（12）：1547-57.

38. Harrel SK. A minimally invasive surgical approach for periodontal bone grafting. Int J Periodontics Restorative Dent. 1998 Apr；18（2）：161-9.

39. Cortellini P, Tonetti MS. Clinical and radiographic outcomes of the modified minimally invasive surgical technique with and without regenerative materials：a randomized-controlled trial in intra-bony defects. J Clin Periodontol. 2011 Apr；38（4）：365-73.

40. Cortellini P. Minimally invasive surgical techniques in periodontal regeneration. J Evid Based Dent Pract. 2012 Sep；12（3 Suppl）：89-100.

41. Cortellini P. Reconstructive periodontal surgery：a challenge for modern periodontology. Int Dent J. 2006 Aug；56（4 Suppl 1）：250-5.

42. Cortellini P, Pini Prato G, Tonetti MS. The modified papilla preservation technique with bioresorbable barrier membranes in the treatment of intrabony defects. Case reports. Int J Periodontics Restorative Dent. 1996 Dec；16（6）：546-59.

43. Tarnow DP, Magner AW, Fletcher P. The effect of the distance from the contact point to the crest of bone on the presence or absence of the interproximal dental papilla. J Periodontol. 1992 Dec；3（12）：995-6.

44. Aslan S, Buduneli N, Cortellini P. Entire Papilla Preservation Technique：A Novel Surgical Approach for Regenerative Treatment of Deep and Wide Intrabony Defects. Int J Periodontics Restorative Dent. 2017 Mar/Apr；37（2）：227-33.

45. Ogawa Y, Yoshikawa K, Ishikawa T, Saito A, Imamura K. Double-sided entire papilla preservation technique in the combination periodontal regenerative therapy：A case report. Clin Adv Periodontics. 2024 Jun；14（2）：100‑7.

46. Moreno Rodriguez JA, Caffesse RG. Nonincised Papillae Surgical Approach (NIPSA) in Periodontal Regeneration: Preliminary Results of a Case Series. Int J Periodontics Restorative Dent. 2018；38 (Suppl)：s105‑s11.

47. Ogawa Y, Maekawa S, Imamura K, Ishikawa T. Supra-Alveolar Periodontal Tissue Reconstruction in a Case with Severe Periodontitis：Case Report with a 2-Year Follow-up. Int J Periodontics Restorative Dent. 2023 Mar, Apr；43（2）：212‑21.

48. Tal H. Relationship between the interproximal distance of roots and the prevalence of intrabony pockets. J Periodontol. 1984 Oct；55（10）：604‑7.

49. McGuire MK, Kao RT, Nevins M, Lynch SE. rhPDGF-BB promotes healing of periodontal defects：24-month clinical and radiographic observations. Int J Periodontics Restorative Dent. 2006 Jun；26（3）：223‑31.

50. Walter C, Weiger R, Zitzmann NU. Periodontal surgery in furcation-involved maxillary molars revisited--an introduction of guidelines for comprehensive treatment. Clin Oral Investig. 2011 Feb；15（1）：9‑20.

51. Walter C, Weiger R, Zitzmann NU. Accuracy of three-dimensional imaging in assessing maxillary molar furcation involvement. J Clin Periodontol. 2010 May；37（5）：436‑41.

52. Avila-Ortiz G, De Buitrago JG, Reddy MS. Periodontal regeneration - furcation defects：a systematic review from the AAP Regeneration Workshop. J Periodontol. 2015 Feb；86(2 Suppl)：S108‑30.

53. Reddy MS, Aichelmann-Reidy ME, Avila-Ortiz G, Klokkevold PR, Murphy KG, Rosen PS, Schallhorn RG, Sculean A, Wang H-L. Periodontal regeneration - furcation defects：a consensus report from the AAP Regeneration Workshop. J Periodontol. 2015 Feb；86(2 Suppl)：S131‑3.

54. Dommisch H, Walter C, Dannewitz B, Eickholz P. Resective surgery for the treatment of furcation involvement：A systematic review. J Clin Periodontol. 2020 Jul；47 Suppl 22：375‑91.

55. Jepsen S, Gennai S, Hirschfeld J, Kalemaj Z, Buti J, Graziani F. Regenerative surgical treatment of furcation defects：A systematic review and Bayesian network meta-analysis of randomized clinical trials. J Clin Periodontol. 2020 Jul；47 Suppl 22：352‑74.

56. McGuire MK, Nunn ME. Prognosis versus actual outcome. Ⅲ. The effectiveness of clinical parameters in accurately predicting tooth survival. J Periodontol. 1996 Jul；67（7）：666‑74.

57. Eickholz P, Runschke M, Dannewitz B, Nickles K, Petsos H, Kronsteiner D, Pretzl B. Long-term prognosis of teeth with class Ⅲ furcation involvement. J Clin Periodontol. 2021 Dec；48(12)：1528‑36.

58. Bowers GM, Schallhorn RG, McClain PK, Morrison GM, Morgan R, Reynolds MA. Factors influencing the outcomeof regenerative therapy in mandibular Class Ⅱ furcations：Part I. J Periodontol. 2003 Sep；74（9）：1255‑68.

59. Aichelmann-Reidy ME, Avila-Ortiz G, Klokkevold PR, Murphy KG, Rosen PS, Schallhorn RG, Sculean A, Wang H-L, Reddy MS. Periodontal regen-eration‑Furcation defects：Practicalapplications from the AAP Regenera-tion Workshop. Clin Adv Periodontics. 2015 Feb；5（1）：30‑9.

60. Hamp SE, Nyman S, Lindhe J. Periodontal treatment of multirooted teeth. Results after 5 years. J Clin Periodontol. 1975 Aug；2（3）：126‑35.

61. Tonetti MS, Christiansen AL, Cortellini P. Vertical subclassification predicts survival of molars with class Ⅱ furcation involvement during supportive periodontal care. J Clin Periodontol. 2017 Nov；44(11)：1140‑4.

62. Rasperini G, Majzoub J, Tavelli L, Limiroli E, Katayama A, Barootchi S, Hill R, Wang H-L. Management of Furcation-Involved Molars：Recommendation for Treatment and Regeneration. Int J Periodontics Restorative Dent. 2020 Jul/Aug；40（4）：e137‑e46.

63. Pilloni A, Rojas MA. Furcation involvement classification：A comprehensive review and a new system proposal. Dent J(Basel). 2018 Jul；23（6）：34.

64. 船登彰芳，片山明彦，南昌宏. Flap stabilityとSoft tissue Preservation からみた歯周・インプラント治療における再生療法. リグロスとサイトランスグラニュールを中心に. 東京：クインテッセンス出版, 2022.

65. Zucchelli G, Tavelli L, McGuire MK, Rasperini G, Feinberg SE, Wang H-L, Giannobile WV. Autogenous soft tissue grafting for periodontal and peri-implant plastic surgical reconstruction. J Periodontol. 2020 Jan；91（1）：9‑16.

66. Meyle J, Gonzales JR, Bödeker RH, Hoffmann T, Richter S, Heinz B, Arjomand M, Reich E, Sculean A, Jepsen K, Jepsen S. A randomized clinical trial comparing enamel matrix derivative andmembrane treatment of buccal class Ⅱ furcation involvement in mandibular molars. Part Ⅱ：econdary outcomes. J Periodontol. 2004 Sep；75（9）：1188‑95.

67. Murakami S, Takayama S, Kitamura M, Shimabukuro Y, Yanagi K, Ikezawa K, Saho T, Nozaki T, Okada H. Recombinant human basic fibroblast growth factor(bFGF)stimulates periodontal regeneration in class Ⅱ furcation defects created in beagle dogs. J Periodontal Res. 2003 Feb；38（1）：97‑103.

68. Burkhardt R, Ruiz Magaz V, Hammerle CHF, Lang NP, On behalf of the Research Group on Oral Soft Tissue Biology & Wound Healing. Interposition of a connective tissue graft or a collagen matrix to enhance wound stability−an experimental study in dogs. J Clin Periodontol. 2016 Apr；43（4）：366‑73.

69. 片山明彦，船登彰芳，齋藤淳，中川種昭. 歯周組織再生療法における付着歯肉と歯肉の厚みを考慮した難易度分類について. J Jpn Soc Periodontol. 2019：61：141.

70. Cosyn J, Cleymaet R, Hanselaer L, De Bruyn H. Regenerative periodontal therapy of infrabony defects using minimally invasive surgery and a collagen-enriched bovine-derived xenograft：A 1-year prospective study on clinical and aesthetic outcome. J Clin Periodontol. 2012 Oct；39(10)：979‑86.

71. Rasperini G, Tavelli L, Barootchi S, McGuire MK, Zucchelli G, Pagni G, Stefanini M, Wang H-L, Giannobile WV. Interproximal attachment gain：The challenge of periodontal regeneration. J Periodontol. 2021 Jul；92（7）：931‑46.

72. Sigurdsson TJ, Hardwick R, Bogle GC, Wikesjö UM. Periodontal repair in dogs：space provision by reinforced ePTFE membranes enhances bone and cementum regeneration in large supraalveolar defects. J Periodontol. 1994 Apr；65（4）：350‑6.

73. Polimeni G, Susin C, Wikesjö UM. Regenerative potential and healing dynamics of the periodontium：a critical-size supra-alveolar periodontal defect study. J Clin Periodontol. 2009 Mar；36（3）：258‑64.

74. Graziani F, Gennai S, Cei S, Ducci F, Discepoli N, Carmignani A, Tonetti M. Does enamel matrix derivative application provide additional clinical benefits in residual periodontal pockets associated with suprabony defects? A systematic review and meta-analysis of randomized clinical trials. J Clin Periodontol. 2014 Apr；41（4）：377‑86.

75. Froum S, Lemler J, Horowitz R, Davidson B. The use of enamel matrix derivative in the treatment of periodontal osseous defects：a clinical decision tree based on biologic principles of regeneration. Int J Periodontics Restorative Dent. 2001 Oct；21（5）：437‑49.

76. Iorio-Siciliano V, Blasi A, Stratul SI, Ramaglia L, Octavia V, Salvi GE, Sculean A. Healing of periodontal suprabony defects following treatment with open flap debridement with or without an enamel matrix derivative：A randomized controlled clinical study. Clin Oral Investig. 2021 Mar；25（3）：1019‑27.

77. Zucchelli G, Mazzotti C, Tirone F, Mele M, Bellone P, Mounssif I. The connective tissue graft wall technique and enamel matrix derivative to improve root coverage and clinical attachment levels in Miller Class Ⅳ gingival recession. Int J Periodontics Restorative Dent. 2014 Sep-oct；34（5）：601‑9.

78. Zucchelli G, Mounssif I, Marzadori M, Mazzotti C, Felice P, Stefanini M. Connective tissue graft wall technique and enamel matrix derivative for the treatment of infrabony defects：case reports. Int J Periodontics Restorative Dent. 2017 Sep/Oct；37（5）：673‑81.

79. Aslan S, Buduneli N, Cortellini P. Entire papilla preservation technique：a novel surgical approach for regenerative treatment of deep and wide intrabony defects. Int J Periodontics Restorative Dent. 2017 Mar/Apr；37（2）：227‑33.

80. Aslan S, Buduneli N, Cortellini P. Clinical outcomes of the entire papilla preservation technique with and without biomaterials in the treatment of isolated intrabony defects：a randomized controlled clinical trial. J Clin Periodontol. 2020 Apr；47（4）：470‑8.

81. Moreno Rodriguez JA, Ortiz Ruiz AJ, Caffesse RG. Periodontal reconstructive surgery of deep intraosseous defects using an apical approach. Non-incised papillae surgical approach(NIPSA)：a retrospective cohort study. J Periodontol. 2019 May；90（5）：454‑64.

82. Moreno Rodriguez JA, Ortiz Ruiz AJ, Caffesse RG. Supraalveolar attachment gain in the treatment of combined intrasuprabony periodontal defects by non-incised papillae surgical approach. J Clin Periodontol. 2019 Sep；46（9）：927‑36.

83. Moreno Rodriguez JA, Ortiz Ruiz AJ, Zamora GP, Pecci-Lloret M, Caffesse RG. Connective tissue grafts with nonincised papillae surgical approach for periodontal reconstruction in noncontained defects. Int J Periodontics Restorative Dent. 2019 Nov/Dec；39（6）：781‑7.

84. Nevins M, Giannobile WV, McGuire MK Richard, Kao RT, Mellonig JT, Hinrichs JE, McAllister BS, Murphy KS, McClain PK, Nevins ML, Paquette DW, Han TJ, Reddy MS, PT, Genco RJ, Lynch SE. Platelet-derived growth factor stimulates bone fill and rate of attachment level gain : results of a large multicenter randomized controlled trial. J Periodontol. 2005 Dec ; 76(12) : 2205-15.

85. Saito A, Bizenjima T, Takeuchi T, Suzuki E, Sato M, Yoshikawa K, Kitamura Y, Matsugami D, Aoki H, Kita D, Imamura K, Irokawa D, Seshima F, Tomita S. Treatment of intrabony periodontal defects using rhFGF-2 in combination with deproteinized bovine bone mineral or rhFGF-2 alone : a 6-month randomized controlled trial. J Clin Periodontol. 2019 Mar ; 46(3) : 332-41.

86. Brunsvold MA. Pathologic tooth migration.J Periodontol. 2005 Jun ; 76(6) : 859-66.

87. Wennström JL, Stokland BL, Nyman S, Thilander B. Periodontal tissue response to orthodontic movement of teeth with infrabony pockets. Am J Orthod Dentofacial Orthop. 1993 Apr ; 103(4) : 313-9.

88. Artun J, Urbye KS. The effect of orthodontic treatment on periodontal bone support in patients with advanced loss of marginal periodontium. Am J Orthod Dentofacial Orthop. 1988 Feb ; 93(2) : 143-8.

89. Socransky SS, Haffajee AD. The nature of periodontal diseases. Ann Periodontol. 1997 Mar ; 2(1) : 3-10.

90. Boyd RL, Leggott PJ, Quinn RS, Eakle WS, Chambers D. Periodontal implications of orthodontic treatment in adults with reduced or normal periodontal tissues versus those of adolescents. Am J Orthod Dentofacial Orthop. 1989 Sep ; 96(3) : 191-8.

91. Speer C, Pelz K, Hopfenmüller W, Holtgrave EA. Investigations on the influencing of the subgingival microflora in chronic periodontitis. A study in adult patients during fixed appliance therapy. J Orofac Orthop. 2004 Jan ; 65(1) : 34-47.

92. Polimeni G, Xiropaidis AV, Wikesjö UM. Biology and principles of periodontal wound healing/regeneration. Periodontol 2000. 2006 ; 41 : 30-47.

93. Amler MH. The time sequence of tissue regeneration in human extraction wounds. Oral Surg Oral Med Oral Pathol. 1969 Mar ; 27 (3) : 309-18.

94. Jepsen K, Tietmann C, Kutschera E, Wüllenweber P, Jäger A, Cardaropoli D, Gaveglio L, Sanz Sanchez I, Martin C, Fimmers R, Jepsen S. The effect of timing of orthodontic therapy on the outcomes of regenerative periodontal surgery in patients with stage IV periodontitis : A multicenter randomized trial. J Clin Periodontol. 2021 Oct ; 48 (10) : 1282-92.

95. Ingber JS. Forced eruption. I. A method of treating isolated one and two wall infrabony osseous defects-rationale and case report. J Periodontol. 1974 Apr ; 45(4) : 199-206.

96. Ingber JS. Forced eruption : part II. A method of treating nonrestorable teeth--Periodontal and restorative considerations. J Periodontol. 1976 Apr ; 47(4) : 203-16.

97. van Venrooy JR, Yukna RA. Orthodontic extrusion of single-rooted teeth affected with advanced periodontal disease. Am J Orthod. 1985 Jan ; 87(1) : 67-74.

98. Wagenberg BD, Eskow RN, Langer B. Orthodontics : a solution for the advanced periodontal or restorative problem. Int J Periodontics Restorative Dent. 1986 ; 6(6) : 36-45.

99. Iino S, Taira K, Machigashira M, Miyawaki S. Isolated vertical infrabony defects treated by orthodontic tooth extrusion. Angle Orthod. 2008 Jul ; 78(4) : 728-36.

100. Korayem M, Flores-Mir C, Nassar U, Olfert K. Implant site development by orthodontic extrusion. A systematic review. Angle Orthod. 2008 Jul ; 78(4) : 752-60.

101. Ogihara S, Wang HL. Periodontal regeneration with or without limited orthodontics for the treatment of 2- or 3-wall infrabony defects. J Periodontol. 2010 Dec ; 81(12) : 1734-42.

102. Amato F, Mirabella AD, Macca U, Tarnow DP. Implant site development by orthodontic forced extraction : a preliminary study. Int J Oral Maxillofac Implants. 2012 Mar-Apr ; 27(2) : 411-20.

103. Pikdoken L, Erkan M, Usumez S. Gingival response to mandibular incisor extrusion. Am J Orthod Dentofacial Orthop. 2009 Apr ; 135 (4) : 432. e1-6 ; discussion 432-3.

104. Brown IS. The effect of orthodontic therapy on certain types of periodontal defects. I. Clinical findings. J Periodontol. 1973 Dec ; 44 (12) : 742-56.

105. Melsen B, Agerbaek N, Eriksen J, Terp S. New attachment through periodontal treatment and orthodontic intrusion. Am J Orthod Dentofacial Orthop. 1988 Aug ; 94(2) : 104-16.

106. Melsen B, Agerbaek N, Markenstam G. Intrusion of incisors in adult patients with marginal bone loss. Am J Orthod Dentofacial Orthop. 1989 Sep ; 96(3) : 232-41.

107. Cortellini P, Carnevale G, Sanz M, Tonetti MS. Treatment of deep and shallow intrabony defects. A multicenter randomized controlled clinical trial. J Clin Periodontol. 1998 Dec ; 25(12) : 981-7.

108. Cortellini P, Carnevale G, Sanz M, Tonetti MS. Treatment of deep and shallow intrabony defects. A multicenter randomized controlled clinical trial. J Clin Periodontol. 1998 Dec ; 25(12) : 981-7.

109. Rabie ABM, Gildenhuys R, Boisson M. Management of patients with severe bone loss : bone induction and orthodontics. World J Orthod. 2001 ; 2 : 142-53.

110. Passanezi E, Janson M, Janson G, Sant'Anna AP, de Freitas MR, Henriques JF. Interdisciplinary treatment of localized juvenile periodontitis : a new perspective to an old problem. Am J Orthod Dentofacial Orthop. 2007 Feb ; 131(2) : 268-76.

111. Diedrich PR. Guided tissue regeneration associated with orthodontic therapy. Semin Orthod. 1996 Mar ; 2(1) : 39-45.

112. Re S, Corrente G, Abundo R, Cardaropoli D. Orthodontic treatment in periodontally compromised patients : 12-year report. Int J Periodontics Restorative Dent. 2000 Feb ; 20(1) : 31-9.

113. Corrente G, Abundo R, Re S, Cardaropoli D, Cardaropoli G. Orthodontic movement into infrabony defects in patients with advanced periodontal disease : a clinical and radiological study. J Periodontol. 2003 Aug ; 74(8) : 1104-9.

114. Diedrich P, Fritz U, Kinzinger G, Angelakis J. Movement of periodontally affected teeth after guided tissue regeneration (GTR)--an experimental pilot study in animals. J Orofac Orthop. 2003 May ; 64 (3) : 214-27.

115. Tal H. Relationship between the interproximal distance of roots and the prevalence of intrabony pockets. J Periodontol. 1984 Oct ; 55 (10) : 604-7.

116. Tsitoura E, Tucker R, Suvan J, Laurell L, Cortellini P, Tonetti M. Baseline radiographic defect angle of the intrabony defect as a prognostic indicator in regenerative periodontal surgery with enamel matrix derivative. J Clin Periodontol. 2004 Aug ; 31(8) : 643-7.

117. Geraci TF, Nevins M, Crossetti HW, Drizen K, Ruben MP. Reattachment of the periodontium after tooth movement into an osseous defect in a monkey. 1. Int J Periodontics Restorative Dent. 1990 ; 10 (3) : 184-97.

118. Polson A, Caton J, Polson AP, Nyman S, Novak J, Reed B. Periodontal response after tooth movement into intrabony defects. J Periodontol. 1984 Apr ; 55(4) : 197-202.

119. Geisinger ML, Abou-Arraj RV, Souccar NM, Holmes CM, Geurs NC. Decision making in the treatment of patients with malocclusion and chronic periodontitis : Scientific evidence and clinical experience. Seminars in Orthod. 2014 Sep ; 20(3) : 170-6.

120. Jansson H, Wahlin Å, Johansson V, Åkerman S, Lundegren N, Isberg PE, Norderyd O. Impact of periodontal disease experience on oral health-related quality of life. J Periodontol. 2014 Mar ; 85(3): 438-45.

CHAPTER

4

歯周形成外科

執筆担当：北島　一／石川知弘

CHAPTER 4　歯周形成外科

1 | 歯周形成外科

1957年に Friedman[1] によって "mucogingival surgery" という用語が提示され，歯肉組織の保存，異常な小帯や筋肉の付着の除去，前庭の深さの増加を目的とした外科的処置と定義された．しかし，1988年に Miller[2, 3] が periodontal plastic surgery（歯周形成外科）という用語を導入し，1996年の World Workshop in Periodontics において，「歯肉，歯槽粘膜，骨の解剖学的，発生学的，外傷的，あるいはプラークなどによって引き起こされた疾患による欠損を予防または改善するために行う外科的処置」と定義された[4, 5]．

歯肉歯槽粘膜の形態異常や疾患については，**図1** のようなさまざまな状態が列挙される．そしてこの定義には，歯肉増大，根面被覆，インプラントにおける粘膜欠損の修正，歯冠長延長，小帯異常の除去，抜歯にともなう歯槽堤吸収の防止および欠損部歯槽堤の増大を目的としたさまざまな軟組織および硬組織の処置が含まれる．Wennström[5] によれば，そのなかでも最大の目標は，歯肉退縮によって起こった露出歯根面の被覆であるとしている．

1mm 以上の歯肉退縮は30歳以上の米国人の58%に認められるという報告[6]があり，また，65歳以上の人の88%，18～64歳の人の50%が1か所以上の歯肉退縮を有し，歯肉退縮の有無や程度は年齢ととも

に増加することが示されている[7]．さらに，世界人口の2/3以上が歯肉退縮に罹患しているとの報告[8]もある．

歯肉退縮や不十分な付着歯肉の存在は，知覚過敏や根面う蝕，NCCL（non-carious cervical lesions），そして審美障害を引き起こすことから，患者や術者にとって頻繁に遭遇する問題である．米国の NHANES（National Health and Nutrition Examination Survey）の2009～2014年のデータベースからの調査では，成人の患者レベルでの頬側中央部の歯肉退縮（Cairo の分類 RT1，RT2，RT3 のすべて）の有病率は91.6%であった[9, 10]．

根面被覆術の適応症[11, 12]には，以下の状態が挙げられている．

①前歯部において，露出した歯根，細長い臨床歯冠，左右側での非対称な歯肉辺縁が患者の審美的希望に合わない場合

②とくに歯肉縁下の修復や矯正歯科治療が計画されている場合など，角化歯肉が最低限しか存在しない場合

③知覚過敏，根面う蝕傾向がある場合，歯肉退縮のさらなる進行が認められる場合

▶天然歯周囲の歯肉歯槽粘膜の状態および形態異常

1. 歯肉退縮（gingival recession）
2. 角化歯肉の欠如（lack of keratinized gingiva）
3. 前庭深度の減少（decreased vestibular depth）
4. 小帯や筋の異常位置
   （aberrant frenum/muscle position）
5. 歯肉の過剰（gingival excess）
   a. 仮性ポケット（Pseudo-pocket）
   b. 不均一な歯肉辺縁（Inconsistent Gingival Margin）
   c. 歯肉の過剰露出
      （Excessive Gingival Display, "Gummy Smile"）
   d. 歯肉の肥大（Gingival Enlargement）
6. 歯肉の異常な色（abnormal color）

a

図1a 天然歯周囲の歯肉歯槽粘膜の形態異常と疾患（AAP1999コンセンサスレポート：Ishikawa, I., et al.（1999）. Consensus Report：Mucogingival Deformities and Conditions Around Teeth. Annals of Periodontology 4（1）：101より引用改変）.

図1b 歯の周囲の粘膜の変形と状態．AAP1999コンセンサスレポート（**図1a**）が2017World workshop のなかで改変された．これには，歯周組織のバイオタイプ，歯肉退縮の程度，既存の歯肉の寸法，う蝕および非う蝕性歯頸部病変の有無，患者の審美性についての訴え，象牙質知覚過敏の有無など，追加の情報が含まれている（参考文献10より引用改変）.

1. 歯周バイオタイプ（Periodontal biotype）
   a. thin scalloped
   b. thick scalloped
   c. thick flat
2. 歯肉・軟組織の退縮
   a. 位置：唇側または舌側面
   b. 位置：隣接面間（乳頭部）
   c. 退縮の程度（Cairo RT 1，2，3）
   d. 歯肉の厚さ
   e. 歯肉の幅
   f. NCCL／歯頸部う蝕の有無
   g. 患者の審美的関心（Smile Esthetic Index）
   h. 知覚過敏の有無
3. 角化歯肉の欠如
4. 浅い口腔前庭
5. 小帯や筋の位置異常
6. 過剰な歯肉
   a. 仮性ポケット
   b. アンバランスな歯肉ライン
   c. 過剰な歯肉露出
   d. 歯肉肥大
7. 色調異常

b

1　歯肉退縮の病因

　歯肉辺縁は，臨床的にはセメント - エナメル境（CEJ）の輪郭に沿ったスキャロップ状の線で表され，CEJ の 1〜2 mm 歯冠側に存在する．歯肉退縮は，歯根面が口腔内に露出し，歯肉縁が根尖側に移動した状態である．歯肉退縮は，口腔衛生状態の良好な集団においてしばしば認められ[13]，頬側表面にもっとも多く存在する．また，1歯または複数歯の歯頸部におけるくさび形の欠損をともなうことがある．

　歯肉退縮は，サルカスが正常で歯間部の骨頂のレベルに異常がない場合に起こることもあれば，歯槽骨が失われる歯周病の進行にともなって起こることもある．

1）物理的要因（外傷，Toothbrushing）

　歯磨きは一般的に歯肉退縮と関連しており，外傷は「不適切な歯磨き」または圧力，時間，毛の種類，使用した歯磨剤など多くの交絡変数によって引き起こされる可能性がある[14, 15].

2）解剖学的要因

　以下（1）〜（3）の解剖学的要因は相互に関連しており，歯槽骨板が通常より薄くなり，吸収を受けやすくなる可能性がある．歯肉退縮が進行している場合，粘膜下にある歯槽骨の裂開の存在を考慮する必要があり，フラップ処置の際に歯槽骨の裂開が発見されることもある．

（1）歯周フェノタイプ

　歯肉退縮に関連する解剖学的要因としては，薄い歯周フェノタイプがあり，すなわちその部位におけ

るもともとの歯槽骨の不足[16]から起こる歯槽骨の開窓(fenestration)や裂開(dehiscence)[17]といった硬組織の異常があると，歯根が露出しやすくなり歯肉退縮が生じやすくなる．同様に，薄い歯肉，付着歯肉の不足や欠如といった軟組織の異常があると，歯根が露出しやすくなり歯肉退縮が生じやすくなる．

（2）歯の位置

歯列弓に対する歯の位置異常，歯の異常な萌出方向により歯根がボーンハウジングの外側に位置し骨が薄くなることで，退縮が発生しやすくなる．

（3）歯の形状

個々の歯の形状としては，根の頬舌方向の幅径が骨頂部の頬舌幅径と同等かそれを越える場合に裂開状骨欠損(dehiscence)が生じる可能性がある[17]．また，幅が狭く長い歯を特徴とする人びとは，幅が広く短い歯をもつ人びとよりも裂開状骨欠損(dehiscence)が生じやすいとされる[17]．

3）生理学的要因

（1）矯正歯科治療

生理的要因としては，歯列矯正により唇側または舌側の歯槽骨面の外側に歯が移動することとで，歯槽骨の裂開が形成されることが含まれる[18, 19]．また，唇側の軟組織のボリュームは，矯正歯科治療中または治療後に歯肉退縮が起こるかどうかを予測する要因となりうる．

歯の移動方向と頬舌的な歯肉の厚さは，矯正歯科治療中の軟組織の変化において重要な役割を果たすと考えられる．Kim ら[20]は，付着歯肉の幅が 2 mm 未満の部位では，歯の移動中に退縮が起こる可能性が高いため，矯正歯科治療開始前に歯肉の増生を行うことが推奨されるとした．とくに，矯正治療による歯の動きが歯槽骨の外側に及ぶ場合には，歯肉の

厚みが不十分であると歯肉退縮のリスクが高まると述べている．

Wennström[19]は以下のように指摘している．

・矯正歯科治療による歯の移動は，歯が歯槽骨ハウジング内で移動する限り歯肉退縮を引き起こさない．

・歯の唇側方向への移動の結果として歯肉が薄くなると，細菌性プラークおよび／または不適切なブラッシングテクニックによる外傷が存在する場合，軟組織の欠損を引き起こす可能性がある．

・矯正歯科治療を開始する前に，その歯の圧迫側の軟組織の頬舌厚さを評価すべきである．

・矯正歯科治療前，治療中，治療終了後に適切なプラークコントロールを開始すべきである．

したがって，歯槽骨のフレームワークの外側に向けて歯を矯正移動する場合，歯肉退縮の病因となりうるリスクをもつことを注意しなければならない．

（2）加齢（Aging）

Albandar と Kingman[6]は，30〜90歳までの9,689人のサンプルを用いて，米国成人 1 億580万人の歯肉退縮の有病率を調査した．彼らは2,380万人(22.5％)が 3 mm 以上の歯肉退縮を 1 つ以上有すると予測した．また，30歳以上の 1 mm 以上の歯肉退縮の有病率は58％で，加齢とともに増加することがわかった．

同様に Gorman[21]も，歯肉退縮の頻度は年齢とともに増加し，同年齢の女性よりも男性で高かった．歯列不正と歯ブラシによる外傷は，歯肉退縮に関連するもっとも頻度の高い病因因子であることが判明した．唇側に位置する歯に関連した退縮は，16〜25歳の患者の40％にみられ，36〜86歳では80％に増加した．これらの所見は，4,000人の被験者を調査し，歯肉退縮の発生率が年齢とともに増加することを発見した Murray[22]によって裏付けられた．

CHAPTER 4　歯周形成外科

2　歯肉退縮治療の目的

　歯肉退縮による露出歯根面の治療の被覆には，以下のような目的がある[23].
・審美性の向上
・知覚過敏の改善
・根面う蝕発生の抑制
・清掃性の向上

・達成困難ではあるが，すべての歯肉退縮に認められる付着器官の喪失に対する再生（結合組織線維の埋入された新生セメント質と支持歯槽骨の形成）.
　根面被覆術の目標となる完全な（100％）の根面被覆（complete root coverage：CRC）とは，CEJ までの根面被覆をいう.

3　歯肉退縮の分類

1）診査項目

　歯肉退縮の分類の意義は疾患の進行度を示す指標となることであり，また根面被覆術の治療結果を予測することにある．歯肉退縮の診断や分類のための重要な要素として以下のものが挙げられる.

（1）歯肉退縮の深さ

　歯肉退縮が深ければ深いほど CRC は困難となる[24].リセッションの深さは，CEJ と歯肉縁の間に歯周プローブを配置して測定するため，CEJ の検出がこの測定の鍵である．しかし，多くの場合，根面う蝕や NCCL のために CEJ が検出できなかったり，歯頸部修復物によって不明瞭であったりする．このため，根面被覆術の前に解剖学的 CEJ 再構築の必要性を考慮すべきである.

（2）歯肉の厚さ

　歯肉の厚さが 1 mm 未満であることは，有茎弁で歯冠側に伸展させるフラップを適用した場合，CRC が得られる可能性が低くなる[25, 26].

（3）隣接面の CAL

　歯間部の付着が完全に保たれている歯肉退縮は完全な根面被覆の可能性があるが，歯間部の CAL が喪失した場合は完全な根面被覆の可能性を低下させ，非常に重度の歯間部 CAL の喪失はその可能性を失う.

（4）角化歯肉幅

　角化歯肉幅の狭い部位は歯肉退縮が起きやすくなる傾向があり，とくに薄いフェノタイプの人は歯肉退縮が進行しやすい.

（5）NCCL の存在

　NCCL の評価により，治療の予測性や適切な治療方法の選択が可能になる.

2）2つの重要な歯肉退縮の分類

　手術後の根面被覆のもっとも重要な予後の予測因子は，歯間部歯周支持組織の高さ（クリニカルアタッチメントレベルと歯槽骨レベル）である[27].歯周組織が健康な歯では，乳頭が歯間部を完全に満たし，アタッチメントロスや骨吸収がない.

（1）Miller の分類（図2）

　Miller[27]により，歯肉退縮は根面被覆の予後により 4 つのクラスに分類されている.
　Class I と Class II の歯肉退縮では，歯間部における付着と骨の喪失はなく，完全な（CEJ までの）根面被覆が可能である．この 2 つのクラスの違いは，歯肉退縮が MGJ に達しないか（クラス I），達するか（クラス II）にある.
　クラス III の歯肉退縮では，歯間部の歯周支持組織の喪失は軽度から中程度で，部分的な根面被覆が可能である．また，歯や歯根の位置異常があると，

199

▶ Millerの分類

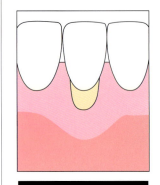
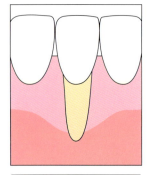
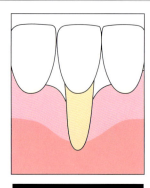
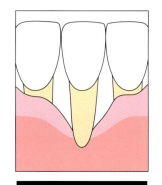

Class 1 歯間部の歯周組織が健全で，根面露出が歯肉歯槽粘膜(MGJ)を超えない

Class 2 歯間部の歯周組織が健全で，根面露出がMGJを超える

Class 3 歯間乳頭の喪失は認めるが，歯間部の組織に比較して大きく根面露出が存在しMGJまで，もしくはそれを超える．完全な根面被覆は期待できないが，一部の根面被覆は期待できる

Class 4 根面露出がMGJまで，もしくは超えている．歯間乳頭の喪失を認め，その喪失は根面露出と同程度のもの．根面被覆は期待できない

いずれも完全な根面被覆が期待できる

図2 Miller の分類(参考文献27より引用改変)．

可能となる根面被覆量が制限される．

Class IV の歯肉退縮では，歯間部歯周支持組織の喪失(または歯や歯根の位置異常)が非常に重度で，根面被覆が不可能となる．

・Miller の分類の問題点

Miller の分類では明らかにされていない歯肉退縮の分類に関するいくつかの問題点が最近注目された[28]．その1つは，歯肉退縮のすべてを表現していない点にある．たとえば隣接面の付着の喪失をともなう歯肉退縮でMGJ に達しないものは歯間部の骨吸収が認められるため Class 1 に分類されず，また歯肉辺縁が MGJ を越えていないため Class 3 にも分類されない．加えて Miller の歯肉退縮の分類(Class I または Class II)が，MGJ を越えて広がっているが，露出歯根面の根尖側にわずかな高さの角化組織が存在するケースは Miller の分類に当てはまらない．

そのほか，Miller の分類に対するその他の問題点は，Class III と Class IV を区別するための歯間部の軟組織・硬組織の喪失量を確認する手順が不明確であること，歯の位置異常の影響が不明であることであった．加えて，口蓋側の歯肉退縮については触れられていないことが挙げられる．なぜなら，口蓋側にはMGJが存在していないためMillerの分類では分類不可能であるためである．

(2) Cairo の分類(図3，4)

Cairo ら[29]は，隣接面におけるクリニカルアタッチメントレベルを基準として歯肉退縮の新しい分類システムを導入した．Cairo の分類は，隣接面 CAL を評価することで，根面被覆の可能性を予測する分類である．Cairo RT 1 (Miller Class I および II)では100%の根面被覆率が予測でき，Cairo RT 2 (Miller Class III と重複)では歯間部 CAL の喪失により100%の根面被覆率の可能性について限界が示されている．Cairo RT 3 は歯間部の付着が大きく失われているため，根面被覆術の効果が限定的であり，治療予後は厳しく，完全な根面被覆は困難または不可能であるとされている．

本研究の結果，歯肉退縮タイプのクラス分けは，異なる外科的術式後の歯肉退縮改善程度の強い予測因子であることが示された．

RT 1 は RT 2 と比較して，歯肉退縮の減少量の平均がより高い値を示し，歯肉退縮治療の予後判定に対して，ベースラインとなる隣接面のクリニカルア

▶Cairoの歯肉退縮の分類

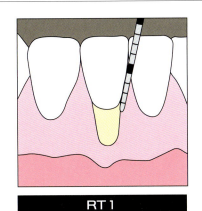 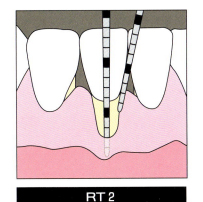 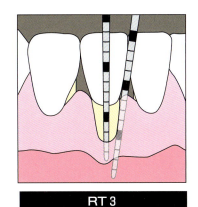

RT 1 接面の付着（CAL）の喪失がない歯肉退縮．隣接面のCEJは視認できない

RT 2 隣接面の付着（CAL）の喪失がある歯肉退縮．隣接面の付着（CAL）の喪失は頬側の付着（CAL）の喪失より少ないまたは同等である

RT 3 隣接面の付着（CAL）の喪失がある歯肉退縮．隣接面の付着（CAL）の喪失は頬側の付着（CAL）の喪失より大きい

図3　Cairoの歯肉退縮の分類（参考文献29より引用改変）．

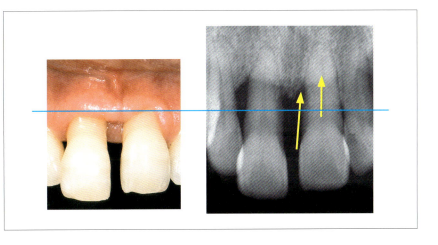

図4　|1は歯間部隣接面の付着の喪失が認められるため，Millerの分類ClassⅠ，Ⅱには当てはまらず，歯肉退縮はMGJを越えていないため，Millerの分類ClassⅡ，Ⅲ，Ⅳのいずれでもない．MGJとの関係を無視したとしても，ClassⅢとⅣのどちらに当てはまるかは明確ではない．青ライン：|1の歯肉退縮の辺縁レベル，黄色矢印：近心隣接面と唇側面のアタッチメントレベルを示す．黄色の矢印から隣接面のアタッチメントロスは唇側のものより大きいため，Cairoの分類ではRT3であることが明確である．

タッチメントロスの重要性が強調された．

（3）NCCLの分類（図5）

Millerの分類に対するもう1つの問題点は，歯肉退縮やNCCLを有する歯のCEJの同定が困難な場合があることにある．このような場合，診断のときに歯肉退縮の幅や高さを正確に測定することが困難となる．そのほかにも，手術の際フラップや結合組織移植片をどこに位置づけるかの判断が困難になる可能性がある．さらに，歯頸部に顕著なNCCLが存在するとフラップや結合組織移植片を適切に設置するうえで障害となりうる．さらに，CEJが欠損している場合，治療終了時に根面被覆処置の臨床結果を正確に評価することは困難である．そして，CRC（complete root coverage）が達成されたかどうかを確定することもできない[30]．

Pini-Pratoら[30]は，歯肉退縮にともなう歯根面の表面性状の臨床的分類を提案した．歯肉退縮領域の歯面の状態を，CEJの有無（Class A，B）と歯質の段差（ステップ）の有無（＋，－）に基づき，4クラスに分類している．露出した1,010本の根面において，根面段差をともないCEJが確認できたのは（Class A＋）144本（14％），段差をともなわずCEJが確認できたのは（Class A－）469本（46％），段差をともないCEJが確認できないのは（Class B＋）244本（24％），段差をともなわずCEJが確認できないのは（Class B－）

▶露出歯根面の表面性状の分類

CEJ	Step	Descriptions
クラスA	−	CEJが確認でき，表面に段差のない歯肉退縮（図5a）
クラスA	＋	CEJが確認でき，表面に段差のある歯肉退縮（図5b）
クラスB	−	CEJが確認できず，表面に段差のない歯肉退縮（図5c）
クラスB	＋	CEJが確認できず，表面に段差のある歯肉退縮（図5d）

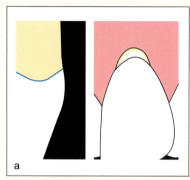

CEJが確認でき，表面に段差のない歯肉退縮（クラスA−）

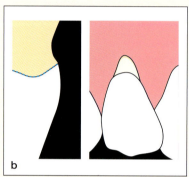

CEJが確認でき，表面に段差のある歯肉退縮（クラスA＋）

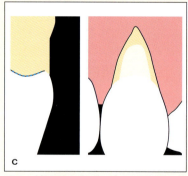

CEJが確認できず，表面に段差のない歯肉退縮（クラスB−）

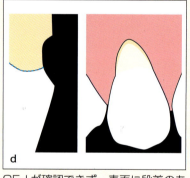

CEJが確認できず，表面に段差のある歯肉退縮（クラスB＋）

図5a〜d　露出歯根面の表面性状の分類（参考文献30より引用改変）．

153本（15％）である．

著者らによると，歯根面の表面性状の分類と歯周組織の分類を併用することは，歯肉退縮のある部位においてより正確な診断に到達するために有用であり，露出した根面の状態は根面被覆手術の予後評価にも重要であるとした．

（4）術前における根面被覆術の結果予測

NCCLを有する歯において，解剖学的なCEJを同定することは困難であり，Class IおよびClass IIの歯肉退縮であっても，解剖学的かつ臨床的に根面被覆を制限する条件，たとえば捻転や位置異常がある歯などが挙げられるが，このような条件がある場合，術者は根面を被覆できるレベルを事前に決定することが必要となる[31]．

そして，解剖学的歯間乳頭の理想的な高さを診断し，根面被覆のレベルを事前に決定する方法によって，根面被覆術の3か月後の軟組織マージンの位置を予測できることが実証された[31]．具体的な方法を図6に示す．

▶根面被覆線

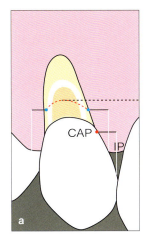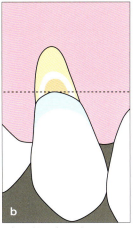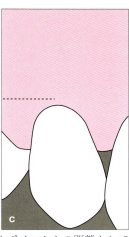

図6 a〜c 根面被覆の事前決定．**a**：理想的な歯間乳頭（IP）は，CEJ の隅角の位置（CAP）とコンタクトポイントとの距離として測定される．この距離を，退縮した歯間乳頭の先端から根尖方向に測定し，水平方向へ歯根面に投影することにより，2つの点（青い点）が特定され，その2点を結んだラインが「根面被覆線」となる．**b**：この線は，臨床的歯冠をコンポジットレジンで修復し新たな臨床的 CEJ を設定するときのガイドとして使用できる．**c**：根面被覆術から3か月後，軟組織のマージンはコンポジットレジン充填のレベル，またはやや歯冠側に位置している（参考文献31より引用改変）．

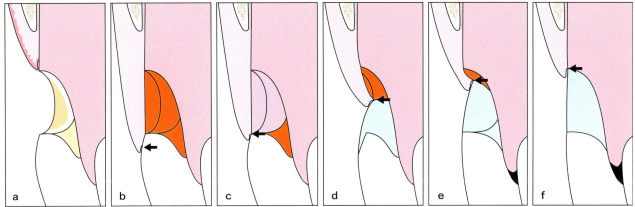

図7 a〜f **a**：NCCL の模式図．**b**：MRC（最大根面被覆レベル．矢印で示す）が NCCL のもっとも歯冠側の部分より1mm 以上歯冠側に位置する場合．治療は歯肉弁歯冠側移動術（CAF）で行われる．フラップと根面の陥凹部の間のスペースは血餅（赤い部分）で満たされる．**c**：MRC が NCCL の歯冠側ステップのレベルに位置する場合．治療はバイラミナー法で行われ，結合組織移植片（ピンク色の部分）を CAF で被覆する．この移植片はスペース維持材として機能し，フラップの陥没を防ぐ．**b** や **c** の状況において，Coronally advanced flap の補助として結合組織移植を行う必要性は，NCCL の深さが増すほど，また MRC が NCCL の歯冠側の段差に近接するほど増加する．**d，e**：MRC が NCCL の中にあるとき粘膜歯肉手術前のコンポジットレジン修復が適応され臨床的 CEJ を構築する．**f**：MRC が NCCL のもっとも根尖側にあるかより根尖側にある場合，保存的治療（コンポジットレジン修復）を実施する（参考文献33より引用改変）．

この予測される根面被覆の位置は，Miller Class I または Class II の歯肉退縮を有する歯において，解剖学的 CEJ（anatomic CEJ）と一致し，Miller Class III 歯肉退縮に対しては手術によって獲得されるであろう最大の根面被覆レベル（maximum root coverage level：MRC）を事前に決定され，その位置は解剖学的 CEJ よりも根尖側にあるべきラインとして描かれた．このラインを「line of root coverage」または「clinical cemento-enamel junction」と表現された[31,32]．

CEJ 隅角点は，NCCL によって CEJ が視認できない歯でも，隅角部の歯間部軟組織を（プローブや小さなスパチュラで）挙上し，歯肉縁下の CEJ を探せば容易に特定できる．理想的な乳頭高さを測定したら，この寸法を歯肉退縮のある歯の近心・遠心の歯間乳頭の先端から根尖方向に計測し，この近心と遠心の測定値の2点間をスキャロップ状の線で結ぶと，「line of root coverage」つまり手術によって獲得されるであろう，事前決定された根面被覆レベルとして表すことができる[31〜33]．

歯肉退縮をともなう NCCL に対する治療法の選択には，MRC の事前決定が用いられた（**図7**）[33]．MRC が NCCL の最歯冠側の段差レベル，またはよ

り歯冠側に位置している場合，根面被覆術が行われることになる．CAF の補助として結合組織移植を行う必要性は，NCCL の深さが増すほど，また MRC が NCCL の歯冠側の段差に近接するほど増加する．

MRC が NCCL の中にあるとき，粘膜歯肉手術前の修復療法が適応される．MRC が NCCL のもっとも根尖側にあるか，より根尖側にある場合，保存的治療を実施する[33]．

4 根面被覆の術式

1）受容床の形成

歯肉退縮の治療で用いられる外科手術は，以下のように分類される[34]（図8）．

（1）ペディクルソフトティッシュグラフト法（有茎弁）
a：ローテーションフラップ法（laterally sliding flap, double papilla flap, oblique rotated flap）
b：アドバンストフラップ法（coronally repositioned flap, semilunar coronally repositioned flap）
c：再生療法（バリア膜やエナメルマトリックスタンパクの適用）

（2）遊離歯肉移植術
（Free soft-tissue graft procedures）（症例1：図9）
a：Epitherialized graft 上皮付グラフト
b：Subepithelial connective tissue graft 上皮下結合組織移植

（3）バイラミナー法（Bilaminar Technique）
a：単独歯（Coronally advanced flap／Modified tunnel technique）
b：複数歯（Coronally advanced flap／Modified coronally advanced tunnell technique）

▶受容床の形成

受容床の形成
（1）ペディクルソフトティッシュグラフト法（有茎弁） 　　a：ローテーションフラップ法（laterally sliding flap, double papilla flap, oblique rotated flap） 　　b：アドバンストフラップ法（coronally repositioned flap, semilunar coronally repositioned flap） 　　c：再生療法（バリア膜やエナメルマトリックスタンパクの適用） **（2）遊離歯肉移植術（Free soft-tissue graft procedure）** 　　a：Epitherialized graft 上皮付グラフト 　　b：Subepithelial connective tissue graft 上皮下結合組織移植 **（3）バイラミナー法（Bilaminar Technique）** 　　a：単独歯（coronally advanced flap／Modified tunnel technique） 　　b：複数歯（coronally advanced flap／Modified coronally advanced tunnel technique）

図8　歯肉退縮の治療で用いられる外科手術の分類（参考文献34より引用改変）．

CHAPTER 4　歯周形成外科

症例1　FGGによる付着歯肉増大と根面被覆（症例：菊地康司）

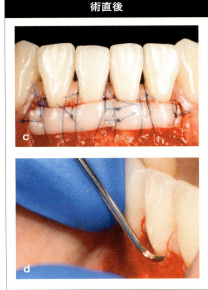
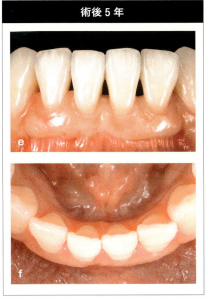

図9 a～f　FGG（上皮付きグラフト）症例．患者は，矯正の既往があり，付着歯肉の幅・厚みともに少なく，1～2 mmの歯肉退縮を生じていた．**a，b**：CEJより歯冠側1～2 mmの歯間乳頭部に水平切開を行い，受容床を形成，歯根周囲の結合組織性付着である線維性結合組織を温存し，根面のルートプレーニングをていねいに行った．**c，d**：その後，口蓋より採取した上皮付きグラフトの上縁断端を，CEJより1～2 mm歯冠側に設置し縫合した．**e，f**：術後5年，十分な幅・厚みのある付着歯肉を獲得することができている．

2）根面被覆：術式の選択

いくつかの外科的手法のなかから1つのものを選択する基準のうち，欠損（局所）に関連している（歯肉退縮の大きさと数，歯肉退縮の根尖側と側方の角化組織の有無，その量と質，歯間乳頭の幅と高さ，小帯または筋の付着の存在と前庭部の深さ）ものと，患者に関連したものがある[35]．

根面被覆の術式選択にあたっては，審美的要求を満たし術後の不快感を最小限に抑えることが患者にとってもっとも重要な要素である．さらに，臨床家はもっとも確実でかつ良好な結果を予測できる外科的アプローチを選択するために，文献からのデータを考慮しなければならない．

審美的要求をもつ患者において，歯肉退縮の根尖側または側方に十分な角化組織が存在する場合，ペディクルソフトティッシュグラフト（歯冠側移動または側方移動フラップ）が推奨される．これらの外科的アプローチでは，歯根露出をカバーするために使用される軟組織は，歯肉退縮を有する歯の頬側にもっとも存在するものと同様であり，したがって審美的な結果は満足のいくものとなる．

逆に，歯肉退縮の根尖部や側方の角化組織が十分でない場合，遊離歯肉移植術（free gingival graft：FGG）を行うことを考慮するかもしれないが，審美的な要望をもつ患者の歯肉退縮を治療するための遊離歯肉移植片の使用は，審美的な結果が良好ではなく，根面被覆の予測可能性が低いため推奨されない[36]．

結合組織移植片を覆うペディクルフラップ（バイラミナー法）の使用により，根面被覆の予測性（グラフトに血液を供給することによる）と審美性（グラフトの白い色の瘢痕を隠し，FGG後に頻繁に発生するMGJ部の目立つ境目を隠すことによる）を向上させる[37]．遊離歯肉移植は，付着歯肉の幅を拡大するためにもっとも広く用いられている外科的手法である．しかし，複数の報告では，この手法による露出歯根面被覆の良好な結果を得る可能性が低いことを観察している．実際，露出歯根面に移植されたグラフトの一部には十分な血液が供給されず，その結果，移植された組織は部分的に壊死する．

日常の臨床における歯肉退縮は薄い歯肉をもつ症例が多いため，本書ではバイラミナー法を中心に解説を行うこととする．

5 バイラミナー法の臨床

残存する角化歯肉が厚い場合はCoronally advanced flap(CAF)単独で根面被覆を行うことが可能であるが，角化歯肉が薄い場合はCTGやEMDの併用が推奨される．Baldiら[26]はCAF単独でCRCを得るためにはフラップの厚さが0.8mm以上必要とした(**図10**)．

またスプリットマウスデザインでの研究で，左右両側にCAFを適用し，フラップ形成を通法どおり行った．実験側では縫合前にフラップテンションを測定した後に縫合し，対照側ではさらなるテンションの除去のため減張切開を追加した後にフラップテンションを測定し縫合した．実験側の平均テンションは6.5gであり，対照側の平均値は0.4gであった．それぞれのCRCの得られた割合は，実験側が18％，対照側が45％であった．

図11a[26]においてCAFにおいてフラップのテン

▶ Coronally Advanced Flap＋CTG

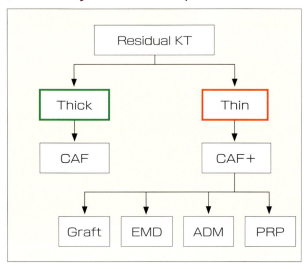

図10 歯周組織の分析．残存角化組織(KT)が厚い(緑色)場合は，CAF単独で予測可能な根面被覆が得られる．角化組織が薄い(赤色)場合は，CAFに加えて以下との併用療法が適応となる．Graft：上皮下結合組織移植，EMD，エナメルマトリックス誘導体；ADM，無細胞皮膚マトリックス；PRP，多血小板血漿．Baldiらは0.8mm以上をthickとし，CAFでCRCが可能としたことから，thickは0.8mm以上と捉えてよいと考えられる(参考文献26より引用改変)．

▶ 根面被覆率とフラップの厚み・テンションの関係

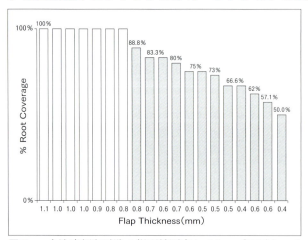

図11a 全治療例(19例)の根面被覆率とフラップの厚さ．フラップの厚みが0.8mmを超える症例では，100％の歯根被覆率を達成した(参考文献26より引用改変)．

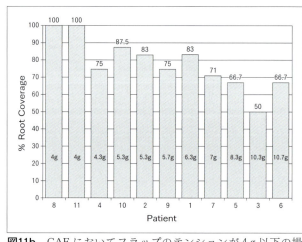

図11b CAFにおいてフラップのテンションが4g以下の場合において完全な根面被覆が得られた(参考文献38より引用改変)．

ションが4g以下の場合においてCRCが得られているので，CAFのフラップテンションは4g以下となることが望ましい．そしてCAFのフラップを縫合する高さとしては，Pini Pratoらの報告[39]（**図11b**）により歯肉辺縁がCEJを越えて歯冠側に位置づけられることが推奨される．

1）バイラミナー法による上皮下結合組織移植術（図12）

バイラミナー法は上皮下結合組織移植片（subepithelial connective tissue graft）を使用し，移植片をフラップで覆うことで高い生着率と審美性の獲得を狙う方法である．そして，もっとも予測可能な根面被覆術であることが示されている．

これらの術式の生物学的根拠は，グラフトを被覆するフラップからの血液供給を増加させることにある．これにより，無血管根面上のグラフトの生存率が向上し，移植片の白く瘢痕状の外観を部分的または完全に隠すことで，審美的な結果を獲得することができる．

これまで臨床家は，発表されたオリジナルのバイ

ラミナーテクニックにいくつかの改良を加え，根面被覆の観点から，より予測可能な結果をもたらし，患者の審美的満足度を向上させてきた．これらの改良は，口蓋から採取するグラフトのタイプ（部分的または完全な上皮の除去）と，カバーフラップのデザイン（エンベロップフラップまたは垂直減張切開）に行われた．

一部の著者は，上皮下結合組織移植片を部分的に覆うために，エンベロップフラップ[40, 41]または元の位置に戻すリポジションドフラップ[42]を使用した．それ以外の著者らは，結合組織移植片を覆うために，垂直減張切開をともなう[43, 44]，またはともなわない[45]歯肉弁歯冠側移動術，または歯間乳頭を側方に移動するダブルパピラフラップ[46]を使用した著者もいる．

現在では，有茎弁からの血液供給を確保し，移植片の露出のリスクを減少させることによって審美的な結果を最適化させることができるという観点から，結合組織移植片はつねに有茎弁によって完全に被覆される必要があると考えられている．したがって，単独歯に対するバイラミナー法の典型的な術式として，CAF＋CTGの解説を行う．

▶バイラミナー法（Bilaminar Technique）

バイラミナー法（Bilaminar Technique）

a：単独歯
 （1）Coronally advanced flap　　⇒術式解説（**図13〜15**），臨床例（**図16, 17**）
 （2）Modified tunnel technique　⇒臨床例（**図18**）

b：複数歯
 （1）Coronally advanced flap　　⇒臨床例（**図19, 20**）
 （2）Modified coronally advanced tunnel technique　　⇒臨床例（**図21, 22**）

図12　バイラミナー法（Bilaminar Technique）.

症例2　Coronally advanced flap:Subepitherial connective tissue graft (bilaminar technique)（症例：北島　一）

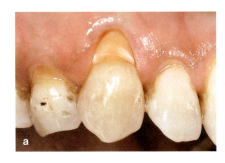
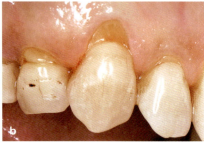

図13a　NCCLによってCEJが失われている．
図13b　コンポジットレジンにより臨床的CEJを回復．根面被覆術のゴール設定を行う．

▶切開デザイン

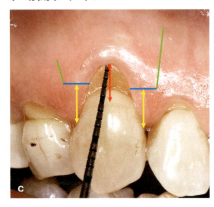
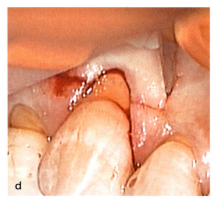

図13c　切開デザイン．赤矢印：歯肉退縮深さ(mm)＋1mm，黄色矢印：歯間乳頭頂から赤矢印と等距離(水平切開の高さ)，青線：3mmの水平切開，歯間乳頭の高さが異なる場合，近心と遠心二つの水平切開の高さも異なる，緑線：裾広がりの台形状の縦切開(MGJをわずかに越える)．
図13d　ライニング．ブレードを歯肉・粘膜の表面に対して垂直に向けて切開する．深さは1mm程度．

a：単独歯の歯肉退縮への対応

(1) Coronally advanced flap＋CTG

これが基本術式となるため，図13〜15でステップバイステップで術式の詳細を解説する．臨床例を図16，17に示す．

(2) Modified tunnel technique＋CTG（図18）

Raetzkeのエンベロップテクニック[41]では，形成されたエンベロップフラップは歯冠側に挙上されないため，露出歯根面に被覆される結合組織は露出されるが，Zuhrらのmodified tunnel technique[47, 48]では歯肉退縮罹患歯の頬側粘膜を部分層弁で十分広く剥離し，また隣接する歯間乳頭組織は小さい組織であり，部分層の形成で歯間乳頭にダメージを与えることのないように全層弁にて剥離する．その結果，唇側フラップの歯冠側移動が可能となり，連続した空間形成が成される．

結合組織移植片は1〜1.5mmの厚さにトリミングされトンネル内に挿入される．唇側のトンネルフラップはCEJより1〜2mm歯冠側に挙上され固定される．またArocaらのmodified coronally advanced tunnel technique[49]も同様である．

CHAPTER 4 　歯周形成外科

▶ Surgical Papilla

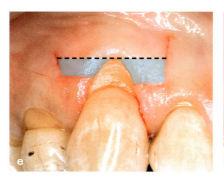 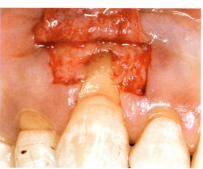

図13e　Surgical papilla. 黒点線と縦切開, 水平切開で囲まれた範囲の軟組織(水色の範囲), 黒点線(歯根露出より根尖側と歯冠側の境界).

図13f　Surgical papilla の箇所を部分層で切開しフラップを翻転した状態.

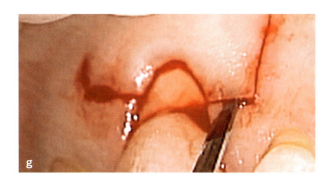 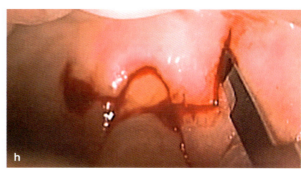

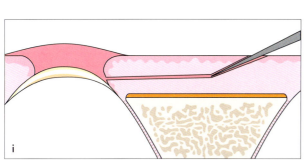 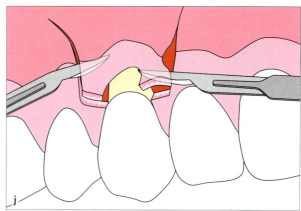

図13g〜j　g：Surgical papilla の部分はメスを歯根表面に対して平行を保ちながら部分層で切開を行う. h〜j：縦切開部はベベルをつけて切開する. その後骨面と平行に歯の中心方向に向けて部分層弁で切開を進めていく(イラストは参考文献59より引用改変).

Surgical Papilla の切開を部分層で行うメリット

- 露出根面の側方に血管の豊富な骨膜床を残しておくことができる.
- 解剖学的 papilla と Surgical Papilla との間に血管吻合が起こりやすくなる.
- 隣接する軟組織と治療エリアとの外観上の調和を最適化することができる. これが全層弁の Surgical Papilla であると過度に分厚くなり周囲との調和が困難となる.

209

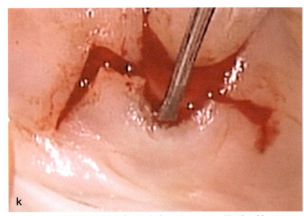
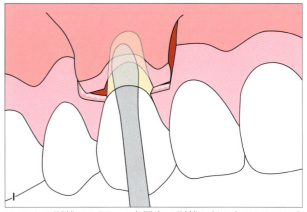

図13k, l 露出歯根面の根尖方向においては骨頂を越えて3 mmのところまで剥離子を用いて全層弁で剥離を行う（イラストは参考文献59より引用改変）.

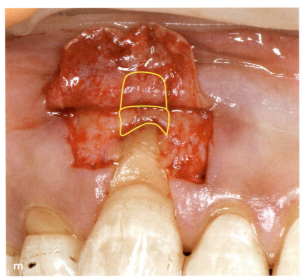
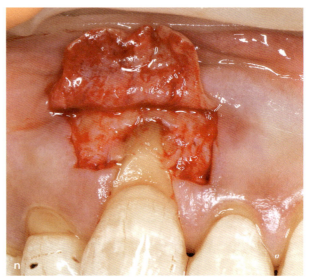

図13m, n ベベルをつけた縦切開部からの部分層切開縦切開部から歯の中心に向けてメスを進める歯肉退縮直下は全層弁のため厚さが確保されていることが確認できる（黄色線）.

歯肉退縮部直下の全層弁での剥離

- 露出歯根面の根尖方向においては骨頂を越えて3 mmのところまで剥離子を用いて全層弁で剥離を行う.
- 歯肉退縮部の根尖側の軟組織厚さは根面被覆の成功のために重要となるが，そのすべての厚さを温存することができるため有利に働く.
- 歯肉退縮部の根尖側の軟組織は血流のない露出歯根面をカバーしなければならない部位となるため重要である.
- もしメスを用いた切開を行えば根面被覆に重要な軟組織を薄くしてしまうことになり，根面被覆の失敗につながりかねない.

CHAPTER 4　歯周形成外科

▶減張切開

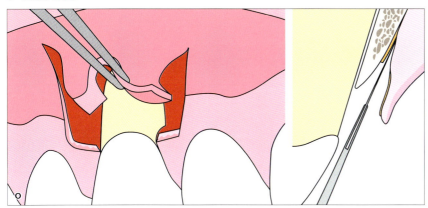
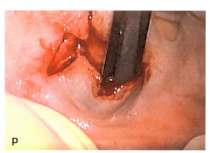

図13o, p　深部の減張切開．メスは骨面の直上に沿わせ，骨面と平行に進める切開これによって筋線維の骨膜への付着を切離する．写真ではメスの刃が隠れるくらい根尖方向に切開している（イラストは参考文献59より引用改変）．

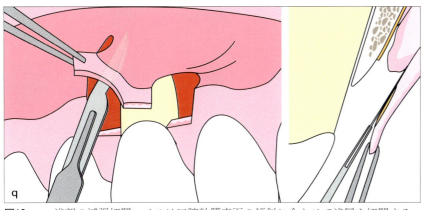
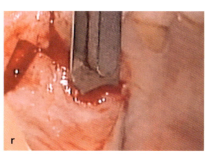

図13q, r　浅部の減張切開．メスは口腔粘膜表面の傾斜に合わせて浅層を切開する．メスの側面で口腔粘膜を持ち上げながら切開するため，粘膜表面からメスが透けて見えているのがわかる（イラストは参考文献59より引用改変）．

▶解剖学的歯間乳頭の
　上皮除去

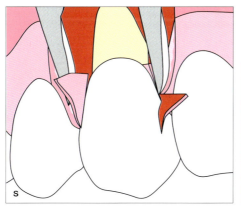
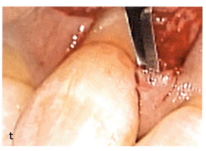

図13s, t　anatomical papillae（解剖学的歯間乳頭）の上皮除去，surgical papillae が生着できるように上皮を除去し結合組織層を露出させる（イラストは参考文献59より引用改変）．

▶根面処理

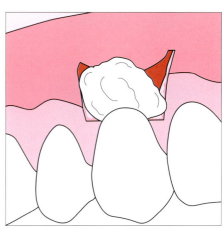

図13u　24% EDTA で2分間の根面処理を行う．これにより根面の脱灰・無毒化・スメア層の除去・象牙細管の開孔・歯根膜線維の露出がおこり，上皮細胞の根尖側への遊走を妨げ，血小板活性化を促し，血餅の安定性の向上や付着の亢進が期待される（参考文献59より引用改変）．

▶移植片の設置

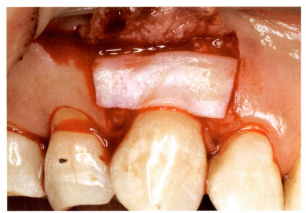

図13v 移植片の試適，サイズの確認と調整．サイズ：CEJ部位における露出根面部の近遠心幅径＋6 mm．CEJ の高さに CTG を固定．CTG は約 1 mm の厚さ．

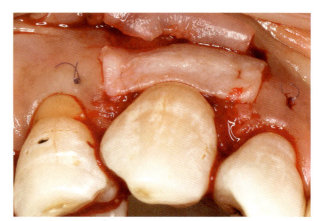

図13w 近遠心2か所の水平マットレス縫合による移植片の固定．

▶フラップの歯冠側移動と縫合

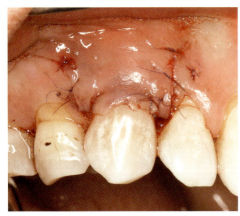

図13x フラップの歯冠側移動と縫合．

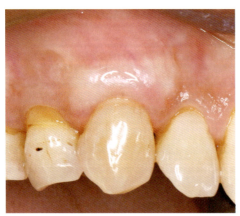

図13y 術後1年10か月．CRC が得られた．

フラップの歯冠側移動と縫合によるその固定

- フラップは移植片を完全にカバーになければならない．
- フラップを安定させるのにもっとも重要な最歯冠側における最終の縫合に対しテンションフリーの状態を提供するため縫合順序は縦の減張切開部から開始する．
- 筋の走行によりフラップは遠心に引っ張られる傾向にあるので最初の縫合は近心側の最根尖部に行われる．
- このときフラップは適切な位置にピンセットにより保持されていなければならない．
- 最初の縫合は斜めに根尖から歯冠側へ向くように単純縫合を行う．
- 第2針は遠心の同部位に近心と同様にして縫合する．
- その後順次近心遠心と交互に歯冠側に移動していく．
- 縦切開部の縫合が終了し，Surgical Papilla の歯冠側辺縁がテンションフリーになった状態で，最歯冠側に懸垂縫合が適用される．そして凸面になっている歯冠に対し，しっかりとフィットさせなければならない．

CHAPTER 4 歯周形成外科

▶懸垂縫合の手順（Sling Suture）

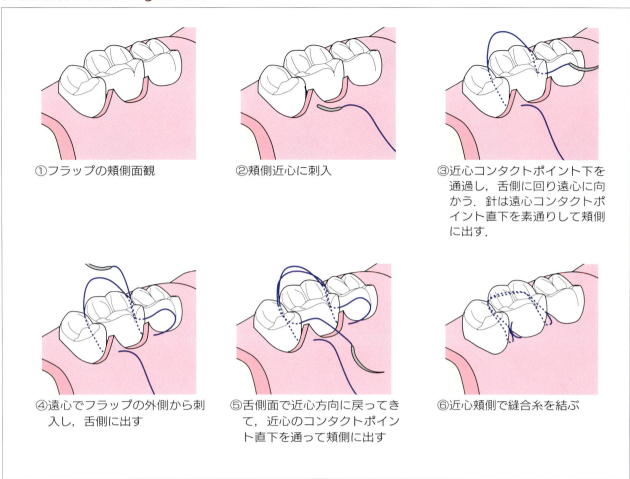

図14 懸垂縫合の手順．

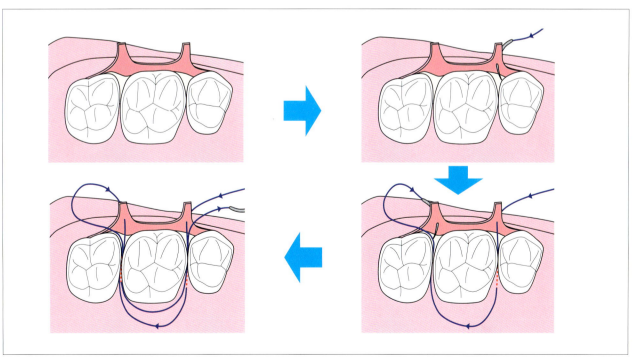

図15 懸垂縫合手順の咬合面観．

症例3　**バイラミナー法：単独歯の臨床例①：Coronally advanced flap＋CTG**
（症例：菊地康司）

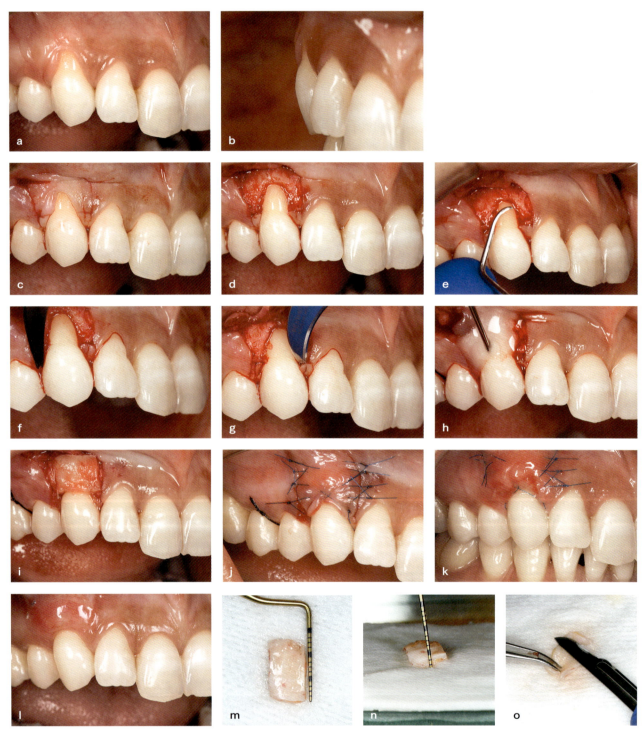

図16a〜o 3̲ に4mmの歯肉退縮を認める．根面にはプラークが付着しており，周囲歯肉は薄く，ブラッシングも困難になっている．歯根中央部エリアにおいて，4mm幅の全層弁を形成後，部分層弁を形成し，カバーフラップを展開した．BD（Bone dehiscence）エリアは上皮性付着および結合組織性付着が存在し，セメント質が健全なエリアであるため，その付着を温存しルートプレーニングを行った．次に，メス・マイクロシザーズなどを用いて，歯間乳頭部の上皮を除去，17％EDTAを2分間作用させ1mmの厚さのCTGの上端をCEJより1mm歯冠側に設置し，カバーフラップをCEJより2mm歯冠側の位置にて縫合し手術を終了した．手術後，CRCが獲得できているのが確認できる．

CHAPTER 4　歯周形成外科

| 症例4 | バイラミナー法：単独歯の臨床例②：Laterally moved coronally advanced flap＋CTG（症例：湯口晃弘） |

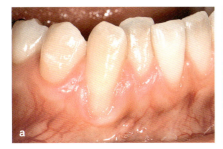
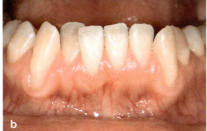
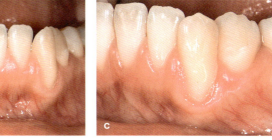
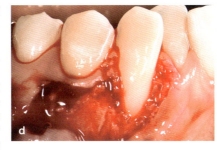
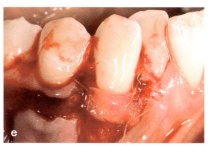
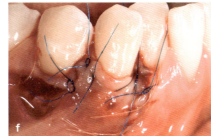
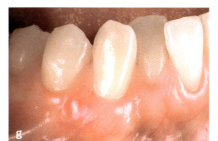

図17a〜g　今回の症例は歯肉退縮の分類Miller class Ⅱ，Cairoの分類RT 1である．歯列不正により3⏋は唇側に排列しており，歯頸部付近の角化歯肉が隣接歯に比べてほとんどなく口腔前庭も浅い．そのためCAFを行っても十分な角化歯肉を獲得することはできないと判断したため4⏋の歯頸部直下の角化歯肉を側方移動する術式を選択した．詳細な術式は以下の通り．治癒後にCEJまで角化歯肉に覆われており完全な根面被覆が達成されている．

①3⏋のCEJの高さで水平に切開（中・遠位方向に3mm延長）．
②3⏋近心方向への水平切開の終点から垂直方向に，歯肉退縮の内縁に平行に，MGJを越えて斜めに切開する．
③歯肉退縮部の遠心歯肉縁に沿い，歯槽粘膜内を先行の垂直切開（上記切開②）と交差するまで切開する．のちに側方に移動したフラップの受容床となるように部分層弁でこの部分の上皮を切離する．
④4⏋の角化歯肉内にサルカス＋1mm離して3⏋のCEJと相似形のスキャロップ状の切開を加え，3⏋の遠心方向への水平切開の終点と結ぶ．
⑤4⏋まで伸ばした水平切開をさらに遠心に3mm伸ばし，そこから歯肉退縮部の遠心歯肉縁に平行になるようにMGJを越えて垂直方向に切開し，有茎弁を形成する．
⑥すべての歯肉は部分層弁にて剥離するが，4⏋の角化歯肉中央部のみ（3⏋の歯根面を覆う範囲）全層弁で剥離する．
⑦有茎弁は骨面上を切開する深層の減張切開と，ピンセットでテンションを加えながら歯槽粘膜直下を切開する浅層の減張切開を行う．露出した歯根の上方まで歯肉弁を横方向に移動させることが可能な状態にしてフラップ挙上を終了した．
⑧口蓋から移植片を上皮付きの状態で採取する．上顎臼歯部（456付近）の口蓋側歯頸部から2mm離して切開を加える．結合組織片に必要十分な幅が確保できるようにプローブで測定してライニングする．のちに上皮を切離することを考慮し約2.0mmの厚みを確保できるように口蓋粘膜と平行に切開を加える．
⑨根面はキュレットで機械的に処理し，臨床的付着力を失った露出根面部分（歯肉退縮＋プローブ可能な歯肉溝／ポケット）のみにインスツルメンテーションを行った．
⑩上皮付きの状態で組織片を採取したら口腔外で上皮を切離しトリミングする．この方法は組織片内への口蓋深部脂肪組織の混入を最小限にしつつ質の高い結合組織片を得ることができる．
⑪3⏋の歯間乳頭部の上皮を除去し，歯肉弁と上皮が重ならないように確認する．
⑫6-0吸収性縫合糸（バイクリル）で単純縫合にて移植片を受容床に固定する．
⑬歯肉弁の縫合は移植片を完全にカバーできるように最歯冠側の縫合がテンションフリーになるように縦切開部の最根尖側から開始する（6-0プローリン）．
⑭歯肉弁を歯冠方向に保持しながら根尖から歯冠側に向くように斜めに単純縫合を順次行う．
⑮最歯冠側は懸垂縫合でCEJを越えて歯肉弁を固定する．
⑯トリミングした上皮を戻して口蓋部を縫合する．

症例5	バイラミナー法：単独歯の臨床例③：Modified tunnel technique＋CTG
	（症例：北島　一）

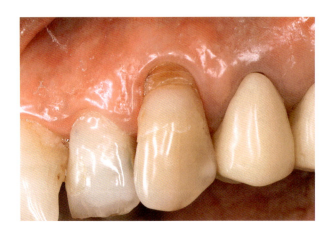

図18a　術前．CR充填によって臨床的なCEJが形成されている．

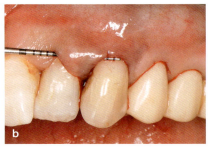

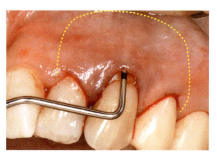

図18b, c　歯間乳頭を全層弁で剥離し，可動性を確保し歯冠側に挙上できるようにする．

図18d　黄色点線の範囲まで大きくエンベロップ形成を部分層弁で行う．

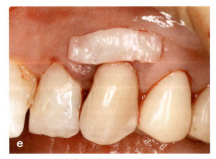
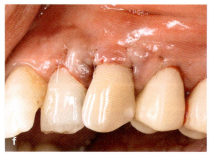
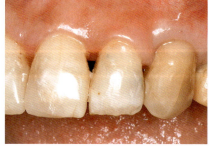

図18e, f　結合組織片はCEJに合わせて設置し，フラップは歯冠側に挙上し，結合組織移植片を完全に被覆し，CEJより1～2mm歯冠側に位置づける．

図18g　術後1年6か月．根面被覆が維持されている．

b：複数歯の歯肉退縮への対応

（1）Coronally advanced flap＋CTG

　Zucchelli&De Sanctis[35]により，2歯以上の歯肉退縮に対する新しい治療法として，多数歯歯肉退縮に対するCAFが発表された．この術式は，エンベロップフラップ（縦切開なし），フラップの歯冠側挙上時にサージカルパピラの回転運動を予測した新しいフラップデザインであり，部分層弁（サージカルパピラの部分）～全層弁（歯根露出部の根尖側の軟組織に対して）～部分層弁（唇側中央の辺縁骨頂よりも根尖側に対して）による切開アプローチから構成される．フラップの歯冠側移動を可能にするための減張切開としての二重切開（1つは骨膜への筋の付着部分を切離する深層の切開，もう1つはフラップの歯槽粘膜の裏打ちをしている内部結合組織から筋を切断する浅層の切開）や解剖学的乳頭の上皮の切除などを行う．

CHAPTER 4　歯周形成外科

症例6　バイラミナー法：複数歯の臨床例①：Coronally advanced flap＋CTG
（症例：菊地康司）

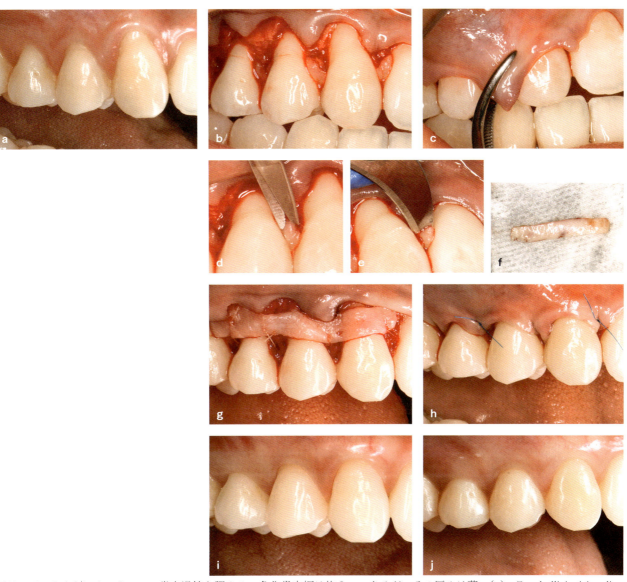

図19a～j　|5 4 3|に1～2mmの歯肉退縮を認める．角化歯肉幅は約2mmあるが，その厚みは薄い（**a**）．Zucchelli incision lineにてエンベロップフラップを形成後（**b**），二重切開を行い，カバーフラップに十分な減張を与え（**c**），12番のメス・マイクロシザーズを使用して歯間乳頭部上皮を除去後（**d～f**），CTGをCEJより1mm歯冠側に設置し（**g**），懸垂縫合にてオペを終了させた（**h**）．現在，術後6年経過しているが，術後1年の時と比べて，CTGの効果により，さらにクリーピングしてきている（**i, j**）．

（2）Modified coronally advanced tunnel（MCAT） technique＋CTG

　CAF＋CTGは根面被覆のスタンダードなテクニックであるが，この方法は頬側に縦切開を必要とし，審美性に問題が生じる．これを避けるためにRaetzkeがエンベロップテクニックを報告した．この方法はもともと単独歯に対して行われるものであったが，Allenが1994年に複数歯に対し，骨膜上エンベロップテクニックと呼ばれている[40, 50]方法による根面被覆術を報告した．Zabaleguiら[51]は1999年に複数のエンベロップを歯間乳頭を剥離することなく連続させ，粘膜トンネルを形成するトンネルテクニックを報告した．

　これらの術式の特徴は，歯間乳頭をそのまま残し，移植片はトンネル内に設置され，移植片の寸法が移植片が生着するのに十分である限り，完全に覆われる必要はない．移植片を完全に覆わないことの利点は，追加の角化組織が得られることだが，欠点は，

症例7　バイラミナー法：複数歯の臨床例②：Coronally advanced flap＋CTG
（症例：北島　一）

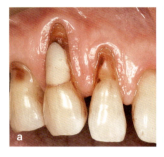
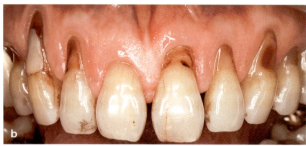

図20a, b　$\underline{3\,2}|$，$|\underline{1\,2\,3}$に顕著な歯肉退縮が認められる．歯間乳頭の付着の喪失が少し認められる，Cairoの分類RT2である．

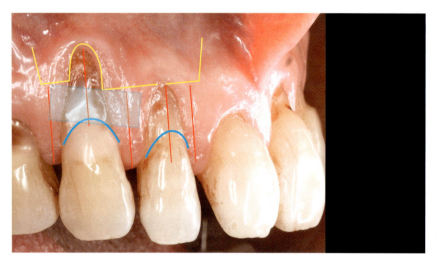

図20c　$\underline{3\,2}|$に対しCAFによるフラップデザインを計画した．$\underline{2}|$は角化歯肉が十分あり，厚さもあると判断し，$\underline{3}|$のみ結合組織移植を併用する計画とした．

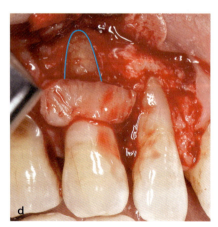
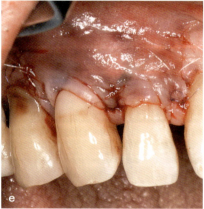

図20d　結合組織移植片は露出している歯根面をすべて覆う必要はない．根尖方向には歯根面の裂開による露出が認められる．結合組織移植片は$\underline{3}|$にのみ設置している．

図20e　フラップを歯冠側に挙上し懸垂縫合を行った．目標となるCEJを1～2mm歯冠側に越えた位置にフラップの辺縁を位置付けた．

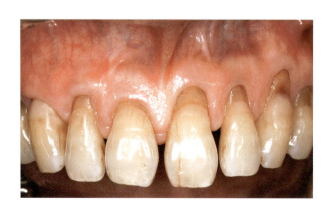

図20f　$\underline{3\,2}|$の手術から4か月後，$|\underline{1\,2\,3}$にはコンポジットレジン修復を行い，臨床的CEJを設定した．また，結合組織移植片を設置しなかった$\underline{2}|$には歯根面露出が認められる．

CHAPTER 4　歯周形成外科

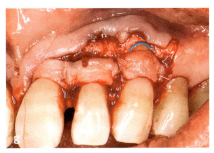
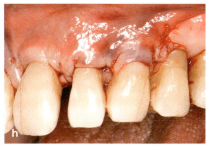
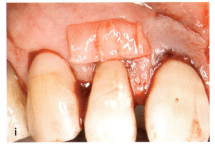
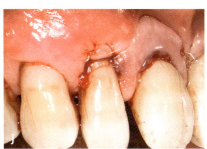

図20g　⎿1 2 3に結合組織移植片を設置した．⎿3は結合組織移植片の根尖側に歯根面の露出が認められる．
図20h　フラップを歯冠側に挙上し縫合した．
図20i, j　歯根面露出が残存したため，今回は結合組織移植片を使用しエンベロップテクニックにて根面被覆を図った．

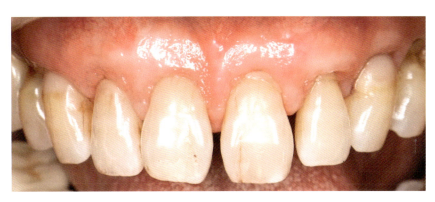

図20k　術後4年．

露出した組織の色が正確に一致しない可能性があることである．逆に，垂直方向の切開を行わないことで，より良い審美性を得ることができる傾向にある．この術式の最大の利点は，手術が低侵襲であることであり，その結果，受容床部位における術後の不快感はごくわずかである．

　最近，このトンネルテクニックが改良され，Arocaらがmodified coronally advanced tunnel（MCAT）technique[47〜49, 52, 53]を報告し，歯肉辺縁組織を歯冠側に配置することで，移植片を完全にカバーできるようにした．これは，より深く剥離して唇側組織を遊離させ，唇側および舌側の両側から歯間乳頭を骨頂からもち上げることにより達成された．

症例8　バイラミナー法：複数歯の臨床例③：2̄1̄|1̄2̄ トンネルテクニック（症例：鈴木親良）

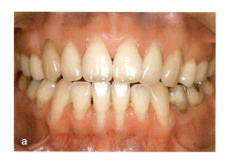
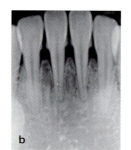
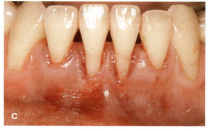
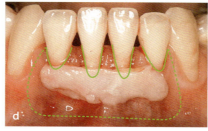
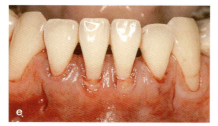
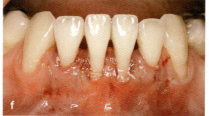

図21a, b 15年前に開咬の矯正歯科治療を終え，ここ数年，下顎中切歯の歯肉退縮が気になりはじめ来院．歯肉は Thin タイプ，Miller Class III，Cairo RT II と診断した．

図21c〜f 左右中切歯は Miller Class III のため，CRC は期待できないが，部分的な被覆と軟組織の厚みの改善，角化歯肉幅の獲得を目指した．結合組織移植片を歯肉弁から一部露出させ根面被覆を行った．移植片への血液供給を考慮して歯間乳頭を離断しないトンネルテクニックを選択した．マイクロスコープ下にて穿孔に注意しながら慎重に歯肉溝内切開を行い，結合組織移植片がスムーズに挿入できるように十分な大きさのエンベロップを形成（緑色破線）した．口蓋より上皮付きの組織を採取し，口腔外にて拡大視野の下，上皮をメスで取り除き移植片のトリミングを行った．側切歯と犬歯間に縦切開を加え，歯肉弁にテンションがかからないように結合組織移植片を挿入し，懸垂縫合にて移植片の位置付けと固定を行った．その後，歯肉弁と移植片を貫いて縫合．縦切開部位には単純縫合を行った．

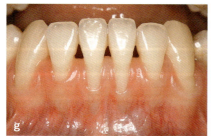
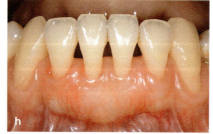
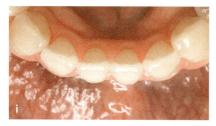
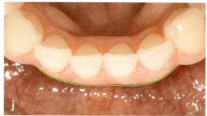

図21g〜j 術後2年の状態を示す．部分的に根面被覆された歯肉は厚みが増し角化歯肉幅も増大し安定した状態を保っている．

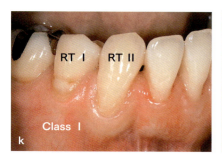
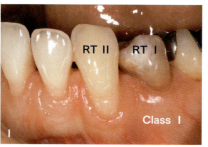

図21k, l 前歯部の手術から2年半後．犬歯，小臼歯の根面被覆を行った．犬歯は Cairo RT II，小臼歯は Miller class I，Cairo RT I と診断．

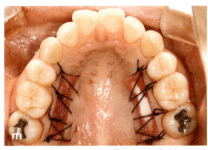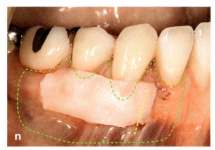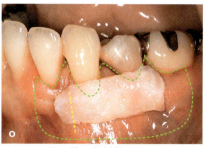

図21m〜o 両側の口蓋より上皮付きの組織を採取し，口腔外にて拡大視野の下，上皮をメスで取り除き移植片のトリミングを行った．歯間乳頭部を切り離さないようにマイクロブレードにて歯肉溝内切開を行い，結合組織移植片がスムーズに挿入できるように，十分な大きさのエンベロップを形成（緑色破線）した．歯肉弁を歯冠側に位置付けするために，歯間乳頭の基底部を切開剥離をし歯間乳頭が挙上できるようにした．その後，側切歯と犬歯間に結合組織移植片を挿入するための縦切開（黄色破線）を加えた．

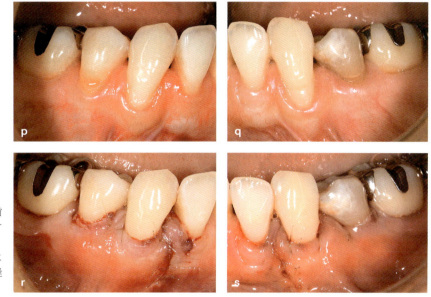

図21p〜s 縫合後の状態を示す．側切歯と犬歯間の縦切開部から結合組織移植片を挿入し懸垂縫合にて移植片を固定し，その後，歯肉弁を懸垂縫合にて歯冠側に位置付けて縫合．最後に，縦切開部の縫合を行った．

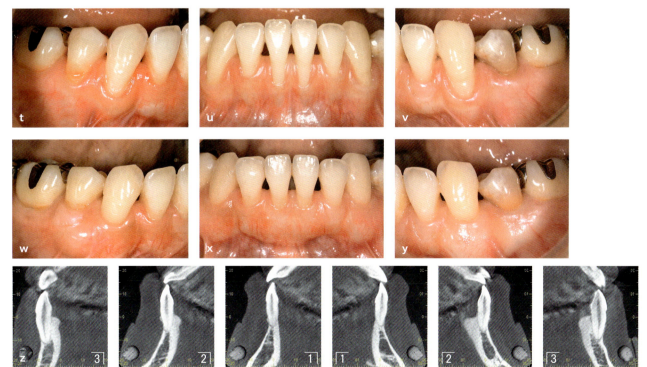

図21t〜z 術前と術後前歯9年，犬歯，小臼歯7年後の口腔内写真とCT画像による矢状断面を示す．唇側骨が薄くわずかに存在するが，軟組織による根面被覆を行なった結果，歯肉退縮が悪化することなく良好な結果が得られている．

| 症例9 | バイラミナー法：複数歯の臨床例④：4 3|3 4 トンネルテクニック（症例：菊地康司） |

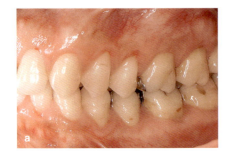
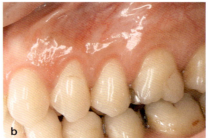

図22a　初診時．左側臼歯部に2〜3mmの歯肉退縮を認めた．
図22b　初期治療4か月後もその変化を認めない．

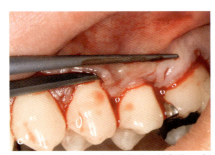
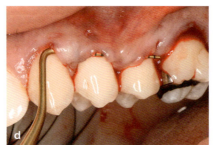
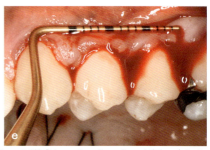

図22c〜e　今回の根面被覆の対象歯は|4〜7 であるため，|3〜8 の範囲で粘膜トンネルを形成し，そのトンネルが同一内にあることを確認した．

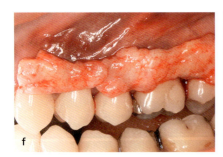
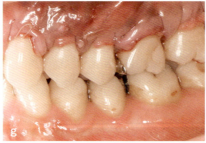

図22f, g　その後，CTGを口蓋から採取し（現在では，ここまでの大きさ・厚みのあるCTGは不要と筆者は考えている），トンネル内に設置し懸垂縫合を行った．

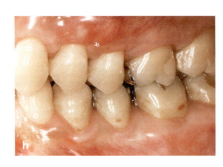
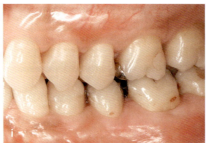

図22h　術後27日の状態．良好な創傷治癒が得られている．
図22i　歯肉は初診時から8年経過した現在も安定しており，下顎臼歯部にはOHIのみで根面が被覆されている．

CHAPTER 4　歯周形成外科

▶ Tunnel techniqueとCoronally advanced flapの術式選択基準

Tunnel technique	Coronally advanced flap
■有利な点 ・歯間乳頭に切開を加えないことは術後傷跡が残りにくいため審美性に有利である一方，大半の過程がブラインドで行われる手術である点は難易度を高めることになる ・歯間乳頭幅が細く脆弱な場合に有利 ・RT 2 に対しての対応が可能，歯間乳頭を剥離することにより歯間乳頭の挙上とともに根面被覆を可能とする	**■有利な点** ・視野の確保やアクセスが容易であり，CTG を骨膜床に最適な位置に確実に固定することが可能，また骨欠損がある場合には，再生材料の適用もしやすい ・前庭が浅い場合二層に減張切開を行うことで筋層を分離し前庭を深くすることができる ・減張切開が容易であるためフラップの歯冠側移動をしやすく，またフラップに過大なテンションがかかることを避けやすい
■不利な点 ・Envelop flap を十分広い範囲で形成しておかないと，CTG を挿入することでフラップ側にテンションがかかり，フラップの血行障害に起因するフラップの壊死を引き起こしかねない．	**■不利な点** ・歯冠側に持ち上げたサージカルパピラに治癒不全が起こると歯間乳頭の退縮や瘢痕形成が起こりうる ・縦切開を加えるため瘢痕が残る可能性がある

図23　Coronally advanced flap と Tunnel technique の術式選択基準.

6　上皮下結合組織移植片の採取

　口蓋粘膜は上皮層が0.3〜0.5mm，次に結合組織層そして脂肪組織や腺組織の層から成る．口蓋粘膜の厚さは小臼歯部で厚く，大臼歯部で薄いが，小臼歯部では腺組織や脂肪組織が厚いため必要とされる結合組織の厚さは薄い．一方，大臼歯部は粘膜全体の厚みは薄いが腺組織や脂肪組織が少なく，結合組織層の厚さは大臼歯部のほうが小臼歯部より厚い．

　結合組織の採取をする前に，つねに患者の口蓋粘膜の厚みが十分であるかどうか確認しなければならない．Primary access flap が壊死しないためには，少なくとも上皮層下に0.5mm の結合組織の厚みが必要また骨膜側にも0.5mm の軟組織が必要となる．つまり 1 mm の厚さの結合組織が必要な場合，約2.5mm の口蓋粘膜の厚さが最低限必要となる．

　大口蓋孔はおよそ上顎 7 遠心からの垂線と軟口蓋と硬口蓋の境界との交点付近に存在する．口蓋が深い場合は大口蓋動脈は CEJ から17mm は離れてい

る可能性があるが，口蓋が浅い場合は，7 mm のところにある可能性があるため個人差があり，症例ごとに大口蓋動脈および併走する大口蓋神経の位置に配慮し移植片を採取しなければならない．

　Subperiosteal connective tissue graft(SCTG)には，合併症，時間がかかること，手術手技に結果が左右されること，口蓋粘膜の壊死のリスクがあることなど，いくつかの欠点がある[54]．さらに，骨に近い位置で採取された SCTG は，脂肪組織や腺組織を多く含むため，安定性が低く，収縮しやすく，脈管形成の障壁となる可能性がある[55]．そのため現在では，患者の合併症を最小限に抑える SCTG 採取のための新しい手技に焦点が当てられている．

　Zucchelli らは，口腔外で上皮を除去し，口蓋線維粘膜の厚さに関係なく CTG を採取できる de-epithelialized free gingival graft(DFGG)を最初に導入した．さらなる研究により，CAF＋DFGG が根面

223

被覆を獲得し，そして患者の合併症を減少させることに有効であることが証明された[56]．

Tavelliらによるメタアナリシスでは，CAF＋DFGGはCAF＋SCTGよりも優れた根面被覆の予後を示すことが示唆され，CTGの採取法としてDFGGの使用が推奨された[57]．

1）移植片採取の2つの方法

(1) Primary flapを形成して結合組織を採取する方法

口蓋側歯肉辺縁から2mm離して近遠心方向に一本の切開を入れ，約1mmの厚さの部分層弁を口蓋粘膜に対して平行になるように形成する．そして移植片の厚さ約1mmを確保し，先ほどの部分層弁の切開と平行に切開を進める．このとき骨を保護する骨面上の軟組織を残すように心がける．その後近遠心側と根尖方向の切開を加えて移植片を取り出す．このEnvelop[58]の切開範囲はEnvelopの中でメスを立てて近遠心と根尖方向の切開を行うため，近遠心方向および歯の長軸方向ともに必要とする移植片の大きさよりも大きくしなければ必要な大きさの移植片を採取することはできない．

▶上皮下結合組織移植片採取法：①Primary flapを形成して結合組織を採取する方法

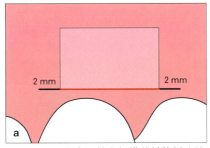
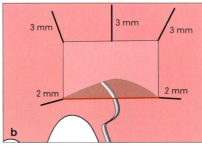
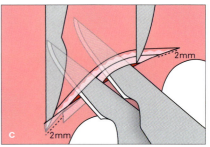

図24a〜c 上皮下結合組織移植片採取法のうちの1つ，Envelop technique．a〜c：Envelop 切開形成は骨面方向にメスを立てて近遠心，根尖方向の3辺を切る余裕を持たせるため，必要な結合組織移植片の大きさより2〜3mm大きく形成する（参考文献59より引用改変）．

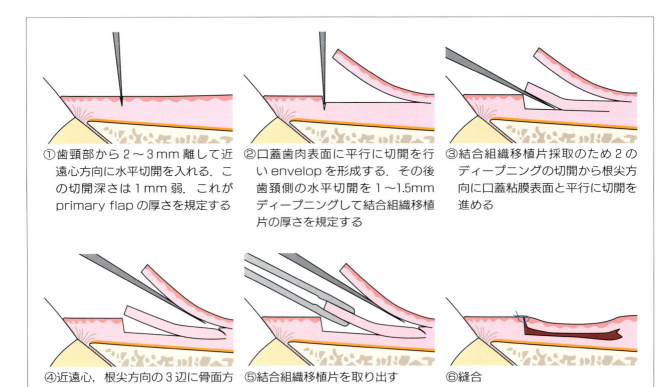

図24d 上皮下結合組織移植片採取法（参考文献59より引用改変）．

CHAPTER 4　歯周形成外科

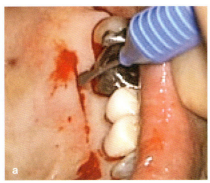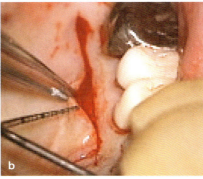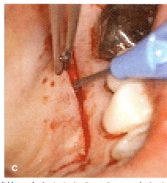

図25a～c　1 mm弱の深さのライニング切開によりprimary flapの厚さを決定．必要な移植片の大きさより2～3 mm大きくエンベロップ切開する．大口蓋神経血管束の位置に注意する．

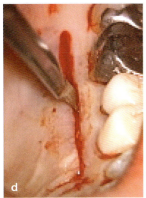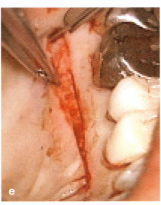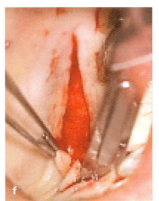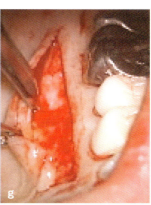

図25d～g　メスを口蓋に直角に向け移植片の厚さ決定のための切開（粘膜表面から約2 mm）．近心と遠心の両端をメスを立てて切開する．骨面に向けてメスを立て，根尖側端も切開する．

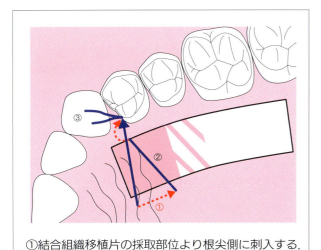

①結合組織移植片の採取部位より根尖側に刺入する．
②フラップの上を通り辺縁歯肉近くに刺入する．
③結紮．これを何力所か行いフラップを閉鎖する．

図25h　ドナーサイトの縫合．

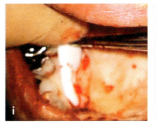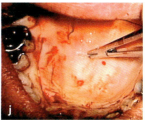

図25i　ドナーサイトにコラーゲン膜を挿入し縫合する．
図25j　採取部位より根尖側の組織採取が行われていないところに刺入する．

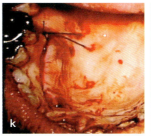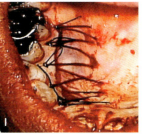

図25k, l　縫合は中枢側である遠心側から行うと止血に効果的である．切開の範囲で何か所か縫合する．

▶上皮下結合組織移植片採取法：②FGGを採取して口腔外で上皮を取り除く方法

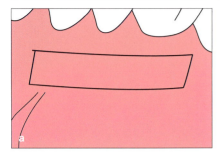
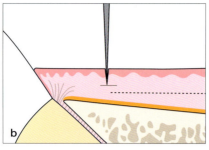

図26a, b　De-epithelialized free gingival graft（DFGG）の採取．歯頸部側水平切開によるライニングは2〜2.5mmの深さに入れFGGを採取する．点線はプライマリーフラップを形成して結合組織を採取する場合の切開深さを示す（参考文献59より引用改変）．

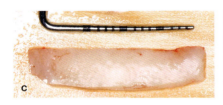
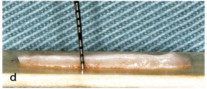

図26c, d　採取したFGG．厚さ約2mm．

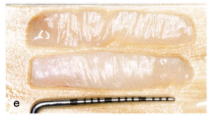
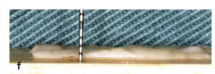

図26e　上皮を除去．
図26f　上皮を除去した結合組織移植片の厚さは約1mm．

（2）Free Graft 採取後上皮を切除して上皮下結合組織移植片を獲得する方法（de-epithelialized free gingival graft〔DFGG〕）

　口蓋からFGGを採取する．切開は移植片の境界を示すように口蓋粘膜に対して垂直に2本の水平方向の切開と2本の垂直方向の切開で長方形に形成する．切開の深さは口腔外で上皮を切除する操作を可能とするため，1〜1.5mmの厚さの場合，上皮を取り除く際結合組織層を穿孔してしまったり，残った厚さが1mmに満たず薄すぎた移植片となってしまった症例を経験したため，筆者は現在では採取するFGGの厚さは表層から2〜2.5mm程度としている．これにより侵襲を少なくすることが可能となりまた脂肪組織や腺組織が移植片に含まれる可能性を最小限にすることができる．また採取後の出血も少なくなる．

　次に移植片の厚みを均一に保つため，刃は歯冠側の水平切開部から根尖方向に向かって口蓋粘膜表面に対して平行に進む．移植片を取り出したらメス刃を移植片の上皮面と平行に進めながら上皮層を切除する．このときメスが透けるほどの薄い組織を切除していく．上皮と結合組織は表面の組織の光の反射（つや）を見て判断する．

　たとえわずかにどこかに上皮が残っていたとしても臨床的に問題となることはない．

　除去した上皮が元の長方形の形態を保った状態で採取できたならばドナーサイトに戻して縫合する．この場合コラーゲンシートなどでカバーして縫合したものに比べて治癒が早く進むため，患者の疼痛や不快症状は非常に軽度なものとなる．

CHAPTER 4　歯周形成外科

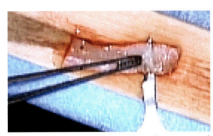

図26g　舌圧子の上でフェザー350のブレードを用いて上皮の切除.

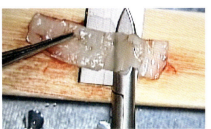

図26h　舌圧子の上でブレードブレーカー＋フェザー眼科用カミソリで上皮の切除.

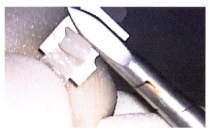

図26i　ガーゼを滑り止めにして指で挟んでブレードブレーカーで上皮を切除．それぞれの方法で慎重にメスの進行方向を確認し修正しながら上皮面と平常に切開を進めることで上皮を除去することができる.

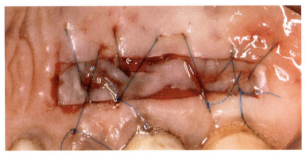

図27a　術直後，除去した上皮をドナーサイトに戻して縫合.

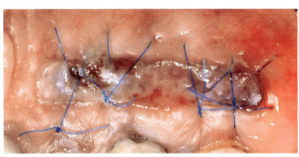

図27b　術後1日すでに上皮は生着して創面を被覆している.

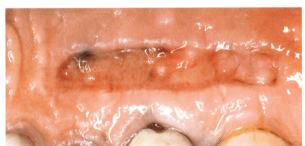

図27c　術後1週間，抜糸時.

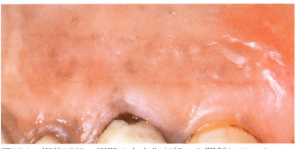

図27d　術後17日．術野は上皮化が起こり閉創している.

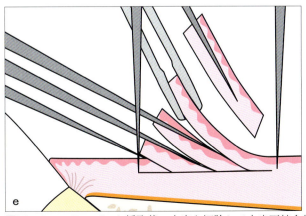

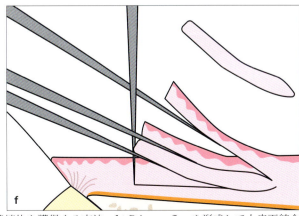

図27e, f　e：Free Graft 採取後，上皮を切除して上皮下結合組織移植片を獲得する方法．f：Primary flap を形成して上皮下結合組織を採取する方法．e は f に比べて切除範囲がより浅い範囲に留まるため侵襲はより少なくなり，出血のリスクが低くなり，術後の不快症状が出現しにくくなる．そして治癒も早くなる．また，深部の脂肪組織や腺組織を含みにくくなり，上皮直下のより良質な結合組織を採取できる（参考文献59より引用改変）.

227

7 成長因子を併用した症例：歯肉退縮をともなう裂開状骨欠損

歯肉退縮には外傷に起因する歯肉退縮（trauma-induced gingival recession）と，細菌感染に起因する歯肉退縮（bacteria-induced gingival recession）とに大別される（図28）．

前者は1〜2mmの浅いサルカスが形成されているのが特徴である[59]．一方後者は深い歯周ポケットの存在が認められる．

Trombelliは根面被覆術のゴール[60]は，
① 機能的かつ審美的な軟組織形態を形成すること．
② 困難であるかもしれないが，結合組織線維が嵌入する新生セメント質と支持歯槽骨の形成をともなう付着器官の再生である．
としている．

しかし動物やヒトの組織研究において有茎弁や遊離歯肉移植による根面被覆術後の歯肉―歯根界面の治癒像は概して長い上皮性の付着と最根尖側に様々な量の新しい結合組織性付着から成り立ち，骨の再生はごくわずかにしか認められなかった[61]と述べている．

1）外傷に起因する歯肉退縮（trauma-induced gingival recession）

McGuireらは外科的に形成された歯肉退縮に対して，成長因子であるPDGFとβ-TCPを応用した後にCAFを用いることで退縮した歯肉辺縁部位に形成されたノッチに届くほどの再生が得られることをマイクロCT画像と組織像とで示した[23, 62]．また両側性のMiller class IIの歯肉退縮に対する根面被覆のランダム化比較試験も行われ，split-mouth designのtest site（β-TCP, rhPDGF-BB, bioabsorbable collagen membrane, CAF）と同顎反対側のcontrol site（CTG, CAF）で30症例に根面被覆を実施し6か月後臨床データが集められたが，両者とも良好な結果が得られた[23]．その後当初の30症例のうちの20症例に対して5年の経過観察を行い，良好な結果を維持していることを報告している[61]．

そこで連続する4̄5̄6̄に認められた3歯の外傷に起因する歯肉退縮（trauma-induced gingival

▶歯肉退縮の2つの原因

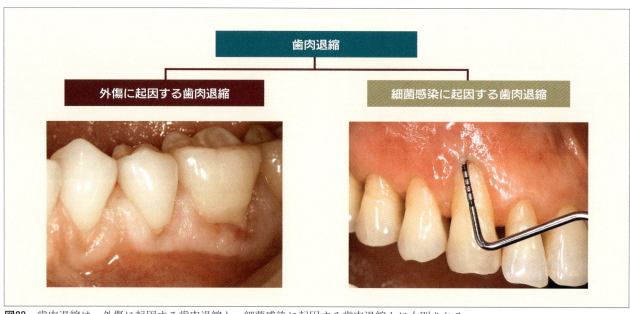

図28 歯肉退縮は，外傷に起因する歯肉退縮と，細菌感染に起因する歯肉退縮とに大別される．

CHAPTER 4　歯周形成外科

症例10　外傷に起因するの歯肉退縮への対応（rhPDGF-BB を応用した根面被覆）（症例：北島　一）

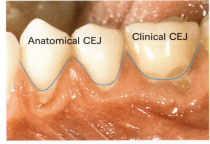

図29　4 5 は解剖学的 CEJ が確認できるが，6 は摩耗により CEJ が消失している．そこで 6 においては根面被覆の目標となる臨床的な CEJ を青色線の位置に設定し根面被覆のゴールとした．

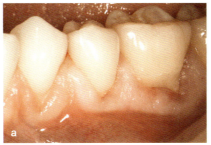

図30a, b　フラップを翻転すると，4 および 6 の遠心根の頬側に裂開状骨欠損（dehiscence）を認めた．

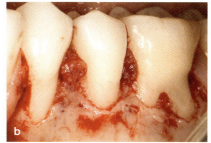

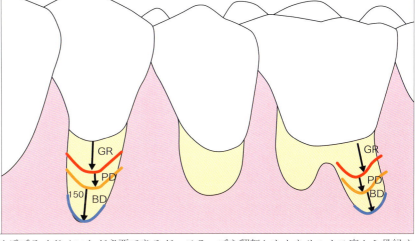

- GR：Gingival Recession（歯肉退縮量）
- PD：Probing Depth（ポケット深さ）
- BD：Bone Dehiscence（裂開状骨欠損深さ）
- CAL：GR+PD

BD エリアは温存し，ルートプレーニングを行わない

図31　露出歯根面およびサルカス部の根面はデブライドメントが必要であるが，フラップを翻転したときサルカス底から骨縁までの範囲の根面は付着が存在し，汚染されていない根面である．このエリアの根面は再生に有利に働くものと考え，温存しルートプレーニングを行う必要はない．とくに骨の裂開が存在すると，付着の存在する根面の範囲が大きくなることが考えられるため注意が必要である（黒線；CEJ，赤線；歯肉辺縁，黄色線；サルカス底，青線；骨縁）．

recession）に対し McGuire らの術式を適用した（症例10）．4 5 は CEJ が確認できるが，6 歯頸部歯質には abrasion が認められ，anatomical CEJ は消失しており，根面被覆の目標となる clinical CEJ を青色線（図29）の位置に設定し根面被覆のゴールとした．

フラップを翻転してみると 4 および 6 の遠心根に頬側骨の裂開状骨欠損（dehiscence）を認めた（図30b）．そして McGuire らの術式に従い β-TCP，PDGF，コラーゲン膜を用い，フラップを歯冠側に位置づけた（図32）．術後の経過を観察していくと，4 は術後12日から3か月にかけて歯肉退縮が進行していったが，組織の成熟とともに5か月あたりを境に歯肉はクリーピングに転じ，いったん露出した歯根面が歯肉によってカバーされていくことが観察された．また同時に角化歯肉幅と歯肉の厚さの増大が認められた．同様の観察結果を 6 からも得られている（図33, 34）．

前方面観からは 4 5 6 それぞれに対し，角化歯肉幅と歯肉厚さの増大が確認できる（図35）．

ここで頬側の露出していた歯根面において bone fill が得られているかどうかの確認をするため術後5年経過時の CT 画像を観察すると，4 の退縮した歯肉辺縁の位置である，CEJ から 3 mm 根尖側の位置で axial 断面画像を観察すると，歯根面上に骨組織が認められ McGuire らの報告にあったように，

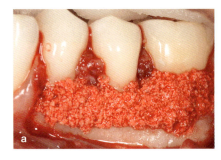
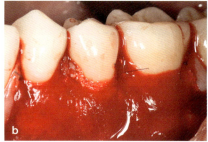

図32a　β-TCP に rhPDGF-BB を含浸させ，歯根面およびその周囲に填塞する．
図32b　rhPDGF-BB を含浸させた生体吸収性コラーゲン膜を 7-0 モノフィラメント縫合糸で歯頸部に懸垂縫合にて固定する．

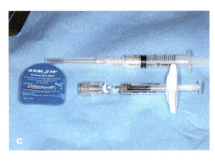
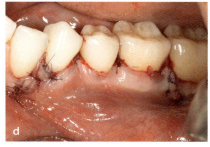

図32c　使用した rhPDGF-BB と β-TCP，PrefGel．
図32d　McGuire らの術式[61, 62]に従い，フラップを歯冠側に移動し縫合した．

▶4 手術後の軟組織外観の変化

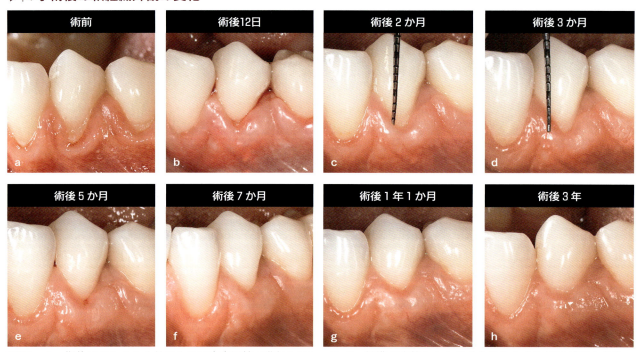

図33a〜h　術後12日から 3 か月にかけて歯肉退縮が進行していったが，組織の成熟とともに 5 か月あたりを境に歯肉のクリーピングが観察された．また経時的に角化歯肉幅と歯肉の厚さの増大が確認できる．

退縮した歯肉辺縁の高さまでの bone fill が得られたことがわかる（図36）．

6遠心根では歯根軸に合わせたクロスセクション画像からは楔状欠損下縁までの硬組織の形成が認められる（図37）．そして軟組織の外観は CEJ を超えるまでの根面被覆が術後 5 年経過時において維持されている（図38）．

その後8の抜歯のためフラップを形成する必要があり，6の遠心根のフラップを展開してみると，CBCT で確認した高さまで6の遠心根頬側に骨添加を確認することができた（図40）．現在術後13年経過しているが歯肉辺縁に退縮は認められず逆にクリーピングアタッチメントが認められる部位もあり問題なく経過している（図41c）．

CHAPTER 4 歯周形成外科

▶ 6̲ 手術後の軟組織外観の変化

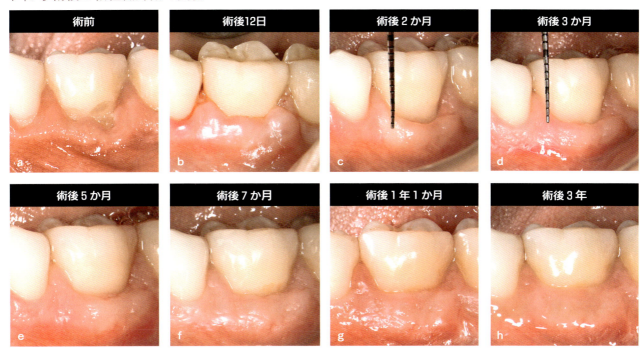

図34a〜h 6̲ においても，図6にみられる 4̲ の変化と同様の変化が観察される．

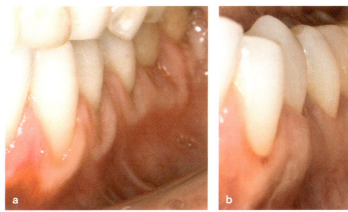

図35a 術前．角化歯肉の幅・厚みともに少ない．
図35b 術後5年の状態．角化歯肉の幅・厚みともに増大している．

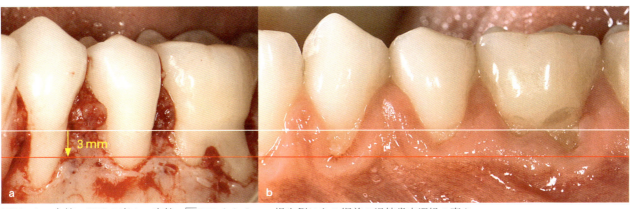

図36a, b 白線：CEJの高さ，赤線： 4̲ CEJから3mm根尖側にある術前の退縮歯肉辺縁の高さ．

231

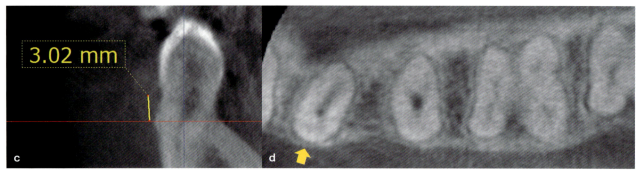

図36c, d CEJ から約 3 mm のアキシャル断面では，歯根の頬側に骨の存在が認められる．

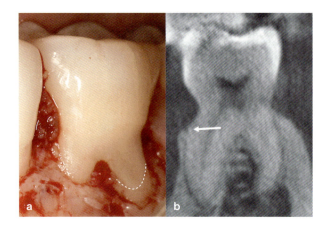

図37a 白色破線：楔状欠損下縁．
図37b 6遠心根の長軸方向にスライスしたクロスセクショナル画像．遠心根の歯頸部の楔状欠損下縁に達する bone fill が認められる（矢印）．

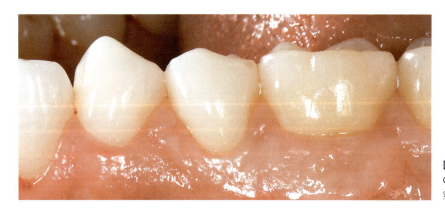

図38 術後 5 年の状態．**図31**で設定した CEJ を越える100％以上の根面被覆が観察される．

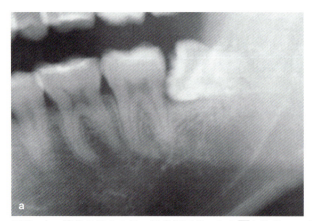
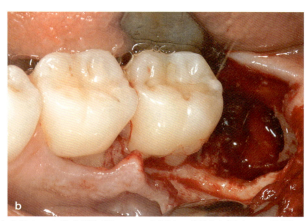

図39a, b 術後 5 年 9 か月，智歯周囲炎のため8を抜歯．フラップデザインは歯肉溝切開による全層弁で6遠心根までの範囲となった．

CHAPTER 4 歯周形成外科

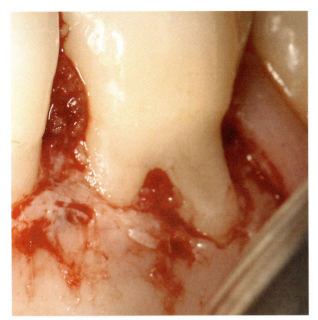

図40a 術前の状態．歯頸部に楔状欠損が認められる．

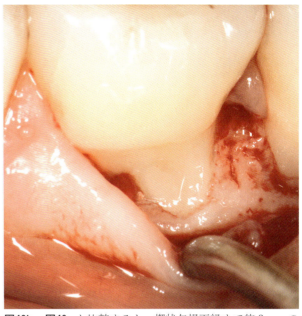

図40b 図40a と比較すると，楔状欠損下縁まで約 3 mm の bone fill が得られていることがわかる．

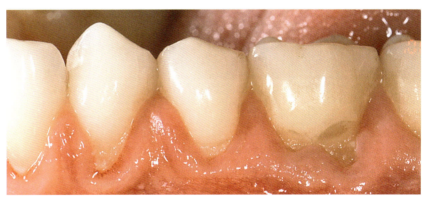

図41a 術前．

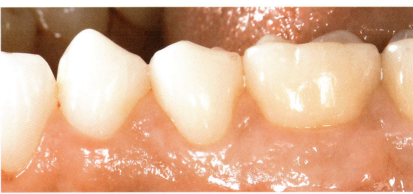

図41b 術後 5 年 CEJ を越える根面被覆が認められる．

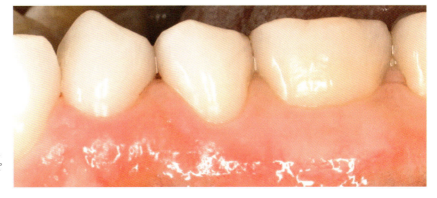

図41c 手術後13年，術後 5 年（図41b）と比較して 4 ではさらなる歯肉のクリーピングが観察される．

233

| 症例11 | 根尖露出をともなう歯肉退縮への対応（FGF-2を応用した根面被覆）（症例：石川知弘） |

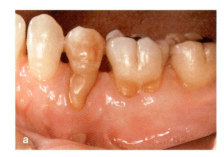
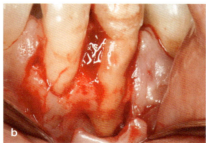

図42a 矯正治療後，左側小臼歯に根尖の露出を認める．
図42b フラップを展開すると頬側骨は完全に喪失し根尖も突出している．

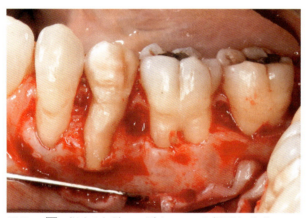

図42c ⌊4の根尖を切除し，露出していた根面をデブライドメントした．

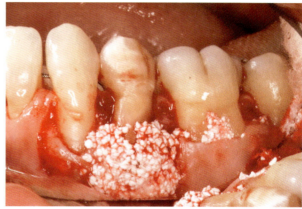

図42d FGF-2を浸漬した炭酸アパタイト顆粒によって骨再生のスペースを形成した．

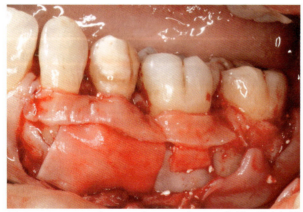

図42e ネイティブコラーゲンメンブレンを設置し結合組織で被覆した結合組織は各歯に懸垂縫合で固定された．

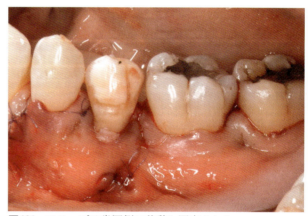

図42f フラップは歯冠側に移動し固定された．

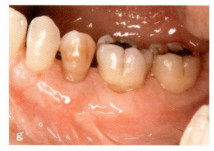
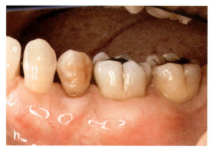

図42g 術後2か月．小臼歯と第一大臼歯の根面被覆は不完全であった．
図42h 術後3年．クリーピングにより完全被覆が達成されている．

CHAPTER 4　歯周形成外科

| 症例12 | Cairo RT 3・Miller class 4に対する対応（症例：石川知弘） |

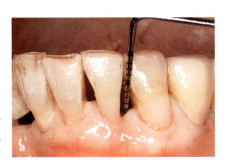
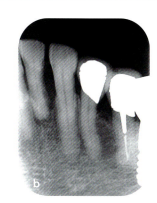

図43a, b　|2遠心に深い骨縁下欠損，歯間乳頭の退縮をともなうRT 3の歯肉退縮を認めた．

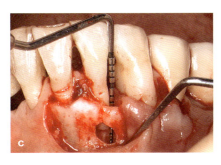
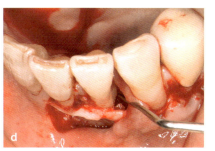

図43c, d　|2 3間の歯間乳頭を温存し，近遠心からフラップを展開し骨欠損部をデブライドメントした．

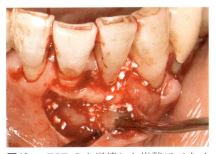
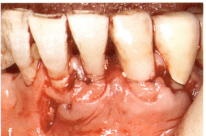
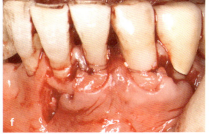

図43e　FGF-2を浸漬した炭酸アパタイトと顆粒を骨縁下欠損，骨縁上に填入した．

図43f, g　頬側，舌側に結合組織を懸垂縫合にて固定した．

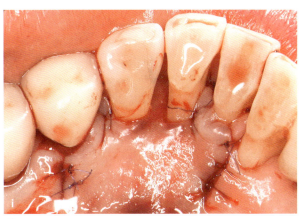

図43h, i　縫合後の状態．|2 3間の歯間乳頭が歯冠側に増大されている．

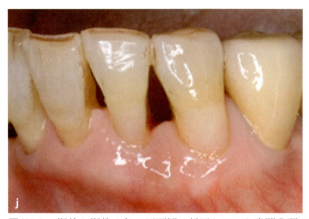
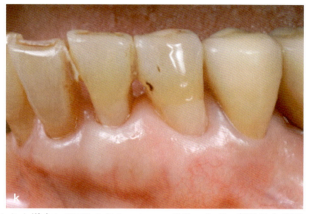

図43j, k 術前と術後4年の正面観. 低下していた歯間乳頭は周囲よりも増大しRT 3のリセッションであったが, 部分的な根面被覆が達成されている.

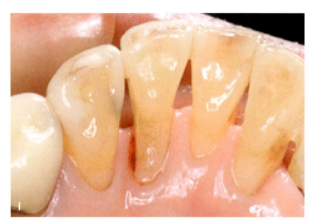
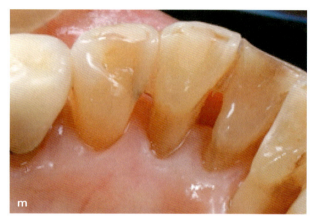

図43l, m 術前と術後4年の舌側面観. 頬側同様, 2 3ともに部分的に根面被覆されている.

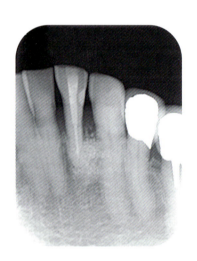

図43n 術後4年のデンタルエックス線写真. 術前に比較し, 骨縁上に不透過性を示す組織が認められる.

CHAPTER 4 歯周形成外科

2 挺出と圧下

1）審美的問題のマネージメント：
審美領域における不均一な歯肉縁の問題

　審美的なスマイルにおいて，上顎正中の歯肉縁はセメント-エナメル境から1mm下に置かれ，犬歯のマージンと同じレベルであるとされている[63]．そして，側切歯のCEJは，隣接歯のマージンより1〜2mm歯冠側であることが多い（**図44a, b**）．

　Kokichは，不均一な歯肉縁のマネージメントは以下の分析に基づくべきであるとしている[64]．最初のチェックポイントとして，スマイル時の歯の見た目を判断する必要がある．そして，スマイル時の歯の見た目の不調和が明らかで，患者が治療を望む場合には，治療の対象となる．ロースマイルの患者であっても，歯頸ラインの調和を求めることもあるので，注意が必要である．

（1）歯肉切除による歯頸ラインの不調和の是正
　（図45，46）

　歯槽骨の位置は同じで，歯肉の高さの違いがある場合には，歯肉切除が適応となる．若年者にみられる受動的萌出不全などによくみられる．切縁の位置，CEJの位置は隣在歯と同じ高さであるが，歯頸ラインに差がある場合，臨床的歯冠長が短く見え，歯周ポケットも存在する場合，そちら側の歯肉を，レーザー，電気メスなどを用いて切除することにより，審美性を回復させる．歯肉切除を行っても，生物学的幅径は侵さないように気をつけねばならない．歯槽骨にダメージがなければ，生物学的幅径を保つ位置まで歯肉は再生する．

（2）歯の挺出による歯肉ラインの不調和の是正[65]
　（図47，48）

　切縁が短かったり，補綴をする歯であったりする場合，歯頸ラインがアンダーなのを揃える場合，矯正的挺出により，歯頸ラインを整える．歯肉が歯根に付着している場合には，歯肉の挺出が起きるが，ポケットがあり上皮性付着がない場合には，歯の挺出によりポケットがなくなるまで歯頸ラインは変化しない．挺出により歯頸ラインを変化させたくない

▶ 審美的なスマイルの基準

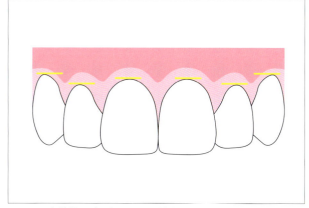

図44a　審美的な歯頸ラインの基準．

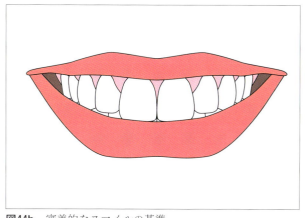

図44b　審美的なスマイルの基準．

▶切除

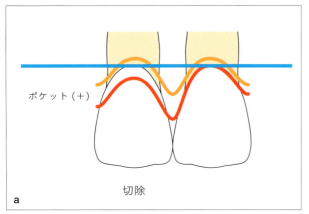 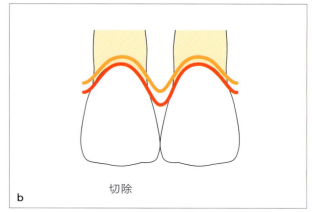

図45a, b CEJの高さは隣在歯と同じであり，歯頸ラインが歯冠側にあるため，不均一な歯頸ラインとなっている．歯頸ラインを揃えるため，歯肉を切除する．ポケットは存在するため，歯肉を切除しても生物学的幅径をおかさない．

症例13　歯肉切除により歯肉ラインの不調和を是正した症例（症例：丹野　努）

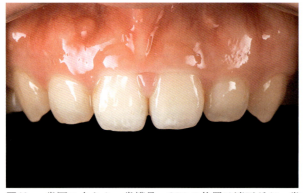 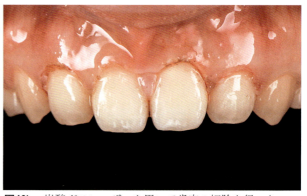

図46a 歯冠の大きさ，歯槽骨，CEJの位置は適正だが，歯頸ラインが歯冠側にあり，ポケットも存在する．

図46b 炭酸ガスレーザーを用いて歯肉の切除を行った．

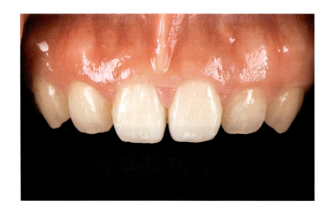

図46c 3か月後．審美的で炎症のない歯頸ラインを得られた．

場合には，外科的に付着を剥がしておくとよい．
　MGJが歯槽骨上にある場合には，MGJの位置は変わらず，角化歯肉の幅が広がる．MGJが歯根上にある場合には，角化歯肉の幅はそのままで，MGJの位置が歯冠側に移動してしまう．

CHAPTER 4　歯周形成外科

▶挺出

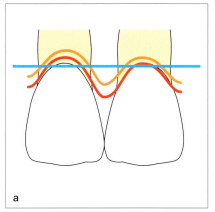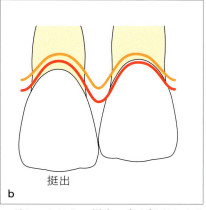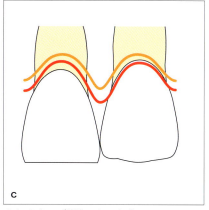

図47a〜c　歯肉ラインは歯頸部寄りにあり，ポケットはない場合，歯を挺出させることにより，歯頸ラインを整える．それにより切縁に段差ができてしまう場合には調整が必要となる(参考文献65より引用改変).

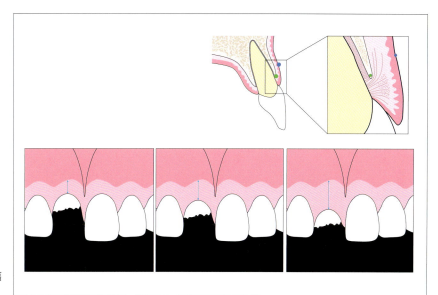

図47d　MGJが歯槽骨上にある場合，MGJの位置は変わらずに角化歯肉の幅が増える．

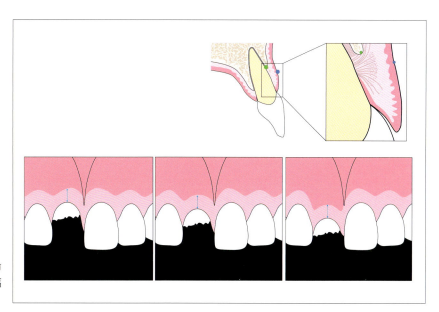

図47e　MGJが歯根上にある場合，MGJの位置が歯根側に移動し，角化歯肉の幅は変わらない．

239

症例14　歯の挺出により歯肉ラインの不調和を是正した症例（症例：丹野　努）

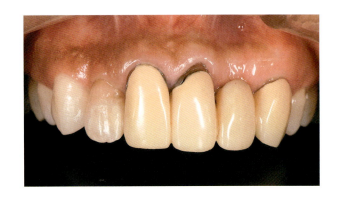

図48a　矯正治療前の前歯部の状態．歯周ポケットは2mmである．

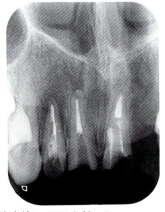

図48b　矯正治療前にRCTを行った．

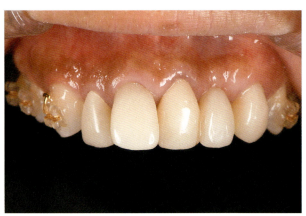

図48c　歯根に合った方向にプロビジョナルレストレーションの製作を行う．

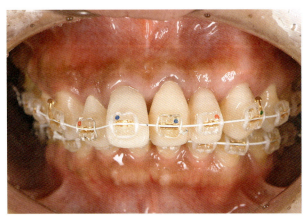

図48d　矯正治療にて1|1の挺出を行っていく．

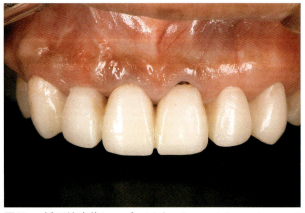

図48e　矯正治療後に，プロビジョナルレストレーションの調整を行う．

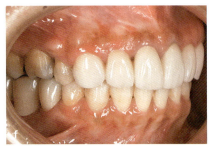
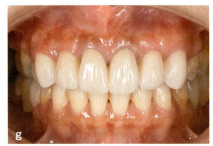
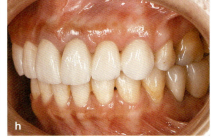

図48f〜h　最終補綴装着後3年．1|1の歯頸ラインは左右対称になっている．

▶圧下

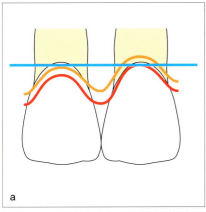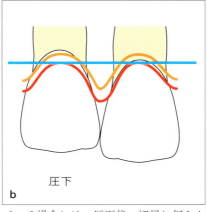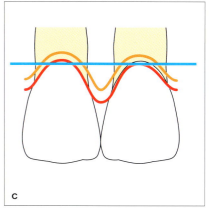

図49a～c 移動する前の状態の切端が揃っている場合には，圧下後，切縁に何らかの修復，補綴処置が必要となる．もともと挺出していた場合には，その限りではない．

症例15 歯の圧下により歯肉ラインの不調和を是正した症例（症例：丹野 努）

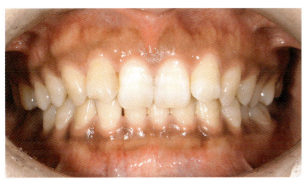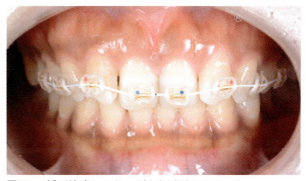

図50a Angle II級2類．1|1の歯冠は挺出し，歯肉，骨ともに挺出し，歯周ポケットは存在しない．

図50b 矯正治療により，1|1を圧下させていく．

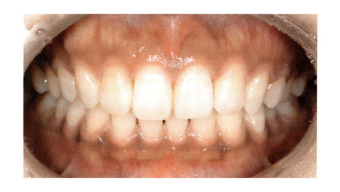

図50c 1|1を矯正治療により圧下することで歯頸ラインを調整している．

（3）歯の圧下による歯肉ラインの不調和の是正
（図49～51）

切縁の摩耗などによる受動的萌出による歯肉ラインの不調和の場合，矯正治療による圧下によって不調和を解消する．上顎前歯が挺出し，歯頸ライン，骨のラインが歯冠側に移動している場合も，歯を矯正的に圧下させることにより，歯肉ラインを整えることが必要となる．

圧下の場合に気を付けなければならないのが，歯根吸収である．歯根吸収を抑えるために，小さい矯正力で圧下されるべきである．歯冠が咬耗して歯冠長が短くなっているため，修復物や補綴物での歯冠長の回復が必要となる．矯正的圧下の保定は，後戻り防止のため6か月間行われるべきである．

| 症例16 | 矯正治療にて，1|を圧下し切縁を揃えてから CTG を行った症例（症例：丹野　努）|

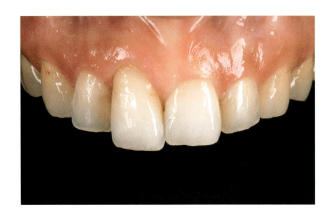

図51a　30歳，女性．主訴は「1|が長いのでどうにかしたい」．1|は生活歯．患者は歯の切削を極力避けたいとのこと．1|周囲のポケットは 2 mm 程度であった．

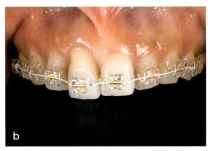 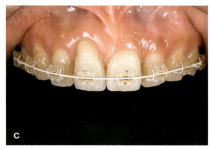 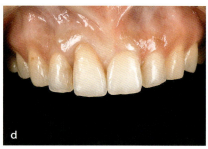

図51b〜d　1|は矯正治療により圧下をすることとした．1|の歯頸部のＣＲを除去し，部分矯正を行い，上顎前歯の切縁の長さを整えた．

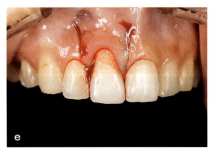 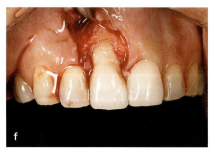 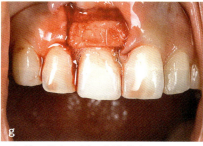

図51e〜g　1|の歯頸部は部分層弁により剥離し，根面を処理し，エムドゲインを塗布した後，歯肉の厚みを改善するために，口蓋より採取した結合組織片を歯頸部に縫合した．

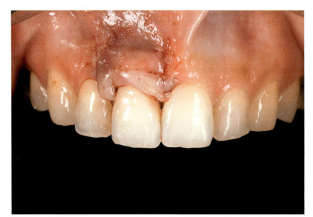 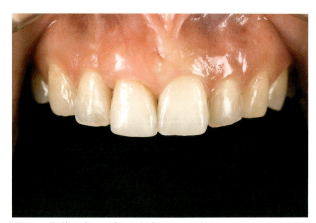

図51h　1|の歯頸部より 1 mm 歯冠側に縫合した．

図51i　術後 3 年．1|1 の切縁および歯頸ラインは左右対称性が保たれている．矯正治療および根面被覆術を用いることにより，低侵襲に審美的な問題を解決できた．

CHAPTER 4 歯周形成外科

3 歯槽堤増大

　抜歯を行うと，平均で抜歯窩の寸法は平均で3.8mmの幅の減少があり，平均1.2mmの高さを失う[66]．歯周病や歯根破折などによる感染によって，周囲の骨壁が失われ，抜歯に至った場合は，歯槽堤の減少量はさらに大きくなるであろう[67]．

　前歯部であれば，固定性義歯の支台が天然歯であっても，インプラントであってもポンティックサイトの歯槽堤が吸収していれば，審美性の低下と発音障害が発生する可能性がある（図52）．また，臼歯部であれば，食物残渣，プラークの停滞を招き，清掃性，快適性が低下する（図52）．

　歯槽堤欠損の分類としてはSeibertの分類がよく用いられる[68, 69]．水平的欠損，垂直的欠損，コンビネーションをClass Ⅰ，Ⅱ，Ⅲとして分類されている．これらの欠損に対して十分な厚みをもった遊離歯肉を移植することによって対応するテクニックが紹介されている．また，欠損のタイプとその大きさを，治療法の選択の観点から分類する試みもなされている[70]．

　インプラント治療であれば，インプラント埋入のために基本的に骨の欠損は骨によって改善される．場合によってはオリジナルの歯槽堤よりも外側に骨造成が必要となる[71]．そして欠損した顎堤は，軟組織も不足していることが多く，骨増生後にMGJの移動として現れる．その修正のために結果として軟組織の増大が実施されることが少なくない．しかし天然歯支台のブリッジでは外形と外観が改善されればよいので，増大方法として軟組織，骨，コンビネーションの選択が可能となる．しかし，どのタイプの欠損でも大きくなるにつれ，すべて軟組織で補

症例17　清掃性のための歯槽堤増大（症例：石川知弘）

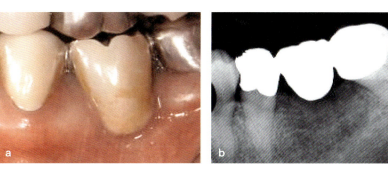
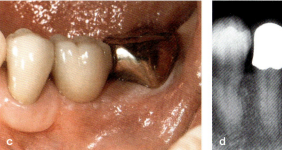
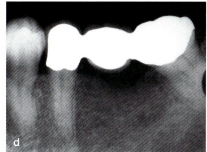
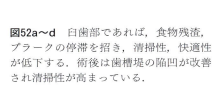

図52a〜d　臼歯部であれば，食物残渣，プラークの停滞を招き，清掃性，快適性が低下する．術後は歯槽堤の陥凹が改善され清掃性が高まっている．

243

| 症例18 | 硬組織増大および，FGF-2コラーゲンマトリックスによる軟組織増大で対応した症例（症例：石川知弘） |

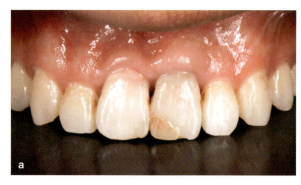
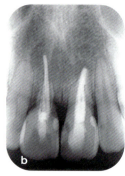

図53a, b　18歳，男性．交通外傷によって置換性吸収が進行し保存不可能となった．

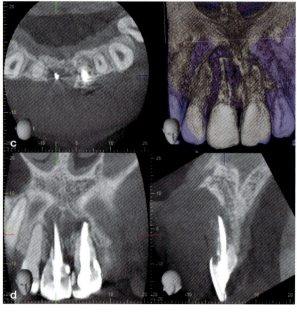

図53c, d　CT像では歯根歯質が骨に置換するのではなく，吸収していることがわかる．細菌の関与が疑われた．

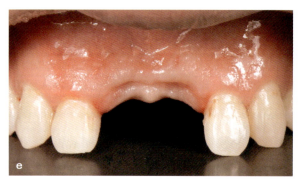
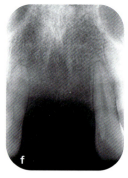

図53e, f　抜歯後3か月の状態．歯槽堤は垂直的，水平的に重度な吸収を示した．

うことは困難となってくる．垂直的骨造成についても，術式の選択肢のなかで明確なコンセンサスはなく，術者の経験が優先される傾向がある[72~74]．

　骨による増大は，自家骨のみではなく，DBBM（Bio-Oss）に代表される骨の代替材料の使用が可能であり，ドナーサイトの制限が少なく，軟組織のみと比較してより大きな増大が可能となる（図53）．

　軟組織による増大のメリットは，骨による増大に比較して治療期間が短縮されることであろう．しかし，組織の採取量が不足すれば，目的を達成するために複数回の手術が必要となる．近年自家結合組織の代替材料として，異種結合組織材料が開発され，臨床応用が開始されている．FGF-2との併用など，術式が確立されれば，より侵襲を抑えて，目的を達成できる可能性がある[75]．

CHAPTER 4　歯周形成外科

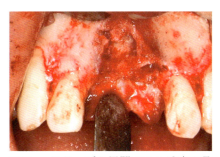
図53g　フラップを展開すると重度の骨欠損を認めた.

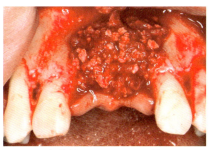
図53h　自家骨, DBBM を 1 対 1 で混和した移植材を設置した.

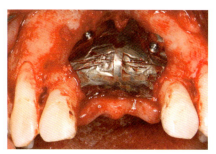
図53i　チタンハニカムメンブレンを三次元的にベンディングし, 固定した.

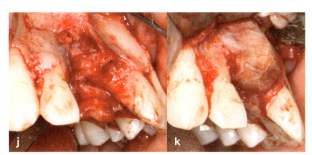
図53j, k　7 か月後歯槽堤は GBR 前の状態と比較して三次元的に増大されている.

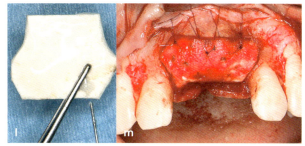
図53l, m　膜除去時に FGF-2 を浸漬したコラーゲン製材を応用し軟組織の増大を行う. 唇側の骨膜と口蓋のフラップを固定源として増大された歯槽堤を覆うようにコラーゲン製材を固定した.

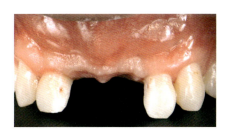
図53n　膜除去, 軟組織増大後 3 か月の状態. 術前と比較して三次元的に改善された歯槽堤. しかし, 歯間乳頭の高さは不十分である.

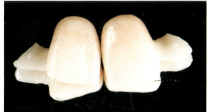
図53o　患者の年齢を考慮し, 片側処理のジルコニア接着ブリッジを選択した. 近年の報告[76]では, 良好な結果が示されている.

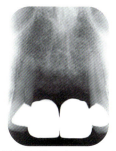
図53p　術後のデンタルエックス線写真. 垂直的な増大が達成されていることがわかる.

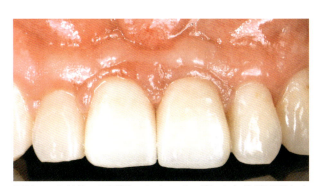
図53q　3 年後の正面観. クリーピングにより歯間乳頭も十分な高さとなった.

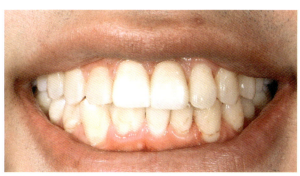
図53r　術後 3 年のスマイル. 極めて自然な外観に患者は満足している.

1　軟組織による歯槽堤増大のテクニック

代表的な軟組織による歯槽堤増大テクニックとして，
- ロールテクニック[77]
- パウチテクニック[78,79]
- インターポジショナルグラフト[80]
- オンレーテクニック[68,81]

が挙げられる．

ロールテクニックは軽度な水平的な欠損に対して適用され，増大部位の口蓋側から，有茎で結合組織を移植するため，新たなドナーサイトを必要とせず，侵襲を低下させることができる．口蓋側に十分な組織が存在することが条件となり，唇側に縦切開を設定しないことが，ポイントである（**図54**）[77]．

パウチテクニックはフラップを形成し，上皮下結合組織を増大の必要な部位に設置し，フラップで被覆する．軽度から重度の水平的欠損に適応されると

▶ロールド有茎歯肉弁移植

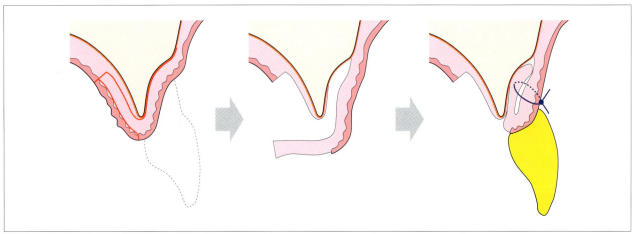

図54　ロールド有茎歯肉弁移植[77]．ロールテクニックは軽度な水平的な欠損に対して適用され，増大部位の口蓋側から，有茎で結合組織を移植するため，新たなドナーサイトを必要とせず，侵襲を低下させることができる．口蓋側に十分な組織が存在することが条件となり，唇側に縦切開を設定しないことがポイントである．

▶インレーグラフト，"パウチ"，インターポジショナルテクニック

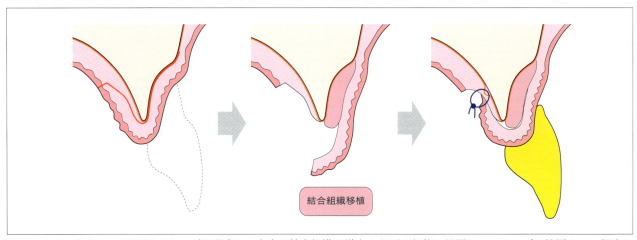

図55　パウチテクニック[78,79]はフラップを形成し，上皮下結合組織を増大の必要な部位に設置し，フラップで被覆する．軽度から重度の水平的欠損に適応されるとされるが，結合組織を歯槽頂に設置すれば，垂直的な増大にも対応できる．フラップ形成に縦切開を行えば，結合組織をより正確に固定できるようになり，増大の精度が高まる．

▶インターポジショナルグラフト

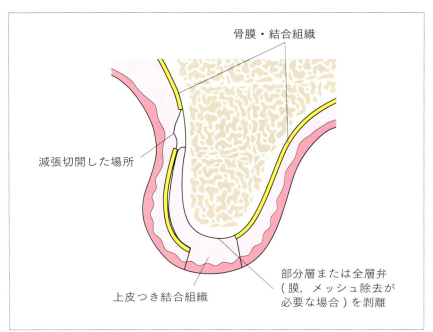

図56 インターポジショナルグラフト[80]は上皮を含む結合組織を上皮部分を露出した状態で移植する．水平的増大から垂直的増大まで，広い適応症をもつ．上皮ごと移植片を採取するため，より厚い移植片を採取でき，より大きな増大が可能となるが，ドナーサイトの侵襲は大きくなる．移植された上皮部分が増加するので角化組織の量も増大できる．上皮部分が，視認エリアに位置づけられる移植片のボーダーが審美性を低下させるため，歯槽頂付近に行う水平切開の位置と，移植片の固定部位に配慮が必要となる．

されるが，結合組織を歯槽頂に設置すれば，垂直的な増大にも対応できる．フラップ形成に縦切開を行えば，結合組織をより正確に固定できるようになり，増大の精度が高まる（**図55**）[78,79]．

インターポジショナルグラフトは上皮を含む結合組織を上皮部分を露出した状態で移植する．水平的増大から垂直的増大まで，広い適応症をもつ．上皮ごと移植片を採取するため，より厚い移植片を採取でき，より大きな増大が可能となるが，ドナーサイトの侵襲は大きくなる．移植された上皮部分が増加するので角化組織の量も増大できる．上皮部分が，視認エリアに位置づけられる移植片のボーダーが審美性を低下させるため，歯槽頂付近に行う水平切開の位置と，移植片の固定部位に配慮が必要となる（**図56**）[80]．

オンレーグラフトは受容床の上皮を切除し，十分に厚い遊離歯肉を移植することにより，歯槽堤の高さと幅を増大する．上皮を切除するため，その分より厚い組織を採取しなければ，増大することはできない．そのため，供給側の侵襲はより大きい．処置の成否は受容床に移植のターゲットとなる粘膜固有層が必要量存在することが条件であり，さらに移植片に対する栄養供給は，受容床からのみであるため，移植片の受容症への精密な適合と適切な固定が重要となる[68,81]．

2 ドナーサイトの特徴と結合組織の採取法

1980年代初頭に口蓋から採取した結合組織移植によって歯槽堤を増大する処置が報告されて以来[77〜79, 82, 83]，これまでに口蓋からの結合組織採取法は数々のテクニックが報告され，より低侵襲化が進み，フラップへの血液供給の確保，治癒の促進が図られている[84]．近年ではドナーサイトに対する研究が進み，結合組織の採取法として4つの選択肢が示されている（**図57**）[85, 86]．

- 小臼歯部：従来から第一選択とされた．全体の厚さはあるが，粘膜下層の割合が大きい．血管からの距離もとりやすく比較的安全な部位．
- 大臼歯部：全体の厚さは薄いが，粘膜固有層は豊富で，ドナーサイトとしてすぐれている．
- 上顎結節：立体的で脈管に乏しく密なコラーゲン組織．形態安定性が高いが，生着のためには，確実な固定とフラップによる十分な被覆が求められる．歯間乳頭を再現するために効果的．
- 上皮を取り除いた遊離歯肉：広範囲から効果的に粘膜固有層を採取できる．

しかしながら，口蓋の軟組織厚さは個人差と同一個人においても部位による差が大きいことが示されているので注意を要する[87]．部位ごとの厚さの傾向は犬歯から第二小臼歯に向けて厚くなり，そこから後方に向けて薄くなり第一大臼歯部がもっとも薄く，さらに後方に向けて再び厚くなる（**表1**）[88]．

上皮下には粘膜固有層があり，線維芽細胞によって産生されたtype I，IIコラーゲンファイバーによって構成される弾性の低い細胞外基質が主体であり，結合組織移植片としてターゲットとなる層である．さらに深部には粘膜固有層と骨膜との間に，両者を結合するように，豊富な腺組織，脂肪組織，神経を含む粘膜下組織が存在する．前方部では脂肪組織が豊富で後方では腺組織が豊富になるが，後方では前方部よりも薄い．結合組織移植片としては，粘膜固有層がターゲットであり，粘膜下層にある脂肪組織や腺組織は，移植片に対する初期のプラズマ浸

▶縫合組織のドナーサイト

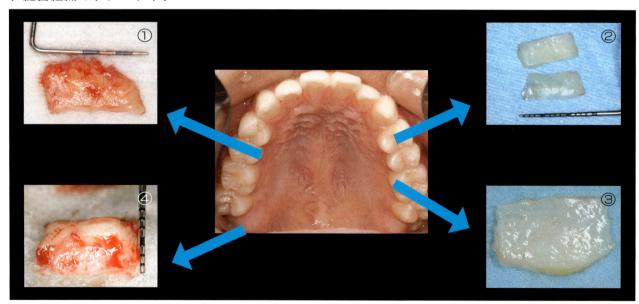

図57 結合組織の採取法として4つの選択肢が示されている．①小臼歯部：従来から第一選択とされた．全体の厚さはあるが，粘膜下層の割合が大きい．血管からの距離もとりやすく比較的安全な部位．②歯間乳頭を再現するために上皮を取り除いた遊離歯肉：広範囲から効果的に粘膜固有層を採取できる．③大臼歯部：全体の厚さは薄いが粘膜固有層は豊富で，ドナーサイトとしてすぐれている．④上顎結節：立体的で脈管に乏しく密なコラーゲン組織．形態安定性が高いが，生着のためには確実な固定とフラップによる十分な被覆が求められる（参考文献85，86より引用改変）．

表1 部位ごとの厚さの傾向は犬歯から第二小臼歯に向けて厚くなり,そこから後方に向けて薄くなり,第一大臼歯部がもっとも薄く,さらに後方に向けて再び厚くなる(参考文献88より引用改変).

部位	Song et al	Barriviera et al
犬歯	3.46	2.92
第一小臼歯	3.66	3.11
第二小臼歯	3.81	3.28
第一大臼歯	3.13	2.89
第二大臼歯	3.39	3.15

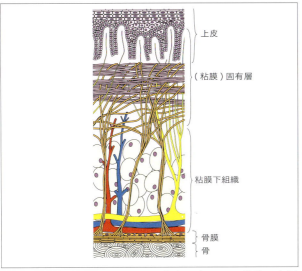

図58 口蓋軟組織の断面図.上皮脚を含まない粘膜固有層が結合組織移植片のターゲットとなる.Antonio Nanci(編著),川崎堅三(監訳).Ten Cate 口腔組織学 原著第6版.東京:医歯薬出版,2006:304.より引用改変.

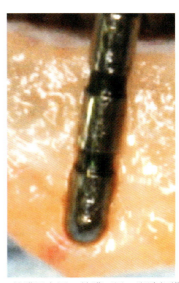

図59 上皮,粘膜固有層,粘膜下層の脂肪組織の3層が識別できる.

透,血管新生の妨げになる可能性があり,移植片からは除去したほうがよいとされている(図58)[88].

結合組織移植が開発された当初は血管損傷のリスクが低く安全に行える小臼歯部からの結合組織採取が基本であったが,ターゲットとなる粘膜固有層はむしろ大臼歯部のほうが厚く,質が高いことが示されている(図59)[31,33].

1）口腔外で上皮を除去する方法

　遊離歯肉を採取し，口腔外で上皮組織を切除することによって結合組織移植片とする方法は現在筆者らの第一選択となっている．以下に示すように，個人差の大きい組織量において，限られた組織量から最大限効果的に採取できる可能性が高いからである．

　Bertlら[90]は10体のカダバーにおいて，口蓋を前方と後方さらにそれぞれを辺縁部と根尖部に分け，口蓋軟組織全体の厚さと，結合組織と粘膜下脂肪，腺組織との構成比，25％未満，50％未満の脂肪組織，腺組織の含有を許容した場合の粘膜固有層の厚さ，採取法の違いによる移植片自体の組織構成について検討した．その報告では，口蓋の組織の構成は同一個人においては，部位による違いは小さいが，個人間では差が大きいこと，粘膜固有層の厚みは25％の脂肪，腺組織を許容した場合，0.2～2.8mmのレンジがあり，50％を許容した場合，0.3～3.3mmのレンジがあった．これは，ターゲットとなる粘膜固有層の厚さが，個人間で10倍以上の違いがあることを示すとともに，粘膜固有層が0.2mmということは，同部位から有効な組織を採取することは不可能であることを示す[91]．臨床家は心得ておくべきであろう．また，採取法による違いでは，組織の断面から，仮に従来の方法で採取するCTGと口腔外で上皮を除去するCTGを比較すると，後者のほうが効果的に粘膜固有層を採取できることが示されている（図60）．

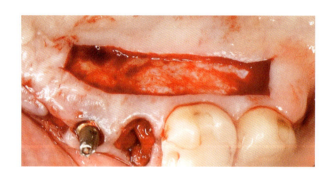

図60a　第二小臼歯から第二大臼歯部にかけてFGGを採取後の状態．

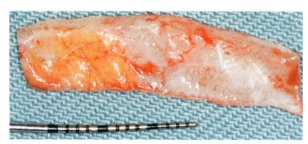

図60b　小臼歯相当部には脂肪組織が認められる．これ以上深部から採取しても粘膜固有層は得られず，不必要な侵襲を加えるだけである．

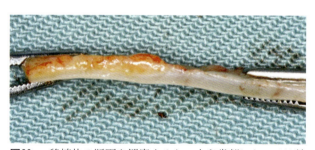

図60c　移植片の断面を観察すると，小臼歯部においては粘膜固有層は非常に限られていて，大臼歯部ではあまり厚くはないが，粘膜固有層が効果的に採取されていることがわかる．このように，個人によってそもそも小臼歯部に採取すべき粘膜固有層がほとんど存在しない場合もある．

Harris は，口蓋よりメスで中間層を採取する方法で採取された結合組織の構成は粘膜固有層の割合が平均65.2％であり，臨床的に上皮をトリミングした移植片の80％に上皮組織の残留が認められ，なかには移植片のほとんどが粘膜下組織によって構成される移植片においても一部上皮組織が残留していたと報告している[92]．その後，同一の方法を再評価し，臨床的に上皮の完全な除去は簡単ではないことが示されている[93]．

　また，Ho は＃15のメスを使用し1.5〜2 mm の深度で FGG 片を採取し，左手でガーゼと移植片を保持し，＃15のメスで0.5mm の厚さで上皮組織を損傷することなく完全に切離することによって組織学的にも上皮脚を残さず，完全に上皮を除去し，結合組織移植片は脂肪組織や腺組織を含まない完全粘膜固有層が採取できていることを示した．さらに，完全な形で切除した上皮をドナーサイトに復位することによって，20症例中19症例において，10〜15日のうちに完全上皮化を認め，従来法に比べて治癒が促進されることを示した[94]．

　筆者らもテクニックは異なるが上皮を完全な形で切除し，早期の治癒を得られることを実感している．このように口腔外で上皮を除去した CTG は従来法で採取した CTG と比較し，より密な結合組織を有して術後の収縮の可能性がより少ない[85, 95]．また扱いやすく，根面被覆に使用した場合1年後により厚い歯肉を獲得できていたという報告もある[31]．

　しかし，Ouhayoun らは，粘膜固有層のなかでも上皮直下に近づくほど，角化組織を誘導する性質が強くなる可能性があることを示したように[96]，口蓋からの結合組織移植後に被覆しているフラップが壊死した場合，もしくは意図的に取り除いた場合，移植された組織が有していた上皮の性質が現れる（図61）[97, 98]．そのため，この移植片を使用する場合，カバーフラップが壊死しないように，繊細な手技が求められる．具体的には，フラップの厚さを維持することと，十分な減張を得ることが重要である．移植片の形態は平面的で，厚さは1.5mm 程度である．歯槽堤増大のためには，2重，3重に重ねて使用すると効果的である．

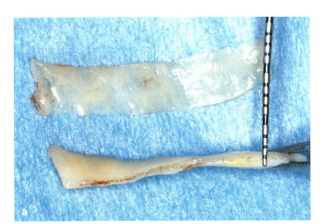 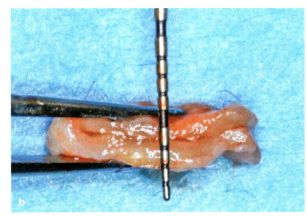

図61a, b　歯槽堤増大のためには2重，3重に重ねて使用すると効果的である[97, 98]．

2）上顎結節

　上顎結節は，立体的な形状のため，歯槽堤増大や歯間乳頭の増大により適している．組織学的には上顎結節由来の粘膜固有層は口蓋由来の組織よりも密で脈管に乏しく（72.79％ vs 51.0％），また腺組織，脂肪組織を含む粘膜下組織の割合が少ない（4.89％ vs 25.75％）[99,100]．

　上顎結節からの組織は，従来の方法で採取されたCTGよりもすぐれた機械的性質をもつ．口腔外で上皮を取り除くことにより調整されたCTGと比較しても，より増大量が多く，術後の痛みが少ないとの報告がある[101]．そして術後の形態安定性が高く，しかも生着のためには，確実な固定とフラップによる十分な被覆が求められる[99]．上顎結節の形態は個人差が大きく，採取できる移植片の形態，大きさも個人差が大きい．しかし，部分的な切開を加え，展開することによって，高さを減じる代わりに面積を拡大することができ，形態を調整することができる（**図62**）．

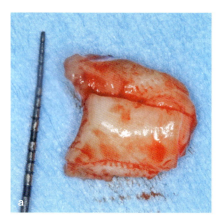
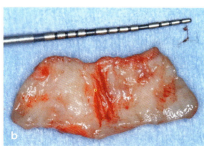

図62a, b　上顎結節の形態は個人差が大きく，採取できる移植片の形態，大きさも個人差が大きい．立体的な形態はスリットを入れることによって必要な形態に調整できる．

3　歯槽堤増大の症例

　歯槽堤増大を行った症例を**図63～66**に示す．

CHAPTER 4　歯周形成外科

症例19　パウチテクニック，上顎結節からの結合組織（症例：石川知弘）

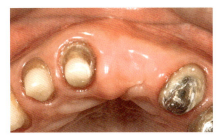

図63a　1|に水平性の欠損を認める．

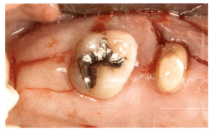

図63b　上顎結節における切開線．受容側の近遠心径を参考に長さを設定．

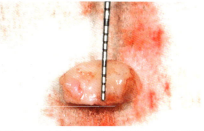

図63c　厚さ5mm以上の結合組織が採取された．上顎結節の有効性がわかる．

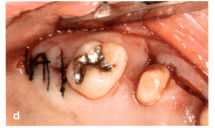

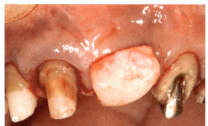

図63d　一次閉鎖されたドナーサイト．口蓋よりも痛みが少ない．

図63e　トリミングされた移植片は適切なサイズである．もっとも陥凹している部位ではなくリッジの隅角部に固定されないと，効果が現れない．

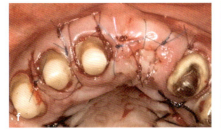

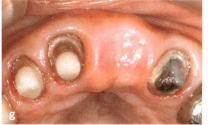

図63f　フラップを展開し適切な位置に移植片が固定された状態．術前と比較して良好に歯槽堤が増大されている．

図63g　術後3か月でオベイトポンティックを調整した．

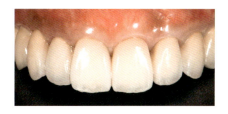

図63h　治療後の正面観．良好な軟組織形態が獲得されている．

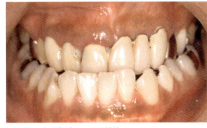

図63i　初診時の正面観．

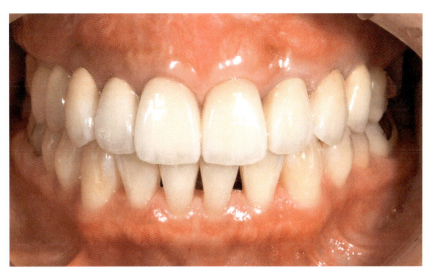

図63j　治療後の正面観．口腔外科，矯正，歯周治療，補綴修復治療によって，劇的な改善が得られた．

| 症例20 | 口腔外で上皮切除した結合組織の症例（症例：石川知弘） |

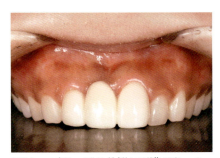
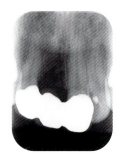
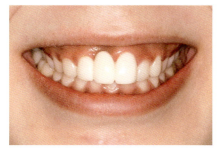

図64a　ブリッジの外観に不満があった．とくにリッジの陥凹による不自然なポンティック形態を気にされていた．

図64b　デンタルエックス線写真では歯槽堤の吸収を認める．

図64c　ガミースマイルの改善も希望された．

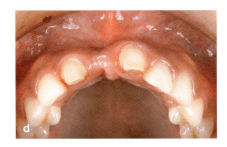
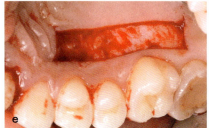

図64d　術前の咬合面観．水平的な吸収を認める．

図64e　口蓋のドナーサイト．小臼歯部には脂肪組織が認められる．

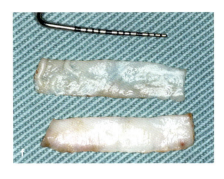
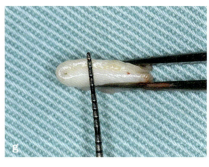

図64f　上皮を切離した状態．結合組織辺縁に残存する上皮組織はこの後トリミングされる．

図64g　2重に折りたたむことによって2mm以上の厚さを得ることができる．

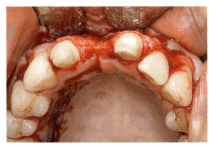
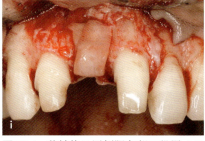

図64h　部分層弁を展開した状態．支台歯は頬側に転位していることも認められる．

図64i, j　移植片は唇側隅角部に設置することが重要．3|3と|2に若干のクラウンレングスニングを行った．

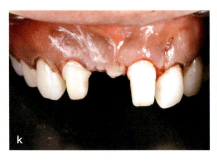
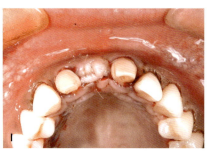

図64k　縫合後，歯肉切除を行った．

図64l　歯槽堤増大部はフラップを意図的に不完全閉鎖としている．これによってMGJの変位を防止する．

CHAPTER 4 歯周形成外科

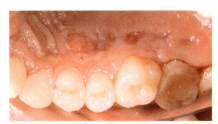

図64m 術後9日のドナーサイト.ほぼ上皮化が完了しており,極めて早い治癒を示している.

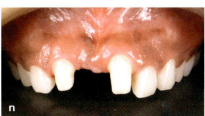
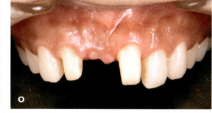

図64n, o 術前と術後2か月の正面観.歯槽堤の増大と前歯のクラウンレングスニングが達成されている.

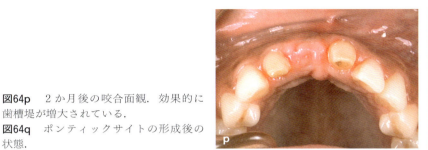
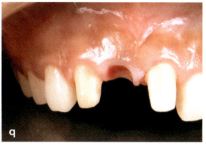

図64p 2か月後の咬合面観.効果的に歯槽堤が増大されている.
図64q ポンティックサイトの形成後の状態.

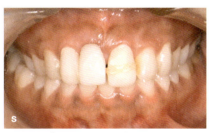
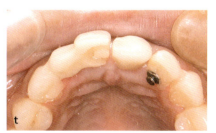

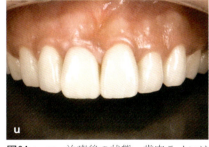
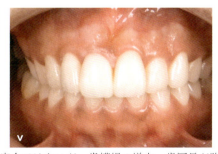
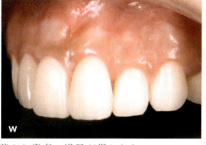

図64r フェノールによる歯肉の漂白を行った.
図64s, t ⎿1の歯軸を改善した.

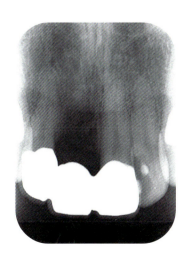

図64u〜w 治療後の状態.歯肉ラインは完全ではないが,歯槽堤の増大,歯冠長が改善され患者の満足が得られた.

図64x 術後4年のデンタルエックス線写真.

255

| 症例21 | パウチ法による硬軟組織移植のコンビネーション症例（症例：石川知弘） |

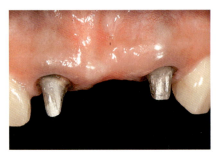 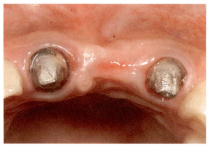 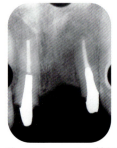

図65a ⎿1部の顎堤は近遠心の歯間乳頭とともに高さを失っている．
図65b 咬合面観では歯槽部（歯根部），歯槽頂部ともに水平的な吸収を認める．
図65c デンタルエックス線写真では軽度の垂直的な吸収像を示している．

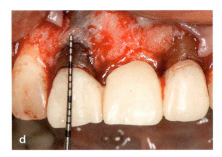 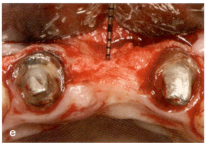

図65d 全層弁を展開し歯頸線を改善するために歯槽骨を調整した．
図65e 歯槽部では骨面上で約2mmの陥凹が認められる．

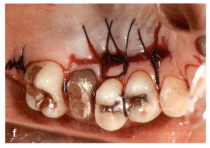 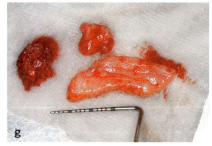

図65f 左側口蓋，上顎結節から結合組織移植片を採取した．
図65g 採取された結合組織移植片と血液で混和されたDBBM．

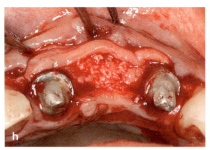 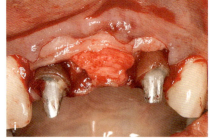

図65h 骨欠損部にDBBMを設置し口蓋から採取した結合組織で隣在歯根面も含めて被覆した．
図65i 歯槽頂部には上顎結節からの移植片を設置する．

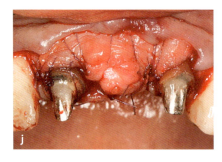 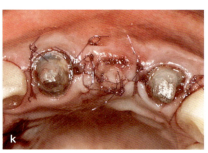

図65j 口蓋側のフラップ唇側の骨膜を固定源として，結合組織を所定の部位に縫合固定した支台歯の唇側，歯槽堤の幅，高さが十分に改善されている．
図65k 縫合後の咬合面観．唇側フラップは歯冠側に移動し，一次閉鎖が達成されている．

CHAPTER 4　歯周形成外科

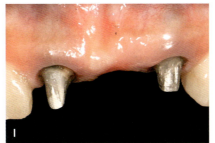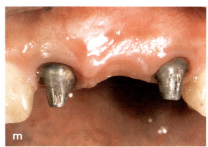

図65l, m　術前と比較して支台歯のフェノタイプが改善され，欠損部の近遠心歯間乳頭が増大されている．結果的に歯頸線が改善した欠損部歯槽堤も高さを増している．

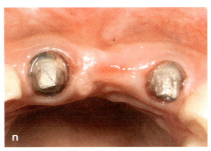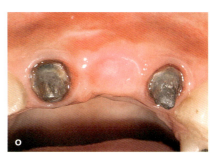

図65n, o　咬合面観においても，術前と比較し歯槽部，歯槽頂部ともに，良好な形態となった．

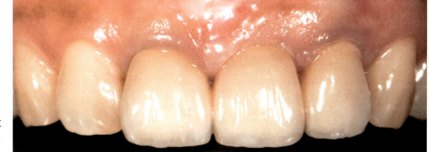

図65p　治療後の正面観．欠損部の増大のみならず，近遠心の歯間乳頭が再生され，支台歯の歯頸線が良好となった．

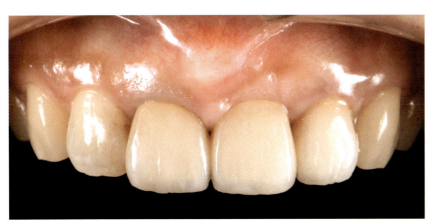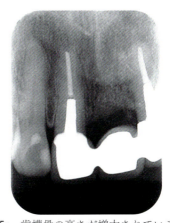

図65q　5年後の状態．良好な経過をたどっている．

図65r　歯槽骨の高さが増大されていることがわかる．

| 症例22 | GBRと結合組織移植にFGF-2を応用した症例（症例：石川知弘） |

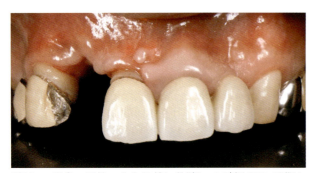 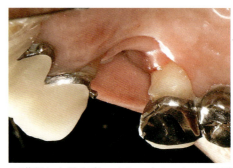

図66a　42歳，男性．3か月前に他院にて 2| 部GBR手術を受けた．隣在歯のアタッチメントロスと重度の水平，垂直的な吸収を認める．

図66b　口蓋側にも隣在歯のアタッチメントロスが及んでいる．

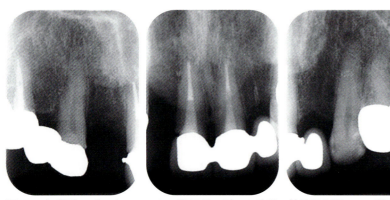 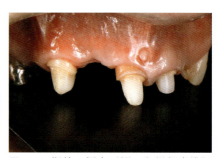

図66c　初診時のデンタルエックス線写真． 2| には重度の骨吸収を認める．隣在歯の骨レベルの低下している．

図66d　術前の側方面観．欠損部歯槽堤の増大と隣在歯の歯間乳頭の再建が審美性獲得のカギとなる．

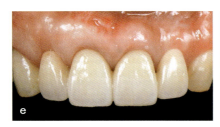 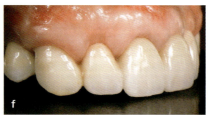

図66e　GBR，FGF-2を応用した結合組織移植を行い最終補綴を装着した状態．少し過剰であるが軟組織形態は審美的に改善されている．
図66f　側方面観では歯間乳頭の再建が認められる．

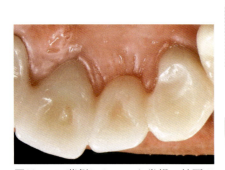 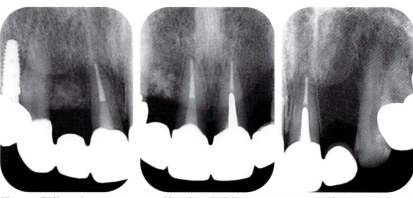

図66g　口蓋側においても歯根の被覆が達成されている．

図66h　術後のデンタルエックス線写真．歯槽堤はGBRによって効果的に増大されている．

CHAPTER 4　歯周形成外科

4 結合組織移植片の骨化

　筆者らは，およそ30年前から結合組織移植術を臨床に取り入れている．長期症例において個体差はあるものの，6～10年経過すると天然歯周囲の歯槽骨上に設置された結合組織移植片が骨化していくことを多くの症例(症例23：図68～症例29：図74)で経験している．

　ではなぜ，これらの症例で示唆されたように長期的かつゆるやかに歯槽骨上に設置された結合組織は歯槽骨に置換されていくのであろうか．1つに咬合過剰が考えられるが，症例26においては側切歯間に起こり，また症例27においては結合組織を設置していない右側側切歯犬歯部に骨隆起を認めないことから，これらの症例において過剰な咬合由来であるとは考えられない．

　骨化していく仮説としては，2つの要因が関与していると推察している．1つは，天然歯の適切な咬合の刺激が関与している点である．なぜなら，ポンティックサイトでの結合組織移植では症例28に示すように結合組織片が骨化していく症例を経験していないからである．したがって，咬合の刺激が関与していることは明らかではあるが，その理由はわかっていない．

　次に，結合組織は長い時間をかけて粘膜がある一定の厚みを確保するために，余分な組織分だけ骨化していったのではなかろうか．山田らは，in vitroの研究でラットの骨芽細胞と線維芽細胞を用い，co-culture model上で興味深い報告をしている[102](図67)．①骨芽細胞のみ，②線維芽細胞のみ，③骨芽細胞と線芽細胞を混在したもの，また④骨芽細胞上に交通はできないが直上に線維芽細胞を接した状況の4種類のモデルで，骨活性度の比較研究をしている．結果は④，すなわち線維芽細胞が直上に接している骨芽細胞の活性度が有意に高かった．また，線維芽細胞から成長因子が有意に発現し，骨芽細胞をstimulateしていた．

　この報告は，今回の結合組織移植片が骨に置換する現象の裏付けとして重要である．すなわち，骨膜下もしくは骨膜上に設置された結合組織片から成長インン痍が徐放された結果，骨膜もしくは歯槽骨に存在する骨芽細胞をstimulateし，結合組織片自体が足場の役目を果たしながら，軟組織の一定の幅を確保するために余分な組織分だけ骨化していったと推察することができる．

①骨芽細胞もしくは骨膜細胞のみ
②線維芽細胞のみ
③骨芽細胞もしくは骨膜細胞のみと線維芽細胞を混在
④骨芽細胞もしくは骨膜細胞のみと線維芽細胞は隔離しているが，細胞は交通できない間隙を有す

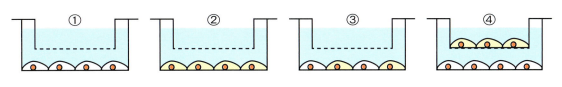

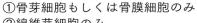

図67　歯肉線維芽細胞が骨芽細胞の分化に与える影響を検証した共培養実験．骨芽細胞もしくは骨膜細胞の分化の促進がもっともみられたのは④であった．

| 症例23 | Dr. PD. Miller のオリジナルテクニックで根面被覆を行った症例（症例：船登彰芳） |

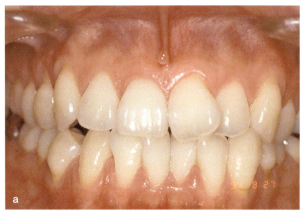
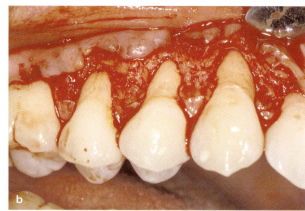
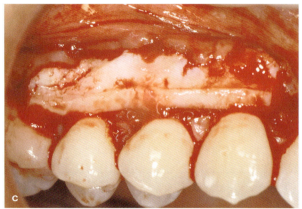
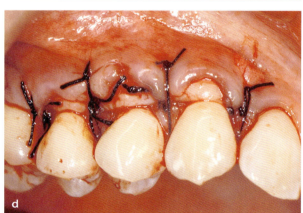

図68a 1994年，5〜3|3〜5 の歯肉退縮を主訴に来院．
図68b〜d 1995年，口蓋より上皮付きの結合組織を採取，結合組織移植を行った．結合組織移植片が歯根面と歯間部の歯槽骨ならびに根面直下の歯槽骨にも設置されていることに注目．

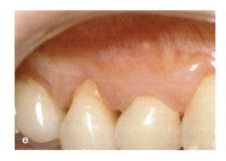
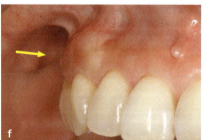

図68e 術後 6 年（2001年），5| は完全な根面被覆は達成されていないが，この段階では臨床所見として，主観的ではあるが触知してみると軟組織様の硬さであった．
図68f 13年後（2008年）の 5〜3| の口腔内．臨床所見としては，触知してみるとその組織は固く，明らかに骨化を思わせることがうかがえる．

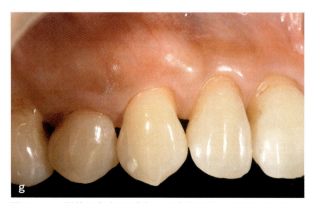
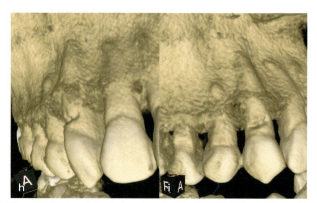

図68g〜i 術後23年（2018年）の口腔内写真と CBCT の 3 D イメージ像．CT 上での 3 D イメージならびに 5〜3| 部位の CBCT 像で歯槽骨が明らかに厚く，骨化していることがわかる．

CHAPTER 4　歯周形成外科

症例24　下顎両側犬歯に結合組織移植を envelop テクニックを用いて行った症例（症例：船登彰芳）

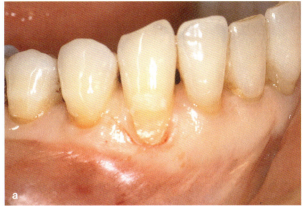
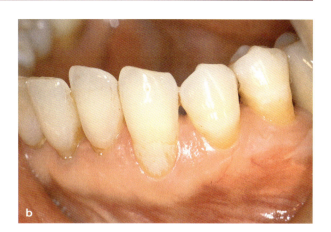

図69a, b　3|3 の歯肉退縮を認める（a：1997年，b：1998年）．

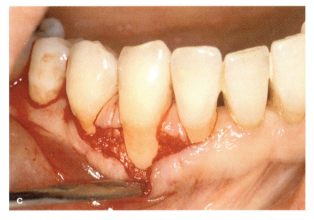
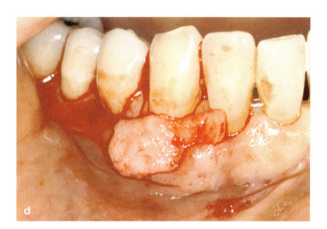
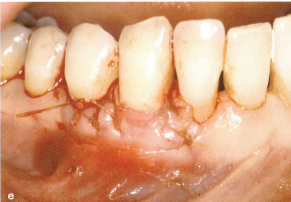
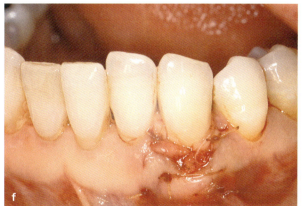

図69c〜f　Envelop テクニックを用い，2回に分けて根面被覆を行った（c〜e：1997年，f：1998年）．

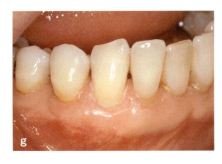
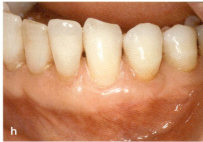

図69g, h 術後,右側1年4か月後・左側10か月後(1998年).

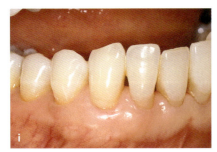
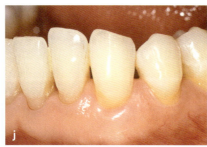

図69i, j 術後,右側4年後・左側3年後(2001年).

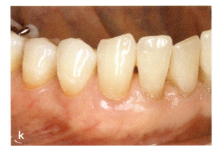
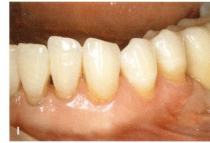

図69k, l 術後,右側12年後・左側11年後(2009年)では,骨化している所見が見てとれる.

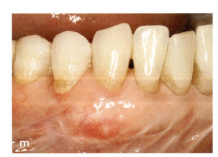
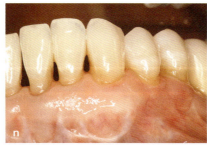

図69m, n 術後,右側22年後・左側21年後(2022年)では,骨化はさらに顕著な像を呈している.

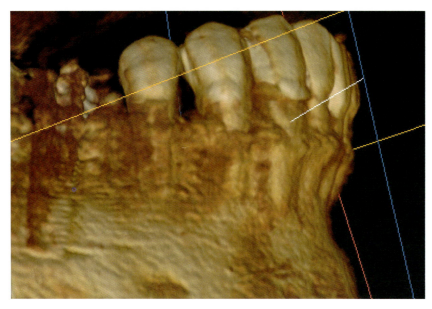

図69o CT所見からも3|部の骨化は明瞭に見てとれる.

CHAPTER 4　歯周形成外科

症例25　アマルガムタトゥーの除去を目的として結合組織移植を行った症例（症例：船登彰芳）

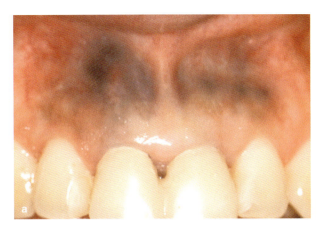
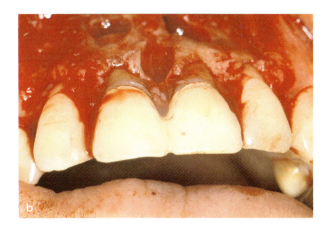
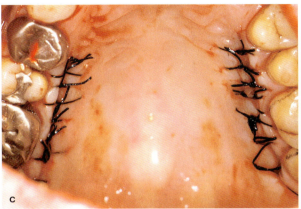
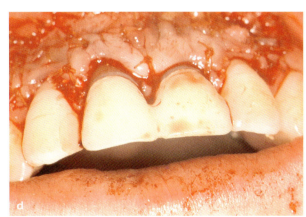

図70a　患者は45歳，女性．アマルガムタトゥーの審美障害を主訴に1998年に来院した．
図70b〜d　上顎両側口蓋臼歯部より結合組織を採取し，黒変した歯肉を切除したのち結合組織移植を行った（1998年）．

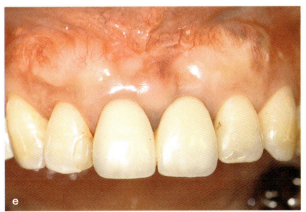
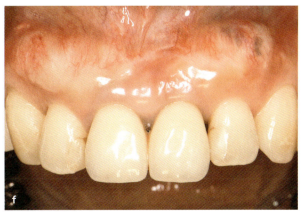

図70e, f　補綴治療終了時（e：2002年）と結合組織移植術から10年後（f：2008年）の比較．歯槽骨上に設置された結合組織は軟組織を移植したにもかかわらず，固くなり骨化を示唆する所見であった．

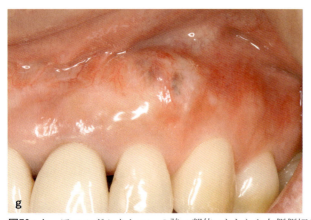
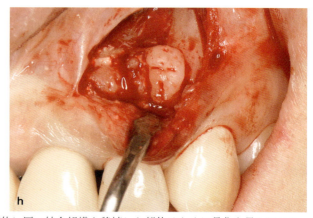

図70g, h アマルガムタトゥーの強い部位，すなわち左側側切歯部位に厚い結合組織を移植した部位はとくに骨化を呈していた．そのため，この部位の骨様組織を切除した．

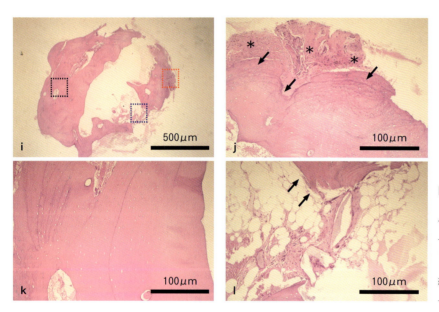

図70i〜l ヘマトキシリンおよびエオシン染色を用いた生検の脱灰断面における代表的な光学顕微鏡画像．低倍率画像（i）上の，赤（j），黒（k）および青（l）の正方形は，それぞれ対応する領域の高倍率画像を示す．＊：骨膜様組織，矢印：結合様組織．組織評価の結果，歯槽骨である所見がうかがえた．

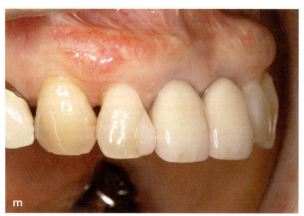
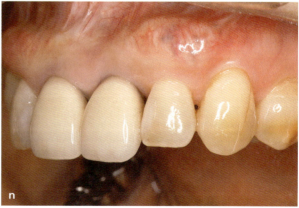

図70m, n 術後22年（2020年），結合組織移植を行った部位がさらに明瞭に骨化していることがわかる．

CHAPTER 4 歯周形成外科

症例26　上顎6前歯にトンネルテクニックによる結合組織移植を行った症例（症例：船登彰芳）

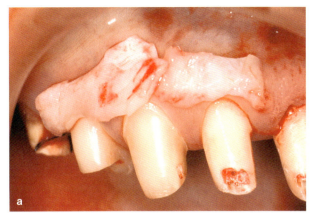
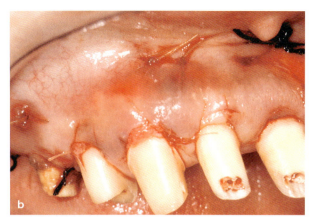

図71a, b　2001年にトンネルテクニックによる結合組織移植を行った．

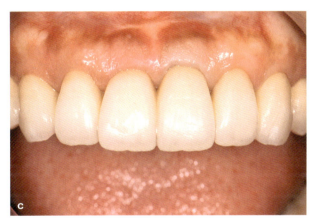
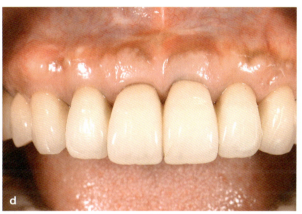

図71c, d　補綴治療終了時（2003年）と再初診時（2016年），結合組織移植より15年後の口腔内写真（本症例では 3〜5| 部位にも結合組織移植を行っている）．結合組織移植を行った部位は治療終了時に比較して明らかに豊隆し骨様組織に呈しているように見える．

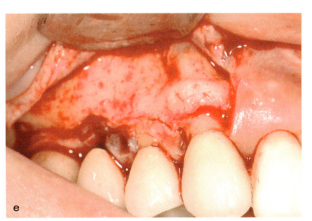
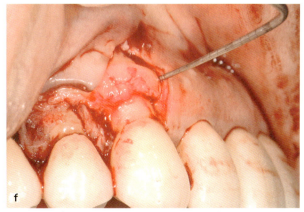

図71e, f　インプラント埋入に際し，上顎洞底挙上術が先行して行われた 5〜3| 部位は明らかに骨化を呈し，歯肉の厚みも1.5mm程度になっていることがわかる．

265

| 症例27 | 歯肉のdiscolorationの改善を目的として結合組織移植を行った症例（症例：船登彰芳） |

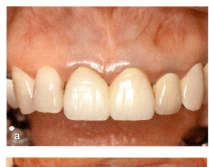 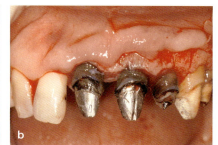

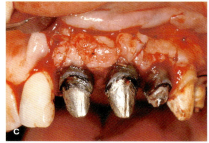 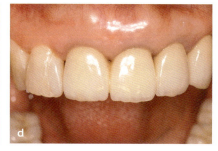

図72a〜d　初診時（a），骨整形・切除後（b），結合組織移植時（c，2002年），補綴治療終了時（d）．結合組織移植を行った結果，歯根部のdiscolorationが可及的に排除され，患者も満足できる補綴装置を装着できた（2004年）．

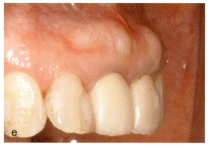 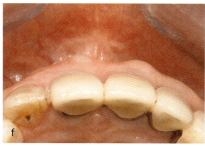 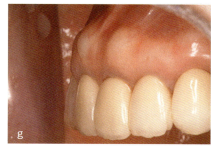

図72e〜g　結合組織移植より13年後（2015年）の口腔内写真．前述の症例と同じように骨化を見てとれる．

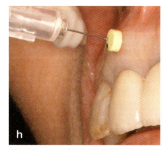 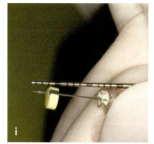 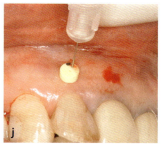 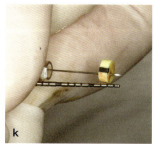

図72h〜k　結合組織移植を行った3か所の厚みは2〜2.5mmであった．また結合組織移植を行っていない右側側切歯部位の厚みは約2mmであり，ほぼ同程度の歯肉の厚みであった．

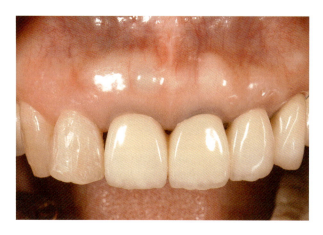

図72l　結合組織移植より18年後，補綴装置装着より15年後（2020年）の正面観．

CHAPTER 4　歯周形成外科

症例28　前歯のポンティック部位に骨造成と結合組織移植を行った症例（症例：船登彰芳）

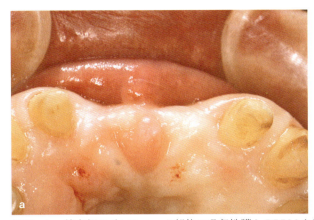
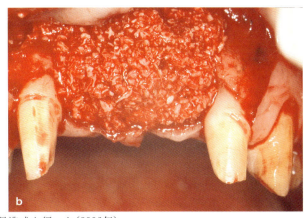

図73a, b　前歯部のポンティック部位に吸収性膜とDBBMを用い骨造成を行った（2006年）．

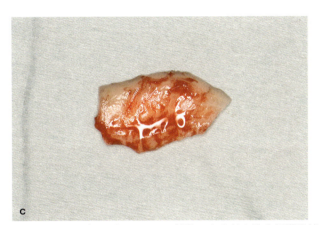
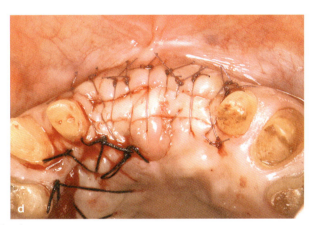

図73c, d　2006年にポンティック部位に上皮付き結合組織移植を行った．

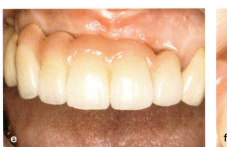
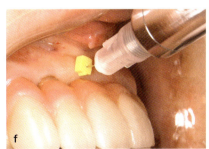

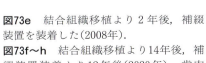

図73e　結合組織移植より2年後，補綴装置を装着した（2008年）．

図73f〜h　結合組織移植より14年後，補綴装置装着より12年後（2020年）．歯肉の厚みは4〜5mm程度であり（f, g），CBCT所見（h）でも同様の結果であった．

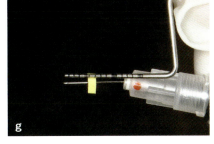
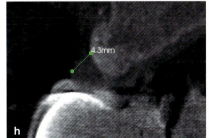

症例29　上顎犬歯・側切歯にトンネルテクニックを用いた症例（症例：船登彰芳）

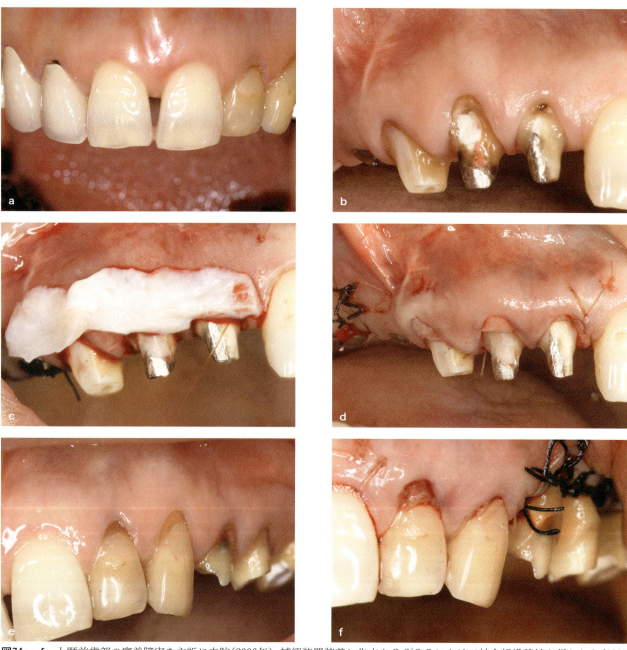

図74a～f　上顎前歯部の審美障害を主訴に来院(2006年). 補綴装置装着に先立ち 3 2|2 3 にかけて結合組織移植が行われた(2007年).

CHAPTER 4　歯周形成外科

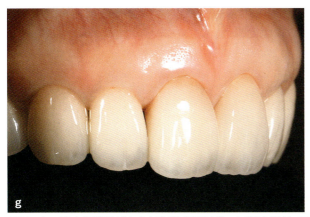
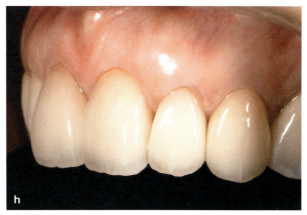

図74g, h　結合組織移植より10年後(2017年)，口腔内所見では審美的な結果が得られている．

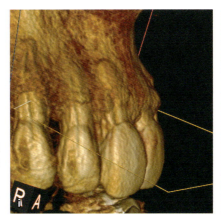
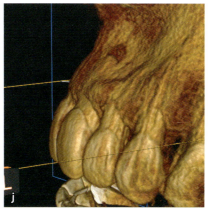

図74i, j　術後10年のCBCTでは，結合組織移植を設置した部位すなわち中切歯遠心歯槽骨から犬歯遠心部位まで側切歯・右側犬歯部位に，骨化の像を観察することができる．

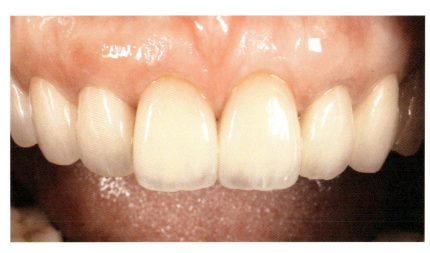

図74k　結合組織移植より13年後(2020年)の正面観．

269

CHAPTER 4　歯周形成外科

5 Crown lengthening

審美性の問題のひとつに前歯部エリアの歯冠長が短く見えることが挙げられる.

「Short Tooth Syndrome」[103]は，歯が短く見えることを主訴とする患者の審美的な問題を扱う概念である．この症候群の原因としては，過剰な歯肉の露出や歯の切端部の露出が足りないことなどがあり，治療には審美的クラウン延長術や歯肉切除などの外科的処置や歯冠修復治療が含まれ，歯冠の適切な露出を獲得することで審美性を回復する．正確な診断と治療計画が必要で，各ケースに応じて異なる処置が求められる.

「Altered Passive Eruption」(**図76**)は，歯の萌出の過程で歯肉の位置が正常な位置(**図75**)に到達しないことを指す．通常，歯が萌出した後，歯肉は歯のエナメル部分から離れて歯根方向に移動し，最終的に歯頸部(CEJ：セメントエナメル境)付近に安定する．しかし，Altered Passive Eruptionでは，歯肉がCEJまで十分に後退せず高位にあって，歯冠が部分的に歯肉で覆われてしまい，歯が短く見える状態になる．この状態は審美的な問題を引き起こし，「ガミースマイル」の原因の一つとなる.

「Altered Passive Eruption」の外科的治療法には，主に歯肉の位置を調整して歯冠の適切な露出を促す手術が含まれ，以下の2つの外科的治療法が主に用いられる.

1) 歯肉切除術(Gingivectomy)

歯肉切除術では，過剰な歯肉を除去して歯冠の一部を露出させることで，歯の見た目の長さを増すことが目的となる．これは，歯肉が過剰に歯冠を覆っている場合に適用し，歯肉切除は歯肉の過剰部分を物理的に取り除くため，即効性があり審美的な改善が期待できる.

2) フラップ手術(Flap Surgery)と　骨切除(Ostectomy)

フラップ手術は，歯肉を展開し，骨や歯根の状態を確認しながら調整を行う手術である．この手術では，歯肉をCEJの適切な位置に移動させるために骨を削る「骨切除(ostectomy)」を併用することもある．フラップ手術を行うことで，歯肉と歯冠の関係を再設定し，正常な歯肉の輪郭と歯冠の露出が得られる．その結果，審美性が向上し，患者が満足する笑顔の改善が期待できる.

「Altered Active Eruption」(**図77**)は，歯の萌出プロセスにおいて歯槽骨が正常な位置(**図75**)まで減少せず，結果的に歯冠が十分に露出しない状態を指す．この状態では，歯槽骨がCEJと同じかそれに近い位置に残るため，歯肉の位置も高くなり，歯が短く見える．このため，審美的な観点からは「短い歯」に見え，患者にとっては満足度が低い笑顔や審美的な問題の原因となる.

Altered Active Eruptionは，骨が正常な位置まで減少しないために，歯肉が適切に後退しないのが特徴であり，この状態の診断には，歯槽骨の位置，歯肉の量，CEJとの関係などを評価する必要がある．治療には，主に外科的処置が含まれ，骨の位置をCEJより下げる(約2.0mm以上CEJより下に位置することが望ましい)ために骨切除術が行われる．この手術により，歯冠が適切に露出し，審美性や機能性を回復させることができる.

▶ CEJ と歯槽骨頂の位置関係

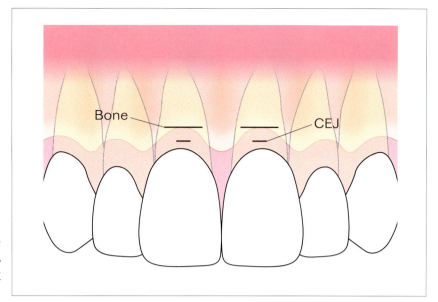

図75 正常な歯周組織の歯肉辺縁と CEJ と歯槽骨頂の位置関係．適切な歯冠長かつ CEJ と骨頂間の距離が 2 mm（参考文献103より引用改変）．

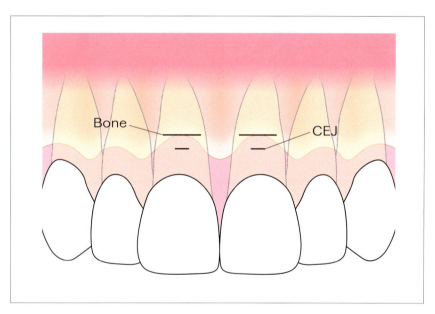

図76 Altered passive eruption. CEJ と骨頂との関係は正常だが，歯肉辺縁が切端側に位置（参考文献103より引用改変）．

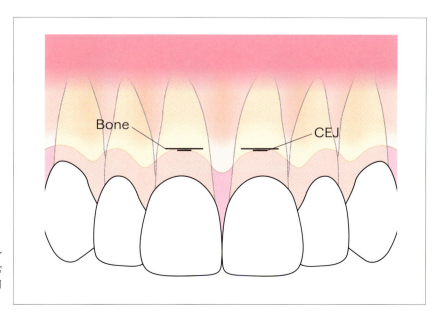

図77 Altered active eruption. CEJ と骨頂が近接または一致し，歯肉辺縁は正常より切端側に位置（参考文献103より引用改変）．

| 症例30 | ガミースマイル症例（症例：大杉和輝） |

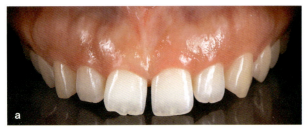
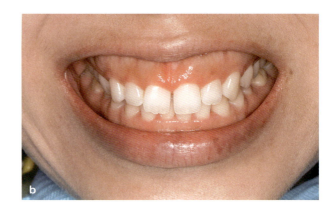

図78a, b　35歳，女性．「ガミースマイルが気になる」とのことで来院．受動的萌出不全・上口唇のHyperactivity・上顎骨の過成長が原因でガミースマイルを呈している．患者との相談の結果，受動的萌出不全の改善のみを行うこととした．骨整形と歯肉切除を分けて行う2ステップクラウンレングスニングを計画した．

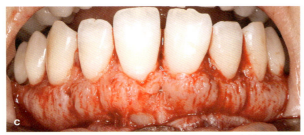
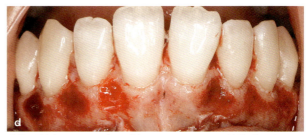

図78c, d　全層弁でフラップを形成．CEJから歯槽骨頂までの生理学的距離（1〜2mm）が確保されていない．骨整形を行い，CEJから歯槽骨頂までの生理学的距離の獲得した．このようなケースに対し歯肉切除のみで対応すると受動的萌出不全再発の原因となる．

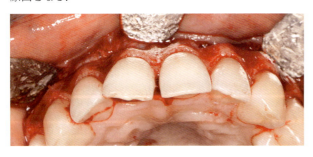

図78e　骨整形時には，唇側骨を薄くし，歯根に沿ったスキャロップ状となるように整えている．

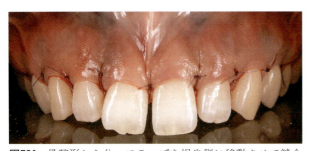
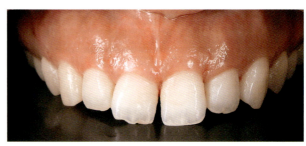

図78f　骨整形した分，フラップを根尖側に移動させて縫合した．

図78g　術後1週．良好に治癒している．抜糸を行った．

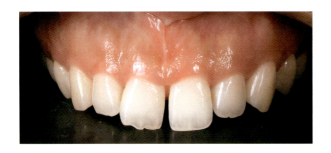

図78h　骨整形後2か月．歯肉が治癒したところで歯肉切除を行った．

CHAPTER 4　歯周形成外科

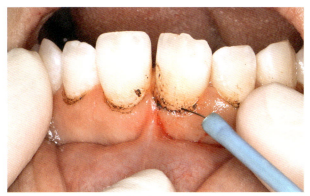

図78i　術中の写真を参考にCEJの位置をイメージし，電気メスにて歯肉の高さの調整を行った．この際，先端が根面に接触しないように薄い層を根面に残すようにする．

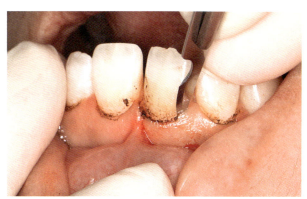

図78j　残した薄い層をメスにて根面まで完全に切断し，除去した．

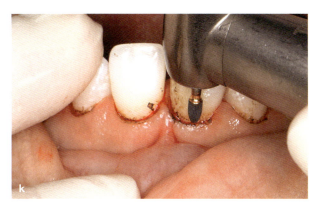

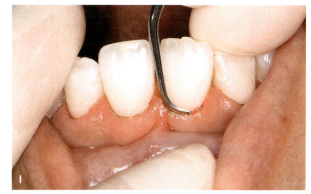

図78k, l　カーバイトバーおよび手用スケーラーを用いて，根面上の歯根膜線維を骨縁まで除去した．

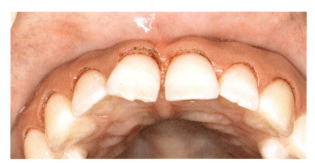

図78m　歯肉の高さの調整後．

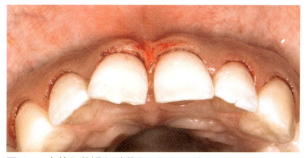

図78n　自然な外観を再現するため，ダイヤモンドバーにて歯肉の厚みの調整と形態修正を行った．

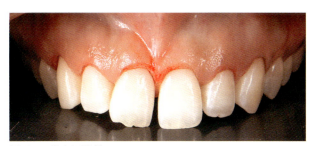

図78o　歯肉切除後．

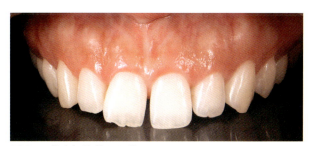

図78p　歯肉切除後1か月．

273

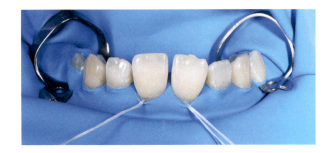

図78q　正中離開の改善のため，ラバーダム防湿を行い，歯肉縁下からダイレクトボンディングを行った．

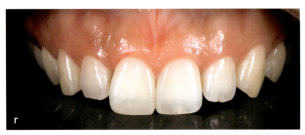
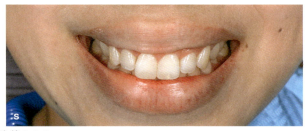

図78r, s　クラウンレングスニング後6か月．歯と歯肉の審美性が改善された．

参考文献

1. Friedman N, Levine HL. Mucogingival Surgery. Dent Clin North Am. 1964；8(1)：63-77.
2. Miller PD Jr. Regenerative and reconstructive periodontal plastic surgery. Mucogingival surgery. Dent Clin North Am. 1988 Apr；32(2)：287-306.
3. Miller PD Jr. Root coverage grafting for regeneration and aesthetics. Periodontol 2000. 1993 Feb；1：118-27.
4. Consensus report. Mucogingival therapy. Ann Periodontol. 1996 Nov；1(1)：702-6.
5. Wennström JL. Mucogingival therapy. Ann Periodontol. 1996 Nov；1(1)：671-701.
6. Albandar JM, Kingman A. Gingival recession, gingival bleeding, and dental calculus in adults 30 years of age and older in the United States, 1988-1994. J Periodontol. 1999 Jan；70(1)：30-43.
7. Kassab MM, Cohen RE. The etiology and prevalence of gingival recession. J Am Dent Assoc. 2003 Feb；134(2)：220-5.
8. Yadav VS, Gumber B, Makker K, Gupta V, Tewari N, Khanduja P, Yadav R. Global prevalence of gingival recession：A systematic review and meta-analysis. Oral Dis. 2023 Nov；29(8)：2993-3002.
9. Romandini M, Soldini MC, Montero E, Sanz M. Epidemiology of mid-buccal gingival recessions in NHANES according to the 2018 World Workshop Classification System. J Clin Periodontol. 2020 Oct；47(10)：1180-90.
10. Cortellini P, Bissada NF. Mucogingival conditions in the natural dentition：Narrative review, case definitions, and diagnostic considerations. J Periodontol. 2018 Jun；89 Suppl 1：S204-S13.
11. Goldstein M, Brayer L, Schwartz Z. A critical evaluation of methods for root coverage. Crit Rev Oral Biol Med. 1996；7(1)：87-98.
12. Goldstein M, Boyan BD, Cochran DL, Schwartz Z. Human histology of new attachment after root coverage using subepithelial connective tissue graft. J Clin Periodontol. 2001 Jul；28(7)：657-62.
13. Serino G, Wennström JL, Lindhe J, Eneroth L. The prevalence and distribution of gingival recession in subjects with a high standard of oral hygiene. J Clin Periodontol. 1994 Jan；21(1)：57-63.
14. Bergström J, Eliasson S. Cervical abrasion in relation to toothbrushing and periodontal health. Scand J Dent Res. 1988 Oct；96(5)：405-11.
15. Khocht A, Simon G, Person P, Denepitiya JL. Gingival recession in relation to history of hard toothbrush use. J Periodontol. 1993 Sep；64(9)：900-5.
16. Watson PJ. Gingival recession. J Dent. 1984 Mar；12(1)：29-35.
17. Löst C. Depth of alveolar bone dehiscences in relation to gingival recessions. J Clin Periodontol. 1984 Oct；11(9)：583-9.
18. Joss-Vassalli I, Grebenstein C, Topouzelis N, Sculean A, Katsaros C. Orthodontic therapy and gingival recession：a systematic review. Orthod Craniofac Res. 2010 Aug；13(3)：127-41.
19. Wennström JL, Lindhe J, Sinclair F, Thilander B. Some periodontal tissue reactions to orthodontic tooth movement in monkeys. J Clin Periodontol. 1987 Mar；14(3)：121-9.
20. Kim DM, Neiva R. Periodontal soft tissue non-root coverage procedures：a systematic review from the AAP Regeneration Workshop. J Periodontol. 2015 Feb；86(2 Suppl)：S56-72.
21. Gorman WJ. Prevalence and etiology of gingival recession. J Periodontol. 1967 Jul-Aug；38(4)：316-22.
22. Murray JJ. Gingival recession in tooth types in high fluoride and low fluoride areas. J Periodontal Res. 1973；8(4)：243-51.
23. McGuire MK, Scheyer ET, Schupbach P. Growth factor-mediated treatment of recession defects：a randomized controlled trial and histologic and microcomputed tomography examination. J Periodontol. 2009 Apr；80(4)：550-64.
24. Chambrone L, Pannuti CM, Tu YK, Chambrone LA. Evidence-based periodontal plastic surgery. II. An individual data meta-analysis for evaluating factors in achieving complete root coverage. J Periodontol. 2012 Apr；83(4)：477-90.
25. Hwang D, Wang HL. Flap thickness as a predictor of root coverage：a systematic review. J Periodontol. 2006 Oct；77(10)：1625-34.
26. Baldi C, Pini-Prato G, Pagliaro U, Nieri M, Saletta D, Muzzi L, Cortellini P. Coronally advanced flap procedure for root coverage. Is flap thickness a relevant predictor to achieve root coverage? A 19-case series. J Periodontol. 1999 Sep；70(9)：1077-84.
27. Miller PD Jr. A classification of marginal tissue recession. Int J Periodontics Restorative Dent. 1985；5(2)：8-13.
28. Pini-Prato G. The Miller classification of gingival recession：limits and drawbacks. J Clin Periodontol. 2011 Mar；38(3)：243-5.
29. Cairo F, Nieri M, Cincinelli S, Mervelt J, Pagliaro U. The interproximal clinical attachment level to classify gingival recessions and predict root coverage outcomes：an explorative and reliability study. J Clin Periodontol. 2011 Jul；38(7)：661-6.
30. Pini-Prato G, Franceschi D, Cairo F, Nieri M, Rotundo R. Classification of dental surface defects in areas of gingival recession. J Periodontol. 2010 Jun；81(6)：885-90.

CHAPTER 4　歯周形成外科

31. Zucchelli G, Mele M, Stefanini M, Mazzotti C, Mounssif I, Marzadori M, Montebugnoli L. Predetermination of root coverage. J Periodontol. 2010 Jul；81（7）：1019‑26.

32. Zucchelli G, Testori T, De Sanctis M. Clinical and anatomical factors limiting treatment outcomes of gingival recession：a new method to predetermine the line of root coverage. J Periodontol. 2006 Apr；77（4）：714‑21.

33. Zucchelli G, Gori G, Mele M, Stefanini M, Mazzotti C, Marzadori M, Montebugnoli L, De Sanctis M. Non-carious cervical lesions associated with gingival recessions：a decision-making process. J Periodontol. 2011 Dec；82(12)：1713‑24.

34. Lindhe J, Lang NP, Karring T. Clinical Periodontology and Implant Dentistry. Hoboken：Wiley, 2009.

35. Zucchelli G, De Sanctis M. Treatment of multiple recession-type defects in patients with esthetic demands. J Periodontol. 2000 Sep；71（9）：1506‑14.

36. Lang NP, Karring T. Proceedings of the 1st European workshop on periodontology. 1994.

37. Zucchelli G, Mounssif I. Periodontal plastic surgery. Periodontol 2000. 2015 Jun；68（1）：333‑68.

38. Pini Prato G, Pagliaro U, Baldi C, Nieri M, Saletta D, Cairo F, Cortellini P. Coronally advanced flap procedure for root coverage. Flap with tension versus flap without tension：a randomized controlled clinical study. J Periodontol. 2000 Feb；71（2）：188‑201.

39. Pini Prato GP, Baldi C, Nieri M, Franseschi D, Cortellini P, Clauser C, Rotundo R, Muzzi L. Coronally advanced flap：the post-surgical position of the gingival margin is an important factor for achieving complete root coverage. J Periodontol. 2005 May；76（5）：713‑22.

40. Allen AL. Use of the supraperiosteal envelope in soft tissue grafting for root coverage. I. Rationale and technique. Int J Periodontics Restorative Dent. 1994 Jun；14（3）：216‑27.

41. Raetzke PB. Covering localized areas of root exposure employing the "envelope" technique. J Periodontol. 1985 Jul；56（7）：397‑402.

42. Langer B, Langer L. Subepithelial connective tissue graft technique for root coverage. J Periodontol. 1985 Dec；56(12)：715‑20.

43. Nelson SW. The subpedicle connective tissue graft. A bilaminar reconstructive procedure for the coverage of denuded root surfaces. J Periodontol. 1987 Feb；58（2）：95‑102.

44. Wennström JL, Zucchelli G. Increased gingival dimensions. A significant factor for successful outcome of root coverage procedures? A 2-year prospective clinical study. J Clin Periodontol. 1996 Aug；23（8）：770‑7.

45. Bruno JF. Connective tissue graft technique assuring wide root coverage. Int J Periodontics Restorative Dent. 1994 Apr；14（2）：126‑37.

46. Harris RJ. The connective tissue and partial thickness double pedicle graft：a predictable method of obtaining root coverage. J Periodontol. 1992 May；63（5）：477‑86.

47. Zuhr O, Fickl S, Wachtel H, Bolz W, Hürzeler MB. Covering of gingival recessions with a modified microsurgical tunnel technique：case report. Int J Periodontics Restorative Dent. 2007 Oct；27（5）：457‑63.

48. Zuhr O, Akakpo D, Eickholz P, Vach K, Hürzeler MB, Petsos H；Research Group for Oral Soft Tissue Biology & Wound Healing. Tunnel technique with connective tissue graft versus coronally advanced flap with enamel matrix derivate for root coverage：5-year results of an RCT using 3D digital measurement technology for volumetric comparison of soft tissue changes. J Clin Periodontol. 2021 Jul；48（7）：949‑61.

49. Aroca S, Molnár B, Windisch P, Gera I, Salvi GE, Nikolidakis D, Sculean A. Treatment of multiple adjacent Miller class I and II gingival recessions with a Modified Coronally Advanced Tunnel（MCAT）technique and a collagen matrix or palatal connective tissue graft：a randomized, controlled clinical trial. J Clin Periodontol. 2013 Jul；40（7）：713‑20.

50. Allen AL. Use of the supraperiosteal envelope in soft tissue grafting for root coverage. II. Clinical results. Int J Periodontics Restorative Dent. 1994 Aug；14（4）：302‑15.

51. Zabalegui I, Sicilia A, Cambra J, Gil J, Sanz M. Treatment of multiple adjacent gingival recessions with the tunnel subepithelial connective tissue graft：a clinical report. Int J Periodontics Restorative Dent. 1999 Apr；19（2）：199‑206.

52. Aroca S, Keglevich T, Nikolidakis D, Gera I, Nagy K, Azzi R, Etienne D. Treatment of class III multiple gingival recessions：a randomized-clinical trial. J Clin Periodontol. 2010 Jan；37（1）：88‑97.

53. Hofmänner P, Alessandri R, Laugisch O, Aroca S, Salvi GE, Stavropoulos A, Sculean A. Predictability of surgical techniques used for coverage of multiple adjacent gingival recessions--A systematic review. Quintessence Int. 2012 Jul-Aug；43（7）：545‑54.

54. Zucchelli G, Mele M, Stefanini M, Mazzotti C, Marzadori M, Montebugnoli L, de Sanctis M. Patient morbidity and root coverage outcome after subepithelial connective tissue and de-epithelialized grafts：a comparative randomized-controlled clinical trial. J Clin Periodontol. 2010 Aug 1；37（8）：728‑38.

55. Bertl K, Pifl M, Hirtler L, Rendl B, Nürnberger S, Stavropoulos A, Ulm C. Relative Composition of Fibrous Connective and Fatty/Glandular Tissue in Connective Tissue Grafts Depends on the Harvesting Technique but not the Donor Site of the Hard Palate. J Periodontol. 2015 Dec；86(12)：1331‑9.

56. Zucchelli G, Mounssif I, Mazzotti C, Montebugnoli L, Sangiorgi M, Mele M, Stefanini M. Does the dimension of the graft influence patient morbidity and root coverage outcomes? A randomized controlled clinical trial. J Clin Periodontol. 2014 Jul；41（7）：708‑16.

57. Tavelli L, Ravidà A, Lin GH, Del Amo FS, Tattan M, Wang HL. Comparison between Subepithelial Connective Tissue Graft and De-epithelialized Gingival Graft：A systematic review and a meta-analysis. J Int Acad Periodontol. 2019 Apr 1；21（2）：82‑96.

58. Hürzeler MB, Weng D. A single-incision technique to harvest subepithelial connective tissue grafts from the palate. Int J Periodontics Restorative Dent. 1999 Jun；19（3）：279‑87.

59. Zucchelli G. Mucogingival Esthetic Surgery. Berlin：Quintessenz Verlags-GmbH, 2013.

60. rombelli L. Periodontal regeneration in gingival recession defects. Periodontol 2000. 1999 Feb；19：138‑50.

61. McGuire MK, Scheyer T, Nevins M, Schupbach P. Evaluation of human recession defects treated with coronally advanced flaps and either purified recombinant human platelet-derived growth factor-BB with beta tricalcium phosphate or connective tissue：a histologic and microcomputed tomographic examination. Int J Periodontics Restorative Dent. 2009 Feb；29（1）：7‑21.

62. McGuire MK, Scheyer ET, Snyder MB. Evaluation of recession defects treated with coronally advanced flaps and either recombinant human platelet-derived growth factor-BB plus β-tricalcium phosphate or connective tissue：comparison of clinical parameters at 5 years. J Periodontol. 2014 Oct；85(10)：1361‑70.

63. Fradeani M. Esthetic Rehabilitation in Fixed Prosthodontics Volume 1. A Systematic Approach to Prosthetic Treatment. Berlin：Quintessence Pub. 2004.

64. Kokich VG. Esthetics：the orthodontic-periodontic restorative connection. Semin Orthod. 1996 Mar；2（1）：21‑30.

65. Hochman MN, Chu SJ, Tarnow DP. Orthodontic extrusion for implant site development revisited：A new classification determined by anatomy and clinical outcomes. Semin Orthod. 2014；20：208‑77.

66. Tan WL, Wong TL, Wong MC, Lang NP. A systematic review of post-extractional alveolar hard and soft tissue dimensional changes in humans. Clin Oral Implants Res. 2012 Feb；23(Suppl 5)：1‑21.

67. Hämmerle CH, Araújo MG, Simion M, Osteology Consensus Group 2011. Evidence-based knowledge on the biology and treatment of extraction sockets. Clin Oral Implants Res. 2012 Feb；23(Suppl 5)：80‑2.

68. Seibert JS. Reconstruction of deformed, partially edentulous ridges, using full thickness onlay grafts. Part I. Technique and wound healing. Compend Contin Educ Dent. 1983 Sep-Oct；4（5）：437‑53.

69. Seibert JS. Reconstruction of deformed, partially edentulous ridges, using full thickness onlay grafts. Part II. Prosthetic/periodontal inter-relationships. Compend Contin Educ Dent. 1983 Nov-Dec；4（6）：549‑62.

70. Wang HL, Al-Shammari K. HVC ridge deficiency classification：a therapeutically oriented classification. Int J Periodontics Restorative Dent. 2002 Aug；22（4）：335‑43.

71. Ishikawa T, Salama M, Funato A, Kitajima H, Moroi H, Salama H, Garber D. Three-dimensional bone and soft tissue requirements for optimizing esthetic results in compromised cases with multiple implants. Int J Periodontics Restorative Dent. 2010 Oct；30（5）：503‑11.

72. Benic GI, Hämmerle CH. Horizontal bone augmentation by means of guided bone regeneration. Periodontol 2000. 2014 Oct；66（1）：13‑40.

73. Plonka AB, Urban IA, Wang HL. Decision Tree for Vertical Ridge Augmentation. Int J Periodontics Restorative Dent. 2018 Mar/Apr；38（2）：269‑75.

74. Misch CM, Basma H, Misch-Haring MA, Wang HL. An Updated Decision Tree for Vertical Bone Augmentation. Int J Periodontics Restorative Dent. 2021 Jan-Feb；41（1）：11-21.

75. 船登彰芳，片山明彦，南昌宏．Flap stabilityとSoft tissue preservation からみた歯周・インプラント治療における再生療法．リグロスとサイトランスグラニュールを中心に．東京：クインテッセンス出版，2022.

76. Kern M, Passia N, Sasse M, Yazigi C. Ten-year outcome of zirconia ceramic cantilever resin-bonded fixed dental prostheses and the influence of the reasons for missing incisors. J Dent. 2017 Oct；65：51-5.

77. Abrams L. Augmentation of the deformed residual edentulous ridge for fixed prosthesis. Compend Contin Educ Dent. 1980 May-Jun；1（3）：205-13.

78. Langer B, Calagna L. The subepithelial connective tissue graft. J Prosthet Dent. 1980 Oct；44（4）：363-7.

79. Garber DA, Rosenberg ES. The edentuious ridge in fixed prosthodontics. Compend Contin Educ Dent. 1981 Jul-Aug；2（4）：212-23.

80. Siebert JS, Louis JV. Soft tissue ridge augmentation utilizing a combination onlay-interpositional graft procedure：A case report. Int J Periodontics Restorative Dent. 1996 Aug；16（4）：311-21.

81. Meltzer JA. Edentulous area tissue graft correction f an esthetic defect. A case report. J Periodontol. 1979 Jun；50（6）：320-2.

82. Kaldahl WB, Tussing SJ, Went FM, Walker JA. Achieving an esthetic appearance with o fixed prosthesis by submucosal grafts. J Am Dent Assoc. 1982 Apr；104（4）：449-52.

83. Langer B, Calagna LJ. The subepithelial connective tissue graft. A new approach to the enhancement of anterior cosmetics. Int J Periodontics Restorative Dent. 1982；2（2）：22-33.

84. Puri K, Kumar A, Khatri M, Bansal M, Rehan M, Siddeshappa ST. 44-year journey of palatal connective tissue graft harvest：A narrative review. J Indian Soc Periodontol. 2019 Sep-Oct；23（5）：395-408.

85. Zuhr O, Bäumer D, Hürzeler M. The addition of soft tissue replacement grafts in plastic periodontal and implant surgery：critical elements in design and execution. J Clin Periodontol. 2014 Apr；41 Suppl 15：S123-42.

86. 石川知弘．硬・軟組織マネジメント大全．東京：クインテッセンス出版，2024.

87. Muller HP, Schaller N, Eger T, Heinecke A. Thickness of masticatory mucosa. J Clin Periodontol. 2000 Jun；27（6）：431-6.

88. Happe A, Körner G（eds）. Techniques for Success with Implants in the Esthetic Zone. New Malden：Quintessence Pub, 2019.

89. Soehren SE, Allen AL, Cutright DE, Seibert JS. Clinical and histologic studies of donor tissues utilized for free grafts of masticatory mucosa. J Periodontol. 1973 Dec；44(12)：727-41.

90. Bertl K, Pifl M, Hirtler L, Rendl B, Nürnberger S, Stavropoulos A, Ulm C. Relative Composition of Fibrous Connective and Fatty/Glandular Tissue in Connective Tissue Grafts Depends on the Harvesting Technique but not the Donor Site of the Hard Palate. J Periodontol. 2015 Dec；86(12)：1331-9.

91. Sullivan HC, Atkins JH. Free autogenous gingival grafts. I. Principles of successful grafting. Periodontics. 1968 Jun；6（3）：121-9.

92. Harris RJ. Histologic evaluation of connective tissue grafts in humans. Int J Periodontics Restorative Dent. 2003 Dec；23（6）：575-83.

93. Maia VTG, Kahn S, de Souza AB, Fernandes GVO. Deepithelialized Connective Tissue Graft and the Remaining Epithelial Content After Harvesting by the Harris Technique：A Histological and Morphometrical Case Series. Clin Adv Periodontics. 2021 Sep；11（3）：150-4.

94. Ho FC. Ho FC. A modified combined approach to harvest connective tissue grafts with high quality, less morbidity, and faster healing. Int J Esthet Dent. 2020；15（1）：56-67.

95. McLeod DE, Reyes E, Branch-Mays G. Treatment of multiple areas of gingival recession using a simple harvesting technique for autogenous connective tissue graft. J Periodontol. 2009 Oct；80(10)：1680-7.

96. Ouhayoun JP, Sawaf MH, Gofflaux JC, Etienne D, Forest N. Re-epithelialization of a palatal connective tissue graft transplanted in a non-keratinized alveolar mucosa：a histological and biochemical study in humans. J Periodontal Res. 1988 Mar；23（2）：127-33.

97. Karring T, Lang NP, Loe H. The role of gingival connective tis sue in determining epithelial differentiation. J Periodontal Res. 1975 Feb；10（1）：1-11.

98. Karring T, Ostergaard E, Loe H. Conservation of tissue specificity after heterotopic transplantation of gingiva and alveolar mucosa. J Periodontal Res. 1971；6（4）：282-93.

99. Dellavia C, Ricci G, Pettinari L, Allievi C, Grizzi F, Gagliano N. Human palatal and tuberosity mucosa as donor sites for ridge augmentation. Int J Periodontics Restorative Dent. 2014 Mar-Apr；34（2）：179-86.

100. Sanz-Martin I, Rojo E, Maldonado E, Stroppa G, Nart J, Sanz M. Structural and histological differences between connective tissue grafts harvested from the lateral palatal mucosa or from the tuberosity area. Clin Oral Investig. 2019 Feb；23（3）：957-64.

101. Amin PN, Bissada NF, Ricchetti PA, Silva APB, Demko CA. Tuberosity versus palatal donor sites for soft tissue grafting：A split-mouth clinical study. Quintessence Int. 2018；49（7）：589-98.

102. 山田将博，船登彰芳，櫻井薫，小川隆広．歯肉線維芽細胞による線維芽細胞増殖因子の傍分泌効果を介した骨芽細胞および骨膜細胞の機能発現亢進．日口腔インプラント会誌．2011；24：278.

103. Chu SJ, Karabin S, Mistry S. Short tooth syndrome：diagnosis, etiology, and treatment management. J Calif Dent Assoc. 2004 Feb；32（2）：143-52.

CHAPTER

5

切除療法

執筆担当：船登彰芳／藍　浩之／菊地康司

CHAPTER 5　切除療法

1 | 歯周病患者における切除療法での対応

本項では，切除療法を中心に，歯周病治療への対応・術式を述べ，次に補綴治療の環境整備のための切除療法すなわち外科的歯冠長延長術（surgical crown lengthening：SCL）について考察し，その応用である Altered Passive Eruption：APE（受動的萌出不全）における SCL の臨床例を提示する．最後に，切除療法を中心に 5 -D Japan コンセンサスの項で現在の歯周治療・補綴治療の考え方を報告する．

1 病状安定を得るための歯周外科治療の必要性

SPT に移行するにあたって，大きく分けて 4 つのリスクファクターが存在する（**表1**，症例1：**図1**）．

1）深い歯周ポケットへの対応

初期治療後に，プロービングデプスが BOP（bleeding on probing）をともなう 5 mm 以上の残存ポケットを有する患者は，疾患の進行，歯の喪失のリスクが高く[1]，プロービングデプス 7 mm 以上の歯は浅い PPD と比較して初期治療時での歯石の取り残しが多く[2]，歯の喪失リスクが著しく高い[3]．そのため，BOP を認める 5 mm 以上の残存ポケットは外科介入の明確な適応症として示唆されている[4, 5]．

歯周外科手術の主な目的は，直視により到達困難な部位にアクセスし，効果的なデブライドメントを行い，効率的なセルフプラークコントロールを許容可能にすることである[6, 7]．理想的には，歯周外科手術により，浅いポケット（3 mm 未満）にすることである．その対応として，組織付着療法，切除療法，再生療法の 3 つがある．現代の歯周治療学では，まず再生療法を第一選択として治療計画を立案するが，再生療法の適応症でない場合，もしくは意図した再生が起きなかった場合において組織付着療法もしくは切除療法を行うことを立案する（**表2**）．

2）水平吸収と垂直吸収（骨縁下欠損）

深い歯周ポケットを有する歯槽骨の状態を観察すると，水平性吸収と垂直性吸収（骨縁下欠損）を認め，当然のことながらその混在型のパターンも存在する．

Papapanou ら[8] によれば，系統的な歯周治療が行われていない全顎のエックス線検査を受けた194人（平均45.7歳）を対象に，10年後に再度検査を行った．エックス線写真上で近遠心の骨欠損を計測して 3 つの角度に分類し，水平的なものを even，Degree 1 は欠損深さ 2 mm，Degree 2 は2.5〜4 mm，Degree 3 は4.5mm 以上とした．

表1　病状安定が得られない可能性を高くする条件.

- 深い歯周ポケットの存在
- 骨縁下欠損の存在
- 根分岐部病変の存在
- 角化歯肉の有無

CHAPTER 5 切除療法

症例1　定期的に来院するも，欠損が進んでしまった症例（症例：船登彰芳）

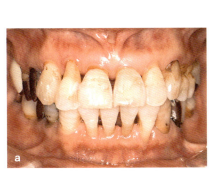
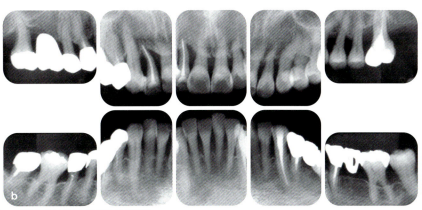

図1a,b　初診時の正面観とデンタルエックス線写真10枚法（2003年当時）．

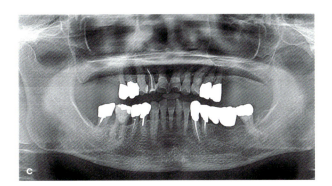
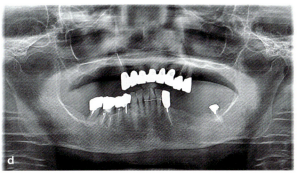
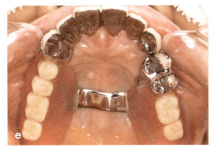
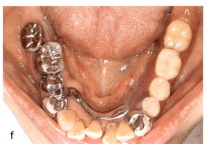

図1c　6年後（2009年）．上顎大臼歯・下顎左側第一大臼歯は骨欠損が進行し，分岐部の悪化により抜歯に至った．

図1d～f　さらに初診より17年後，欠損は進み，部分床義歯を上下顎に装着している．

表2　組織付着療法と切除療法．

組織付着療法

軟組織や骨組織の形状や解剖学的構造の縮小を最小限に抑え，視覚的アクセスを容易にすることを目的としている．一次治癒を目的として歯肉弁を形成し，不良肉芽を除去し，骨形態はそのままで縫合を行う．代表的なものとして，open flap debridement/modified Widman flap が挙げられる．

切除療法

直視下でのデブライドメントに加え，コントロールされたPPD減少を達成するために，軟組織および硬組織の形態や外形を骨切除（ostectomy：歯の支持骨を切除），骨整形（osteoplasty：歯の支持骨以外の切除）によって変更することも目的とする．そして切除療法には，歯肉弁の位置付けによって歯周ポケット除去療法（pocket elimination）と歯周ポケット減少療法（pocket reduction）に区別される．

> **症例2** 深い歯周ポケットと根分岐部病変の存在が，結果として予後不良となった症例（症例：船登彰芳）

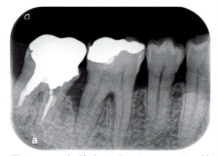
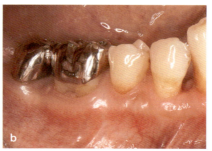
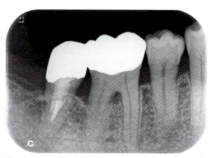

図2a〜c　初診時のデンタルエックス線写真，SRP時の所見から，下顎右側第二大臼歯は分岐部Ⅲ度，第一大臼歯部に深い歯周ポケットと分岐部Ⅱ度を認めた．初期治療後，第二大臼歯遠心根を抜去し，補綴装置を装着した（2013年）．

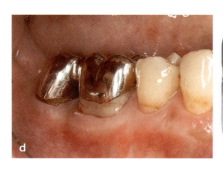
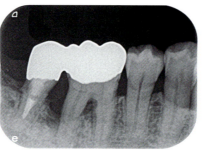

図2d, e　メインテナンスには通院しているものの，8年後（2021年）骨欠損は進んでいる．

　その結果，evenでは3,572本中454本喪失（12.7％），Degree 1では442本中98本喪失（22.2％），Degree 2では160本中73本喪失（45.6％），Degree 3では63本中43本（68.2％）喪失に至った．垂直性欠損の状態が悪いほど，喪失のリスクが高くなることがわかる．したがって，深い歯周ポケットであっても，骨欠損が水平性吸収パターンでは初期治療のみ，もしくは外科治療を行い，ある程度の歯周ポケットのコントロールが行えれば保存の可能性が示唆される．

　一方で，垂直性欠損が重篤であればあるほど再生療法を選択し，中等度であれば骨外科処置（骨切除・骨整形）を行うことを考慮に入れるべきであろう．一般的には，骨欠損が3mm以内であれば骨外科処置をともなった切除療法が選択される[9]（**症例2**：図2）．

（1）骨外科処置（骨切除・骨整形）：Negative architectureからpositive architectureへ

　歯周炎による歯槽骨の喪失は，唇側骨や舌側骨よりも隣接部の骨レベルが根尖側にあるというnegative architectureを形成する場合がある．この関係は，歯槽骨上にある歯肉組織の関係を反映しておらず，歯周ポケットの形成に関連している可能性がある（図3, 4）．

　この骨外科手術は，Schluger[10]，Prichard[11]，Ochsenbein[12]らによって報告されている．骨外科では，歯槽骨の歯根を支持している骨を切除し周囲の骨を整形することで，健康な状態に見られるcement-enamel junction（CEJ）と歯槽骨形態の生理学的なpositive architectureを達成することが可能になる．この関係は，歯槽骨頂が唇側・舌側からみてCEJと平行しており，歯間部より根尖側に位置したスキャロップ形態をしている．歯肉は歯槽骨の形態に相似形の形態となる．

　定期的な歯周メインテナンスと合わせて，適切に行われた骨外科の後には，長期的に良好な結果が得られることが実証されている[13〜17]．

（2）Fibre retention osseous resective surgery（FibReORS）の考え方

　Carnevaleは2007年，歯槽骨頂上歯肉線維を保存する切除療法というポケット除去療法の新しい組織保存的なアプローチを提唱した[18]．

　骨欠損をともなう罹患歯は，深い歯周ポケットが

▶骨切除・骨整形を行わなければ歯周ポケットが再発するリスクがある

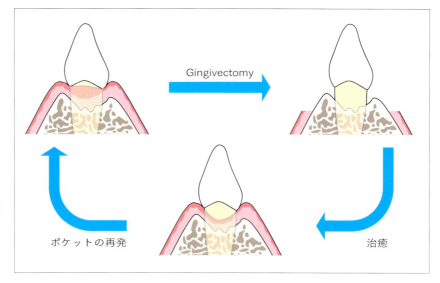

図3 再生療法を行い骨欠損を改善するか，もしくは切除療法時に骨切除・骨整形を行わず，歯肉を切除しただけでも短期的には浅い歯周ポケットが達成されるが，長期的には歯肉は平坦になろうとして厚みを増し，歯周ポケット再発のリスクが存在する．

▶Negative architectureからpositive architectureへ

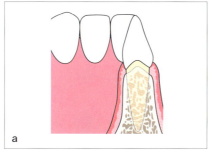
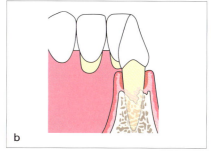

図4 a, b 切除療法のみで生理学的骨形態を再構築すなわち Negative architecture から Positive architecture に移行しようとすると，必然的に骨切除・骨整形が必要となる［Wolf HF, Rateitschak EM, Rateitschak KH. 日本臨床歯周病学会（訳）．ラタイチャークカラーアトラス歯周病学 第3版．京都：永末書店，2008より改変・引用］．

存在していたとしても，骨頂およそ1mm縁上には必ず結合組織付着部位が存在する．その部位を骨との複合体とみなし，骨切除は行わない切除療法であり，従来の骨切除（osseo resective surgery：ORC）よりも愛護的に行うことで，より歯冠側に術後の歯肉縁を位置させる術式である（図5）．当然のことながら，その部位はキュレッタージをして歯根膜を除去してはならない．

　Cairo らは，各々15名の患者で FibReORS と ORS の比較検討を行った．その結果，1年後では臨床知見および歯槽骨の状態は良好に維持されていたものの，術直後の骨レベルは従来の ORS は多く削除されたことによって，歯肉退縮は大きく，患者の侵襲度合いも大きく，知覚過敏も有意に高かったとしている[19]．

　さらに第2報では，前述のコントロール研究を詳しく分析している．興味深いことに FibReORS では，3か月後に約80％の歯冠側への regrowth が認められ，術後の歯肉マージンの最終的なポジションと大きな差が認められた．この論文では補綴装置の歯肉縁下マージン設定は6か月を推奨しているものの，従来の ORS よりも早期に安定することが示唆された[20]．

　しかしながら，この報告で採用された術式は，FibReORS と ORS ともに骨頂または骨頂付近で骨膜をアンカーに用いて歯肉弁を根尖側に位置づけ縫合した術式をとっており，歯周ポケット除去療法（pocket elimination）を行っている．後述するが，われわれは現在 pocket reduction を中心に歯周病患者の外科処置を行っている点が相違点であるものの，骨整形・骨切除を行う際には参考にして行っている．

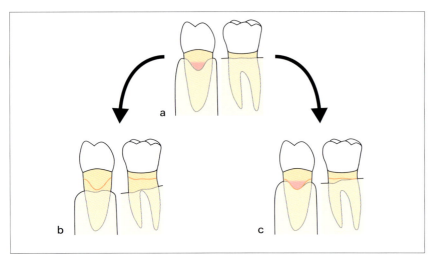

図5a 術前の骨欠損．下顎大臼歯の隣接面観および頬側面観．赤の部位はクレーター内の歯根セメント質に入り込む歯肉線維を示す．
図5b 従来の骨切除をともなう切除療法．隣接面と頬側の骨切除が従来の切除療法の術式に則って行われたもの．術前の骨欠損底は術後もっとも歯冠側に位置するようになる．頬側の骨切除は骨形態が positive architecture となるよう行われた．赤線（術前の骨縁）から，どれだけの骨が除去されたかを見ることができる．
図5c FibReORS を用いた切除療法．隣接面と頬側の骨切除が歯肉線維を保存する骨外科処置に則って行われたもの．線維の歯冠側縁は骨欠損底と解釈し，それに従って骨切除が行われる．

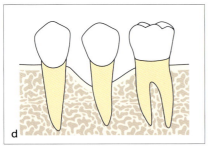
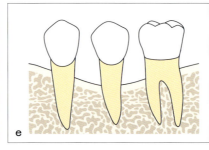

図5d, e 骨縁下欠損を認め，切除療法のみで対応した場合，隣在歯の健全な歯槽骨も切除を強いられる．そのため，FibReORS の考えかたは，愛護的な骨外科処置であるといえる．

▶ BOGR

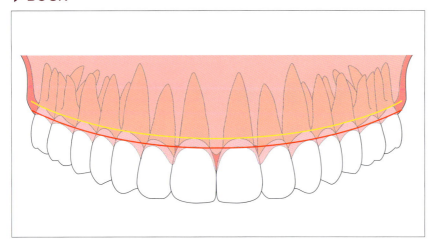

図6 生理的な骨形態を再構築することが最優先である．なぜならば，その形態が軟組織の形態に影響を及ぼし，ひいては補綴装置の形態すらも左右するからである．

（3）BOGR（balanced osseo-gingival relationship）の具現化：Physiological osseous morphology（生理的な骨形態）の再構築

　歯周病に罹患した口腔内の骨組織は，口腔内所見およびエックス線所見から骨吸収をともなった結果の不規則な骨形態を示していることが多い．
　一方，健康な歯槽骨の形態は，個々の歯では近遠心を頂点とし，およそ歯冠中央歯頸部を最下点としたスキャロップ状の骨形態を呈しながら，歯列全体では調和のとれた骨形態（生理的な骨形態）を呈している（図6）．
　言い換えれば，個々の歯の近遠心レベルの骨頂部を結ぶラインは，緩やかな曲線を描くと表現できる．したがって，この生理的な骨形態の再構築に向けて，歯列全体からみた時，骨外科処置，再生療法もしくはその組み合わせにより，さらには矯正治療をも併

▶矯正的挺出

図7a, b　垂直骨欠損を認め，再生療法を行わない場合，矯正的挺出を行うことで骨欠損を改善できる場合がある．生活歯の場合，根管治療が必要となる場合があるが，失活歯の場合は，挺出した歯冠を削合することで歯冠歯根長比は改善される．

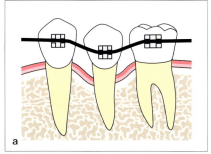 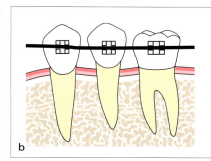

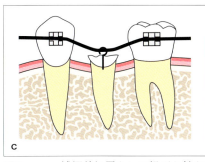 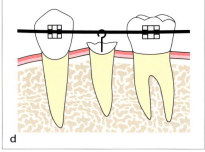 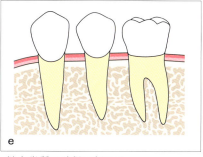

図7 c〜e　補綴前処置をして縁下う蝕を認める場合，矯正的挺出後に切除療法を行い，健全歯質の確保に努める．

用し，歯列全体としてどの骨レベルで設定できるか否かを予測する必要がある．

再生療法を行えば，高い位置に設定できる可能性はあるものの，治療は長期化し，不確実性をともなうため，その適応症を見極めねばならない．一方，骨外科処置のみを行えば，確実に生理的骨形態は再構築できるものの，その位置は低位になってしまう．また，抜歯を行えば，頰舌側の骨量は減ずるが，隣接歯の近遠心骨レベルまで回復する可能性がある．また，歯列全体でみたときに，その歯の歯列における重要度で，行う治療のオプションが違う場合もあるだろう．そして，患者自身の要望などや術者の知識・技量もその結果に大きく左右されることはいうまでもない．

そして個々の歯において，negative architectureから positive architecture への変更を行う．一般的には，骨縁下欠損については3 mm 以上が再生療法の適応となり，3 mm 未満が骨切除・骨整形が適応となる．

ここで問題となるのは，生理的な骨形態の再構築をどの位置で設定できるか否かである．そこには，さまざまな因子が存在する[21〜23]．

また，歯列不正を認めたときは全顎的な矯正治療も視野に入れ，個々の歯をみたときに補綴前提となるものの限局的矯正(矯正的挺出)を行い，深い骨欠損を浅くし，その後骨外科処置を行うことも視野に入れる(図7)．

・Gingival tissue の再構築

生理的な骨形態の再構築をするための骨レベルを計画したならば，その骨形態を裏装する軟組織のマネージメントを考慮する．

まずは，歯肉の適切な厚み・幅(supracrestal tissue attachment いわゆる biologic width の獲得)に向けて，歯肉弁の位置決め(歯根のどこにフラップを位置づけするか)をし，角化歯肉の幅と厚みを評価する．角化歯肉の幅が少なければ，遊離歯肉移植術の併用，厚みが薄いと判断すれば結合組織移植の併用を考慮する(症例3：図8，症例4：図9)．

症例3　BOGRを切除療法で具現化した症例（症例：船登彰芳）

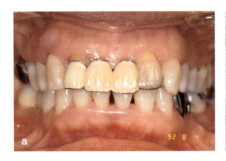
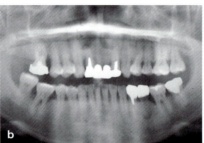

図8 a, b　上顎左側第一大臼歯分岐部Ⅱ度・下顎両側第一大臼歯に分岐部Ⅲ度の状態を認め，中等度の歯周病を認める．

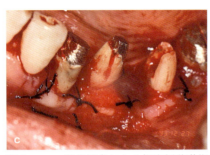
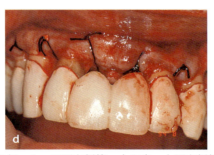
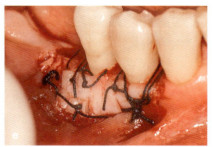

図8 c～e　部分層弁による根尖側移動術を行った．下顎左側第一大臼歯・上顎右側第一大臼歯の近心根は抜去した．下顎右側小臼歯には，遊離歯肉移植を行った．

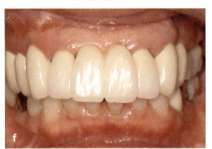
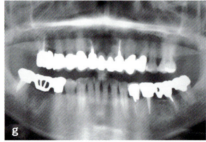

図8 f, g　切除療法から13年後（2007年）の口腔内写真とパノラマエックス線写真．分岐部の問題を切除で対応することにより，生理的骨形態を維持している．

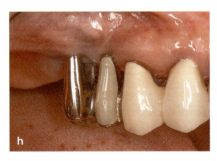
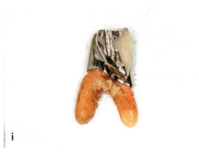

図8 h, i　さらに17年後（2011年），上顎第一大臼歯の歯根破折を認めたため抜歯を行い，インプラント治療を行った．

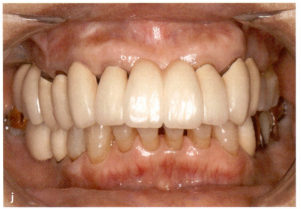
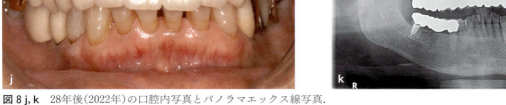

図8 j, k　28年後（2022年）の口腔内写真とパノラマエックス線写真．

症例4 薄い歯肉に対して切除療法と結合組織移植を併用した症例（症例：船登彰芳）

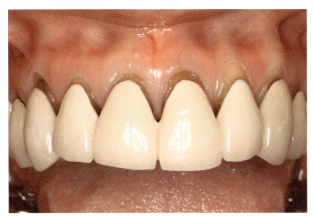

図9a　上顎6前歯に歯肉退縮を認める．

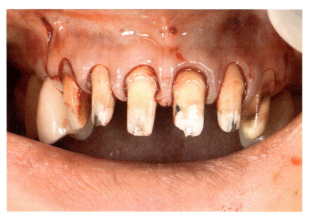

図9b　歯間乳頭口蓋側に切開を入れ，部分層弁を形成した．

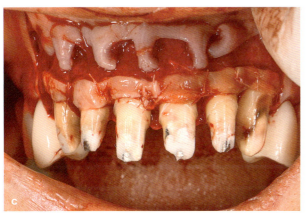

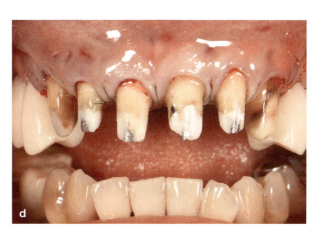

図9c,d　わずかに骨切除を行った後に結合組織移植を併用した．

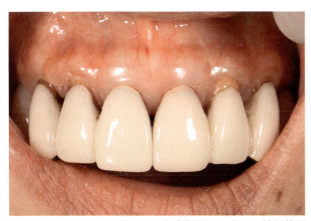

図9e　外科処置から10か月の治癒期間を設定し，補綴装置のマージンを縁下に設定した．

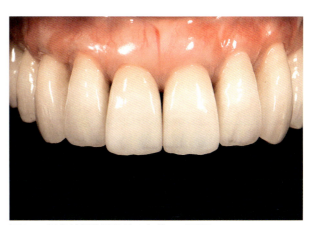

図9f　最終補綴装置装着1年後の正面観．

2　Partial thickness flapを用いたapically positioned flapの臨床例

本項では，多くの長期臨床例を提示し，切除療法による分岐部病変への対応を述べる（症例5：図10，症例6：図11）．

症例5　再生療法後，全顎切除療法で対応した症例（症例：船登彰芳）

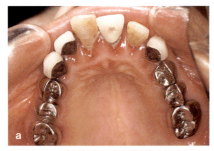
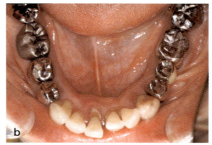
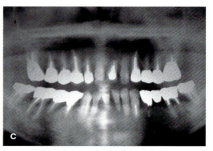

図10a〜c　初診時の上下顎咬合面観およびパノラマエックス線写真．上下顎前歯部は歯周病によりフレアアウトを起こしている．限局矯正によりフレアアウトを是正し，下顎右側小臼歯・上顎左側側切歯・犬歯部に非吸収性膜を使用して再生療法を行った．

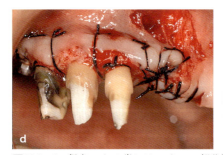
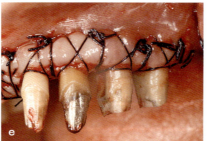
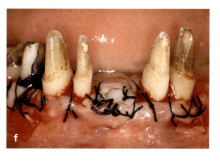

図10d〜f　保存できる歯には，すべて部分層弁による根尖側移動術を行った．

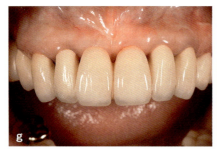
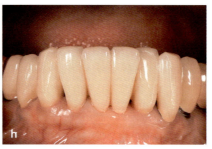

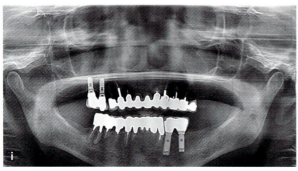

図10g〜i　切除療法から21年後の口腔内写真およびパノラマエックス線写真．

CHAPTER 5　切除療法

| 症例6 | 再生療法後，意図した再生量が得られなかったため，矯正的挺出後に切除療法を行った症例 （症例：船登彰芳） |

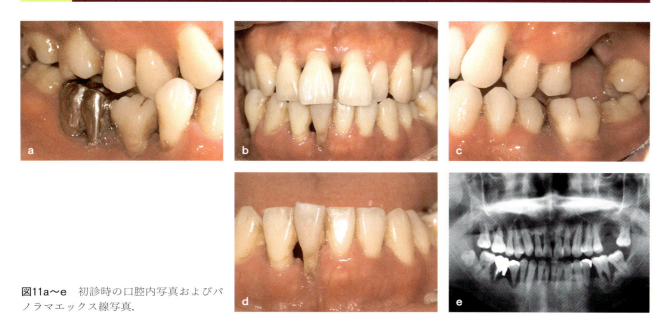

図11a〜e　初診時の口腔内写真およびパノラマエックス線写真．

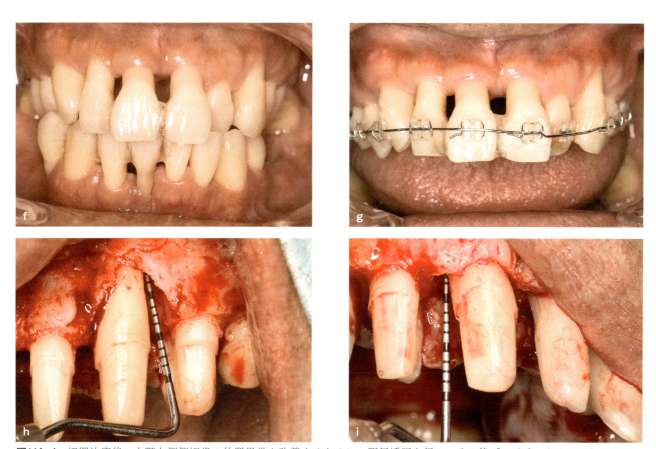

図11f〜i　初期治療後，上顎左側側切歯の位置異常を改善するために，限局矯正を行い，その後プロビジョナルレストレーションを装着した．犬歯部には再生療法を行ったものの，再生量は意図したところまで獲得できなかった．

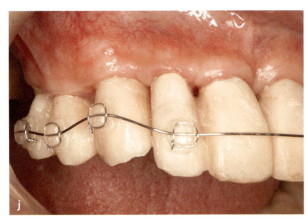
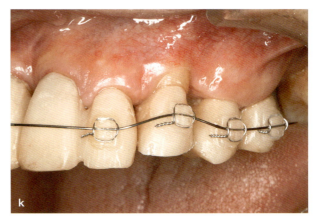
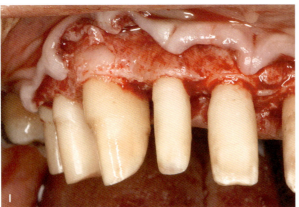
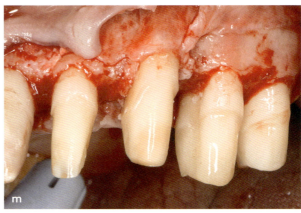
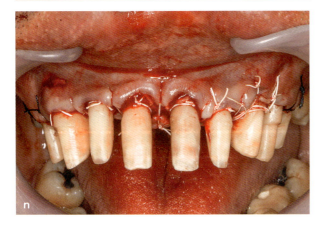

図11j〜n 両側犬歯に矯正的挺出を行い，6か月後に骨切除をともなった歯肉弁根尖側移動術を行った．

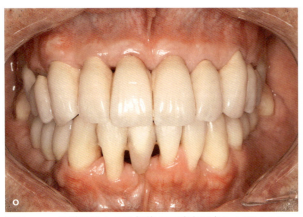
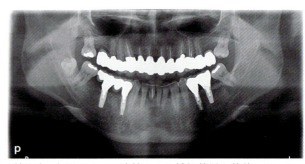

図11o, p 外科処置より10年後の口腔内写真およびパノラマエックス線写真．上顎がすべて連結された補綴装置を装着している．

▶根分岐度病変の水平的・垂直的分類

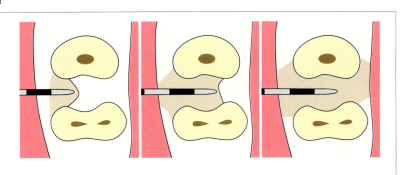

Class 1：
水平的に1/3吸収を認める

Class 2：
水平的に2/3吸収を認める

Class 3：
水平的に頬舌側に貫通した吸収を認める
（いわゆる Through and Through）

図12　根分岐度病変の水平的分類（参考文献28, 29より引用改変）．

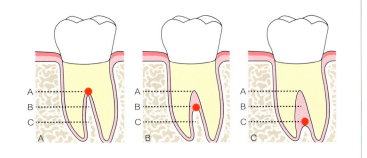

SubclassA：
骨吸収が垂直的に根の1/3以内に留まっている

SubclassB：
骨吸収が垂直的に根の2/3以内に留まっている

SubclassC：
骨吸収が垂直的に根尖近くまで及んでいる

図13　根分岐度病変の垂直的分類（参考文献28, 29より引用改変）．

表3　切除療法における大臼歯への対応．

Root amputation	：根のみ切除・歯冠部分は残す
Root separation	：根を分割して残し，補綴治療を行う
Root resection	：根のいずれかを抜歯して補綴治療を行う 下顎であれば，一般的に近心根を抜歯し，遠心根を残す 上顎であれば，3根のいずれか1根もしくは2根を抜歯し補綴を行う
Tunneling	：切除療法を行い，根分岐部を歯肉縁上に露出させる．とくに下顎に行われることが多い

1）切除療法における大臼歯の近遠心骨縁下欠損と根分岐病変の対応

現代の歯周治療学において，根分岐部病変の対応はいまだにチャレンジングな分野である．根分岐部病変を認める大臼歯は，患者自身のセルフコントロールが難しく，歯周治療においてもデブライドメントは難易度を極め，根分岐部病変を認めない大臼歯もしくは単根歯に比べて喪失のリスクは著しく高い[24〜26]．

事実，初期治療時で根分岐部より2mm根尖側において，分岐部の幅が2.4mmより狭いと広いものより歯石の取り残しが多くなる[27]．再生療法の章でも掲載されているが，今一度分岐部の分類を図12，図13[28, 29]に示す．

では，切除療法における大臼歯への対応には，どのようなものが挙げられるのだろうか．表3に示す（症例7：図14，症例8：図15，症例9：図16，症例10：図17，症例11：図18）．

| 症例7 | 上顎左側第一大臼歯分岐部Ⅱ度に近心根を抜去し，Root amputation を行った症例 （症例：船登彰芳） |

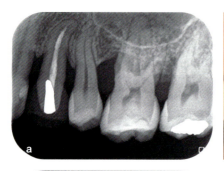
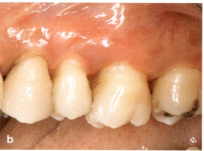

図14a, b　初診時の上顎左側臼歯部デンタルエックス線写真および口腔内写真．デンタルエックス線写真から分岐部病変Ⅱ度を認める．

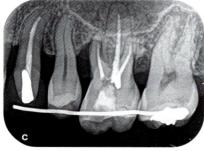
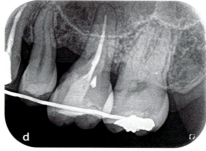

図14c　術前に根管充填を行った．その後抜根予定の近心根には，分割する部位までレジン充填をあらかじめ行うことが望ましい．
図14d　近心根分割後のデンタルエックス写真．

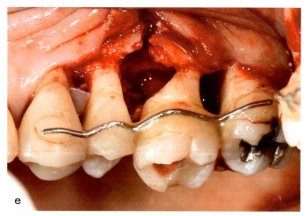
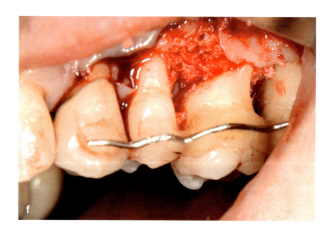

図14e, f　近心根のみを抜去し，移植材を充填し縫合．

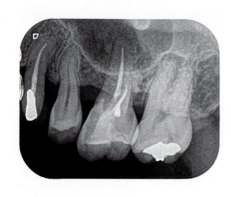
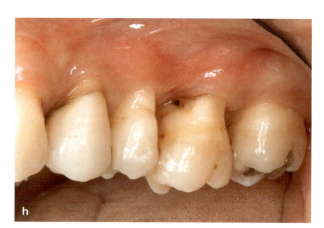

図14g, h　術後6年のデンタルエックス線写真および口腔内写真．

CHAPTER 5 切除療法

| 症例 8 | 上顎左側第一大臼歯分岐部Ⅲ度に対して，頬側2根を抜去し，Root amputationを行った症例（症例：船登彰芳） |

図15a, b 初診時の口腔内およびデンタルエックス線写真．頬側部は根尖まで骨吸収を認めた．

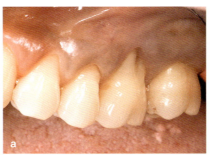
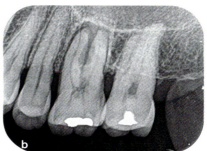

図15c, d 根管処置を優先し，頬側2根を抜去した．

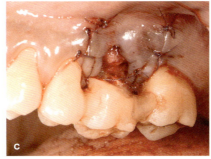
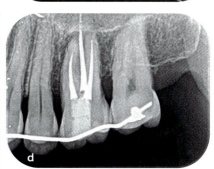

図15e, f 術後6年の口腔内およびデンタルエックス線写真．

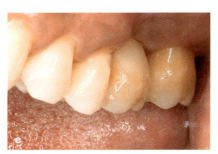
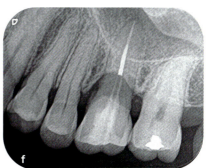

| 症例 9 | 動揺のコントロール，切除療法後，上顎に連結固定，下顎には歯根分割を行った症例（症例：船登彰芳） |

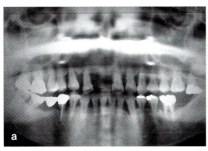
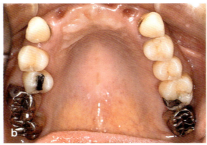
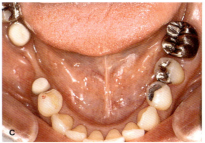

図16a〜c 初診時のパノラマエックス線写真および切除療法前の口腔内写真．上顎4前歯は保存不可能であったため抜歯を行った．また，初期治療中に上顎右側第二大臼歯，左側第一大臼歯，下顎左側第一大臼歯は分岐部病変Ⅲ度と確定診断し，抜歯を検討した．

291

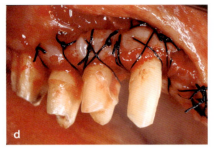
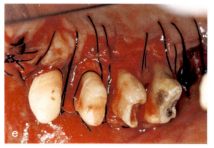
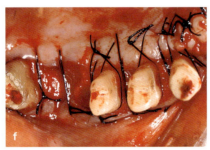
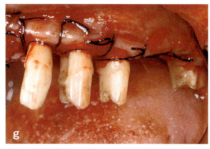
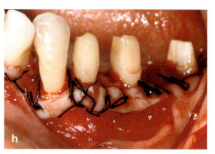

図16d～h　3回に分けて，部分層弁による根尖側移動術を行った．上顎右側犬歯・第一小臼歯，下顎左側犬歯・小臼歯群には遊離歯肉移植術を行った．下顎左側第一大臼歯は分岐部Ⅲ度であったが，近心根を抜歯し，遠心根を保存した．

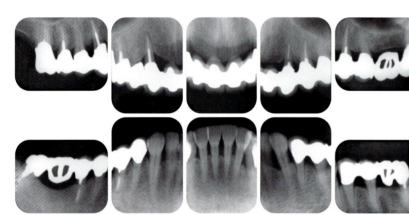

図16i　補綴装着時のデンタルエックス線写真．上顎残存歯はⅠ度からⅡ度を認めたため，上顎はすべて連結固定を行った．ただし，上顎左側第二大臼歯は補綴の精度のことを考慮し，この当時，ダブル冠を採用した．

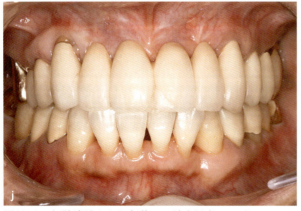
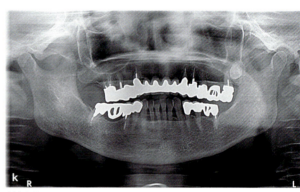

図16j, k　切除療法より25年後の口腔内写真およびパノラマエックス線写真．

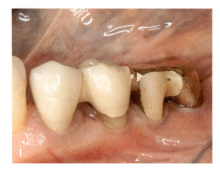
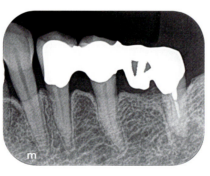

図16l, m　切除療法より25年後の下顎左側臼歯部の口腔内写真およびデンタルエックス線写真．

CHAPTER 5　切除療法

症例10　上顎大臼歯に口蓋根のみを保存し，歯周補綴を行った症例（症例：船登彰芳）

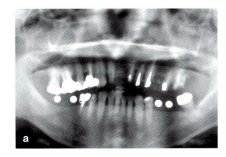
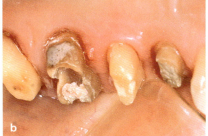
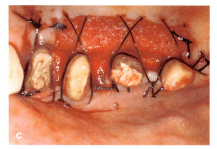
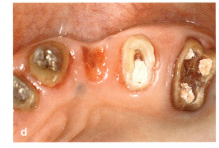
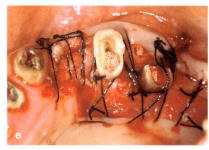

図17a〜e　初診時のパノラマエックス線写真および上顎大臼歯部の術前と縫合直後の状態．

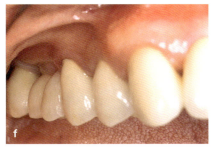
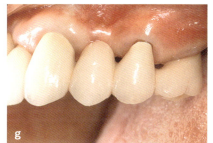
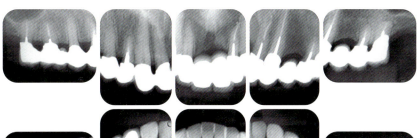

図17f〜h　補綴装置装着時の口腔内写真およびデンタルエックス線写真．

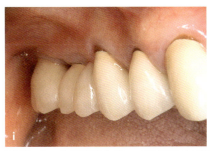
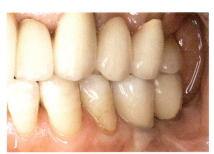
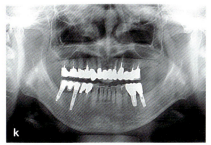

図17i〜k　分割抜歯を行って21年後の口腔内およびパノラマエックス線写真．

表4 歯根分割の予後(参考文献28, 31～37より引用).

著者	観察期間(年)	平均観察期間(年)	失敗率(%)
Blomlöf et al	3～10	5.8	32
Basten et al	2～23	11.5	8
Hamp et al	7	7	7
Carnevale et al	3～11	6.5	6
Bühler	10	10	32
Erpenstein	1～7	2.9	21
Langer et al	10	10	38
Hamp et al	5	5	0

　Carnevaleらは，骨切除・骨整形を併用した切除療法を行い，根分割を行った175歯において10年後の予後は93％であったとし，良好な結果を報告している[30]．しかしながら，治療成績ではさまざまな報告があり，失敗率はおよそ3～38％である(表4)[28, 31～37]．

　また，失敗の原因もさまざまで，歯周病の再発，歯根破折，二次う蝕が挙げられている．この違いは，何に起因しているのであろうか．Carnevaleらは，根分岐部病変であっても，残存した歯根の支持骨が良好であったことが予測される．すなわち根分岐部病変初期のSubclass Aの状態であったのであろう．また残存歯質の量も十分であり，歯根破折のリスクも少なかったのであろう．

　上記を踏まえ，切除療法における大臼歯の近遠心骨縁下欠損と根分岐部病変の対応を考えると，術者が再生療法のオプションをもっているのか，もしくはチャレンジしたものの，意図した再生が起きなかったのかを踏まえて，治療対象となる歯の上記のオプションを行った場合，残存させた根の支持骨がどれだけ維持(歯冠-歯根比)できるのかを，残存歯質，根管治療の難易度も含めて総合的に診断する必要がある．

　となれば，根分岐部病変の垂直的分類のSubclass Aが切除療法への対応として考えるのが妥当であろう．よって，現代の歯周治療学においてSubclass Aは再生療法の適応となり，第一選択となりうるのも事実である．

　一方で，根分岐部病変の水平的分類 Class 3(Through and Through)で，根分岐部を切除療法をすることによって歯肉縁上にする手法としてTunnelingがある．この手法は根管治療や補綴治療を必要としない場合もあるが，いずれにしても分岐部の清掃が難しく，根面う蝕の頻度が高い[28, 38](症例11：図18)．

　いずれにしても，大臼歯における切除療法のオプションを応用した際には，歯周病のメインテナンスのためにより清掃しやすい環境を整えること，つねに口腔衛生指導を行うこと，患者のコンプライアンスを促すことが重要である．

　ただし，切除療法における大臼歯の近遠心骨縁下欠損と根分岐部病変の対応では，その根のみでの単独補綴は行いづらく，隣在歯をも含めて補綴治療になる場合が多い．この観点からはデメリットであり，近年インプラント治療が行われることが多く，事実筆者らもそのように行ってきた．

　ところが，インプラント治療の長期的な問題(咬合の変化，インプラント周囲炎)[39～42]が散見されるようになり，インプラント治療の介入を遅らせるオプションとして，再考してもよいと考えている[43, 44]．

症例11　根面う蝕による歯質の崩壊により抜歯に至った症例(症例：船登彰芳)

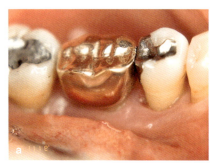
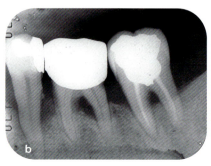

図18a, b　48歳，男性．1991年初診．「5̄の歯肉の腫脹を主訴に来院．

CHAPTER 5　切除療法

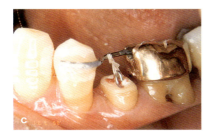
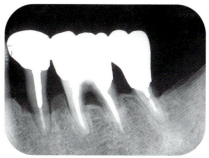
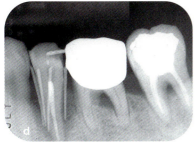
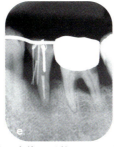
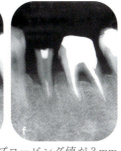

図18g　7̲のⅢ度根分岐部病変は遠心根のヘミセクションで対応し，6̲のⅢ度根分岐部病変に対しては，分岐部が歯肉縁上に開口していたため，患者のコンプライアンスも良好であったことから，歯間ブラシでセルフケアしてもらうトンネリングで対応した．

図18c～f　5̲のカップ状の骨縁下欠損の改善を目的としてプロービング値が3mm程度になるところまで矯正的挺出を行った．6̲は遠心のう蝕のため抜髄を行った．

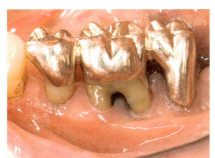
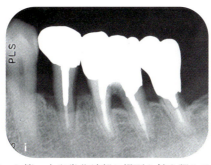
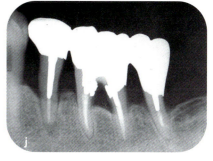

図18h～j　8年後では，トンネリングを行った第一大臼歯分岐部に根面う蝕を認める．

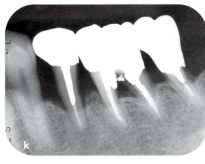
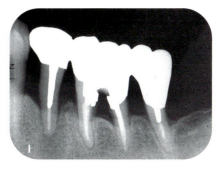

図18k～o　トンネリングを行った部位の経過．14年後，根面う蝕，歯周病の再発で抜歯に至った．
図18k　8年後（2001.1.27）．
図18l　9年後（2002.6.22）．
図18m　10年後（2003.2.1）．
図18n　12年後（2004.6.7）．
図18o　13年後（2005.12.13）．

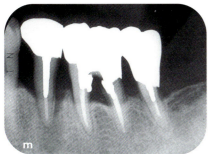
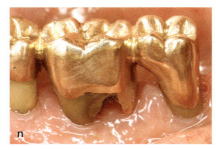
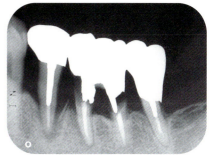

| 症例12 | 遊離歯肉移植を行った症例（症例：船登彰芳） |

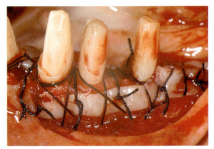
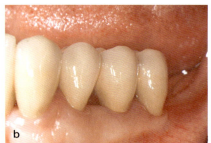
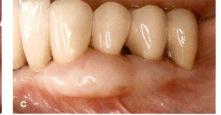

図19a　下顎左側に対し切除療法時に遊離歯肉移植を併用した．

図19b, c　補綴装置装着時および20年後の口腔内．遊離歯肉は経年的に肥厚し，グラフトアイランドの様相を呈している．

5）角化歯肉の有無

（1）遊離歯肉移植術

軟組織の健康を維持するためには，角化歯肉の重要性が長年いわれており，その幅は最低2 mmあることが望ましいとされている．それにもかかわらず，歯肉退縮が起きる原因としては，過度のブラッシング，加齢，歯周病，小帯高位付着，歯の位置異常などが挙げられる．

そのような症例に対して，1つのオプションとして，遊離歯肉移植術（free gingival graft：以下，FGG）が行われてきた．FGGは1960年代後半より行われてきた術式であり[45, 46]，角化歯肉が存在しない部位でも，患者のセルフケアが十分であれば炎症は起きないが，角化歯肉があったほうが望ましいとされている[47, 48]．

米国歯周病学会が開催した2015年の再生療法ワークショップでは，根面被覆が目的ではない場合，十分な量の角化組織がない部位を治療するためのゴールドスタンダードはFGGであるとしている．FGGは付着歯肉を増加させることができ，将来の進行性の退縮を防ぎ，口腔衛生処置や患者の快適性を向上させることができる[49]．その起源は，古く1966年にNabersらによって報告されている[50]．

FGGの注意点としては，口蓋から遊離歯肉を採取するにあたり，術後の移植片の収縮がおよそ30％程度起きるといわれており，幅・高さも収縮するため，十分な大きさの移植片を採取する必要がある．幅は移植したい部位の3割増，高さは5〜7 mm程度を目安とする．

受容床には十分な骨膜を残し，天然歯周囲にわずかに存在する上皮であっても，術後のブレンディングを良好にするために，一層上皮を除去することが肝要である．

次に，移植片の固定が重要であり，吸収性糸で遊離歯肉を固定するための縫合を行った後，頬粘膜を可動させたときに移植片が動かないことが重要である．FGGの術後経過であるが，当然のことながら歯肉の色は違い，経年的に厚みを増す傾向がある（いわゆるグラフトアイランド）．時として骨化することも報告されている[51]（症例12：図19）．

（2）Strip gingival graftとリグロス（FGF-2）を浸漬したコラーゲン膜の応用（collagen matrix soaked regroth：CMR法）

以前，筆者らはインプラント周囲の角化歯肉獲得法の1つとして，strip gingival graft（以下，ストリップテクニック）とリグロスを浸漬したコラーゲン膜の応用を紹介した．創面に対するリグロスを浸漬したコラーゲン膜の応用は，術後の骨吸収の抑制・軟組織の治癒促進を期待してのことである[52]．

Urbanらは，大がかりな骨造成を行った部位の角化歯肉の獲得のためにストリップテクニックを報告している．この術式は，角化歯肉を根尖側に移動するのではなく，1〜2 mm程度の細い角化歯肉を口蓋より採取し，基底部に縫合し，露出した創面にはコラーゲンマトリックスで保護する術式である[53]．

この術式は，Hanらによって侵襲を少なくする

症例13　下顎臼歯部にCMR法を用いたstrip gingival graftを行った症例（症例：船登彰芳）

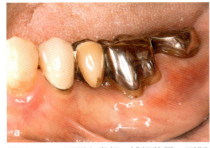
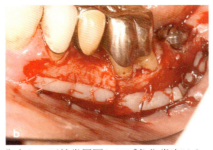
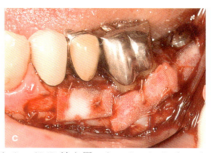

図20a〜c　下顎臼歯部の補綴装置の再製に先立ち，天然歯周囲にほぼ角化歯肉はないため，CMR法を用いたstrip gingival graftを行った．なお，第二大臼歯にはインプラント埋入を行っている．

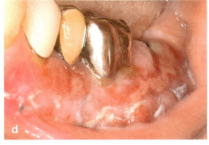
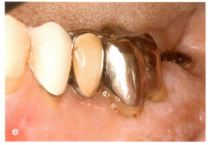

図20d, e　術後2週間，3週間後．リグロスを応用しているため，歯肉の治癒促進は早く思われる．

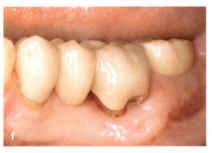
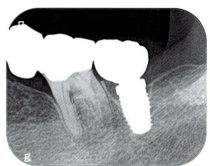

図20f, g　補綴装置装着後の口腔内写真およびデンタルエックス線写真（術後1年）．

表5　FGGと比較してCMR法を用いたstrip gingival graftと利点・欠点．

利点	・口蓋からの採取量が少なく，低侵襲である ・術後の歯肉が自然であり，瘢痕様組織を呈さない
欠点	・術後の収縮量が大きい

ことを目的として，天然歯・インプラント周囲に角化歯肉を獲得する手法に由来している[54, 55]．そして，同様に，天然歯周囲でも応用可能である[56]．

この術式の注意点は，細い遊離角化歯肉の設置である．まず，遊離歯肉の近遠心は天然歯の角化歯肉とで，粘膜の侵入を防ぐように設置する必要がある．Urbanらは，このテクニックでの下顎では平均40％程度，上顎では50％程度の収縮があったとしている[57]．

一般的に，通常のFGGの術後吸収は30％程度と

いわれており，それに比較して収縮が大きいため，細い遊離歯肉の設置部位の配慮が必要である．しかしながら，口蓋からの角化歯肉の採取量が少なく，術後のFGG特有の経年的により顕著な瘢痕様組織で治癒する形態（グラフトアイランド）に比較してナチュラルな歯肉像を呈することが期待できる．

したがって，筆者らはかつてFGGを応用していた天然歯・インプラント周囲には，このテクニックを応用することが多い（**症例13：図20，表5**）．

CHAPTER 5　切除療法

2 補綴前処置としての切除療法の応用

1 外科的歯冠長延長術（surgical crown lengthening：SCL）

　歯肉縁もしくは歯肉縁下にまでう蝕が存在した歯に対して補綴治療を行う必要性がある場合，少なくとも歯肉縁上に1.0mmおよび360°のカラーの健全な歯質を確保することが必要である（フェルール効果）[58, 59]．そのため，外科的歯冠長延長術（surgical crown lengthening：SCL）が必要となり，骨切除・骨整形をともなった切除療法が応用される．

　また，臼歯部において咬合平面のずれがある場合，健全歯質がある状態であっても，挺出している歯に適切な支台歯の状態を達成するためにSCLが応用される．さらに審美領域での補綴治療においては，左右のシンメトリーを達成することに加え，適切な歯冠高径・幅径を確保するためにSCLが行われる．

1）SCLでの骨切除の指標

　これまで，健全歯質にマージン設定する際の骨切除は骨縁上3mmが指標となっていた．Cortelliniらは，健全な歯質にクラウンマージン（CM）を設定する際に，CMと歯槽骨の距離をペリオドンタルプローブで測定し，この距離が2.0mm以上であれば骨切除は行わず，2.0mm未満であれば予定していたCMと骨の距離が2.0mmになるように骨切除を行っている．

　もっとも重要なことは，根面はキュレットを用いてCMから2.0mm延長してルートプレーニングし，骨縁上の線維をすべて除去している点である．骨縁上組織の付着幅の十分な変動性の問題を解決するために，骨縁上組織の付着幅を最小限にするという新しいコンセプトを採用し，外科的侵襲とくに骨切除を減らすことに成功している[60]．

　筆者らなりに解釈すると，前述したfibre retentionをここでは完全に除去する意義と，一方で骨面を露出させると平均骨頂部の吸収が約0.6mmといわれているため，これも換算すればよいという解釈になるかもしれない[61, 62]．

2）Supracrestal tissue attachment（biologic width）の意義

　SCL後，早期の歯肉縁下のマージン設定は行ってはならない．なぜなら，supracrestal tissue attachment（biologic width）の再構築の治癒期間を設定しなければならないからである．かつてGargiuloらが歯肉接合部のサブコンポーネントを結合組織付着部（平均長さ：1.07mm）と上皮付着部（平均長さ：0.97mm）と同定し，歯肉溝1mmを加えて，およそ唇側部で3mmをbiologic widthといわれてきた．しかしこの数値は，検体によって導きだされ，しかも0～6.5mmの範囲で存在していた[63]．

　近年biologic widthからsupracrestal tissue attachmentへと呼称が変更となったことは，歯肉の厚みにはそれぞれ人種や個々人，また部位別にも多様性があるからであろう．また結合組織で根面被覆を行った場合，biologic widthの概念だけでは説明がつかなくなる．また歯肉の厚みに関してもthinとthickに分けられる[64]．

　Perezらは，歯周病既往歴のない23人の患者（学生）を，麻酔下で前歯・犬歯（zone 1），小臼歯（zone 2），大臼歯（zone 3）とし，上下顎をボーンサウンディングを行って部位別に特定を行った．コーカソイドである西洋人とモンゴロイドである日本人とは違いが

CHAPTER 5 切除療法

あるであろうが，この結果は上下顎ともにおよそ頬側・口蓋側も後方にいくほど厚くなる傾向を示しており臨床実感と一致する（上顎3.58〜4.37mm，下顎3.03〜4.13mm）．いずれにしても，どの部位も3mmではなかったことは興味深い[65]．

　ここで強調しておきたいことは，SCLは歯周疾患の切除療法の応用であっても，対象となる歯は歯周疾患ではなく，あくまでも健全歯質を縁上にすることを目的としたSCLであるということである．言い換えるならば，過度の深い縁下う蝕の部位は別としても，歯周組織は健全であるといえる．加えて，従来からいわれているように，flat thick，scallop thin の概念があるように，個体としての固有の supracrestal tissue attachment が存在するといえる．

　したがって，partial thickness flap を応用した APF を採用した場合，歯肉を部分層弁にした結果，患者固有の supracrestal tissue attachment を薄くしてしまっているため，むやみに治癒期間を遅らせるだけであって，どのような術式を採用したとしても最終的には固有の supracrestal tissue attachment が完結すると筆者らは考えている．そのため，SCLを行う際に，エックス線写真上での骨の状態，麻酔下でのボーンサウンディングの記録が重要であり，場合によっては術後にプロビジョナルレストレーションを歯肉縁下に設定する際にもボーンサウンディングを行い，術前と術後の比較が重要と考えている[66]．

3） 歯間乳頭について

　切除手術を行った部位では，いったん歯間乳頭は少なからずとも消失する．したがって歯間乳頭の supracrestal tissue attachment の再構築と捉えてもいいであろう．周知のように歯間乳頭は歯の形態（square, ovoid, taper）に依存はするものの，指標となる有名な報告は，Tarnow らがコンタクトポイントから5mm以下では100％，6mmでは56％，7mm以上では27％であったと報告しており，以来補綴治療のガイドラインとなった[67]．

　しかしながら，この報告では歯根間距離の考察は欠如しているため，モンゴロイドのリサーチである Cho らの報告が有用であると思われる．歯根間距離が1.5mm であれば5mm，2mm，2.5mm であればほぼ4mm の歯間乳頭であったと報告している[68]（症例14：図21）．

| 症例14 | 上顎前歯部に従来の部分層弁による根尖側移動術を行った症例（症例：船登彰芳） |

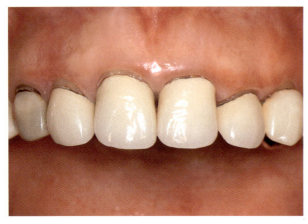

図21a　前歯部審美障害を主訴に来院.

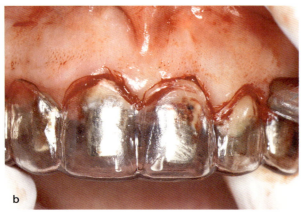
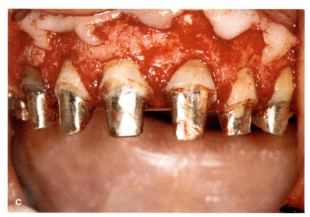
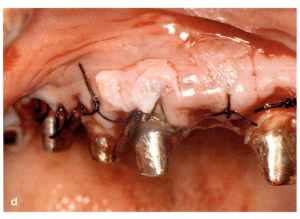
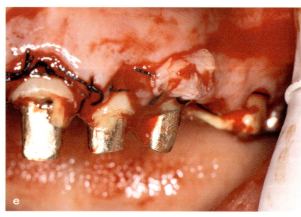
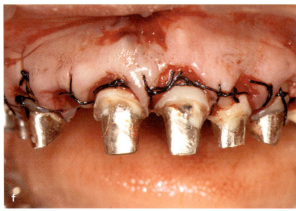
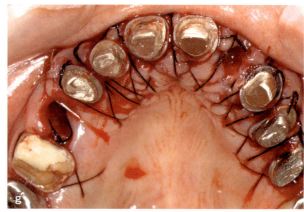

図21b〜g　サージカルステントを基準に歯肉切除を行い，全層弁を用い，ステントを基準に骨切除を行った．口蓋部から採取した結合組織を両側犬歯部に移植し，縫合した．

CHAPTER 5　切除療法

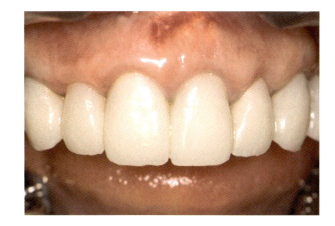

図21h　6か月後，マージンを歯肉縁下に形成し，プロビジョナルレストレーションを装着．この段階で，歯間乳頭の配慮を怠り，エンブレジャーを詰めすぎている．

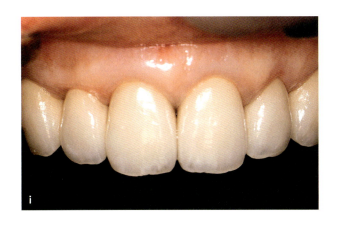

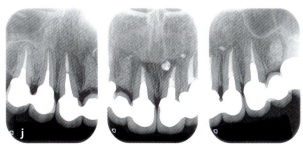

図21i, j　最終補綴装置装着時の口腔内写真およびデンタルエックス線写真．歯間乳頭はダブルパピラの様相を呈していた．補綴形態は補綴装置試適時にエックス線写真撮影を行い，およそ5mm程度のところにコンタクトポイントを設定する配慮が必要であった．

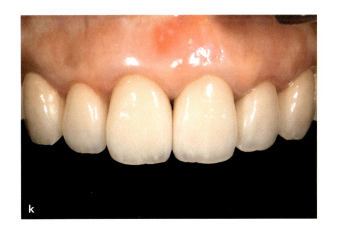

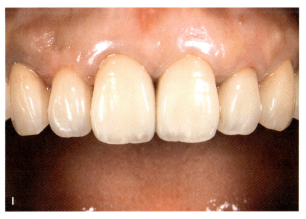

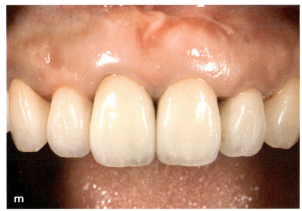

図21k〜m　補綴装置装着4年後（k），10年後（l），17年後（m）の口腔内写真．4年後の段階で側切歯・犬歯部の乳頭は炎症所見をわずかに認める．10年後・17年後では，エイジングのためか，歯肉状態が安定してきている．

301

▶ Gingival marginの推移

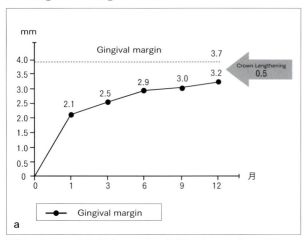
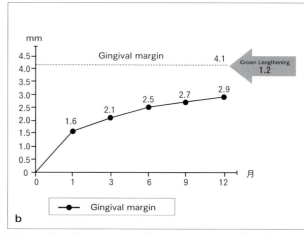

図22a, b Partial-thickness flap を用いた apically positioned flap を行い，骨を露出させた状態で SCL を行った後の歯肉の Regrowth の推移（参考文献69，70より引用改変）．

4）外科後のSupracrestal tissue attachment（Biologic width）の再構築

では，補綴修復に際して，歯肉縁下にマージン設定するおよその治癒期間は，どのように設定したらよいのであろうか．

Pontoriero らは，SCL を行った際，骨頂を露出した状態で終える Partial-thickness flap を用いた apically positioned flap を行い，歯間乳頭部で平均0.5mm，頬舌側で平均1.2mm の骨切除を行った．その後，ベースライン，1か月後，3か月後，6か月後，12か月後の歯肉の Regrowth を評価した．

図22で示すように，ベースラインでは歯間乳頭部・頬舌側では0mm である．その後1か月後には歯間乳頭部で60％，頬舌側では40％戻り，6か月後にはほぼ術前の歯肉に戻り，1年後には術前の状態に戻ったとしている．注釈として Thick biotype は後戻りが大きかったとしている．

筆者らがこの報告を考察すると，歯肉縁下にマージン設定するおよその治癒期間は，およそ6か月後が指標となるものの，部分層弁で歯肉を薄くしているため，Thick biotype ではさらに治癒期間を長く設定し，歯間乳頭部はさらに Regrow すると考えられ，補綴修復の際はエックス線写真上での歯間距離の評価に加え，前述した歯間乳頭の指標を参考にして鼓形空隙を配慮した補綴装置を装着したほうが良いと考えている．事実，天然歯側に依存する単独イ

ンプラント治療の歯間乳頭は，18か月後に術前と同等レベルまで回復したとの報告もある[69, 70]．

5）実際のSCL 手技について

（1）角化歯肉が十分に存在する場合

角化歯肉が十分に存在する場合，大きなフラップを形成する必要はない．まずは対象となる歯のSupracrestal tissue attachment をボーンサウンディングで計測をする．目標とする歯頸ラインまで歯肉を切除し，同じ位置に戻せるように必要最小限の muco-gingival junction（MGJ）を越えないフラップを形成する．切除された歯肉辺縁から，骨が術前の状態になるように骨切除を行う．

次に重要なことは，骨は根尖に向けて厚くなっている場合があり，左右側同名歯の歯槽骨の厚みと相似形に骨整形することである（症例15：図23）．

（2）角化歯肉を温存したい場合

角化歯肉を温存したい場合，MGJ を越えるフラップの形成を行う．骨頂1～2mm 下方まで全層弁を行い，それ以降部分層弁とする．骨整形後，可及的に頬舌側のフラップが歯間部で接合するように縫合を行い，骨縁上2～3mm に位置するように縫合を行う．

歯肉弁がそれ以上歯冠側に位置している場合は，MGJ 上方で水平マットレス縫合で頬側のフラップ

CHAPTER 5　切除療法

| 症例15 | 角化歯肉が十分に存在するため，MGJを越えないフラップを形成し，SCLを行った症例
（症例：船登彰芳） |

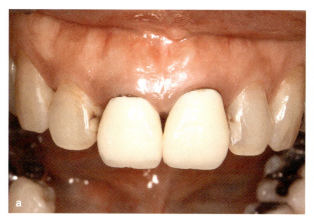
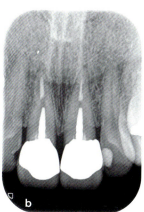

図23a, b　前歯部に歯頸ラインの不調和を認める．

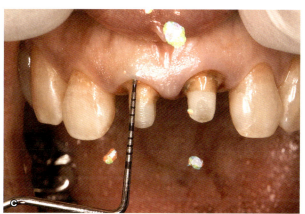
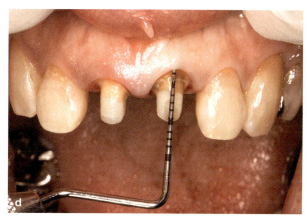
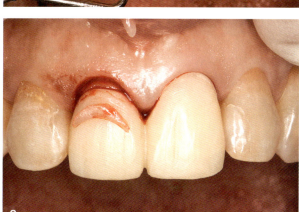
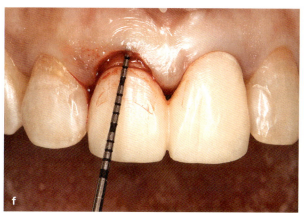

図23c〜f　麻酔下でボーンサウンディングを行い，その値を記録する．歯頸ラインが調和するように歯肉を切除し，SCL対象の歯に再びボーンサウンディングを行う．

を根尖に位置づける場合もある．もしくは，その後レーザーやメスなどを用い，1mm程度の歯肉辺縁を切除して，歯肉弁の位置をコントロールする．
　前歯部で左右対称性を求められる場合，装着されているプロビジョナルレストレーションの歯頸ラインを参考に骨外科処置を行うか，術前にサージカルガイドを製作し，骨外科処置後に左右対称の結果になるように行う（症例16：図24，症例17：図25）．

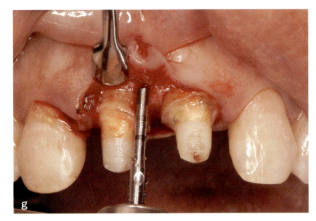
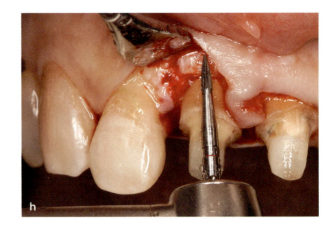
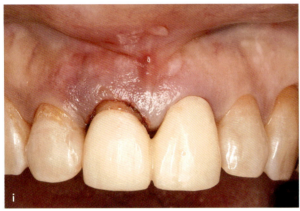

図23g〜i　歯肉弁が同じ位置に戻るように，必要最小限の歯肉弁を翻転する．患者固有の supracrestal tissue attachment を獲得するために骨切除を行い，次に骨幅を左右同名歯と相似形になるように骨整形を行う．その後，縫合．

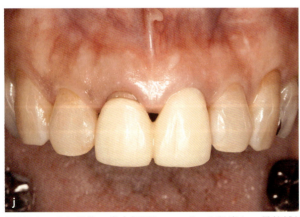

図23j, k　5か月後，歯肉縁下にマージンを設定し，最終補綴装置を装着．

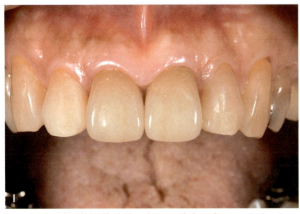
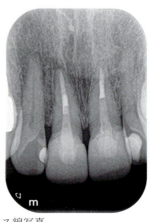

図23l, m　補綴装置装着後9年の口腔内写真およびデンタルエックス線写真．

CHAPTER 5 切除療法

症例16　Full thickness flap から Partial thickness flap に移行し，SCL を行った症例①
（症例：船登彰芳）

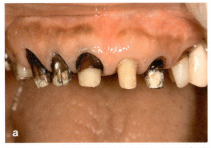
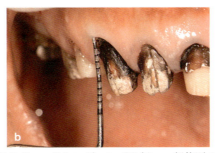
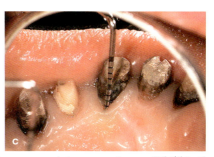

図24a〜c　SCL 術前の口腔内．浸潤麻酔下でボーンサウンディングを行い，部位別の supracrestal tissue attachment を記録しておく．

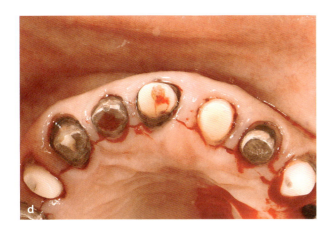
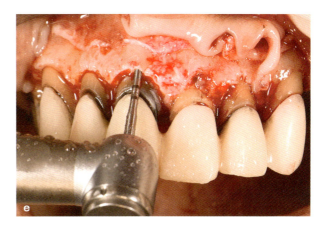
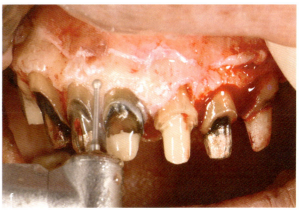

図24d〜f　歯間乳頭の切開は遠心隅角部．唇側部は全層弁から部分層弁へと移行し，プロビジョナルレストレーションを参考に骨切除を行い，続いて歯槽骨の厚みの調整のため，骨整形を行う．

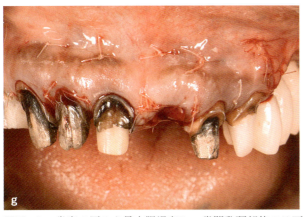
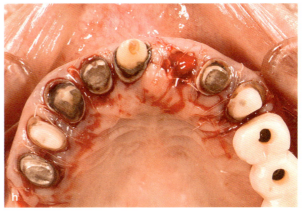

図24g, h　歯肉の厚みを最大限温存し，歯間乳頭部位では可及的に一次治癒が起きるように愛護的に縫合する．また，MGJ 部位付近で部分層弁になっているため，歯肉弁を骨膜と縫合し，歯冠側の歯肉弁が根尖側に位置づけるようにしている．

305

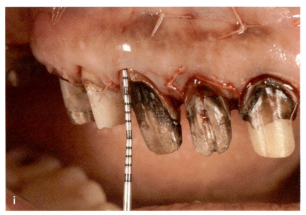 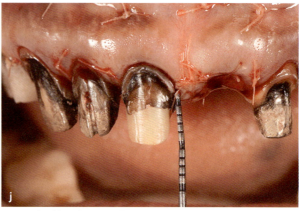

図24i, j SCL 終了後，術前と同様にボーンサウンディングを行いフラップの位置決めを記録しておく．術前より，歯肉弁が同じか少ない値になるように位置づける．歯肉弁の厚みが 2〜3 mm 程度が望ましい．歯肉弁が歯冠側に位置している部位があれば，メスもしくはレーザーで切除する．

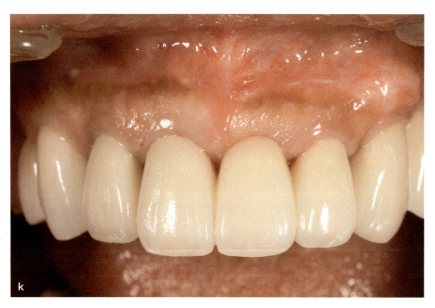

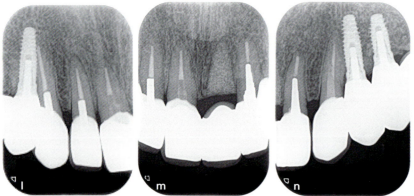

図24k〜n 最終補綴装置装着後 8 年の口腔内写真およびデンタルエックス線写真．本症例は，治癒期間を 8 か月に設定し，歯肉縁下マージンに設定し，最終補綴装置を装着した．

CHAPTER 5　切除療法

| 症例17 | Full thickness flap から Partial thickness flap に移行し，SCL を行った症例②
（症例：中川雅裕） |

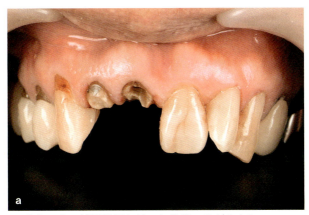
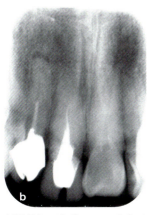

図25a, b　審美障害を主訴とし来院した患者の古い補綴装置を外した状態．2⎸1 ともにフェルールが不足しており，このままでは補綴的予知性に乏しい．また，当該部の歯頸ラインが反対側と比較して低位にあるため，審美性やメインテナビリティーの面で不利な状況であることが理解できる．

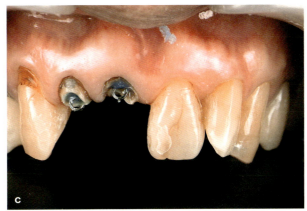
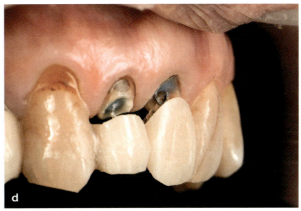

図25c, d　2⎸1 の2本に対し矯正的挺出を行い，既存の問題点を改善する治療計画とした．

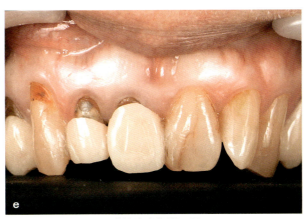
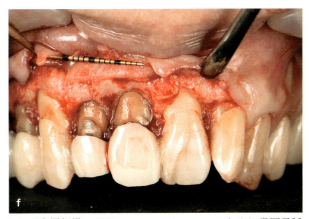

図25e, f　約2か月の動的治療期間を経て，アタッチメントレベルおよび歯周組織のボリュームコントロールのために歯冠長延長術（SCL）を行った．留意すべきは，①生物学的幅径の原理原則を理解したうえでのアタッチメントの垂直的コントロール，②組織のロンジェビティーに大きな影響を与える水平的なボリュームコントロールの2点である．すなわち，審美性にかかわる軟組織の左右対称性を長期にわたり確立するためには，この時点での歯周組織の対称性（アタッチメントレベルを含む）が獲得されていなければならない．

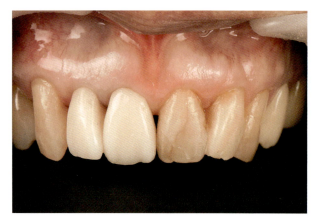

図25g 外科処置後，約7か月の状態．この時点では 2 1| にファイナルプロビジョナルレストレーション，3|，|1 2 には診断用ワクシングから導かれたコンポジットレジンによるモックアップが装着されている．この状態で数週間，生活を送ってもらい，審美的・機能的に問題がないことを確認した後，ファイナルのセラミックス新製に取り掛かる．

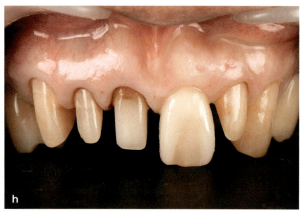
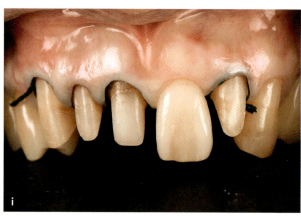

図25h, i 印象採得当日のプロビジョナルレストレーションを外した状態(h)および歯肉圧排時の状態(i)．すでに|1 には患者の希望により色調改善のためのポーセレンラミネートベニアが装着されている．

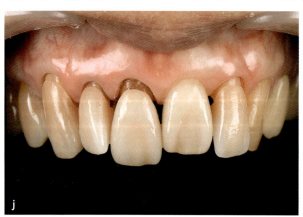
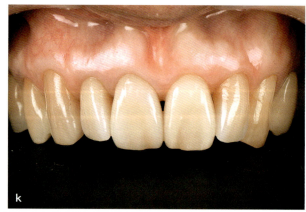

図25j, k 最終補綴装置装着時の状態．術前の計画通りに左右対称性をはじめとする歯周組織の三次元的審美性が得られていることがわかる．

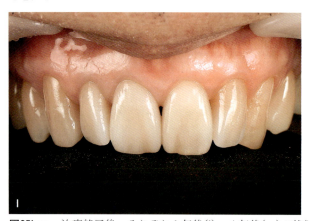
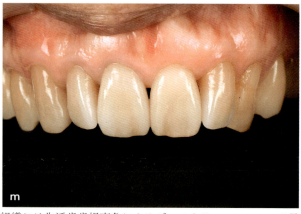

図25l, m 治療終了後，それぞれ1年後(l)，4年後(m)の状態．軟組織には失活歯歯根変色によるディスカラーレーションが見られるものの，概ね良好な状態を維持しながら推移していることがわかる．

CHAPTER 5 切除療法

| 症例18 | SCL 後 Thick phenotype であったため，予測以上の歯肉の過形成が生じ，再度 SCL を行った症例（症例：船登彰芳） |

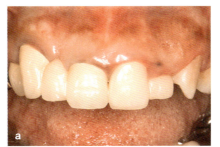
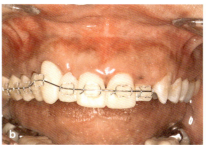

図26a 歯頸ラインの不調和による審美障害を主訴に来院．
図26b SCL に先立ち，3｜の挺出を行った．

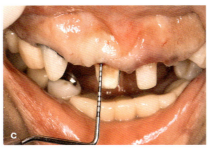
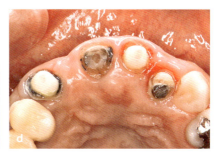

図26c, d SCL 直前，ボーンサウンディングでは骨縁まで 4 mm であることがわかる．咬合面観からは，やはり歯肉は Thick であることが観察できる．

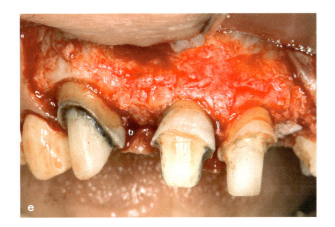
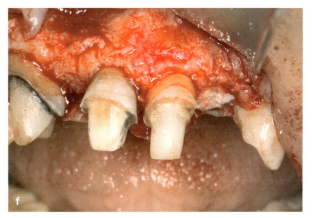
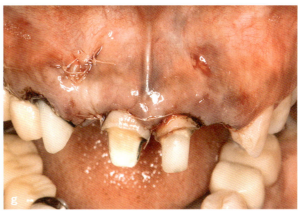

図26e〜g 当時，なぎさ歯科クリニックのスタッフが全層弁による SCL を行った．｜2 は抜歯を行った．

（3）矯正的挺出との組み合わせの SCL

1〜2 mm 程度の歯肉縁下う蝕の場合，あらかじめ矯正的挺出（1 か月に 1 mm 程度が目安）を行い，保定し，その後 SCL を行うことにより，隣在歯の近遠心の骨レベルを維持でき，有効な手法である（症例18：図26）．

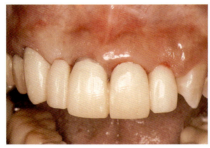
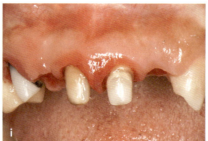
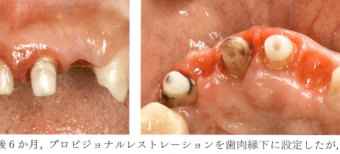

図26h　術後6週の正面観.治癒良好であると思われる.

図26i, j　SCL後6か月,プロビジョナルレストレーションを歯肉縁下に設定したが,2か月後には歯肉はRegrowthを起こし,炎症を認める発赤状態を呈した.

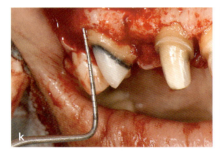
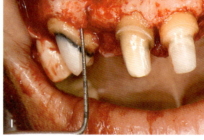
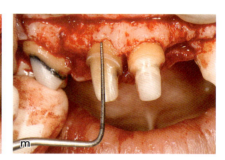
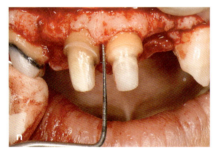
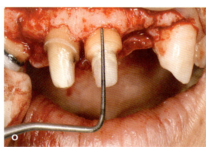

図26k〜o　SCLより8か月後に,全層弁による歯肉弁剥離を行って,マージン設定と骨の位置関係を再評価した.およそ2〜2.5mmの幅であった.この患者にとっては,歯肉マージンを縁下に設定する期間が短かったことと,骨整形が不足していたことが理由であったと判断した.

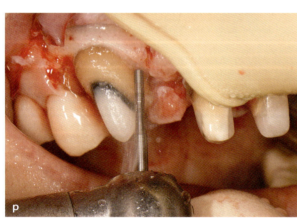
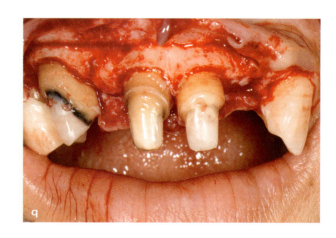
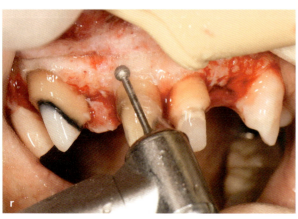

図26p〜r　まずは現状のマージン設定位置から再度3〜4mm下に骨縁が設定されるように,再度2710-5バーを用い,骨切除を行った.次に骨の厚みをコントロールすべく,骨整形を行った.

CHAPTER 5 切除療法

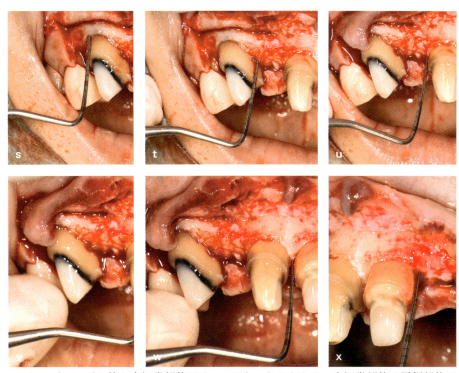

図26s〜x　1回目のSCL時のボーンサウンディングの値が中切歯部位で4mmであったことから，中切歯部位は唇側部位で4mmに設定し，犬歯部位ではおよそ3mmに設定した．

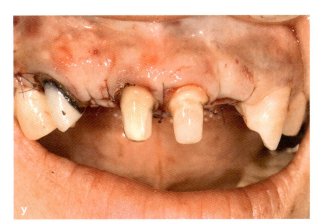
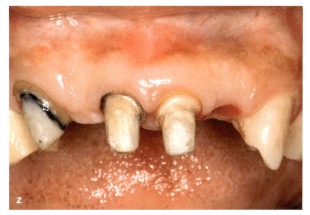

図26y, z　その後，縫合した．マージン部位から歯肉が過形成している部分は，CO_2レーザーで切除した．

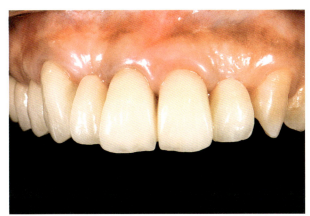
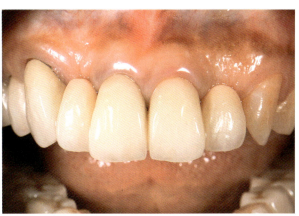

図26aa　最終補綴装置装着時．　　　　　　　　　　　図26bb　5年経過時の正面観．

CHAPTER 5 切除療法

3 Partial Thickness Flapを用いたAPFの術式と臨床例

1 イラストでみるPartial Thickness Flapを用いたApically positioned Flapの術式

1）3mm以内の骨縁下欠損（5〜6mmのPD）に対するアプローチ

（1）部分層弁によるAPF

この術式は，部分層弁にて行い術前存在している角化歯肉を可及的に温存して，根尖側へ移動して骨膜縫合で顎堤と固定する方法である．垂直性骨欠損の外科的な形態修正と同時に角化歯肉の温存を行うために用いる術式である．上顎の場合，口蓋側は角化歯肉が存在するために全層弁にて行い，頬側は残存している角化歯肉を根尖側に位置付けて骨膜縫合するため，部分層にて切開する．

また，多くの場合，下顎舌側には角化歯肉の幅が存在するため全層弁にてフラップを展開するが，角化歯肉の幅が狭い場合は，頬側と同様に部分層を形成することもある．

2）切除療法の実際

（1）事前診査，ボーンサウンディング（図27, 28）
（2）ライニング（図29）
（3）一次切開（ディープニング）（図30）
（4）二次切開／三次切開：上顎結節結合組織採取・肉芽除去（図31）
（5）骨切除，整形（図32〜34）
（6）歯根分割（図35, 36）
（7）縫合（口蓋水平マットレス縫合・頬側骨膜縫合：図37〜39）

▶歯槽骨の厚さ

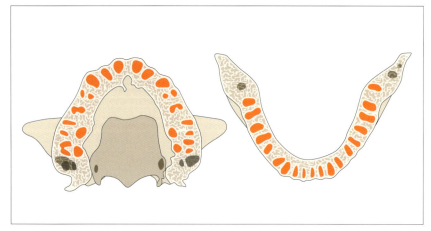

図27 健全な歯列の場合，前歯・小臼歯の唇頬側に存在する歯槽骨は薄く，歯周病が進行して骨の吸収が進行すると，歯肉が薄い場合はそれにともない歯肉退縮し，結果として歯周ポケットは生じにくい．一方，下顎臼歯部や上顎歯列の歯間部には厚い骨が存在する．歯周病の原発は清掃しにくい隣接部で，コンタクトポイント直下の歯肉（コル）は通常角化していないため，容易に炎症が広がりクレーター状の骨欠損となる場合が多い．

CHAPTER 5　切除療法

▶事前診査，ボーンサウンディング

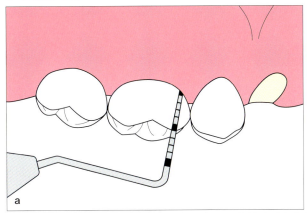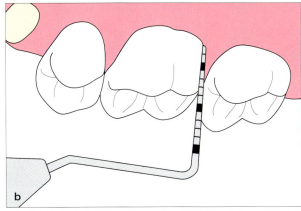

図28a, b　初期治療が終了し，再評価を行う．急性炎症も改善され，付着が存在する部位にはエックス線写真にて骨の回復が認められる場合が多い．プロービングチャートやデンタルエックス線写真，そしてCT画像をもとに再評価を行う．5〜6 mmのポケットが残存しており，3 mm以下の骨欠損と，上顎右側第一大臼歯には分岐部病変が存在していることを前提として，切除療法によるポケットの除去を行うことを想定した．外科的処置を行う前には，歯肉表面の炎症が可及的に改善されていることが望ましい．浸潤麻酔奏功後，歯の周囲に残存する骨欠損の立体的な形態や軟組織の厚みをボーンサウンディングにより把握しておく．そして分岐部の骨欠損の状態も調べておく．これらの行為により，フラップを展開する前に三次元的な歯槽骨の形状がイメージできるようになる．このケースでは，角化歯肉を温存するために頰側は部分層によるAPFを計画した．また，6|近心頰側根は根尖付近まで付着の喪失が認められたため，同時に分割抜歯を計画した．

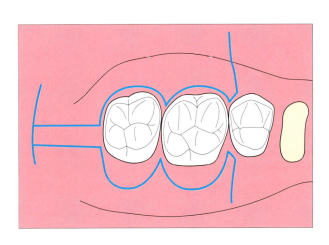

図28c　切開ラインを示す．頰側は角化歯肉を温存するために部分層でフラップを展開し，歯肉弁を根尖側へ移動して骨膜縫合によりフラップを顎堤に固定する，いわゆるAPFを行う．初めにメスの刃先1 mmの深さで切開線に沿ってライニングを行う．

▶ライニング

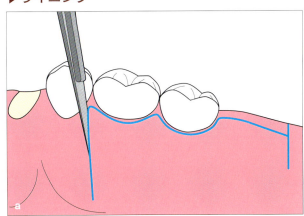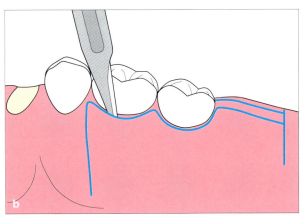

図29a, b　頰側は，可及的に角化歯肉を温存するために歯肉溝切開を行う．角化歯肉が厚い場合はフラップの厚みをコントロールするために歯肉頂切開を行うが，薄い歯肉では歯肉溝切開する．6|近心側の隣接部の骨外科をするため5|遠心隅角部に縦切開を行い頰側の歯肉弁が根尖方向へ移動できるようにする．歯間乳頭は高さの1/2で厚みを一定にコントロールして隣在歯へと連続させて切開する．口蓋側は十分な角化組織が存在するので，歯槽頂予測切開をでライニングする．口蓋側のポケットが6 mmの場合，歯から6 mm離して口蓋側の歯頸ラインと相似形となるよう歯肉に対し直角にライニングする．骨外科後，可及的に隣接面部が開放創とならないように，必ず歯槽頂予測切開は歯の近遠心口蓋側隅角部をつなげるように切開する．歯間乳頭はコンタクトの付近までメスを進めて，可及的に歯間乳頭を温存する．

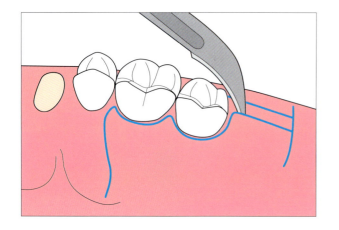

図29c 7｜遠心側ポケットの深さが6 mmの場合，遠心部の中抜きする歯肉の頬舌径は5 mm，そしてエッジのデザインは近遠心方向へ倍の10mmの長さとする．上顎結節から，クオリティの高い結合組織が採取されるため，それを用いて軟組織による欠損部顎堤の増大や，結合組織を用いた根面被覆術を同時に計画する場合は，近遠心的に平行な2本の切開線としてウエッジのデザインをする．ウエッジのライニングも歯肉表面に対し直角に入れ，フラップの断端の厚みを最低1 mmは確保する．

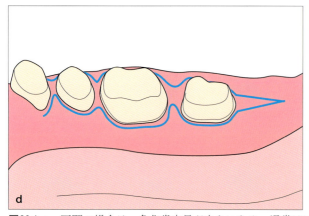
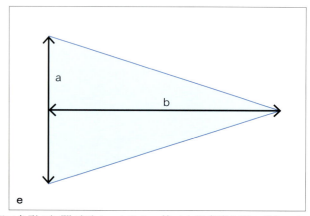

図29d, e 下顎の場合は，角化歯肉量が少ないため，通常は二等辺三角形の切開デザインとなる．第二大臼歯遠心側のポケット値6 mmなら，aの値は1 mm引いた5 mm，bはa×2の10mmとする．

▶一次切開（ディープニング）

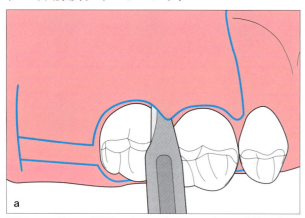
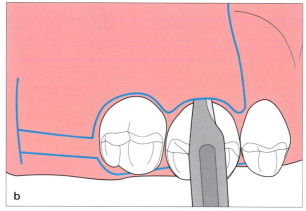

図30a, b 続いて頬側のディープニングを行う．頬側は部分層にてフラップを形成するため，切れ味の鋭い新しいメス刃で繊細に切開する必要がある．口蓋側は全層でフラップ形成するため，刃先が骨面に到達するまで切開する必要がある．少しでも骨や歯根にメス刃が接すると，すぐにメス刃の切れ味は鈍化してしまう．よって，ライニングや部分層の切開ではメス刃が骨面に触れることはなく，先に頬側のディープニングを行うことが望ましいと考える．ライニング部から骨面と平行に角化歯肉をMGJに達するまで深部へ切開を進めていく．角化歯肉の厚み最低1 mmは確保し，均一な面で近心から遠心方向へとメス刃の膨らみを歯肉表面から確認しながら切開する．MGJを越えて可動粘膜へメスが入る際，骨の凹凸や隆起に気を付けて，フラップの穿孔に配慮する．

CHAPTER 5　切除療法

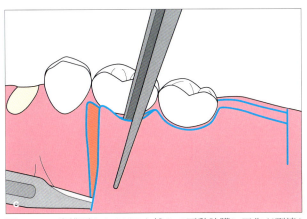
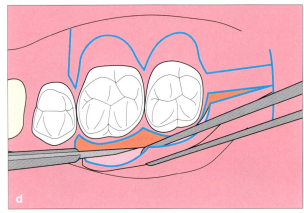

図30c, d　歯槽頂から MGJ を越えて可動粘膜に刃先が到達したら縦切開部へと移る．縦切開の最歯冠側のフラップ隅角をフォーセップスで把持して頬側方向へテンションをかけ，刃先を遠心方向へ倒して根尖側から歯冠側へと切り上げるようにメスを可動粘膜へ進ませる．頬側へフラップのテンションをかけながら，今度はフラップの内面を見ながらその最深部を歯冠側へ切る．可動粘膜は厚みがあるため，穿孔することはない．下顎小臼歯部の場合，オトガイ孔より 5 mm を越えてメスを進めてはならない．

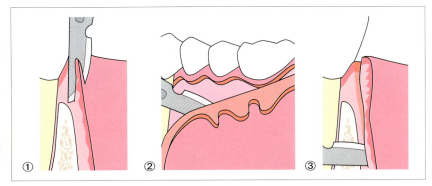

図30e　切開の実際．①切開は骨に達していない．②③ MGJ を越えた歯槽粘膜の部分では，根尖側から歯冠側に向け切開を行う．

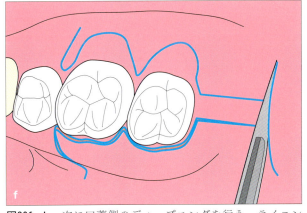
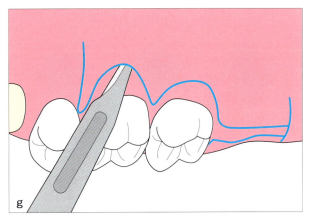
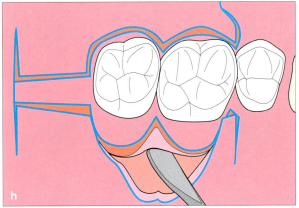

図30f〜h　次に口蓋側のディープニングを行う．ライニングから連続性をもって顎堤に対し平行にメス刃が隠れる程度（10mm）の深さで深部へとメスを進めていく．歯肉の厚みは歯冠側断端（ライニング部）が 1 mm，最深部は 3 mm になるように切る．そしてメスの刃先を骨側に向け，骨膜を切る．この操作により，中抜きする歯牙周囲の軟組織とフラップが分離できるようになる．そして骨膜剥離子やチゼルなどを用いて，口蓋のフラップを全層での剥離を根尖方向に少し進めておく．遠心側のウエッジのディープニングは，頬側はメスの刃先を頬側に向け，顎堤と平行になるように深部へと進み，先に切開した頬側の部分層へと連続性をもってつなげていく．フラップの厚みが薄い場合は，メスの刃先を 7| 遠心頬側隅角部あたりで骨面へ向けて骨膜を切り，上顎結節の軟組織を全層で分離してもよい．口蓋側も頬側と同じくライニングから口蓋側顎堤に平行になるようにメスを進め，最後は先に切開した口蓋のフラップの切開とつなげる．これで歯牙周囲の取り除く軟組織とフラップの分離が可能となる．

▶二次切開／三次切開：上顎結節結合組織採取・肉芽除去

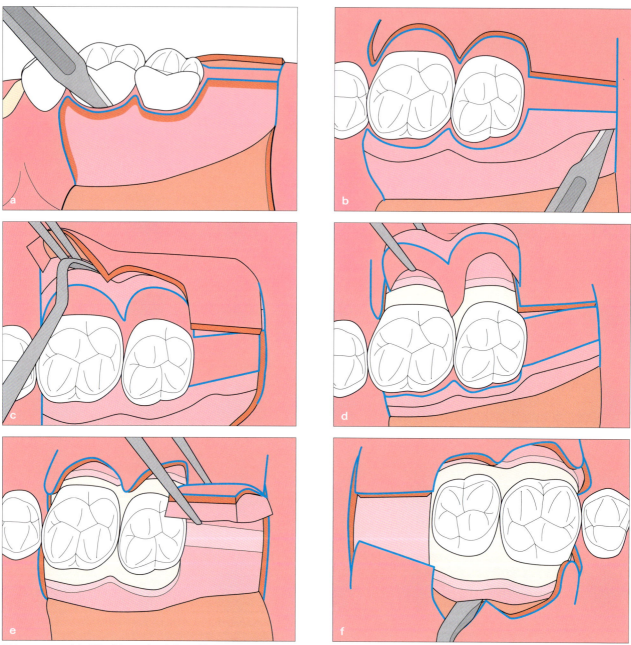

図31a〜f 二次切開を行う．歯牙周囲の結合組織性付着をメス(15c, 12d)で切り, 歯と軟組織を分離する．そして三次切開, 歯槽骨頂付近に近遠心的に水平切開を行い, 骨と歯冠周囲の軟組織を分離する．隣接部は12dやスピアシェイプナイフを用いて, 確実に軟組織を骨から分離する．メスで歯冠側へ軟組織を持ち上げるように可及的に一塊で歯冠周囲に残存する軟組織を取り除く．歯牙周囲や骨欠損底, 骨面に残存する肉芽をユニバーサルタイプのハンドスケーラーや超音波スケーラ, ロンジャーなどでで根面と骨面のデブライドメントを行う．この時点で完全に肉芽を除去しなくてもよいが, 骨の形態が把握できる程度にしておく．ウエッジ部の軟組織はキドニーナイフと12dメスで分離する．ウエッジ部は緻密な結合組織で, 軟組織による顎堤増大や根面被覆を同時に計画している場合, 可及的に採取量を確保したいので, 骨膜付きで全層で分離してもよい．第二大臼歯遠心隅角部の口蓋と顎堤の変曲点あたりに大口蓋孔が存在するため, 口蓋側をメスで分離する際, 注意する．

CHAPTER 5　切除療法

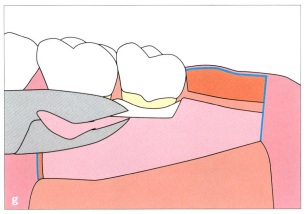
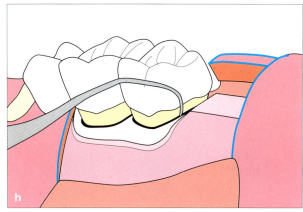

図31g, h　頬側の部分層に残存する厚い可動組織は，ティッシュニッパーでていねいに取り除く．その後，歯根表面に残存する歯石を認める場合は除去する．また，骨欠損底や分岐部に残存する不良肉芽を超音波スケーラーや回転バー（ニューマイヤーバーやチタンブラシ等）で取り除き，骨の欠損形態を明示する．

▶骨切除，整形

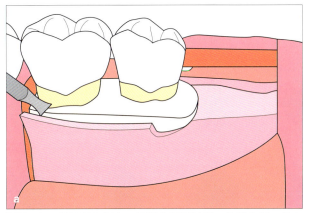
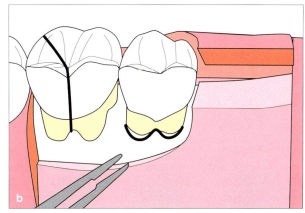

図32a, b　骨外科を行う．頬側歯槽頂付近の骨膜を傷つけないように根尖側方向へ少し剥離を進め，骨頂を露出させる．骨面を削合して，病的な骨の形態を positive architecture へと整形するが，骨の削除量を可及的に少なくするために，主に舌口蓋側の骨のピークを削合して，頬側から舌口蓋側へと緩やかな斜面になるようにする（パラタルアプローチ）．骨整形・切除のゴールはできるだけ生理的な（CEJ と相似形態）歯槽骨形態を得ることである．クレーターは頬側よりにピークをつくることを念頭に全体のイメージを作る．効率を高めるために，概形成をカーバイトラウンドバーで行った後にダイヤモンドポイントに移行する．この時点で骨隆起なども除去する．歯周病に罹患した歯牙周囲にも，幅1.07mm の健全な歯周靱帯（結合組織性付着）が存在するため，骨の削除量を考えて，骨欠損底に存在する結合組織性付着の歯冠側を欠損の底として骨を削合することが望ましいと考える．この考え方は，ペリオによる骨欠損の改善のための骨外科に適用されるが，補綴修復のための歯冠長延長術（crown lengthening）には適用しない．

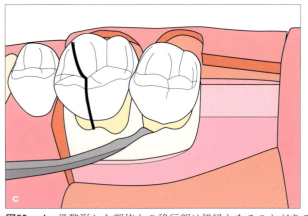
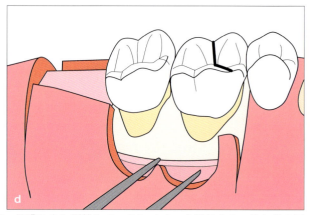

図32c, d 骨整形した部位との移行部は鋭縁となることがあるので，骨膜を少し剥離して，骨にベベルを付与する．骨と根の界面はウィドウズピークが残らないようにエンドカッティングバーを用いて，根面と骨を明示．骨と根面の移行部はチゼルを使用して，根面に繊維が残っていないようにする．

▶ 生理的な骨形態の獲得

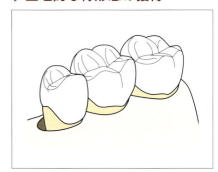
図33a 隣接面のクレーター．

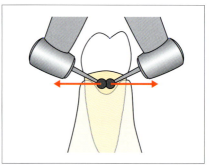
図33b 水平方向に溝形成．小径のラウンドバーで頬側および舌側の骨壁を削除する．

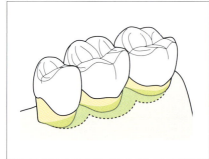
図33c 点線は生理的形態を確立するために削除されるべき骨形態を示している．

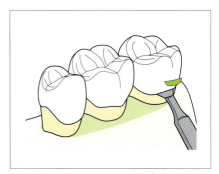
図33d チゼルによる骨除去，widow peak の残存が認められる．

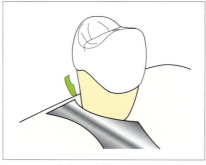
図33e 隅角部や隣接面に残った widow peak の除去．

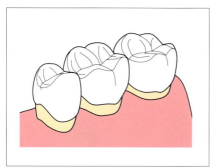
図33f 骨外科が終了し生理的な形態が獲得された．

▶パラタルアプローチ

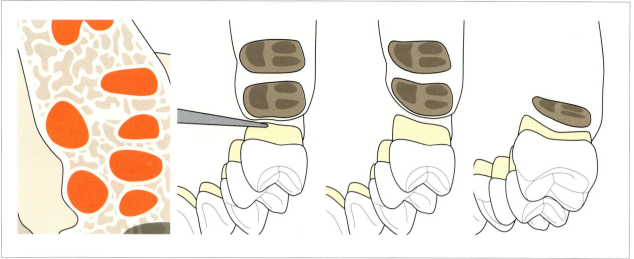

図34 パラタルアプローチ．上顎頬側の根分岐部は切除療法を考慮する際，第一に注意を払わなければならない部位である．positive architecture を獲得するために頬側骨を過剰に削除することは不必要な根分岐部への侵襲を与えることになってしまう．このためパラタルアプローチにより口蓋に向けて斜面を形成するように骨切除を行うことで，頬側骨の削除を最小限のものとすることができる．また，同時に審美性も維持できる．そして，もっとも重要な点は頬側の根分岐部を侵害することを避けられることである．

▶歯根分割

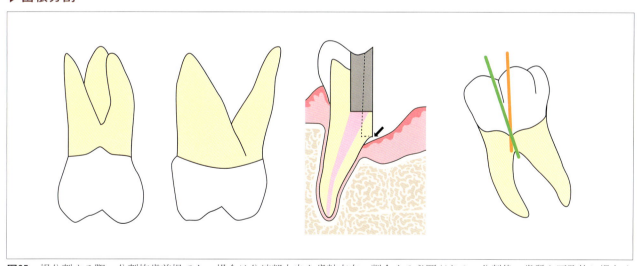

図35 根分割する際，分割抜歯前提でない場合は分岐部中央を歯軸方向へ削合する必要がある．分割後の歯質を可及的に温存するために，分割方向は歯軸と一致させる．しかし分割抜歯する場合，保存する根の歯質を可及的に温存するため，バーは抜歯する根に寄せて削合する．そして分割する方向は，保存する歯根の軸方向に合わせる（緑色の線）．決して見かけ上の歯冠の歯軸に合わせて分割してはならない（黄色の線）．将来補綴する歯冠の方向と保存する歯根の軸は一致しない場合が多いが，治癒後に存在する軟組織の厚み（3 mm）の範囲は歯根方向で分割する．

▶歯根分割

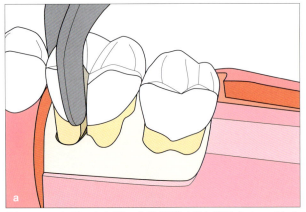 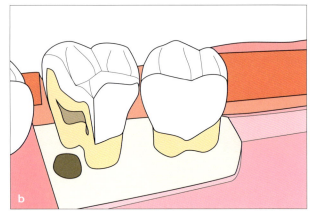

図36a, b まず、2か所の分岐部開口部を明示する。ゼクリアバーで保存する根を傷つけないように（抜歯する根のみを削る）、開口部から歯冠側へ向けてカットを進める。分割線の起始と停止を明示する。頬側分岐部から近心分岐部に向けて切削していく。咬合面から観察し、分割のラインをイメージし根尖から歯冠方向へ向けて、ときどき動揺度をチェックし、完全に切断できたか確認しながら慎重に切削を進める。根間中隔の骨を削らないようにすることが重要．

図36c 近心根分割抜歯後、プラークコントロールが容易に行える根面形態に修正する．咬合面から観察し、分割のラインをイメージし根尖から歯冠方向へ向けて、ときどき動揺度をチェックし完全に切断できたか確認しながら慎重に切削を進める．根間中隔の骨を削らないようにすることが重要．近心根抜去をペリオトーム、繊細なエレベーターを使用し歯槽骨を傷めないように抜歯を行う．抜歯後、根面の形成を行う（オドントプラスティ）．コンケイブをできるだけ修正するように、また minifurca が残らないように慎重にチェックする．アウトラインがなめらかになるように根面形態を調整する．また分岐部露出しないように、Double Parabolation をしっかり意識して骨整形する．ここで重要なことは、軟組織が治癒した際、歯肉縁下になる根形態はフラップを開いている時にしか形態を変更できないため、将来の歯冠修復の形態に配慮して可及的に歯質を温存しながら歯肉縁下部の根形態を整える必要がある．

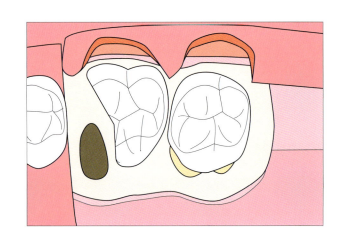

▶縫合（口蓋水平マットレス縫合・頬側骨膜縫合）

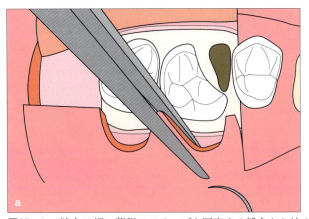 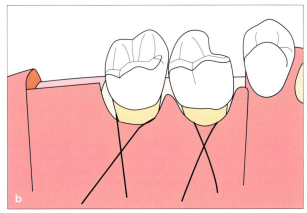

図37a, b 縫合は頬口蓋側のフラップを固定する縫合から始めても、口蓋の水平マットレス縫合から始めてもよい．先に口蓋の水平マットレス縫合を行う利点は、中抜きされた口蓋側のフラップを骨面に密着させることで、歯槽頂部の垂直マットレス縫合のゆるみを防止できるが、口蓋側のフラップが固定されることでフラップの自由度がなくなり、後に行う垂直マットレス縫合がやや困難となる欠点もある．口蓋の歯肉弁を適合させ歯と重なる部分があればトリミングする．上顎口蓋側は、大臼歯部では歯冠幅径が大きく、歯間部の縫合だけでは歯間中央部のフラップと骨との間に死腔ができやすいため、水平マットレス縫合を施す．水平マットレスの幅は、最低でも歯冠幅分は必要である．結紮部は歯根の頬側偶角部に設ける．固定源となる唇側歯頸部と口蓋の刺入点との間に水平的および垂直的高低差があるほど、縫合糸が口蓋フラップを骨面に圧接する効果が発揮される．水平マットレスの刺入部位は中抜きされたフラップの根尖側の厚い軟組織に行うことが重要である．水平マットレスの刺入部位は切開の入れていない部位である．

▶骨膜縫合

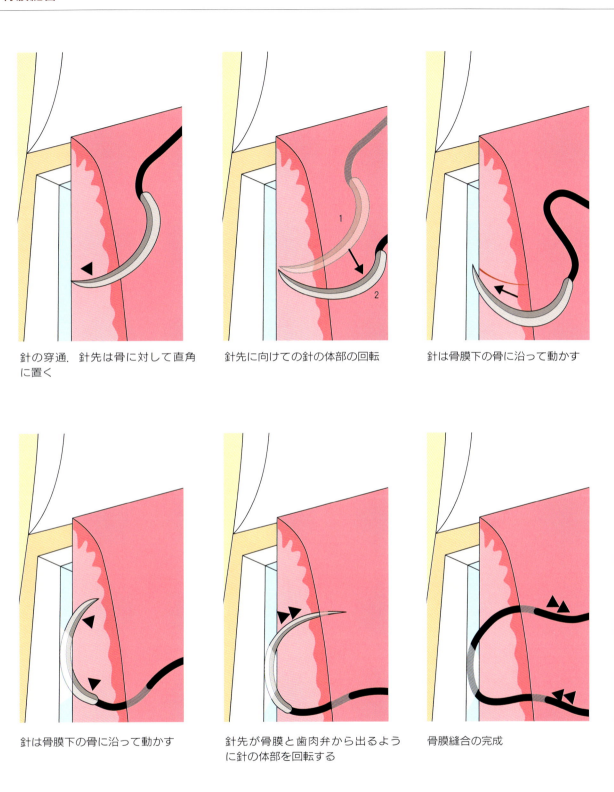

図38 縫合のポイント(コーエン審美再建歯周外科 カラーアトラス 第3版より引用改変).

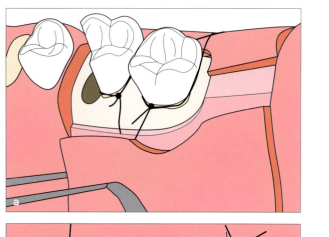
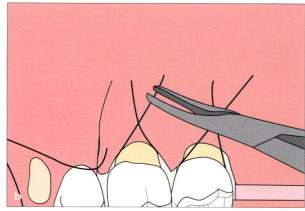
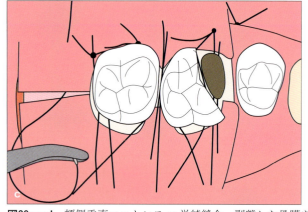
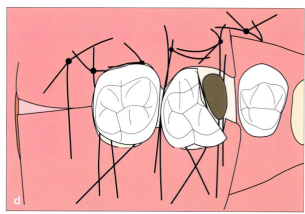

図39a〜d 頬側垂直マットレス or 単純縫合．剥離した骨膜を戻し，骨膜の断端をティッシュニッパーで調整する．頬側は骨膜縫合を行う．歯間部中央部でMGJ付近の角化歯肉内に刺入（フラップ断端より最低2〜3 mm離す）．付着歯肉の幅が十分であれば，垂直マットレス縫合，なければ頬側は単純縫合で，口蓋部は垂直マットレス縫合を行う．垂直マットレス縫合・骨膜縫合は本来フラップを位置づけたい位置より1 mm程度根尖側の部位に刺入することにより，フラップが歯冠側へ変位することを防ぐ．フラップが根尖側へ移動されるとき，だぶつくようであれば，縦切開を延長し減張を追加する．遠心部を8の字縫合，遠心部の歯肉弁も重ね併せ，重複している部分があればトリミングする．単純縫合でもよいが，8の字縫合することにより，歯肉弁が重ならないメリットがある．近心部の縦切開部は単純縫合する．

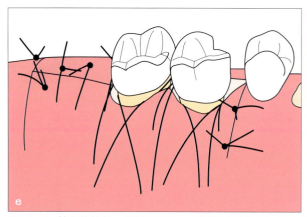
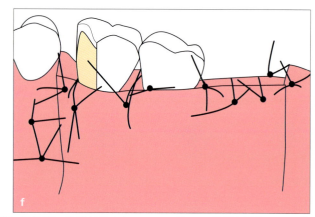

図39e, f 縫合後状態．頬側のフラップ断端が歯根面に接する程度に根尖側に位置付けられている．決して歯根を覆うように位置付けないよう注意する．口蓋側のフラップは，中抜きされた骨面にクロスマットレス縫合により圧接されている．このようにフラップ断端を位置付けると，歯槽頂付近が開放創になる場合が多く，必ず歯周パックを行う．パックを行うことで，頬側の口腔前庭の深さを維持でき，また術後の痛みや出血を緩和できる．パックは10〜14日後に除去して抜糸を行う．パック除去後2週間は柔らかいブラシで優しく磨き，その間フロスやIDBは使用しないようにする．

CHAPTER 5 切除療法

4 現代の歯周治療学における 5-D Japanコンセンサス

1 歯肉弁の位置づけ：Partial Thickness Flapを用いた Apically positioned FlapとModified Widman Flapの再考

筆者らが歯周治療学を学んだ1990年代では，初期治療のみで十分対応できるという考え方や，組織付着療法（Modified Widman Flap に代表される，根面の汚染物質を明視野で除去することを目的とする骨外科処置を通常行わずにフラップは元の位置に戻す術式）と切除療法（Apically positioned Flap に代表される根面の汚染物質を除去するとともに，骨形態を骨切除・骨整形によって修正，歯肉を切除し，骨頂部に歯肉弁を位置づけする術式），ポケット除去療法（Pocket elimination）があり，いずれが優位なのかの論争もあった．

ここで今一度，Modified Widman Flap と比較してFlap を骨頂部に位置づける Partial Apically Positioned Flap の利点・欠点を列挙する（**表6**，**図40**）．

ここでよく論議されていたのは，アクセスフラップ，Modified Widman Flap の治癒は上皮性の付着

表6 Flap を骨頂部に位置づける Partial Apically Positioned Flap.

利点

①骨膜を温存するため，歯肉弁の位置決めが容易である

②確実なポケット除去が行える

③最小の Supracrestal tissue attachment を獲得できる

④長期間にわたり歯肉辺縁の位置が安定している場合が多い

⑤付着歯肉を最大限温存できる

欠点

①生活歯に応用した場合，術後の冷水痛のため，抜髄処置のリスクがある

②前歯領域での応用した場合，発語・審美性など一時的に問題となる

③再生療法後に応用する場合，再生された組織を一部消失させる場合がある

④歯間乳頭の予測が非常に難しい

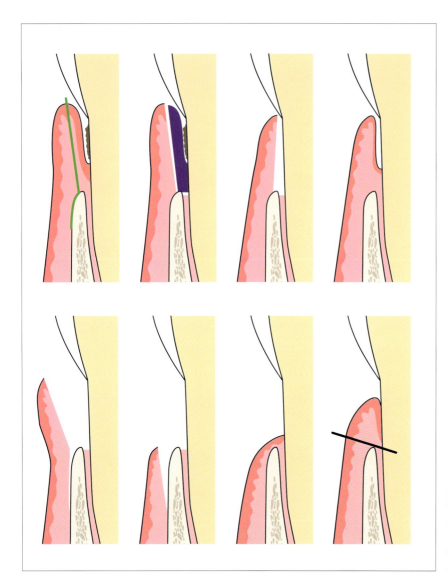

図40 Modified Widman Flap と Flap を骨頂部に位置づける Partial Apically Positioned Flap の比較. 前者の上皮性付着は不安定である. 後者は黒線から治癒後最小限の Supracrestal tissue attachment の確立の観点からは優れているが治癒期間がかかる.

となり, 歯肉辺縁の安定性が乏しく, 歯周ポケットの再発につながるというものであった. しかしよくよく考えてみるに, 審美領域の補綴なのか, 歯槽骨の水平・垂直吸収をともなった歯周治療時での論議なのか, さらには残存骨量が少ないため動揺のコントロールを目的とした, いわゆる連結した補綴装置(いわゆる歯周補綴)なのかの議論がされていない. SCL におけるわれわれのフラップの位置付けは, 前述した.

骨外科処置をともなう Pocket elimination のシステマティックレビューとメタアナリシスでは, 短期的には有効であるが, さらなるポケット除去療法に関するデータを含む, さらなる無作為化比較臨床試験の実施が望まれるとしている[71].

次に歯周ポケットの再発の観点からでは, アクセスフラップと比較したポケット切除／減少療法の有効性のシステマティックレビューとメタアナリシスでは, 切除療法のほうがアクセスフラップ手術よりも PPD の減少において短期的に優れていることが示されたが, 同時にアタッチメントレベルの喪失という「代償」もあった. これは, 中程度の深さのポケット(4〜6mm)よりも, 初期の深いポケット(7mm以上)においてより顕著であった. しかし, 長期間のフォローアップでは, 切除療法の優位性は低下し, 2つのアプローチは同等の結果を示した. 同様に, CAL の変化も, 切除療法とアクセスフラップ術の長期成績が同等であることを示している[72].

この結果を考察するに, CHAPTER 1 でも述べたが, 歯周疾患は多因性疾患であり, 3か月程度の間隔でのメインテナンス下で良好なプラークコ

ントロールを維持できれば Access flap, Modified Widman Flap でも長期維持安定は期待できるものである.

　短期的な報告では，Jeffrey らは中等度の歯周病患者に骨外科処置を行ったうえでの，術後のフラップの位置付けにおいて，6 か月後フラップを歯槽頂から 3 mm 以内の位置に縫合した場合，術後 6 か月までにプロービング値≦ 3 mm の確率は93.5％であった．対照的に，フラップを歯槽頂から 3 mm 以上に位置した部位では，治療後のプロービング値が 3 mm 以下になる確率が低下した(50.0％)．このように，歯槽頂から 3 mm 以内にフラップを位置させると，治療後のプロービング値が 3 mm 以下になる可能性が有意に高くなる．

　われわれの考え方は，治癒後 3 mm 以内のプロービング値の状態を維持したいと考えているため，歯肉の過度の厚みをコントロールしたうえで SCL 同様，歯肉弁を骨縁上 2 ～ 3 mm 以内に位置付けたいと考えている．すなわち，Pocket reduction となる位置付けである．現代の歯周治療においてマイクロスコープの活用，繊細の器具，細い縫合糸の使用により，再生療法で行われている Papilla preservation technique を応用し，術後可及的に骨の露出をしない，繊細な切除療法を心がけるべきであると考えている[73]．

1) 骨縁下欠損について

　骨縁下欠損への再生療法と Access flap の比較におけるシステマティックレビューとメタアナリシスでは，papillary preservation flaps を用いた再生療法が望ましいと結論づけている[74]．

　上記のようなシステマティックレビュー等の論文に Pocket elimination を推奨する考え方は，平均データに基づく統計学的分析によるものだとし，臨床上 6 ～ 7 mm の再発した歯周ポケットは隠されてしまうと反論するかもしれない．だからこそ，骨縁下欠損への対応が求められると考えている．Pocket reduction となる位置付けのフラップに加えて，やはり骨縁下欠損は再生療法をまず第一選択に考え，骨外科処置も可能な限り行いたいと考えている．

　前述したが，骨外科処置について，Carnevale らは fibre retention osseous resective surgery という術式を報告している．これは従来の骨外科処置は，近遠心レベルで骨縁下欠損の低い位置を基準にして行っていたのだが，そのもっとも低い位置の骨縁上 1 mm 上方には結合組織付着が存在しているため，その領域は温存し骨縁下 1 mm の状態で終え，隣在歯の近遠心側は 1 mm の段差まで骨外科処置することを推奨している．このことにより，わずかであるものの，支持骨の温存がされる[75, 76]．

2　補綴治療の考え方について

1）マージン設定について

補綴治療についてであるが，歯肉縁下にマージンを設定せざるを得ない場合は，どのような条件があるであろうか．

- 審美的要求度の高い前歯部（とくにハイスマイルの患者）
- 旧補綴装置のマージンがすでに縁下に設定されている
- 適切な補綴装置の維持を得るだけの歯冠長が不足しているとき
- 歯肉縁下う蝕

などが挙げられる．

しかしながら，審美的要求度の高い部位以外，残りの3項目は骨外科処置を併用した歯周外科で対応できる場合が多く，縁上での補綴製作が可能となるように環境を整えることは可能である．

また，歯肉縁下にマージンを設定すると，歯周組織に少なからず悪影響を及ぼすことは否めない．古い論文ではあるが，Müllerら[77]は歯肉縁下に入れた補綴装置は歯肉の炎症の兆候が見られ，Orkinらは2.42倍のリスクで出血の兆候を認め，2.62倍で歯肉退縮のリスクがあると報告した[78]．

加えて筆者らの臨床実感であるが，歯周治療を行い，補綴装置を装着した患者のリスクとして根面う蝕を経験している．このような状況では，縁下に設定された補綴装置では，早期発見できない場合があり，メインテナンスでは審美的要求度の高い部位以外では，縁上の設定のほうが根面う蝕の早期の対応が行いやすく，管理下に置きやすいと考えている．

また，かつてはPFMが主流であった時代は，メタルマージンの存在のため，歯肉縁下に設定する頻度が多かった．近年補綴材料としてジルコニアを使用する頻度が高くなってきている．患者からも，審美的な観点からも，マージン設定を歯肉縁上に設定することを受け入れやすい環境になってきたと考えている（症例19：図41）．

症例19　切除療法後，縁上マージンにて補綴装置を装着した症例（症例：船登彰芳）

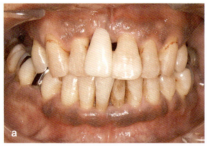
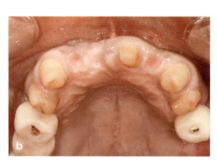
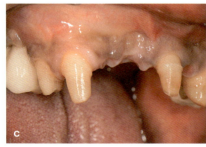
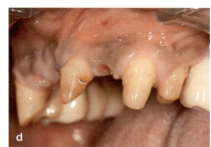

図41a～d　初診の正面観．後方にインプラント治療を行い，上顎前歯部の歯周外科直前の口腔内写真．

CHAPTER 5　切除療法

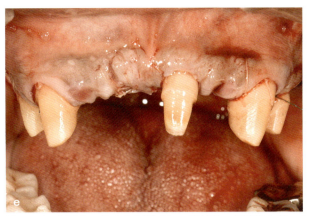
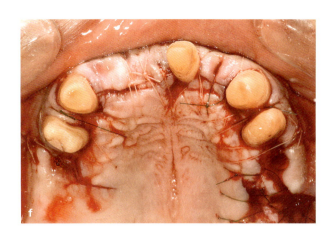

図41e, f　全層弁で歯肉弁を形成し，骨切除・骨整形を行った．

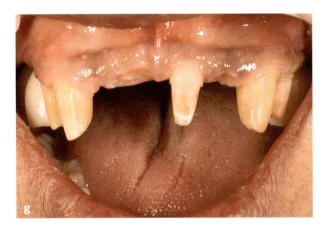
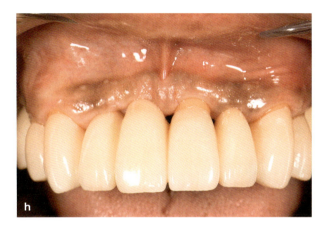

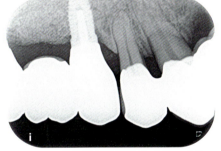
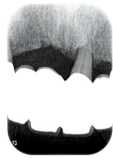
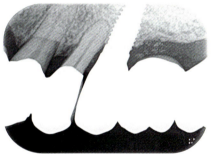

図41g〜i　最終補綴装置装着直前・直後の口腔内写真およびデンタルエックス線写真．ローリップの患者であったため，縁上にマージンを設定することによって，抜髄のリスクを抑えた．

2）補綴計画について

　ジュネーブ大学のBelserらは，現代の補綴治療計画を立案するうえで以下の4つの原則(Cornerstones of treatment planning)が重要であると述べている[79,80]．

- 1 st Principle：improve tooth（abutment）prognosis
- 2 nd Principle：trust in adhesion
- 3 rd Principle：keep a conservative attitude
- 4 th Principle：segmentation of prothetic restorations to single unit and short span bridges.

　上記の原則を歯周治療と重ねて，筆者らなりに考察するに，

- 1歯ごとに再生療法・切除療法を駆使して，その予後を改善すること
- できるなら歯肉縁上での補綴を行い，可能ならば接着様式の補綴装置を装着する
- かつて行われていたロングスパンの歯周補綴を回避し，個々の歯の動揺度を評価し，可能であれば

症例20　矯正治療後に前歯部に再生療法と切除療法を行った症例（症例：船登彰芳）

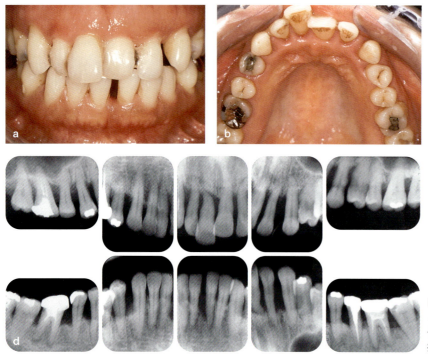

図42a〜d　初診時の口腔内およびデンタルエックス線写真．重度の歯周病と歯の位置異常を認める．初期治療後に矯正治療を行う．

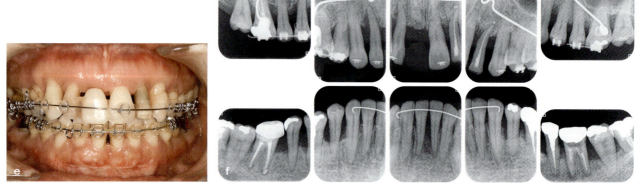

図42e, f　矯正治療終盤の口腔内および矯正装置除去後のデンタルエックス線写真．上顎前歯部は動揺もあり，後戻り防止のため連結固定を予定した．

単冠処理を行う，もしくはショートスパンの補綴装置にとどめる．必要最小限の連結にとどめることために，場合によっては欠損部位にはインプラント治療を行うことで補綴治療の単純化を図ることと置き換えることができるのではないだろうか（症例20：図42，症例21：図43）．

CHAPTER 5　切除療法

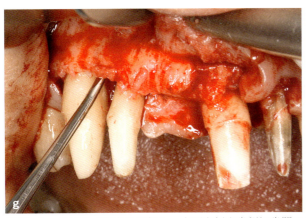
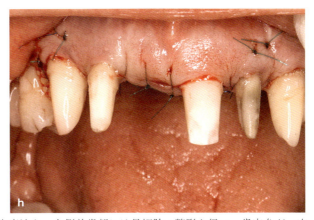

図42g, h　全層弁で歯肉を翻転し，上顎右側犬歯側切歯間には再生療法を，左側前歯部には骨切除・整形を行い，歯肉弁が一次治癒するように縫合した．

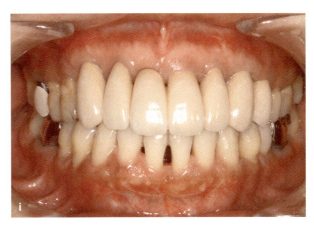

図42i, j　動的治療終了後の口腔内写真およびデンタルエックス線写真．

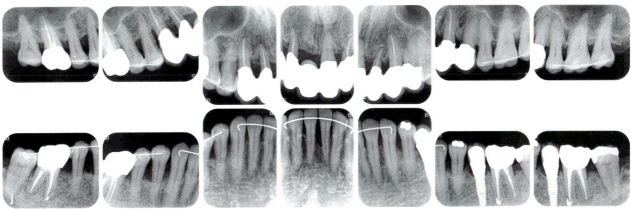

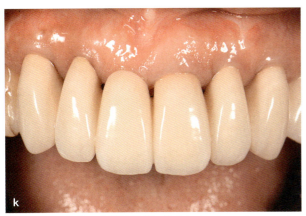
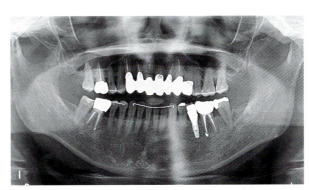

図42k, l　12年後の上顎前歯部口腔内およびパノラマエックス線写真．

症例21　上顎前歯部に水平吸収をともなう重度歯周病患者に初期治療と矯正治療で対応した症例
（症例：石倉千尋）

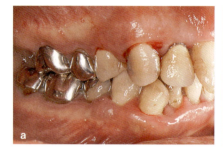
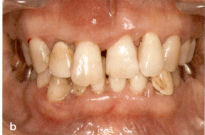
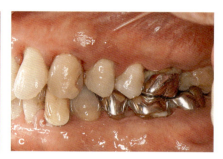
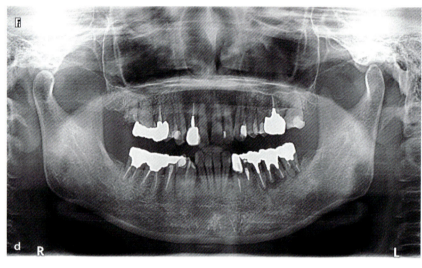

図43a〜d　初診時の口腔内写真およびパノラマエックス線写真.

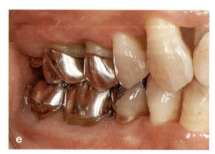
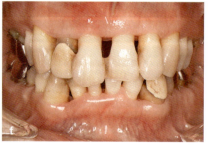
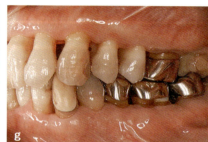

図43e〜g　初期治療終了後の口腔内写真.

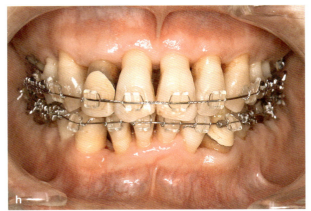
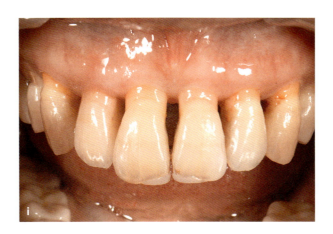

図43h, i 矯正治療時の口腔内写真.

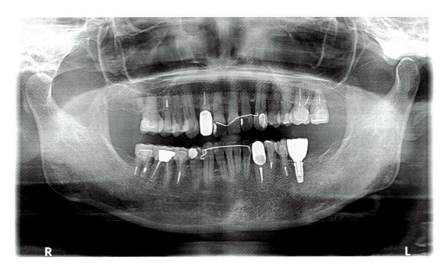

図43j 初診時より10年後のパノラマエックス線写真.

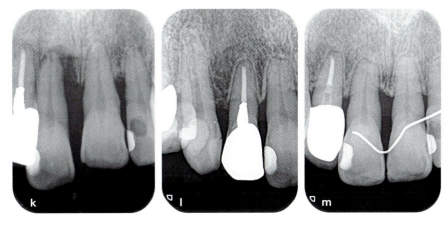

図43k〜m 上顎右側中切歯のデンタルエックス線写真（k：初診時，l：矯正治療終了時，m：補綴治療終了時）．歯髄反応があったため，初期治療・矯正治療時は経過観察とした．その結果，骨縁下欠損は改善した．

3 Altered Passive Eruption：APE（受動的萌出不全）における SCL

1）APEとは

　GoldmanとCohenは，APEを「成人期において歯肉辺縁が歯冠豊隆部に対して切縁側に位置し，かつCEJに近接していない歯と歯肉の関係」と定義している[81]．

　つまりAPEは，臨床的歯冠長が短いことによるExcessive gingival display：EGD（ガミースマイル：3 mm以上の歯肉露出）の要因（図44）の1つであり，スクエアな歯冠形態を呈するなど，審美的な障害を引き起こすことが多い（症例22：図45）．

　さらには，深い歯肉溝と歯根への結合組織性付着がないことで，口腔衛生を阻害し，とくに歯周炎の素因をもつ患者に対して，歯周疾患を引き起こすリスクファクターとなる可能性があると指摘されている[82, 83]．

　原因としては，発育，遺伝的要因以外にも，成長ホルモン，インスリン様成長因子ⅠおよびⅡ[84]，甲状腺ホルモンおよび上皮成長因子[85]など，特定のホルモンが萌出過程に関連する可能性が示唆されているが，明確にはなっていない．

　Volchanskyらは[86]，南アフリカ人におけるAPEの有病率は約12%（n=1025）と報告しているが，東ユーラシア人，北米人におけるデータはない．南アフリカ人は，われわれ東ユーラシア人と比較して硬軟組織が厚いことが判明していることから，日本人

▶歯肉が過剰に見える要因

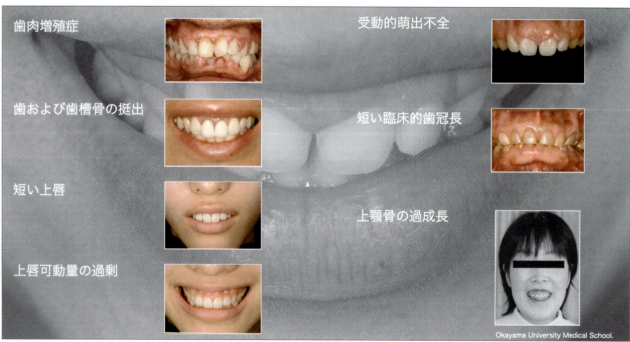

図44　EGDの7つの要因．

CHAPTER 5　切除療法

症例22　矯正歯科治療ならびにダイレクトボンディングを併用し，SCL後8年経過した症例
（症例：菊地康司）

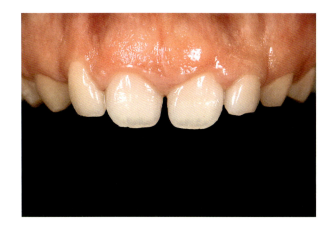

図45　2|は正常な歯冠長を有しているが，それ以外はGingival outlineも不揃いで，歯冠の最大豊隆部まで線維性の厚い歯肉で覆われている．それによりスクエアな歯冠形態になり審美障害が生じている．

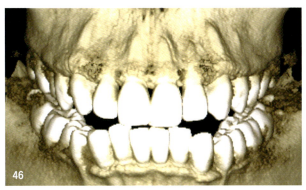
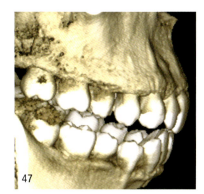

図46, 47　CBCTでは，CEJが明瞭に確認することができる．全顎的に分厚い歯牙周囲骨の存在，とくに歯槽頂部付近の骨のボリュームに注目．

の有病率はそれ以下であろう．

また，Phenotypeにおいては，Thick-Flatの75.6%，Thick-Scallpedの31.3%がAPEで，かつThin-Scalopedにおいては，APEの割合は8.2%であったとの報告[87]もある．

診断としては，従来，デンタルエックス線写真にてガッタパーチャポイント先端とCEJまでの距離が通常3mm以上になるとAPEと診断されてきた[88]．それ以外にもLevine & McGuireのエックス線分析[89]とTransgingival probing technique[90]，Sterrettら[91]の歯冠幅径／歯冠長計比率（咬耗のない上顎切歯が対象：0.85以上）などがあるが，近年ではCBCTにより，臨床的歯冠長と解剖学的歯冠長の差が4mm以上で診断を確定することができる[92]（図46, 47）．

2）実際の手技

術式は，Coslet の分類[83]（図48）を基準に選択し，実際の手技は前述[85]された実際のSCL手技に準ずるが，APEの多くはCoslet の分類 Type I-AまたはI-Bに分類される．よって，CEJと相似形のアウトラインを描いたGingivectomyとFull-Thicknessのコンビネーションで手術を行うことになるが，健全な天然歯の場合，歯間乳頭部においては，乳頭温存および縫合時に歯肉弁断端の位置付けをコントロールしやすくするため，Split-Thicknessで行う．

（1）Osteoplasty

APEの多くの症例で，Bone phenotype[93]（図49）は歯槽頂部および歯根部両方の骨が厚い（1mm以上）Thick-Thickが多い（事前のCBCTでの診断が重要），よって術後のリバウンドの抑制およびフラップの正

	Type I-A	Type I-B	Type II-A	Type II-B
角化歯肉の幅	十分にある	十分にある	不十分	十分にある
歯槽骨頂とCEJとの距離	2～3 mm	0 mm	2～3 mm	0 mm
処置内容	歯肉切除	歯肉切除＋骨切除	歯肉弁根尖側移動術	歯肉弁根尖側移動術＋骨切除

図48 受動的萌出不全の分類と処置内容．Coslet の分類は，APE の診断・術式の選択基準において古くから採用されている（参考文献83より引用改変）．

THICK-THICK			THIN-THICK			THIN-THIN			THICK-THIN		
	Phenotype			Phenotype			Phenotype			Phenotype	
	THICK	THIN		THICK	THIN		THICK	THIN		THICK	THIN
歯槽頂部	×		歯槽頂部		×	歯槽頂部		×	歯槽頂部	×	
歯根部	×		歯根部	×		歯根部		×	歯根部		×

図49 Bone phenotype のカテゴリー．歯槽頂部および歯根部の歯槽骨表現型分類とバネットの方形で示された解剖学的組み合わせ．歯槽頂部：CEJ から 4 mm 根尖側．歯根部：歯槽頂部から根尖側まで．THIN：歯槽骨の厚み 1 mm 未満．THICK：唇側骨の厚み 1 mm 以上（参考文献93より引用改変）．

確なアダプテーション獲得のために，生理的かつ調和のとれた骨形態[94]になるよう十分な（リダクション量については文献上，定量化されておらず，臨床医の主観的な判断になる）Osteoplasty を確実に行う必要がある．

（2）Ostectomy

Coslet の分類 Type I-A，II-B が適応となる．CEJ と BC（歯槽骨頂）との距離が 1～2 mm になるように CEJ の形態に合わせた骨のリダクションを行う．フェルール獲得が目的ではないため，隣接面歯間骨のリダクションの必要性はない[95〜98]．

（3）歯肉弁の位置付けと縫合

前述されているように歯肉弁を骨縁上 2～3 mm，かつ CEJ より切端側 1～1.5mm に位置付けを行い，それぞれの歯間乳頭の Partial-Thickness 部に，Simple interrupted suture または Vertical external mattress suture にて微調整しながら慎重に縫合する．この時，決して CEJ を露出させてはならない．

CHAPTER 5 切除療法

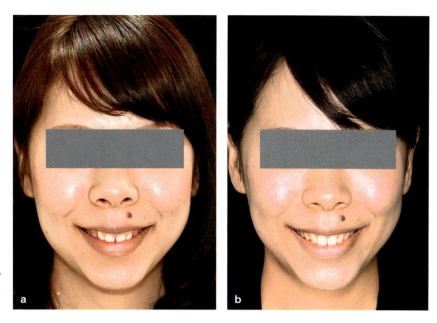

図50a, b　初診時(a)および処置後(b)の顔貌写真．処置後は，初診時に比べて自然な笑顔を獲得できた．

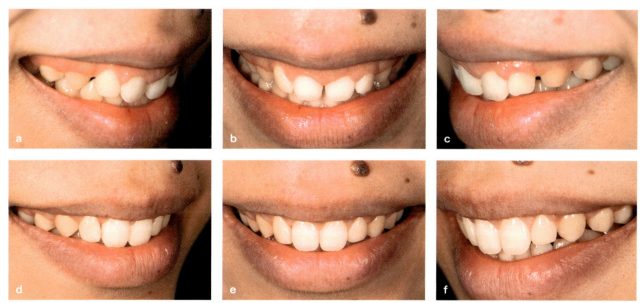

図51a～f　術前(a～c)および術後8年(d～f)の口唇と歯肉の位置関係．

335

> **症例23** 重度の受動的萌出不全に対して，SCL を行った症例（症例：菊地康司）

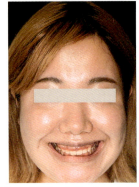
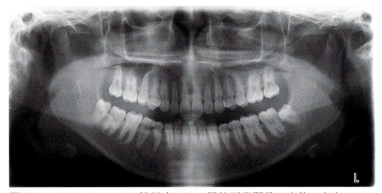

図52a　26歳，女性 スマイル時に4〜5 mm の歯肉の露出を認める．

図52b　パノラマエックス線写真でも，隣接面歯間骨が高位に存在していることが確認できる．

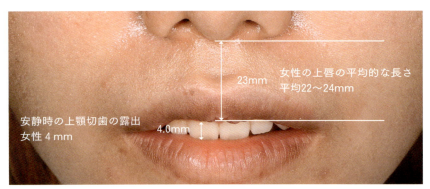

図52c　EGD の要因は一般的に 7 つあり，単独要因以外にも複合型である可能性もある，よって事前の総合的な診断に基づき治療計画を立案することが重要となってくる．今回，患者は上口唇の長さおよび可動域は正常，上顎の過成長を含めその他の要因はなく，APE 単独要因の EGD と診断した．

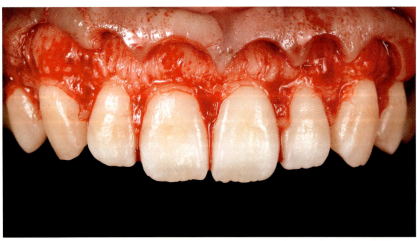

図52d　Gingivectomy 後，Full-Thickness（歯間乳頭部のみ Partial-thickness）で歯肉弁を剥離翻転した状態．歯槽骨は，歯槽頂部ならびに歯根部ともに厚い Thick-Thick の状態を呈しており，各歯の CEJ 付近まで存在している．

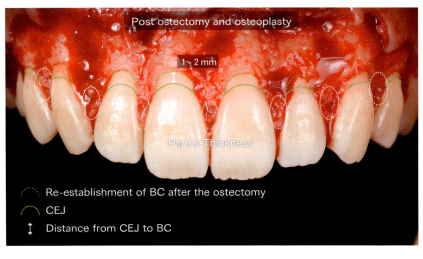

図52e　Ostectomy, Osteoplasty 終了時．Thick-Thick の改善のために，歯槽頂部から歯根部にかけての境界部分の骨のリダクションを行う必要があったため，MGJ を超えて Flap を展開している．また，乳頭部の骨のリダクションは行っていない．

CHAPTER 5　切除療法

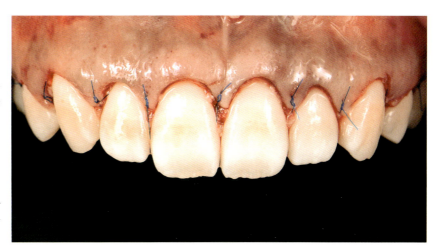

図52f　想定した切開アウトラインよりも，やや根尖側に位置付けする結果になった．これは，MGJを超えて歯肉弁を展開する必要がある場合のAPE(Type Ⅱ-BのThick-Thick)のSCLでは，よくあることで，縫合時にCEJが露出することは絶対に避けなければならない．よってGingivectomyの切開アウトラインをやや切端寄りに設定しているためである．また，歯肉弁にカバーされていない露出している歯間乳頭部結合組織は，ブラックトライアングルにならずに，正常に治癒する．

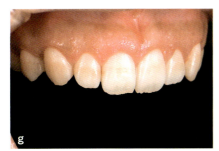
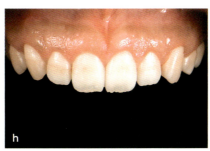
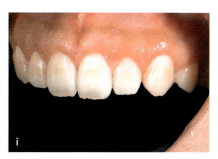

図52g〜i　術後の痛みならびに腫脹はほとんどなく，良好に経過している．

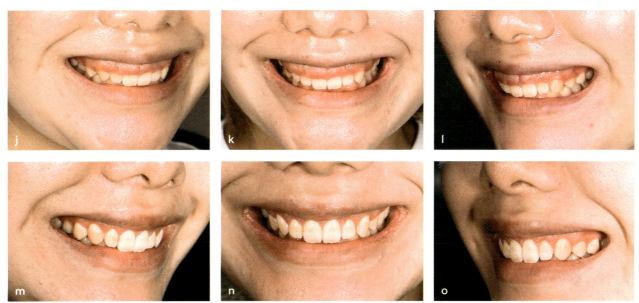

図52j〜o　良好な口唇と歯肉および歯のバランスを獲得することができた．

CHAPTER 5 切除療法

5 おわりに

　われわれ 5 -D Japan のプライベートレクチャーで2015年に来日した Grunder は，歯周補綴を計画するときにつねにオーバートリートメントを回避するよう，ステップバイステップで評価しながら治療を行うことを強調していた．すなわち，初期治療終了後のデンタルエックス線写真や口腔内状況の把握，同様に抜歯も含めた初期治療後の評価，動的治療時の歯周外科後の評価，最終局面での補綴治療の評価と，段階的に行うようにと力説していたことが今でも筆者らの記憶に留まっている．

　本稿では長期症例を多数提示しているが，今振り返ってみれば提示したいくつかの症例では，歯周治療学的にも補綴治療学的にもオーバートリートメントであったことは反省している．しかしながら，長期的に維持安定していることは，われわれ術者の功績ではなく，患者のセルフコントロールの恩恵であったと痛感している．本稿で述べた切除療法の項では，筆者らのとくに切除療法を中心とした歯周治療の変遷を感じ取っていただければ幸いである．

参考文献

1．Matuliene G, Pjetursson BE, Salvi GE, Schmidlin K, Brägger U, Zwahlen M, Lang NP. Influence of residual pockets on progression of periodontitis and tooth loss：results after 11 years of maintenance. J Clin Periodontol. 2008 Aug；35(8)：685-95.

2．Parashis AO, Anagnou-Vareltzides A, Demetriou N. Calculus removal from multirooted teeth with and without surgical access. (Ⅰ). Efficacy on external and furcation surfaces in relation to probing depth. J Clin Periodontol. 1993 Jan；20(1)：63-8.

3．McGuire MK, Nunn ME. Prognosis versus actual outcome. Ⅲ. The effectiveness of clinical parameters in accurately predicting tooth survival. J Periodontol. 1996 Jul；67(7)：666-74.

4．Lindhe J, Socransky SS, Nyman S, Haffajee A, Westfelt E. "Critical probing depths" in periodontal therapy. J Clin Periodontol. 1982 Jul；9(4)：323-36.

5．Tonetti MS, Muller-Campanile V, Lang NP. Changes in the prevalence of residual pockets and tooth loss in treated periodontal patients during a supportive maintenance care program. J Clin Periodontol. 1998 Dec；25(12)：1008-16.

6．Graziani F, Karapetsa D, Alonso B, Herrera D. Nonsurgical and surgical treatment of periodontitis：how many options for one disease? Periodontol 2000. 2017 Oct；75(1)：152-88.

7．Heitz-Mayfield LJ, Trombelli L, Heitz F, Needleman I, Moles D. A systematic review of the effect of surgical debridement vs non-surgical debridement for the treatment of chronic periodontitis. J Clin Periodontol. 2002；29 Suppl 3；92-102：discussion 160-2.

8．Papapanou PN, Wennström JL. The angular bony defect as indicator of further alveolar bone loss. J Clin Periodontol. 1991 May；18(5)：317-22.

9．Carnevale G, Cairo F, Nieri M, Tonetti MS. Fibre retention osseous resective surgery：how deep is the infrabony component of the osseous-resected defects? J Clin Periodontol. 2008 Feb；35(2)：133-8.

10．SCHLUGER S. Osseous resection；a basic principle in periodontal surgery. Oral Surg Oral Med Oral Pathol. 1949 Mar；2(3)：316-25.

11．Prichard J. Gingivoplasty, gingivectomy, and osseous surgery. J Periodontol. 1961；32：275-82.

12．Ochsenbein C. A primer for osseous surgery. Int J Periodontics Restorative Dent. 1986；6(1)：8-47.

13．Ochsenbein C. Osseous resection in periodontal surgery. J Periodontol. 1958；29：15-26.

14．Friedman N. Periodontal osseous surgery：osteoplasty and osteoectomy. J Periodontol. 1955；26：257-69.

15．Tibbetts LS Jr, Ochsenbein C, Loughlin DM. Rationale for the lingual approach to mandibular osseous surgery. Dent Clin North Am. 1976 Jan；20(1)：61-78.

16．Olsen CT, Ammons WF, van Belle G. A longitudinal study comparing apically repositioned flaps, with and without osseous surgery. Int J Periodontics Restorative Dent. 1985；5(4)：10-33.

17．Becker W, Becker BE, Caffesse R, Kerry G, Ochsenbein C, Morrison E, Prichard J. A longitudinal study comparing scaling, osseous surgery, and modified Widman procedures：results after 5 years. J Periodontol. 2001 Dec；72(12)：1675-84.

18．Carnevale G. Fibre retention osseous resective surgery：a novel conservative approach for pocket elimination. J Clin Periodontol. 2007 Feb；34(2)：182-7.

19．Cairo F, Carnevale G, Nieri M, Mervelt J, Cincinelli S, Martinolli C, Pini-Prato GP, Tonetti MS. Benefits of fibre retention osseous resective surgery in the treatment of shallow infrabony defects：a double-blind, randomized, clinical trial describing clinical, radiographic and patient-reported outcomes. J Clin Periodontol. 2013 Feb；40(2)：163-71.

20．Cairo F, Carnevale G, Buti J, Nieri M, Mervelt J, Tonelli P, Pagavino G, Tonetti M. Soft-tissue re-growth following fibre retention osseous resective surgery or osseous resective surgery：a multilevel analysis. J Clin Periodontol. 2015 Apr；42(4)：373-9.

21．Carnevale G, Kaldahl WB. Osseous resective surgery. Periodontol 2000. 2000 Feb；22：59-87.

22．Tonetti MS, Pini-Prato G, Cortellini P. Periodontal regeneration of human intrabony defects. Ⅳ. Determinants of healing response. J Periodontol. 1993 Oct；64(10)：934-40.

23．Trombelli L, Kim CK, Zimmerman GJ, Wikesjö UM. Retrospective analysis of factors related to clinical outcome of guided tissue regeneration procedures in intrabony defects. J Clin Periodontol. 1997 Jun；24(6)：366-71.

24．Loos B, Nylund K, Claffey N, Egelberg J. Clinical effects of root debridement in molar and non-molar teeth. A 2-year follow-up. J Clin Periodontol. 1989 Sep；16(8)：498-504.

25. Nordland P, Garrett S, Kiger R, Vanooteghem R, Hutchens LH, Egelberg J. The effect of plaque control and root debridement in molar teeth. J Clin Periodontol. 1987 Apr；14（4）：231-6.

26. Huynh-Ba G, Kuonen P, Hofer D, Schmid J, Lang NP, Salvi GE. The effect of periodontal therapy on the survival rate and incidence of complications of multirooted teeth with furcation involvement after an observation period of at least 5 years：a systematic review. J Clin Periodontol. 2009 Feb；36（2）：164-76.

27. Parashis AO, Anagnou-Vareltzides A, Demetriou N. Calculus removal from multirooted teeth with and without surgical access. II. Comparison between external and furcation surfaces and effect of furcation entrance width. J Clin Periodontol. 1993 Apr；20（4）：294-8.

28. Hamp SE, Nyman S, Lindhe J. Periodontal treatment of multirooted teeth. Results after 5 years. J Clin Periodontol. 1975 Aug；2（3）：126-35.

29. Tarnow D, Fletcher P. Classification of the vertical component of furcation involvement. J Periodontol. 1984 May；55（5）：283-4.

30. Carnevale G, Pontoriero R, di Febo G. Long-term effects of root-resective therapy in furcation-involved molars. A 10-year longitudinal study. J Clin Periodontol. 1998 Mar；25（3）：209-14.

31. Blomlöf L, Jansson L, Appelgren R, Ehnevid H, Lindskog S. Prognosis and mortality of root-resected molars. Int J Periodontics Restorative Dent. 1997 Apr；17（2）：190-201.

32. Basten CH, Ammons WF Jr, Persson R. Long-term evaluation of root-resected molars：a retrospective study. Int J Periodontics Restorative Dent. 1996 Jun；16（3）：206-19.

33. Hamp SE, Ravald N, Teiwik A. Perspective a long terme des modalities de traitement des lesions interradiculaires. J Parodontol 1991；11：11-23.

34. Carnevale G, Di Febo G, Tonelli MP, Marin C, Fuzzi M. A retrospective analysis of the periodontal-prosthetic treatment of molars with interradicular lesions. Int J Periodontics Restorative Dent. 1991；11（3）：189-205.

35. Bühler H. Survival rates of hemisected teeth：an attempt to compare them with survival rates of alloplastic implants. Int J Periodontics Restorative Dent. 1994 Dec；14（6）：536-43.

36. Erpenstein H. A 3-year study of hemisectioned molars. J Clin Periodontol. 1983 Jan；10（1）：1-10.

37. Langer B, Stein SD, Wagenberg B. An evaluation of root resections. A ten-year study. J Periodontol. 1981 Dec；52（12）：719-22.

38. Hellden LB, Elliot A, Steffensen B, Steffensen JE. The prognosis of tunnel preparations in treatment of class III furcations. A follow-up study. J Periodontol. 1989 Apr；60（4）：182-7.

39. Matarasso S, Iorio Siciliano V, Aglietta M, Andreuccetti G, Salvi GE. Clinical and radiographic outcomes of a combined resective and regenerative approach in the treatment of peri-implantitis：a prospective case series. Clin Oral Implants Res. 2014 Jul；25（7）：761-7.

40. Derks J, Schaller D, Håkansson J, Wennström JL, Tomasi C, Berglundh T. Effectiveness of Implant Therapy Analyzed in a Swedish Population：Prevalence of Peri-implantitis. J Dent Res. 2016 Jan；95（1）：43-9.

41. Daftary F, Mahallati R, Bahat O, Sullivan RM. Lifelong craniofacial growth and the implications for osseointegrated implants. Int J Oral Maxillofac Implants. 2013 Jan-Feb；28（1）：163-9.

42. 船登彰芳. 顎顔面の持続的成長にともなうインプラント治療の合併症とその解決法. In：石川知弘（監修）. QDI別冊. 生涯にわたる顎顔面の成長とインプラント治療. OJ 18th ミーティング抄録集. 東京：クインテッセンス出版，2020；38-43.

43. Alassadi H, Qazi M, Ravidà A, Siqueira R, Garaicoa-Pazmiño C, Wang HL. Outcomes of root resection therapy up to 16.8 years：A retrospective study in an academic setting. J Periodontol. 2020 Apr；91（4）：493-500.

44. Sanz M, Jepsen K, Eickholz P, Jepsen S. Clinical concepts for regenerative therapy in furcations. Periodontol 2000. 2015 Jun；68（1）：308-32.

45. Sullivan HC, Atkins JH. Freeutogenous gingival grafts. 1. Principles of successful grafting. Periodontics. 1968 Feb；6（1）：5-13.

46. Pennel BM, Tabor JC, King KO, Towner JD, Fritz BD, Higgason JD. Free masticatory mucosa graft. J Periodontol. 1969 Mar；40（3）：162-6.

47. Dorfman HS, Kennedy JE, Bird WC. Longitudinal evaluation of free autogenous gingival grafts. A four year report. J Periodontol. 1982 Jun；53（6）：349-52.

48. Kennedy JE, Bird WC, Palcanis KG, Dorfman HS. A longitudinal evaluation of varying widths of attached gingiva. J Clin Periodontol. 1985 Sep；12（8）：667-75.

49. Kim DM, Neiva R. Periodontal soft tissue non-root coverage procedures：a systematic review from the AAP Regeneration Workshop. J Periodontol. 2015 Feb；86（2 Suppl）：S56-72.

50. Nabers JM. Free gingival grafts. Periodontics. 1966 Sep-Oct；4（5）：243-5.

51. Roccuzzo A, Imber JC, Bosshardt D, Salvi GE, Sculean A. Development of Bone Exostosis Following the Use of a Free Gingival Graft：A 30-Year Case Report and Literature Review. Int J Periodontics Restorative Dent. 2021 Jul-Aug；41（4）：539-45.

52. 船登彰芳，片山明彦，南昌宏. Flap stabilityとSoft tissue preservationからみた歯周・インプラント治療における再生療法. 東京：クインテッセンス出版，2022.

53. Urban IA, Lozada JL, Nagy K, Sanz M. Treatment of severe mucogingival defects with a combination of strip gingival grafts and a xenogeneic collagen matrix：a prospective case series study. Int J Periodontics Restorative Dent. 2015 May-Jun；35（3）：345-53.

54. Han TJ, Takei HH, Carranza FA. The strip gingival autograft technique. Int J Periodontics Restorative Dent. 1993；13（2）：180-7.

55. Han TJ, Klokkevold PR, Takei HH. Strip gingival autograft used to correct mucogingival problems around implants. Int J Periodontics Restorative Dent. 1995 Aug；15（4）：404-11.

56. Urban IA, Nagy K, Werner S, Meyer M. Evaluation of the Combination of Strip Gingival Grafts and a Xenogeneic Collagen Matrix for the Treatment of Severe Mucogingival Defects：A Human Histologic Study. Int J Periodontics Restorative Dent. 2019 Jan/Feb；39（1）：9-14.

57. Urban IA, Monje A, Wang HL. Vertical Ridge Augmentation and Soft Tissue Reconstruction of the Anterior Atrophic Maxillae：A Case Series. Int J Periodontics Restorative Dent. 2015 Sep-Oct；35（5）：613-23.

58. Libman WJ, Nicholls JI. Load fatigue of teeth restored with cast posts and cores and complete crowns. Int J Prosthodont. 1995 Mar-Apr；8（2）：155-61.

59. Ma PS, Nicholls JI, Junge T, Phillips KM. Load fatigue of teeth with different ferrule lengths, restored with fiber posts, composite resin cores, and all-ceramic crowns. J Prosthet Dent. 2009 Oct；102（4）：229-34.

60. Cortellini P, Cortellini S, Bonaccini D, Stalpers G, Mollo A. Treatment of Teeth with Insufficient Clinical Crown. Part 1：One-Year Clinical Outcomes of a Minimally Invasive Crown-Lengthening Approach. Int J Periodontics Restorative Dent. 2021 Jul-Aug；41（4）：487-96.

61. Donnenfeld OW, Marks R, Glickman I. The apically repositioned flap - a clinical study. J Periodontol. 1964 Sep-Oct；35（5）：381-7.

62. Wood DL, Hoag PM, Donnenfeld OW, Rosenfeld LD. Alveolar crest reduction following full and partial thickness flaps. J Periodontol. 1972 Mar；43（3）：141-4.

63. Gargiulo AW, Wentz FM, Orban B. Dimensions and relation of dentogingival junction in humans. J Periodontol. 1961；32：261-7.

64. Kan JY, Morimoto T, Rungcharassaeng K, Roe P, Smith DH. Gingival biotype assessment in the esthetic zone：visual versus direct measurement. Int J Periodontics Restorative Dent. 2010 Jun；30（3）：237-43.

65. Perez JR, Smukler H, Nunn ME. Clinical dimensions of the supraosseous gingivae in healthy periodontium. J Periodontol. 2008 Dec；79（12）：2267-72.

66. Perez JR, Smukler H, Nunn ME. Clinical evaluation of the supraosseous gingivae before and after crown lengthening. J Periodontol. 2007 Jun；78（6）：1023-30.

67. Tarnow DP, Magner AW, Fletcher P. The effect of the distance from the contact point to the crest of bone on the presence or absence of the interproximal dental papilla. J Periodontol. 1992 Dec；63（12）：995-6.

68. Cho HS, Jang HS, Kim DK, Park JC, Kim HJ, Choi SH, Kim CK, Kim BO. The effects of interproximal distance between roots on the existence of interdental papillae according to the distance from the contact point to the alveolar crest. J Periodontol. 2006 Oct；77（10）：1651-7.

69. Pontoriero R, Carnevale G. Surgical crown lengthening：a 12-month clinical wound healing study. J Periodontol. 2001 Jul；72（7）：841-8.

70. Schropp L, Isidor F, Kostopoulos L, Wenzel A. Interproximal papilla levels following early versus delayed placement of single-tooth implants：a controlled clinical trial. Int J Oral Maxillofac Implants. 2005 Sep-Oct；20（5）：753-61.

71. Ferrarotti F, Giraudi M, Citterio F, Fratini A, Gualini G, Piccoli GM, Mariani GM, Romano F, Aimetti M. Pocket elimination after osseous resective surgery : A systematic review and meta-analysis. J Clin Periodontol. 2020 Jun ; 47(6) : 756‑67.

72. Polak D, Wilensky A, Antonoglou GN, Shapira L, Goldstein M, Martin C. The efficacy of pocket elimination/reduction compared to access flap surgery : A systematic review and meta-analysis. J Clin Periodontol. 2020 Jul ; 47 Suppl 22 : 303‑19.

73. Penner JK, Deas DE, Mills MP, Hanlon J, Gelfond J, Hernandez B, Mealey BL. Post-surgical flap placement following osseous surgery : A short-term clinical evaluation. J Periodontol. 2020 Apr ; 91(4) : 501‑7.

74. Nibali L, Koidou VP, Nieri M, Barbato L, Pagliaro U, Cairo F. Regenerative surgery versus access flap for the treatment of intra-bony periodontal defects : A systematic review and meta-analysis. J Clin Periodontol. 2020 Jul ; 47 Suppl 22 : 320‑51.

75. Carnevale G, Cairo F, Tonetti MS. Long-term effects of supportive therapy in periodontal patients treated with fibre retention osseous resective surgery. I : recurrence of pockets, bleeding on probing and tooth loss. J Clin Periodontol. 2007 Apr ; 34(4) : 334‑41.

76. Carnevale G, Cairo F, Tonetti MS. Long-term effects of supportive therapy in periodontal patients treated with fibre retention osseous resective surgery. II : tooth extractions during active and supportive therapy. J Clin Periodontol. 2007 Apr ; 34(4) : 342‑8.

77. Müller HP. The effect of artificial crown margins at the gingival margin on the periodontal conditions in a group of periodontally supervised patients treated with fixed bridges. J Clin Periodontol. 1986 Feb ; 13(2) : 97‑102.

78. Orkin DA, Reddy J, Bradshaw D. The relationship of the position of crown margins to gingival health. J Prosthet Dent. 1987 Apr ; 57 (4) : 421‑4.

79. Garavaglia G, Mojon P, Belser U. Modern treatment planning approach facing a failure of conventional treatment. Part I : Analysis of treatment options. Eur J Esthet Dent. 2012 Winter ; 7(4) : 372‑81.

80. Garavaglia G, Mojon P, Belser U. Modern treatment planning approach facing a failure of conventional treatment. Part II : case report and discussion. Eur J Esthet Dent. 2013 Spring ; 8(1) : 68‑87.

81. Goldman HM, Cohen DW. Periodontal Therapy 4th edition. St. Louis : C.V. Mosby Company, 1968.

82. Evian CI, Cutler SA, Rosenberg ES, Shah RK. Altered passive eruption : the undiagnosed entity. J Am Dent Assoc. 1993 ; 124 : 107‑10.

83. Coslet GJ, Vanarsdall R, Weisgold A. Diagnosis and classification of delayed passive eruption of the dentogingival junction in the adult. Alpha Omegan. 1977 ; 10 : 24‑8.

84. Wise GE, Lin F. The molecular biology of initiation of tooth erup-tion. J Dent Res. 1995 ; 74 : 303‑6.

85. Blom S, Holmstrup P, Dabelsteen E. The effect of insulin-like growth factor-I and human growth hormone on periodontal ligament fibroblast morphology, growth pattern, DNA synthesis, and receptor binding. J Periodontol. 1992 ; 63 : 960‑8.

86. Volchansky A, Cleaton-Jones PE. Delayed passive eruption. A predisposing factor to Vincent's infection? J Dent Assoc S Afr. 1974 ; 29 : 291‑4.

87. Nart J, Carrió N, Valles C, Solís-Moreno C, Nart M, Reñé R, Esquinas C, Puigdollers A. Prevalence of altered passive eruption in orthodontically treated and untreated patients. J Periodontol. 2014 Nov ; 85 (11) : e348‑53.

88. Zucchelli G, Sharma P, Mounssif I. Esthetics in periodontics and implantology. Periodontol 2000. 2018 Jun ; 77(1) : 7‑18.

89. Levine RA, McGuire M. The diagnosis and treatment of the gummy smile. Compend Contin Educ Dent. 1997 Aug ; 18(8) : 757‑62, 764 ; quiz 766.

90. De Rouck T, Eghbali R, Collys K, De Bruyn H, Cosyn J. The gingival biotype revisited : transparency of the periodontal probe through the gingival margin as a method to discriminate thin from thick gingiva. J Clin Periodontol. 2009 May ; 36(5) : 428‑33.

91. Sterrett JD, Oliver T, Robinson F, Fortson W, Knaak B, Russell CM. Width/length ratios of normal clinical crowns of the maxillary anterior dentition in man. J Clin Periodontol. 1999 Mar ; 26(3) : 153‑7.

92. Batista EL Jr, Moreira CC, Batista FC, de Oliveira RR, Pereira KK. Altered passive eruption diagnosis and treatment : a cone beam computed tomography-based reappraisal of the condition. J Clin Periodontol. 2012 Nov ; 39(11) : 1089‑96.

93. Mandelaris GA, Vence BS, Rosenfeld AL, Forbes DP. A classification system for crestal and radicular dentoalveolar bone phenotypes. Int J Periodontics Restorative Dent. 2013 May-Jun ; 33(3) : 289‑96.

94. Bensimon GC. Surgical crown-lengthening procedure to enhance esthetics. Int J Periodontics Restorative Dent. 1999 Aug ; 19(4) : 332‑41.

95. Cairo F, Graziani F, Franchi L, Defraia E, Pini Prato GP. Periodontal plastic surgery to improve aesthetics in patients with altered passive eruption/gummy smile : a case series study. Int J Dent. 2012 ; 2012 : 837658.

96. Chu SJ, Karabin S, Mistry S. Short tooth syndrome : diagnosis, etiology, and treatment management. J Calif Dent Assoc. 2004 Feb ; 32 (2) : 143‑52.

97. Rossi R, Benedetti R, Santos-Morales RI. Treatment of altered passive eruption : periodontal plastic surgery of the dentogingival junction. Eur J Esthet Dent. 2008 Autumn ; 3(3) : 212‑23.

98. Zucchelli G. Altered passive eruption. In : Mucogingival esthetic surgery. Berlin : Quintessence Publishing Co. Inc., 2013 : 749‑93.

CHAPTER

6

エンド・ペリオ病変への対応

執筆担当：石川　亮

CHAPTER 6　エンド・ペリオ病変への対応

1 エンド・ペリオ病変とは

　2018年に AAP（米国歯周病学会）と EFP（欧州歯周病連盟）によって，歯周病について新たな定義づけと診断の枠組みが提案され，歯周病の診断にステージングとグレーディングが導入された[1]が，このとき発表された一連のコンセンサスレポートで，エンド・ペリオ病変（Endo-periodontal lesions：以下 EPL とする）についても言及している[2]．そこには，「エンド・ペリオ病変とは，歯髄組織と歯周組織の間の病的なコミュニケーションを示すもので，歯髄を侵す齲蝕や，外傷性病変が引き金となり，二次的に歯根膜を侵すもの，歯周破壊が二次的に根管に影響を与えるもの，あるいは両方の病態を同時にもつものであると考えられる」と定義され，新しい分類が紹介されている．詳細は後述するが，この分類では病因が歯髄組織と歯周組織に限定されておらず，歯根破折や歯根の外部吸収，根管穿孔なども含まれているのが特徴的で，臨床的見地に則した分類といえる．これは言わば「広義の EPL」といえる．一方で，あくまでもう蝕から続いた歯髄内感染によるエンド病変と，歯周病によるペリオ病変との関連だけを EPL と定義するのは「狭義の EPL」といえるだろう（表1参照）．

　エンド病変は歯の内部（根管）に感染が生じたことによって，ペリオ病変は歯の外部（歯周組織）に感染が生じたことによって引き起こされるため，感染経路は明らかに異なる．しかし，臨床的にはどちらも疾患が進行していくと，歯槽骨の吸収が重篤となり最終的に抜歯が選択されることになる．免疫学的にはどちらもバイオフィルム中の細菌とその代謝産物による宿主への侵襲と，宿主の免疫細胞や産生されるサイトカインの働きによって，疾患が進行するか安定するかが影響を受ける．このように，エンド病変とペリオ病変には共通点が多くみられる．

　臨床で EPL の対応に苦慮する場合がある理由としては，本来感染経路が異なり，病因が異なるのであれば，異なる治療法が選択されるべきであるのは当然であるにもかかわらず，病因を確実に特定できる診査法がないことに起因すると考える．たとえばペリオ病変を診断する代表的な診査は，歯周ポケットプロービングであるが，これにより得られた深いポケット値の存在は，決してペリオ病変の存在を確定するものではない．また，根管に病因が存在するか否かについて鑑別が困難であるのは歯髄壊死である．後に詳述しているが，歯髄感受性試験の精度の限界により，診査の結果のみで歯髄壊死と確定できない．さらに加えて症状など病態が近似していることも，より鑑別を困難としている．

　1990年代まで，EPL 罹患歯は抜歯が適当であると考えられていた．しかしそこから現在に至るまでの間に歯内治療，歯周治療双方の治療は大きな進歩を遂げており，歯の保存が可能となっている．歯内治療ではマイクロスコープやニッケルチタンファイル，MTA セメントやケイ酸カルシウム系シーラーが臨床応用された．そして歯周治療では歯周組織再生療法が確立されたことが，歯の保存に非常に大きく貢献している．一方，喪失した歯に対する置換医療として，インプラントも臨床家の手中にあり，患者はその恩恵を受けるに至っている．再生療法の治療結果は，術者の技量や患者のもつさまざまな要因によって大きなばらつきが生じる．よって臨床では，EPL のように複雑な病態を示す天然歯を治療して，保存を試みるか，長期的な予後の安定を優先してインプラントに置換するかの判断は，つねにわれわれの頭を悩ませることになっている．そこでこの章では EPL について整理し，患者に最適な治療を提供するために診断，治療の注意点などを述べたい．

342

CHAPTER 6　エンド・ペリオ病変への対応

2 EPLの病型分類

1 サイモンの分類

　EPLの病型分類はいくつか発表されている[3, 4]が，もっとも有名なものが1972年Simon JHらによって発表された[5]いわゆる「サイモンの分類」である．Simonらは，EPLを病因に基づいて以下のとおり5つに分類した．①初発エンド病変，②初発エンド病変にペリオ病変が関与したもの，③初発ペリオ病変，④初発ペリオ病変にエンド病変が関与したもの，⑤真のエンド・ペリオ複合病変である（図1）．

　臨床では病因が特定されなければ正しい治療を選択できないため，病因を特定することが非常に重要である．ただ，筆者らはエンドとペリオのそれぞれについて，対処すべき病因が存在するか否かを正しく診断できれば，そのどちらが初発かの順序はまったく治療に影響しないため，考察する必要もないと考えている．もしもエンドの病因と，ペリオの病因が存在することが明らかな場合は，そのどちらが初発であっても，歯周治療に先立ち根管治療を行う「エンド・ファーストの原則」に従って治療すべきであることに変わりがない．

　Simonらは，相関図に加え6つのシェーマによってそれぞれの状況を解説している（図2）．すでに述べたとおり，筆者らは，治療を行っていくうえで，「エンド病変とペリオ病変のどちらが先か？」はまったく影響しないと考えていることから，図2 a～fのうち，c（初発エンド，ペリオ二次病変），f（本来別病変だったものが合流した真のエンド・ペリオ病変），e（初発ペリオ，エンド二次病変）を鑑別診断して特定することに臨床上の価値はないと考える．一方で，aとb（ともにエンド病変で，ポケットは単なる排膿路である「見せかけのポケット：pseudo periodontal pocket」）のように，ポケットプロービングの結果，深いポケットを有するため，ペリオの病因があると誤診を招くような状況や，d（ペリオ病変が根尖孔にまで及んでいるが歯髄は生活歯髄である）の状況は，臨床判断に直接的な影響を与えるため，鑑別して治療対応することが求められるものであると考えている．この鑑別と治療対応については，「EPTの診断」と「EPTの治療」の項で詳しく述べることにする．

▶サイモンの分類

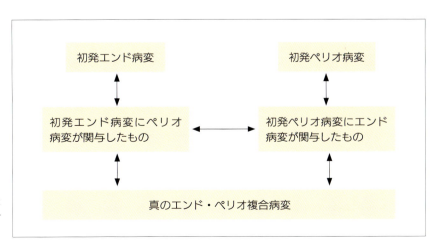

図1　病変がエンドとペリオのどちらに起因して，その後変化しているかを示す相関図（参考文献5より引用改変）．

▶エンド・ペリオ病変の病型

N：necrotic pulp（壊死歯髄）
V：vital pulp（生活歯髄）

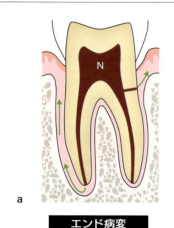

a
エンド病変
瘻形成の経路が明らかに根尖や側枝から歯根膜を通ったもの

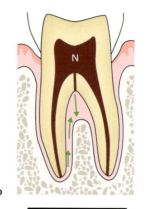

b
エンド病変
瘻形成が根尖や髄管（分岐部側枝）から根分岐部病変を引き起こしている可能性があるもの

図2a,b　aとbをエンド病変単独によるもので，ポケットはエンド病変からの排膿路でしかないものと分類した．すなわちポケットや根分岐部病変はエンド病変からの単なる排膿路で，「見せかけのポケット」である．

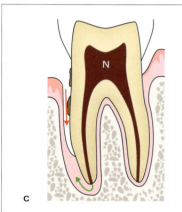

c
初発エンド，ペリオ二次病変
図2aのような病変が時間の経過とともに歯頸部から歯石が沈着し始めたもの

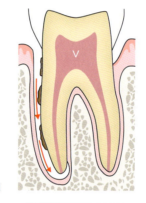

d
ペリオ病変
病変が根尖部に波及したもので，生活歯髄であることに注目

図2c,d　初発が歯周病であることを表現している．cはエンド病変による「見せかけのポケット」と同時に「本当のポケット」が生じている．dはペリオ病変が根尖孔まで到達した状態で，Simonは歯髄が生活していることに注意すべきとした．

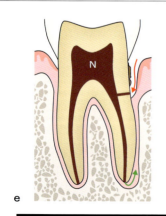

e
初発ペリオ，エンド二次病変
歯頸部のペリオ病変によって露出した側枝から歯髄が壊死に至ったもの

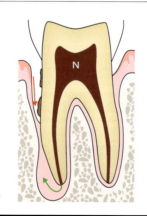

f
真のエンド・ペリオ病変
独立した2つの病変が合体

図2e,f　ともにエンド病変とペリオ病変が互いに交通し，複雑化したもの．Simonはfをとくに真のエンド・ペリオ病変と定義した（図2：参考文献5より引用改変）．

CHAPTER 6　エンド・ペリオ病変への対応

2　2018年AAP/EFPコンセンサスレポートでの分類（表1）

　前述のとおり Simon ら[5]は，病因をエンドとペリオに限定したうえで，これらの関連性について分類しているが，臨床では他にも病因の判断がつきにくい状況があるのも事実である．よって2018年 AAP/EFP コンセンサスレポートでの EPL の分類[2]（表1）は，歯根損傷をともなう場合も，EPL に含めている．これはすなわち「広義の EPL」といえるだろう．歯根損傷は，根管治療にともなう穿孔や歯根破折，歯根の外部吸収などがそれにあたる．また，根管内の感染と関連せず，深いポケットを呈するが歯周病とは病因が異なるものとして，セメント質剥離が挙げられる．一方，Simon の分類では歯根損傷はともなわないので，言わば「狭義の EPL」といえる．この AAP/EFP による EPL の分類の特徴は，まず歯根の状況の分類から開始して，歯根が健全であると判断できた場合，続いてエンド病変とペリオ病変の関連性について評価している．しかし，Simon のように，「どちらが初発か」は問題にしていないうえ，歯周病の評価を，1歯単位ではなく患者単位で行っている点が特徴的である．

　2018年の AAP/EFP による歯周病の新定義では，1歯だけ付着が喪失して，他の歯はすべて健全ということは除外するとなっていることから，患者単位の診査も加えられていると思われる．つまり，まず歯周病患者か，そうではないかを分類したのち，最後に個々の歯のポケット幅と範囲について評価している．幅が狭いポケットの場合，エンド病変による排膿路である可能性も考慮する必要性が高くなるため，幅を診査することは重要である．また，グレード分類は，根のどのような範囲にポケットが及んでいるかについての診査で，歯周病の重症度についての診査といえる．これは，再生療法を行った際の予後に影響を及ぼすと考えることができる．

　1972年の Simon の分類以降もいくつかの病型分類[4, 6]が発表されているが，いずれも病因に基づく単なる病型分類である，という点は共通している．筆者らは，この AAP/EFP による分類は，これまでの分類法とは一線を画すものであり，治療計画の立案に役立つものであると考えている．

表1　2018年 AAP/EFP コンセンサスレポートで示された EPL の分類．歯内 – 歯周病変の分類の提案（参考文献2より引用改変）．

歯根損傷をともなう エンド・ペリオ病変	歯根破折，あるいは亀裂	
	根管，あるいは歯髄腔の穿孔	
	歯根の外部吸収	
歯根損傷をともなわない エンド・ペリオ病変	歯周炎患者における エンド・ペリオ病変	グレード1：1歯面における狭く深い歯周ポケット
		グレード2：1歯面における広く深い歯周ポケット
		グレード3：2つ以上の歯面に及ぶ深い歯周ポケット
	非歯周炎患者における エンド・ペリオ病変	グレード1：1歯面における狭く深い歯周ポケット
		グレード2：1歯面における広く深い歯周ポケット
		グレード3：2つ以上の歯面に及ぶ深い歯周ポケット

※広義の EPL として，歯根破折，穿孔，歯根吸収も含まれている．また，初発の病因がいずれであるのかを判定しない点が，サイモンの分類と異なる点である．さらに，1歯単位で診断する前に，歯周病患者か否かを患者単位で評価することで診断の助けとしている点や，1歯単位では骨欠損の広がりについて分類している点は，再生療法を念頭にしていることをうかがわせるものであり，より臨床に則しているといえる．

345

CHAPTER 6　エンド・ペリオ病変への対応

3 | EPLの診断の重要性

前項で示したとおり，最新の EPL の分類法には，歯根損傷をともなう EPL も含まれている．しかしながら，「歯根破折あるいは亀裂」「根管あるいは歯髄腔の穿孔」「歯根の外部吸収」はいずれも CBCT やマイクロスコープなどを用いて診査することで，多くの場合は比較的容易に検出できる（これらに対する詳細は CHAPTER 7 を参照のこと）．そのため本章では，やはり EPL を歯根損傷のともなわない「狭義の EPL」を EPL としたうえで，「EPL の診断の重要性」について述べたい．

筆者らが EPL の治療において，正しい診断が必要であると考える根拠は，不必要な治療による損傷を避けたいためである．正しい診断を下すためには的確な診査が重要であるが，とりわけ慎重な治療対応が求められる状況は，以下の 3 つの場合だと考えている．

▶ EPL 治療に際し，とりわけ慎重な治療対応が求められる場合

①歯根膜の保護
エンド病変の排膿路になっているだけの「見せかけのポケット」を，ペリオ病変による真のポケットと誤って診断すると，歯周病によって汚染されていない健全なセメント質と歯根膜を，歯周治療によって傷つけることになってしまう．

②歯髄の保護
歯髄が健全であるにもかかわらず，エンド・ペリオ複合病変と誤って診断し，「エンドファースト」の原則に則り根管治療を行うと，健全な歯髄を失ってしまう．

③便宜抜髄が必要なとき
歯髄は健全であるにもかかわらず，ペリオ病変が根尖孔まで及んでいる場合，歯周組織再生療法の前に，便宜的に抜髄処置が必要な場合がある．その判断基準はどうすればよいか．

CHAPTER 6　エンド・ペリオ病変への対応

1　歯単位だけではなく，患者単位でも評価する

　もし，患者が歯周病に罹患していないことが鑑別できれば，深いポケットは歯周病によるものではなく「見せかけのポケット」であると容易に特定できる．たしかにポケットプロービングは，歯周病のもっとも一般的な検査法であり，深いポケットの存在は，多くの場合その歯が歯周病に罹患していることを示し，ポケット深さは歯周病の重症度を計る重要な検査であることに疑いの余地はない．しかしながら，「深いポケットが存在する歯＝歯周病罹患歯」との確定診断には，決してなり得ないことを強調したい．では深いポケットについて評価する以前に，どのようなことを評価すべきなのかを考えてみたい．

　歯周病の診断は，患者単位と1歯単位の双方で行われるが，EPLの診断では，ときに1歯単位の診断だけに目を奪われてしまい，正しい歯周病の診断ができないおそれがあるため注意を要する．

　AAP/EFPは，2018年のコンセンサスレポートで「どのような患者を歯周炎患者と定義するか」を示している[7]．

①歯間部のCAL（クリニカルアタッチメントロス）が隣接しない部位で2歯以上認められる場合

もしくは，

②頬側または口蓋・舌側に3mm以上のCALをともなう3mm以上のポケットが2歯以上に認められる場合

　ただし，（1）外傷由来の歯肉退縮，（2）歯頸部に及ぶう蝕，（3）第三大臼歯の位置異常，または抜歯による第二大臼歯遠心面のCAL，（4）エンド病変による歯肉辺縁部からの排膿，（5）歯根の垂直破折のような歯周炎以外によるCALは含まない．これを元に，まず患者単位で歯周病患者の特定を行うことはEPLの診断に大いに役立つと考えている．

2　ポケットの幅（幅の狭いポケットと広いポケット）

　実際は歯周病によるものではない深いポケットを鑑別する際に，「ポケットの幅」が参考にできるという考えがある．たとえば1歯に対して6点法のポケット測定を，ウォーキングプロービングで行った際，根尖に及ぶほど深いポケットが6点のうち1点のみで，他の5点は浅く健全というようなことは，一般的に歯周病によって付着が喪失するメカニズムとは合致しないため，歯周病ではない可能性を考慮すべきである．このような場合は「見せかけのポケット」であるほかに，「セメント質剥離」「歯根破折」「穿孔」「歯根の外部吸収」などが考えられる．これは臨床上とても重要で，これらをEPLと混同してしまうと治療は奏功しない．

　一方で，「狭い」もしくは「広い」という評価は，術者の主観によるものとなるおそれがある．さらに，付着の喪失が実際に歯周病によるものだった場合でも，付着に異常をきたした範囲には当然ながら「狭い」「広い」のどちらも存在する．よって「狭くて深いポケットが存在する歯＝歯根に問題がある」との確定には至らない点に留意すべきである．たとえば上顎側切歯の舌面溝に沿って歯周病が進行した場合は，歯根破折やエンド病変の排膿路との鑑別が難しい．いずれにしてもポケットの幅だけに頼ることなく，歯科既往歴の問診やマイクロスコープによる根管内の観察，CBCT画像診断など，他の診査も併せて行い判断するべきである．

347

3　何がEPLの診断を複雑にしているのか

　ここまで繰り返し述べているとおり，EPLの診断は，対処すべきエンドの病因があるか否かと，対処すべきペリオの病因があるか否かを見極めることにほかならない．

　まず，ペリオの病因の存在は，ポケット内の根面を，鋭利な探針（図3）を用いて慎重に触知し，歯石の沈着を診査するほかない．このとき明らかに歯石の沈着があれば，ペリオの病因が存在することになるが，そのポケットの最深部まで，すべての領域が歯周病による付着の喪失であるとは限らない．もし，深いポケットがエンド病変の排膿路も兼ねているなら，歯周基本治療でどの深さまで歯肉縁下のデブライドメント（SRP）を行うのかを厳密にコントロールするのは不可能である．そこで，根管治療を歯肉縁下デブライドメントに優先して行い，根管治療の全期間を通して，ポケットの付着の変化（引き締まるか）を注意深くモニタリングすれば，不必要な根面（歯根膜・セメント質）への侵襲を避けられる．

　次に，エンドの病因で判断に苦慮するのは，エックス線写真でガッタパーチャがなく，既根管治療歯であるとの判断ができず，歯髄壊死（壊疽）根管が疑われる場合である．既根管治療歯の場合は，エックス線写真上の根尖透過像のいかんにかかわらず，根管内の拡大・洗浄により根管内の無菌化を図るため手順は変わらない．

　歯髄壊死の確定診断は病理所見に委ねるしかなく，臨床では歯髄感受性試験に頼るほかない．しかしながら，歯髄感受性試験に関するレビュー論文[8]によれば，EPT（Electric Pulp Test：電気的刺激診），CPT（Cold Pulp Test：冷刺激診），HPT（Heat Pulp Test：温熱刺激診）の精度はそれぞれ81.7％，84.0％，72.3％にとどまる（表2）．これらは，歯髄生活試験のレーザードップラーフローメトリー（LDF）の97.1％や，パルスオキシメトリー（PO）の97.4％に比べ有意に劣る．したがって臨床では，歯髄感受性試験の結果だけにとらわれることなしに判断する必要がある．

▶根面の触知に用いる器具

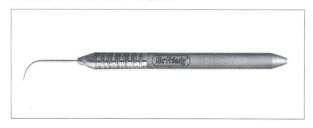

図3　3A探針（Hu-Friedy社）．3A探針は先端が細く鋭利であるため，根面を触知するなど，繊細な手技に適している．

表2　各種歯髄検査の特徴（参考文献8より引用改変）．

	感度	特異度	精度	陽性的中率	陰性的中率
冷刺激診（CPT） 95％信頼区間	86.7 (81.0〜90.9)	84.3 (77.3〜89.5)	84.0 (76.9〜89.3)	80.7 (72.2〜87.1)	87.1 (80.8〜91.5)
電気歯髄診（EPT） 95％信頼区間	72.0 (64.7〜78.3)	92.8 (87.7〜95.9)	81.7 (77.0〜85.6)	88.8 (81.8〜93.4)	80.4 (75.9〜84.2)
温熱刺激診（HPT） 95％信頼区間	77.8 (64.7〜86.9)	66.5 (48.5〜80.7)	72.3 (57.8〜83.3)	61.9 (49.0〜73.3)	78.5 (67.0〜86.8)
レーザードップラーフローメトリー（LDF） 95％信頼区間	97.5 (92.6〜99.2)	95.0 (90.7〜97.4)	97.1 (93.3〜98.8)	93.7 (89.1〜96.5)	99.7 (95.7〜100.0)
パルスオキシメトリー（PO） 95％信頼区間	97.3 (79.6〜99.7)	95.4 (90.9〜97.8)	97.4 (93.4〜99.0)	94.3 (89.5〜97.0)	99.0 (95.4〜99.8)

※歯髄感受性試験（CPT/EPT/HPT）と歯髄生活試験（LDF/PO）の診断精度は有意に差がある．

CHAPTER 6　エンド・ペリオ病変への対応

4　時間の流れを考慮に加えた診断の有用性

エンド病変はペリオ病変に比べ，進行も治癒も非常に速いという特性がある．したがって，時間軸で病態を捉えることは，両者の鑑別に役立つ．たとえば，エンド病変の排膿路になっているだけの「見せかけのポケット」を，ペリオ病変による真のポケットと誤って診断することを避けるために，根管治療と歯肉縁下デブライドメントの間には，意図的に時間差を設けることが有用である．つまり，歯周治療

は口腔衛生指導にとどめておきつつ，根管治療を先に徹底的に行う．

また，歯髄感受性試験の限界もあり，歯髄壊死の診断に疑問の余地が残る場合は，すぐに根管治療を行わず，歯周基本治療を行いながら，症状の変化などがないかを観察していく（待機的診断）．このとき，歯髄壊死を引き起こす原因について考察することも有用であると考えている（**図4**）.

5　歯髄壊死を引き起こす原因について考察する

歯髄壊死は健全歯髄だった歯髄腔に，何らかの侵襲（細菌感染，化学的刺激，外傷など）が加わることで引き起こされた結果であるが，EPL治療の際に問題となるのは壊死ではなく，細菌感染をともなう壊疽である．そこで，筆者らは歯髄腔に細菌が侵入する感染経路の検証が，精度70～80％台にとどまる歯髄感受性試験の限界を補うと考えた．歯髄全体を壊死に至らしめる（total pulp necrosis）のは，どのような経路が考えられるのか，組織学的研究に基づいて考察してみたい．

1）う蝕／クラック／破折

臨床でもっとも一般的に認められるのがう蝕によるものであるが，クラックや破折によって生じた間隙から細菌が侵入することも少なくない．ただし，ここでのクラック／破折は歯冠部（≒歯肉縁上）に生じたものに限定していることに留意していただきたい．なお，歯根部（≒歯肉縁下）のクラック／破折に関しては，CHAPTER 7で述べている．

2）歯周病の進行と歯周治療が歯髄に及ぼす影響

かねてより，ペリオ病変の進行にともなう細菌の歯髄への影響についてはさまざまな見解が存在するが，古くは1920年代にまで遡る．この時期にはすで

に，側枝が歯周組織とのバイパスとなるとされていた[9]．臨床上の関心事は，「歯周病の進行度（重症度）と歯髄のコンディションに相関はあるのか」と「歯周治療によって，セメント質がダメージを受けると歯髄は影響を受けるか」の2点だと考える．

歯周病の進行度と歯髄炎症の関係について，相関性はないとする研究が存在する[10]．しかし逆に，歯周病が進行した場合，歯根面に付着したバイオフィルムから産生される細菌代謝産物が，側枝や象牙細管を通じて歯髄内に至る．その結果，歯髄内には炎症性細胞の浸潤や石灰化，細胞充実性の減少などの変化が生じるという報告もある[11, 12]．その影響は，象牙細管よりも太い側枝を通じてのほうが，より大きなものとなるのは当然であるが，Langelandらは，側枝からの侵襲があっても歯髄全体の炎症には至らないと結論づけている[13]．

では，どのような場合に歯髄全体が壊死に至ると考えられているのだろうか？　その答えは，根尖孔周囲を歯周病によるバイオフィルムが取り囲んだとき[14]の上行性歯髄炎（逆行性歯髄炎）である．2010年Ricucciらは，非常に興味深いヒト組織像を報告している[15]．それによると，複根歯の1根の根尖部を取り囲むまで進行した重度歯周病罹患歯において，その根尖部歯質は外部吸収して大きく開口し，そこから歯髄全体が壊死し始めていることを証明した．さらにその炎症は，歯周病の影響の少ない，もう一

349

▶ Total pulp necrosisに至る経路

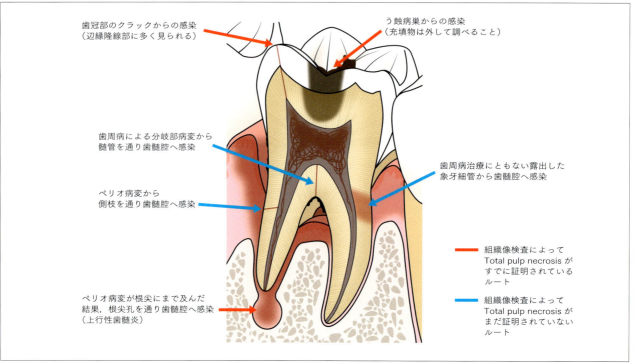

図4 組織像による報告で，total pulp necrosis に至ることがすでに証明されているルート（赤）と，今のところ報告がないルート（青）で，これを知ることで歯髄壊死の可能性を判断することに役立つと思われる（➡）（参考文献17より引用改変）．

方の根管へと波及するが，その根尖部付近には，いまだ生活歯髄が残っている状況を示している．これにより，複根歯において上行性歯髄炎の炎症が，根管内をどのように進むかが明らかにされたと考えている．

さらに2021年 Ricucci ら[16]は，まさに「歯周病の進行度（重症度）と歯髄のコンディションに相関はあるのか」ということをテーマにした研究結果を報告した．う蝕がなく歯周病に罹患した64本の歯を対象に，歯周病の進行度と歯髄への影響（急性・慢性炎症細胞の浸潤／歯髄充血／歯髄内結石／歯髄壊死／細菌感染など）についての組織学的観察を行っており，歯周病の進行度と歯髄の炎症の間に正の相関関係はなかったと報告し，過去の Langeland らの報告[13]を支持している．また，「歯髄が歯周病に対して有意に検出可能な反応を示すのは，セメント質の被覆が失われたとき，あるいは歯肉縁下ポケットが根尖に達したときである」と結論づけた．この研究では，重度歯周炎罹患歯であっても，その多くは健全歯髄だった．しかし，逆に中等度歯周炎であっても，セメント質が欠落し，象牙細管が露出している場合，

歯髄は細菌感染による影響を受けていた．その影響の多くは，臨床上目立たない程度であるが，ときに不可逆性歯髄炎を引き起こすことも明らかになった．また，根尖分枝や側枝からも細菌の侵入が認められるものもあったが，total pulp necrosis には至っていなかった．ただ，根尖孔を病変が含んだとき，まず血流が低下し total pulp necrosis を引き起こしたのちに，根尖孔から細菌が侵入し，根管全体へ波及するのではないかと考えられていることを示した．

これらの研究から得た知見を臨床に活用すると，以下のような結論となる．

① 歯周治療にともないセメント質が欠落すると，不可逆性歯髄炎となる危険性がある．これには歯周病の進行度（重症度）と関連しない．臨床で，う蝕のない歯周病罹患歯が，歯髄に急性炎症症状が出現するのはこのような場合だと思われる．このことから歯周基本治療時には，不的確な器具選択や不用意な器具操作によって，セメント質を削除することは避けねばならないことがわかる．まさに近年，かつてルートプレーニングといわれていたものが，デブライドメントといわれるようになっ

た経緯と合致するが，デブライドメントの詳細は「歯周基本治療」の項（CHAPTER 1）で述べている.

②歯周病が進行し，病変が根尖孔まで及んだ場合，total pulp necrosis に至る可能性がある（上行性歯髄炎）.

③歯周病変が根尖孔に至らず，根尖分枝や側枝にとどまっている場合（Simon の分類で図2のe）は，total pulp necrosis には至らず，すぐ近傍の歯髄に炎症，結石，線維化，浮腫，壊死など組織的変化が生じるのみである.

筆者らは total pulp necrosis に至る経路として考えられるものを，すでに組織像によって報告されたものと，いまだに報告のないものに分類した（図4）. これを考慮して歯髄壊死の診断にあたることは，歯髄感受性試験の限界を補うことに役立つと考えている. また，これらは決して歯髄への影響の有無ではなく，あくまでも total pulp necrosis に至るかを問題にしていることをあらためて示しておきたい.

6 EPL 診断におけるCBCTの有用性

1）根尖病変の検出におけるCBCTの優位性

デンタルエックス線写真では，根尖病変の検出に限界があるとされている. 複数の評価者に同じエックス線写真を評価させ，根尖病変の検出の一致率を調べた複数の研究では，いずれにおいてもおおむね50% 程度の一致率にとどまっていた[18, 19].

一方で Lofthag-Hansen ら[20]は，デンタルエックス線写真と CBCT 画像を 3 名の放射線科医が読影して病変の検出率を比較した結果，CBCT は 1 歯単位で21% 高く，上顎洞粘膜の肥厚については 4 倍高いと報告している. また，Estrela ら[21]はデンタルエックス線写真やパノラマエックス線写真に比べ，CBCT はより小さな病変を検出できるとした.

このように根尖病変の検出の精度と，より小さな病変も検出できるという点で CBCT は有用であるが，もう一つ三次元的な診査が優位である点は，病変と根尖孔の位置関係が把握できることだと考える. 根管内に病因が存在するエンド病変では，根尖孔，根尖分枝，側枝，髄管（分岐部側枝）など，根管の開口部に合わせて，同心円状の透過像となるため，ペリオ病変が根尖孔近くに及んでいるものとの鑑別が可能となる.

2）歯周病骨欠損形態の把握におけるCBCTの優位性

歯周病による骨欠損形態の把握についても，CBCT がデンタルエックス線写真に比べて有効であるとされている. Walter らによる系統的レビュー[22]によると，CBCT は垂直性骨欠損の形態を検出する際に高い精度を提供するとした. これは再生療法の適応か否かを判断するために役立つ.

また，CBCT はその正確性から再生療法後の結果の評価にも有効であり，リエントリー手術を回避できる可能性も示唆されている[23].

3）エンド病変とペリオ病変が別病変かについての診査

このように CBCT が，デンタルエックス線写真やパノラマエックス線写真に比べて根尖病変の検出に優れ，歯周病の骨欠損形態の把握に優れていることから，明らかにそれぞれの病変が認められる場合，これらが別病変か否かの診断が可能となる. また，複数の歯にそれぞれ病変が認められる場合も同様に，別病変か同一病変かの診断の一助となる.

以上のことから，筆者らは EPL が疑われる場合には，初診時に CBCT を撮影することを推奨したい. また，生活歯髄の場合は，歯周基本治療が終了した時点で CBCT による診査が必須であると考えている. これについては治療手順の項で解説を加える.

CHAPTER 6 エンド・ペリオ病変への対応

4 EPLの治療手順

▶ EPL治療を安全に遂行するため治療フローチャート

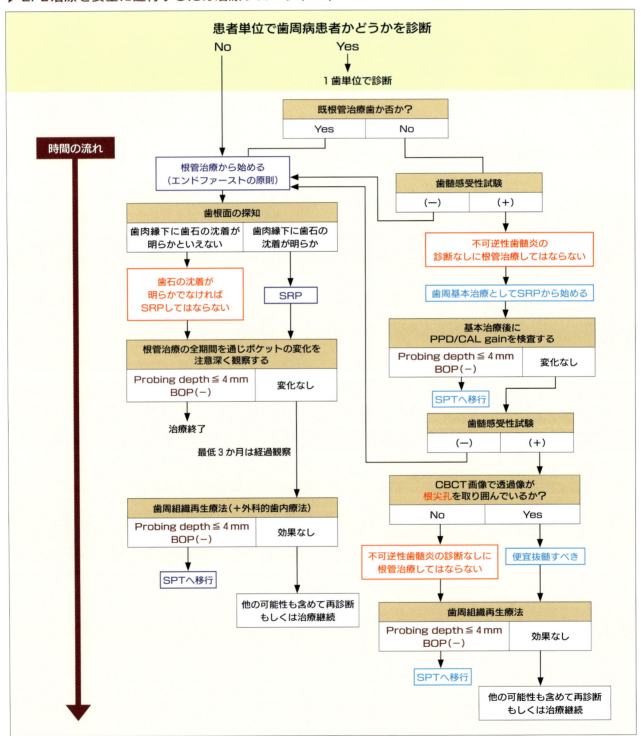

図5 臨床意思決定に役立つEPL治療フローチャート．図の上方から下方に向かって治療の時間の流れも表現している（参考文献17より引用改変）．

筆者らは，臨床判断に迫られた際の助けになるものとして，時間軸に配慮した治療フローチャートを考案した[24]（図5）.

この治療フローチャート作成の要点は以下のとおりである.

既根管治療歯の場合の要点

①『エンドファースト』の原則を遵守する．既根管治療歯は例外なく根管治療を先に行う．このときラバーダム防湿下で，無菌的処置に努めることは当然であるが，できればマイクロスコープ下での処置が望ましい．また，根管治療中には根管にクラックや穿孔がないかどうかも診査する.

②根管治療の期間を通して注意深くポケットを診査することで，術前のポケットが単なる排膿路であったのか，歯周病によるポケットなのかの鑑別が可能となる．これにより「見せかけのポケット」内を掻爬してしまうことを避けることができる．「見せかけのポケット」なら，根管治療を始めてから早期にポケットが改善する（数日〜数週間）.

③ポケットを探針で診査し歯石の沈着が感じられれば，その深さまではSRPができることになるが，根管治療が終わるまでは歯肉縁上のプラークコントロールを徹底することにとどめたほうがよい.

④根管充填後，およそ3か月間は経過を観察するとの考えがあるが，病態生理学に照らして考えると，根管拡大・洗浄／根管貼薬により，根管内バイオフィルムが除去され始めているにもかかわらず，ポケットにまったく改善がみられない場合は，根管充填後の経過観察に意味はない．あくまで根管治療に反応が認められた場合に限り，経過観察期間を設定することは，どこまで根管治療で改善するのかを見定める意味をもつ．この場合は，3か月にこだわるのではなく，歯周病の管理という観点から経過観察期間は適宜調整されるべきである.

⑤精度の高い根管治療を行い，観察期間を確保することで「見せかけのポケット」は排除できる．それ以外の場合は，単に歯周病に罹患した失活歯と考えてよいので，歯周組織再生療法で対応することになる.

生活歯の場合の要点

①既根管治療歯ではない場合は前述したとおり，歯髄感受性試験と，歯髄腔に至る感染ルートを併せて診査して歯髄壊死の可能性を診査する．歯髄壊死と診断できない場合は，生活歯髄として歯周治療を開始する．仮に重度のペリオ病変であっても，このときは「エンドファースト」の原則は適用されない．すなわち，不可逆性歯髄炎の診断がなければ，抜髄処置は行わないことが肝要である．ただし，歯周病の進行にともなうCAL（Clinical Attachment Level）の喪失によって生じた知覚過敏症状が強く，患者が抜髄処置による除痛を望んだ場合は例外である.

②歯周基本治療の際に，根面のセメント質に侵襲を加えないように最大限の注意を払うことが，歯髄を守ることにつながる.

③歯周基本治療が終了し，歯周外科治療を検討する時期には，再度歯髄壊死に対する診査と，CBCTの診査を行うべきである．この段階で歯髄壊死が見つかったときには，「エンドファースト」の原則に則り根管治療を行う．CBCTは，(i)骨欠損形態が歯周組織再生療法の適応症かどうかと(ii)根尖病変の検出が目的である．Jangら[25]は，CBCTはPA法に比べて10%以上高い病変の検出率をもち，大臼歯部と2mm以下の小さな病変の検出に役立つとした．さらに歯髄壊死がCBCTでのみ検出可能なレベルの小さな病変の予測因子であると報告している．このように，歯髄壊死に対する診査とCBCTの診査は，この段階でエンドの病因が存在しないことを確認するために必須である.

④歯周組織再生療法の適応症と判断したとき，CBCT画像で歯周病の骨欠損が根尖孔にまで至っているか否かがもっとも重要な診査となる．根尖孔まで透過像が及んでいる場合は，根尖孔部の血流がすでに遮断され，上行性歯髄炎になっている可能性がある．複根歯の場合，1つの根管が壊死していてもそれ以外の根管の歯髄が生活している可能性がある．その場合にはEPTやCPTなどの歯髄感受性試験に反応するので，歯単位で歯髄壊死が否定されてしまうおそれがあるため，複根歯はとくに注意を要する．また再生療法時には不良肉芽組織の掻爬が必要になるため，根尖孔周囲の血流が維持できる期待はない．そこで根尖孔にペリオ病変が及んでいるのが明らかな場合は，生活歯髄に不可逆性歯髄炎の診断が下らなくても，再生療法の手術前に抜髄処置を行うことになる．逆に根尖孔まで病変が及んでいるとは言い切れない場合は，歯髄は温存されるべきである.

CHAPTER 6　エンド・ペリオ病変への対応

5 EPL治療における再生療法の重要性

1　歯のコンディションと外科的歯内療法の関係

　かねてより根尖性歯周炎に対する歯内治療では，まず根管からアプローチするorthogradeの治療を行い，それが成功しなかった場合には，外科的歯内療法(endodontic surgery)を行うことが標準的治療として提案されている[26]．2006年Kimらが発表した，MTAセメント／マイクロスコープ／超音波装置を用いた近代的外科的歯内療法に関するレビュー論文[27]で，治療の成功率は対象歯のコンディションにより左右されるとして，以下の6つに分類した(図6)．

　クラスA，B，Cは，外科的歯内療法の治療上の重大な問題がなく，その状態が治療結果に悪影響を与えないとしており，クラスD，E，Fは問題があるとされた．その違いはEPLかどうかである．

　Kimらは2008年に，この分類に基づいた227名，263歯の治療結果も報告している[28]．1～5年後の成功率はエンド病変だけのクラスA, B, Cが95.2%に対してEPLのD, E, Fは77.5%であったため，病変のタイプ(A, B, CとD, E, F)が組織と骨の治癒に強く影響することが示唆されたと結論づけている．

　これまで述べたとおり筆者らは，EPLの治療で重要なことは，エンドの病因とペリオの病因のそれぞれに対し，的確で効果的な治療を行うことだと考えているが，この報告は，EPLを根管治療だけで治療することの限界を示していると解釈している．つまり，明らかに治療成功率が低いクラスD, E, Fは，ペリオの病因に対する効果的な治療がなされていないため，問題が残ったままになっている．さらにかつてSimonらの分類で「真のエンド・ペリオ病変」(図2のf)について「歯内療法が成功すると，歯根周囲が治癒することがあるが，ペリオ病変はその重症度により歯周病治療に反応する場合としない場合がある[5]」と記述したのも，これと同じことだといえる．この論文が発表された1972年当時は再生療法がなかったことから，EPLの歯を保存できるかは，切除療法で対応できる程度の骨縁下欠損を有する歯(欠損の深さ3mm以内)が限界で，それ以上の骨縁下欠損を有するもの(欠損の深さ4mm以上)は予後不良となっていたのである．

　そもそも「真のエンド・ペリオ病変」とは，エンド病変とペリオ病変の両方がきわめて重篤であるだけで別の病態をもつ，まったく異なる特別な疾患ではない．そのため，再生療法が治療の選択肢にある現代では，保存を断念する根拠を「真のエンド・ペリオ病変だから」としてはならず，これは明らかな誤りといえる．もし断念するのであれば，「再生療法の適応外だから」という診断に基づかなくてはならない．

▶外科的歯内療法を行う歯のコンディション

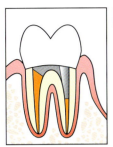
クラスA　変化なし

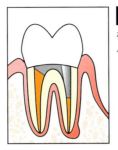
クラスB　根尖部1/4の小さな病変

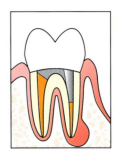
クラスC　根尖部1/2の大きな病変

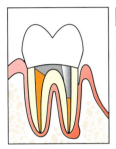
クラスD　根尖部1/4と別病変の深いポケット

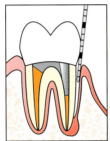
クラスE　根尖部1/4の病変とポケットが交通

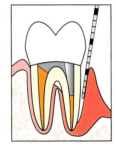
クラスF　頬側の骨が完全に喪失したもの

クラスA	根尖病変がなく，歯の動揺がなく，ポケットの深さも正常であるが，非外科的アプローチを尽くしても症状が改善されない場合．臨床症状のみが手術の理由である．
クラスB	歯根の1/4程度に及ぶ小さな根尖病変が存在し，臨床症状がある場合．この歯は，歯周ポケットの深さは正常で，動揺はない．マイクロエンドサージェリーの理想的な適応症である．
クラスC	歯根の1/2に及ぶ大きな根尖病変が進行しているが，歯周ポケットや動揺はない．
クラスD	根尖病変はクラスBと同様であるが，それに加えて深い歯周ポケットを有している．根尖病変とペリオ病変は別病変である．
クラスE	クラスBと同様の根尖病変とペリオ病変が交通しているが，明らかな破折はない．
クラスF	根尖病変があり，頬側辺縁骨が完全に吸収しているが，動揺のない歯を表す．

図6 外科的歯内療法を行う歯のコンディション（参考文献27より引用改変）．クラスA〜Cはエンド病変だけであるが，D〜Fはペリオの問題も併発している．

2　歯髄のコンディションと再生療法の結果との関係

「エンドファースト」の原則に則り根管治療を終えてエンドの病因に対処しても，ペリオの病因が残っているとポケットは深いままとなる．では，再生療法の結果に，対象歯の歯髄のコンディション（生活歯か失活歯か）が影響するかについて考えてみたい．

Cortelliniらは，生活歯，あるいは根管治療が成功した失活歯がGTR法による骨縁下欠損治療の結果に影響するのかを調べた．1年後のCAL増加率に有意差がなかったことから，失活歯であってもGTR法の結果に悪影響を及ぼすことはないと結論づけた[29]．

この研究では，根管治療が成功していることが失活歯の条件になっている．つまり，エンドの病因への対処が終わっていることを表しており，EPL治療の原則に合致している．

CHAPTER 6　エンド・ペリオ病変への対応

6 根尖部に及ぶペリオ病変に対する再生療法

　歯周組織再生療法は，一般的には学会のガイドライン[30, 31]に基づき，適応症かどうかの臨床判断を下すことになる．しかし，ケースレポートではより挑戦的な治療の結果が報告されている．

　2011年にCortelliniら[32]は，ペリオ病変が根尖にまで及んでおり，従来なら保存不可能と診断されるような状態である50歯をランダム割り付けし，25歯は再生療法，25歯は抜歯をしてインプラントやブリッジで修復し5年経過を比較した．残念ながら再生療法グループのうち2本は術後1年以内に抜歯となったが，残りは不快症状もなく機能したことから，骨欠損が根尖を越えるほど重度に進行した歯周病罹患歯に対する再生療法も，検討する価値があることを示した（**図7**）．

　このように根尖部にまで骨欠損が及んでいる歯に対する再生療法の報告は，EPL治療に関連するため有用な報告である．さらに続報として2020年に10年予後も報告している[33]．術後8年目に再生療法群のうちの1歯がさらに抜歯となったが，インプラント／ブリッジ修復群は問題なく10年が経過したため，10年後生存率はそれぞれ88％と100％であった．

　また，患者に咀嚼機能と審美面への懸念に関するアンケートも行い，合併症のない状態での生存率には有意差がない一方で，患者の費用負担は明らかに再生療法群が低かったと報告している．このことから，「治療が複雑であるため，もっとも複雑なケースに広く普及はできないものの，経済的なメリットと，歯を残したいという患者の希望は，深い骨縁下欠損がある歯に対して歯周組織再生療法を第一選択とする重要な論拠となる」と結論づけた．

　再生療法の利点が，喪失した付着を回復することにより，歯の保存につなげることであるのは間違いない．この研究では，10年経過時に7.3±2.3mmという非常に大きなCAL gainを認めているが，これはエキスパートによって初めて得られる臨床結果ともいえる．実際に再生療法の効果を正確に予測することは困難であり，術者の技量によって結果が左右されるため，われわれは患者の希望と自身の技量を照らし合わせながら，ていねいに方針を決定していくことが望ましいだろう．

▶抜歯（対照群）と再生療法（実験群）の経年的変化

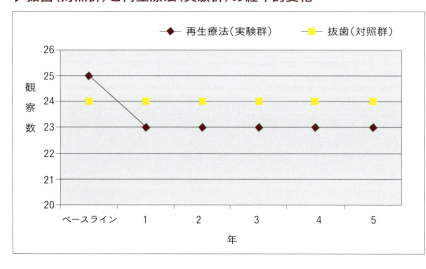

図7　5年間における抜歯（対照群）と再生療法（実験群）観察数の経年的変化．5年生存率は，抜歯（対照群）100％に対して再生療法（実験群）92％だった．抜歯（対照群）に割り当てられたうちの1歯は，欠損修復を希望しなかったため，ベースラインは24歯である（参考文献32より引用改変）．

CHAPTER 6　エンド・ペリオ病変への対応

7 | EPLの臨床例

症例1：根分岐部病変が見せかけのポケットだったケース

（1）症例の概要

初診：2021年1月.

患者：68歳，男性（無職），全身疾患なし.

主訴：現在通院中の歯科で同じ歯の治療を約2年間受けているが改善しない．7か月間歯周治療を受けてきたが，治らないので前回抜歯が必要といわれた．本当に抜かないといけないか診てほしい.

現症：左下の歯が腫れていて硬いものは噛めない.

歯科既往歴：2018年12月にう蝕治療，2019年11月に修復治療（患者の言葉を借りると補強したとのこと）．2020年6月に食事ができないほど痛みが出たので受診したところ，歯周病の急性発作と診断を受け治療を開始した．それ以降の7か月間おおむね週1回の治療を欠かさずに受け，その間抗菌薬（ジスロマック）の投与4回，レーザー照射7回，歯肉縁下スケーリング13回，ナイトガード作製1個の治療を受けたが，急性発作を3回起こしていた.

デンタルエックス線所見・歯周組織検査：初診時の歯周組織検査で頬側中央に9mmのポケットを認め，分岐部病変はLindhe Nymanの分類Ⅱ度だった．デンタルエックス線写真では，遠心髄角の萎縮を認め，近遠心根の根尖周囲と，根分岐部に透過像を認めた（**図8a, b**）．一方，68歳という年齢にもかかわらず，全顎14枚法デンタルエックス線写真（**図8c**）で，隣接部は近遠心ともに骨レベルが高く維持されていることがわかった．また，6点法のポケットプロービングの結果でも，当該歯の頬側中央の1点以外は6mm以上の深いポケットを認めなかった（**図8d**）．このように歯単位だけではなく，患者単位で診断すると，この患者は歯周病患者とはいえない．このことはとても重要で，歯周病によるポ

ケットではない可能性を強く示唆していると考えた.

CBCT所見：初診時の矢状断面像のCBCT画像（**図8e**）では，近遠心根とも根尖を中心に透過像が広がっていた．また，冠状断面像と軸位断面像では分岐部病変Lindhe Nymanの分類Ⅱ度だとわかったが，歯周病によるものとは限らない（**図8f, g**）.

（2）治療経過

根管内に病因が存在するかを知るために，歯髄感受性試験を行った結果，CPT，EPTに対する反応はなく，歯髄壊死が疑われた．当該歯の歯科既往歴では，前医の歯周病と診断される前にう蝕処置後の強い自発痛があったことがわかった．さらに歯髄腔への感染経路をも考え併せた結果（**図4**），深在性う蝕による感染からtotal pulp necrosisに至ったのではないかと推察した．修復物を除去した後，天蓋を除去し，マイクロスコープで観察したところ，歯髄腔からの出血はなく，歯髄が壊死していることが確認できた（**図8h**）.

根管治療を開始してすぐに頬側中央部のポケットは10mmから5mmへと改善した（**図8i, j**）．このように，根管治療だけでポケットが改善するようであれば，歯周病の病因はない，もしくはきわめて小さいと考えることができるため，この段階でSRPは行ってはならない（**図5**の治療フローチャート左側の流れ）.

初診からおよそ1か月半で根管充填を行い（**図8k**），ポケットの改善を観察したが，5mmよりさらなる改善は認めなかった．ポケット内を触知するとわずかな粗造感があったが，根管充填後1か月経過するまでポケット内はデブライドメントにとどめ，SRPは控えた．その後SRPを行い，ポケットは4mmにまで改善し，プロービング時の出血はなくなったため，メインテナンスに移行した（**図8l**）．根

357

症例1　根分岐部病変が見せかけのポケットだったケース

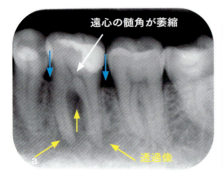
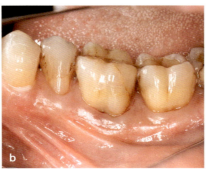

図8a　初診時の6部デンタルエックス線写真．遠心隅角の萎縮を認め（白矢印），近遠心根の根尖周囲と，根分岐部に透過像を認めた（黄矢印）．隣接部は近遠心ともに骨レベルが高く維持されていた（青矢印）．

図8b　同口腔内写真．頬側分岐部のポケットは10mm．

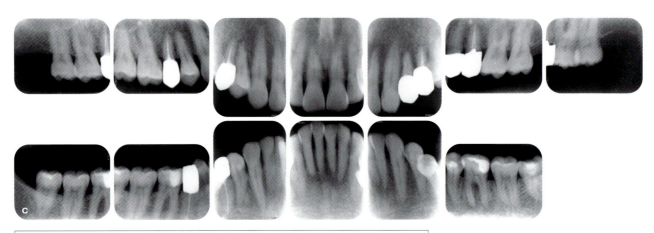

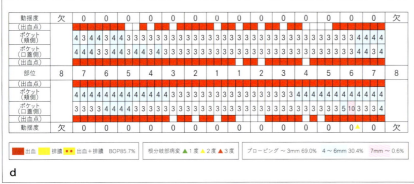

図8c　同全顎14枚法デンタルエックス線写真．隣接部は近遠心ともに骨レベルが高く維持されており，全顎的に歯周病が進行しているとは言い難い．

図8d　同歯周組織検査結果．BOPは高率であるが，隣接部に2歯以上の別部位に付着の喪失を認めない．

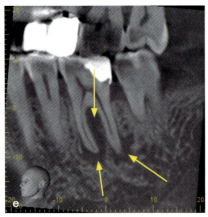
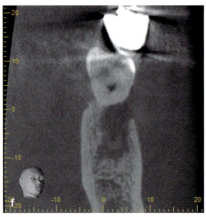
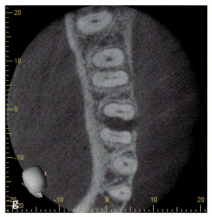

図8e　同CBCT矢状断面像．CBCT上で透過像は分岐部と近心根の根尖周囲が連続していた．病変の検出率はデンタルエックス線写真よりCBCTが高い．根尖孔を中心としたエンド病変特有の透過像を呈していた．

図8f, g　同CBCT冠状断面像（f）と軸位断面像（g）．根分岐部の透過像はⅡ度であるが，透過像だけで病因は確定できない．

CHAPTER 6 エンド・ペリオ病変への対応

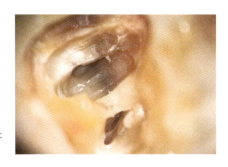

図 8 h 根管治療開始時のマイクロスコープ画像．修復物を撤去して髄腔開拡したところ，歯髄腔には生活歯髄は認められなかった．

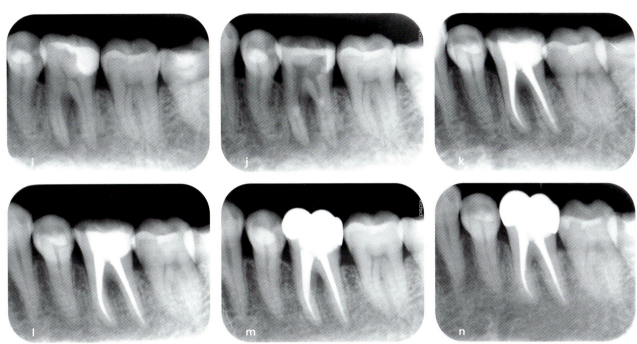

図 8 i〜n 初診時から根管治療後の SPT 時までのデンタルエックス線写真の比較．**i**：初診時．下顎左側第一大臼歯の分岐部透過像（＋）．頬側分岐部のポケット 10 mm ／根分岐部病変 II 度．**j**：根管治療開始後 5 週間．ポケットは 5 mm に改善／根分岐部病変 II 度のままであった．**k**：根管治療開始後 7 週間．根管充填時．ポケット 5 mm ／根分岐部病変 I 度に改善．分岐部と根尖部のエックス線の不透過性がわずかに亢進している．この 1 か月後に残存した 5 mm のポケットに対して SRP を開始した．**l**：根管充填後 4 か月，SPT 後 3 か月．ポケット 4 mm ／根分岐部病変 I 度．**m**：根管充填後 8 か月，SRP 後 7 か月．ポケット 2 mm ／根分岐部病変なし，SRP に移行した．**n**：根管充填後 2 年 2 か月，SRP 後 2 年 1 か月．ポケット 2 mm ／根分岐部病変なし．エックス線写真上で根尖部，分岐部ともに完全に治癒した．このときの歯周組織検査を **o** に示す．

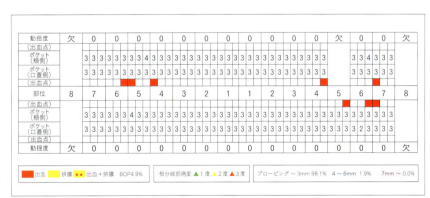

図 8 o SPT 移行後 1 年 6 か月時の歯周組織検査結果．「6 の頬側中央のポケットは，初診時の 10 mm から 2 mm へと改善した．

管充填後 8 か月のデンタルエックス線写真では，根尖透過像の改善が認められた（**図 8 m**）．

「6 の頬側中央は初診時 10 mm から 2 mm へと改善し，BOP も低い状態で安定している（**図 8 n, o**）．

(3) 症例の考察

病因を見誤ると，不必要な治療にともなう侵襲を加えてしまうことにつながる．見せかけのポケットは根管治療に非常によく反応し，治療開始後早期に

359

治癒傾向を認める．根管治療のたびにポケットの状況をていねいに観察することは，鑑別のために有効である．このような深い根分岐部のポケットは，根管内からの感染が，分岐部側枝を通って歯周組織にダメージを与えた結果である．

症例2：根分岐部病変がペリオ病変だったケース

(1) 症例の概要

初診：2018年5月．
患者：49歳，女性（会社員），全身疾患なし．
主訴：歯周病のメインテナンスをしてほしい．
現症：とくに症状はない．
デンタルエックス線所見・歯周組織検査：|6および|7とも遠心側に骨縁下欠損を認めた．また，|7近心頬側根管には破折ファイルを認めた（**図9a, b**）．歯周組織検査では，上顎左側だけでなく下顎の両側大臼歯部に骨縁下欠損を有していた．6点法のポケットプロービングの結果，最大のポケットは6 mmで，4 mm以上ポケット率は15.3%，BOPは27.1%だった．患者単位の診断は，広汎型歯周炎と定義される状態だった（**図9c**）．

(2) 治療経過

|6および|7に根分岐部病変を認めた．|7は既根管治療歯で，|6はEPTとCPTの結果から生活歯と診断した．|7の分岐部病変にエンドの病因が関与していないとは言い切れないため，「エンドファースト」の原則に則り，まず根管治療を開始した．近心頬側根の破折ファイル片除去を含め，マイクロスコープ下で，精密かつ無菌的に根管治療を行った（**図9d, e**）．

根管治療と並行して歯周基本治療を行ったが，|7の分岐部だけは根管治療終了まで歯肉縁下のデブライドメントを見送った．歯肉は根管治療を施したにもかかわらず，よい反応を示さず，ポケットが残存したため，根管充填後に歯周病の治療としてSRPを行った．その後再評価検査を経て，適応症であると判断し，再生療法を行うことになった（**図9f〜l**）．

症例2　根分岐部病変がペリオ病変だったケース

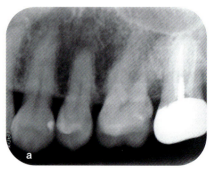
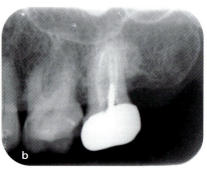

図9a, b　a：初診時のデンタルエックス線写真．|6および|7とも遠心側に骨縁下欠損を認めた．b：|7近心頬側根管には破折ファイルを認めた．

動揺度									
(出血点)									
ポケット(頬側)	3	3	3	3	3	6	6	3	5
ポケット(口蓋側)	3	3	3	3	3	6	4	3	6
(出血点)									
部位		5			6			7	

図9c　同歯周組織検査結果．|6および|7とも遠心から分岐部病変はⅡ度で，|6のほうがより深かった．

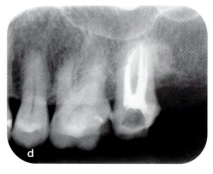
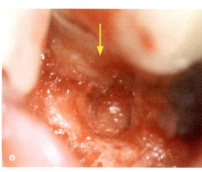

図9d　根管充填時のデンタルエックス線写真．破折ファイル片を除去してケイ酸カルシウム系シーラーとガッタパーチャポイントで根管充填した．

図9e　2018年11月．初診から8か月かけて根管治療と歯周基本治療を行ったが，ポケットが残存したため，リグロス®と自家骨を用いて再生療法を行った際のマイクロスコープによる画像．歯石の沈着（矢印部）が確認されたことで，ペリオ病変であったことがわかる．

CHAPTER 6　エンド・ペリオ病変への対応

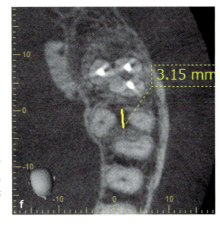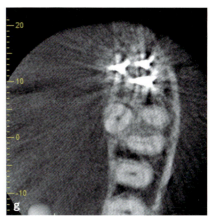

図9 f, g　6 分岐部再生療法前後のCBCT像の比較(6 の分岐部軸位断面像)．f：術前．g：術後4年半．4年半経過した時点で，6 遠心の分岐部病変が完全閉鎖していることがわかる．

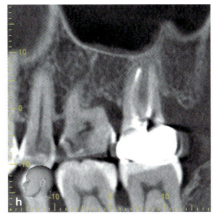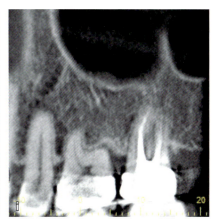

図9 h, i　7 遠心再生療法前後のCBCT像の比較(矢状断面像)．h：術前．i：術後4年半．4年半経過した時点で，6 遠心の分岐部病変と7 遠心の骨の改善が認められる．

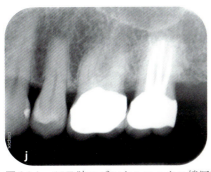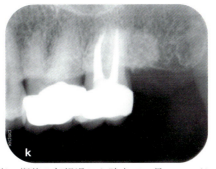

動揺度									
(出血点)									
ポケット(頬側)	3	3	3	3	3	3	3	3	3
ポケット(口蓋側)	3	3	3	3	3	3	3	3	4
(出血点)									
部位		5			6			7	

図9 j, k　SPT時のデンタルエックス線写真．術後5年経過した時点で，骨レベルが安定していることがわかる．

図9 l　同歯周組織検査結果．術後5年経過時．出血なく安定している．

（3）症例の考察

症例1と2は同じ根分岐部病変であったが，症例1は「見せかけのポケット」で，症例2は歯周病変であった．これらを鑑別診断する際の助けとなったのは，まず術前の患者単位の歯周病診断，次に歯周基本治療中の根管治療にともなうポケットの状況の変化，さらに再生療法時の根面に歯石の沈着が認められるか，などであった．エンドの病因がどの程度影響を与えているのかに関して，ペリオのポケット値のような定量化できる診査がないので，既根管治療歯の場合は，もし根尖透過像が認められないような場合でも，「エンドファースト」の原則は守るべきだと考えている．根管治療時にマイクロスコープ下で破折線がないかを診査できる点もその利点と考えている．

361

症例3：CBCTによる診査で透過像が根尖孔まで及んでいないケース

(1)症例の概要

再初診：2015年10月．

患者：72歳，男性(無職)，現病歴；高血圧症，既往歴；肺炎．

主訴：1週間ほど前から右上が噛むときに浮いた感じがする．

現症：6|の口蓋側ポケットから排膿を認めた．

歯科既往歴：かつて当院にて再生療法を行いSPTをしていた患者で，肺炎による入院や悪性新生物の治療などにより通院が途絶えていたが，およそ2年ぶりに来院された．

デンタルエックス線所見・歯周組織検査：6|口蓋側中央部に付着の喪失を認めたが，エックス線写真では近遠心的には骨が維持されているように見える(図10a)．6|口蓋側中央部に8 mmのポケットを認めた．見せかけのポケットである可能性を考え，EPT/CPTを行ったが生活歯であることを示していた．さらに歯髄腔への感染ルートについても診査したが，見当たらなかった(図10b)．そのため，通法どおりの歯周治療を行い，再評価検査後再生療法の適応と判断し，再生療法を計画した．

CBCT所見：再生療法に際し，便宜抜髄するかどうかを治療フローチャートに則り検討したところ，ペリオ病変が根尖孔に及んでいるとは言い切れないと判断したので，再生療法に先立って便宜抜髄は行わないことにした(図10c)．

(2)治療経過

再生療法時に6 5|に骨縁下欠損を認めた．6|は根尖まで及ぶ大きな欠損だったので，根尖孔付近を傷つけないように，マイクロスコープ下で細心の

症例3 CBCTによる診査で透過像が根尖孔まで及んでいないケース

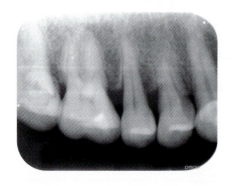

図10a 初診時のデンタルエックス線写真．6|口蓋側中央部に付着の喪失を認めたが，エックス線写真では近遠心的には骨が維持されているように見える．

動揺度												
(出血点)		■										
ポケット(頬側)	4	5	3	3	3	3	3	3	3	3	3	3
ポケット(口蓋側)	3	3	4	5	8	5	4	5	4	3	3	3
(出血点)			■	■	●●●	■		■			■	■
部位		7			6			5			4	

図10b 同歯周組織検査結果．6|口蓋側中央部に8 mmのポケットを認め，排膿していた．

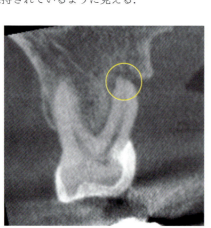

図10c 6|口蓋根根尖部のCBCT冠状断面像による評価．ペリオ病変は根尖孔に及んでいるとは言い切れない．

CHAPTER 6　エンド・ペリオ病変への対応

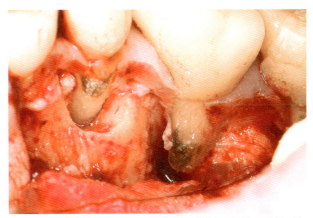

図10d　再生療法時における骨欠損の状況．6 5|に骨縁下欠損を認めた．6|は根尖まで及ぶ大きな欠損だったので，根尖孔付近を傷つけないように，マイクロスコープ下で細心の注意を払いつつ掻爬した．

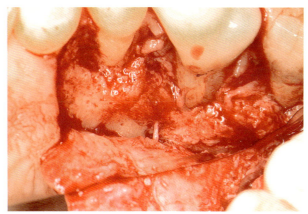

図10e　再生療法11か月後のリエントリー時の状況．骨様組織が再生し，CALの改善を認めた．6|口蓋側にサイナストラクトを認めないことが直視野下で確認できた．

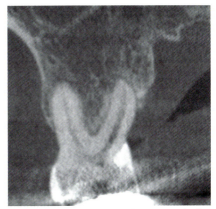

図10f　術後1年4か月後のCBCT（6|冠状断面像）．根尖孔にbone fillを確認できた．歯髄感受性試験にも正常な反応を見せ，咬合痛など不快症状もない．

図10g　術後5年半経過時の歯周組織検査結果．ポケットの再発やBOPもなく良好に経過している．

動揺度												
（出血点）												■
ポケット（頬側）	3	3	3	3	3	3	4	3	4	3	3	4
ポケット（口蓋側）	3	3	4	3	3	4	3	3	3	3	3	3
（出血点）												
部位		7			6			5			4	

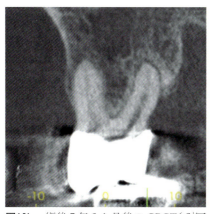

図10h　術後7年6か月後のCBCT（6|冠状断面像）．根尖部の透過像もなく，経過は良好である．

注意を払いつつ掻爬した（**図10d**）．再生療法後11か月では骨様組織に支持され，CALの改善を認めた．6|口蓋側にサイナストラクトを認めないことが直視野下で確認できた（**図10e**）．術後1年4か月後のCBCT（6|冠状断面像）では，根尖孔にbone fillを確認できた．歯髄感受性試験にも正常な反応を見せ，咬合痛など不快症状もない（**図10f**）．術後5年半経過時では，ポケットの再発やBOPもなく，良好に経過している（**図10g**）．

（3）症例の考察

　口蓋側中央に一点の深いポケットを呈していたので，根尖病変からの排膿路や歯根破折など，歯周病以外の可能性も考えながら診査した．ただ，根管に細菌感染のルートが確認できず，歯髄感受性試験の結果も生活歯髄であることを示していたので，歯周病によるポケットの増悪として，歯周基本治療を行った．再生療法に先立ち，CBCTによる診査を行ったところ，ペリオ病変は根尖孔に近接していたものの，根尖孔を取り囲んでいるとは言い切れない状態だったので，便宜抜髄をせずに再生療法を行った．この際，根尖孔付近の不良肉芽掻爬は，マイクロスコープ下で，マイクロサージェリー用のスカルペルを用いて細心の注意を払って行った．それでも手術にともなう侵襲により根尖孔の血流が遮断され，歯髄壊死する可能性は否定できない．そこで，再生療法後11か月が経過したころ，骨瘻孔がないことを確認する目的でリエントリー手術を行った．

症例4：CBCTによる診査で透過像が根尖孔まで及んでいるケース

（1）症例概要

初診：2016年5月．

患者：50歳，男性（会社員），全身疾患なし．

主訴：この1か月程度，左下が腫れていて痛む．

歯科既往歴：前医にて約10年前に左下水平埋伏智歯を抜歯した．7̲は5年前にポケットがあると指摘され歯周治療を受けていたが，腫れたり引いたりを繰り返していた．今回症状が出現してから受診すると，6̲ 7̲を同時に抜かないといけないといわれた．ちなみに6̲の治療も5年くらい前と記憶している．

CBCT所見・歯周組織検査：CBCT矢状断面像では6̲および7̲とも大きな透過像を認めた．ただ，7̲近心根部には骨が存在し，6̲と7̲は別病変であると考えた（**図11a, b**）．歯周ポケットは広汎に広がっていた（**図11c**）．6̲はエンド病変であると判断し，7̲は歯髄感受性試験の結果，生活歯であると考え，ペリオ病変と判断した．また，CBCT矢状断面像で遠心根の根管は湾曲し，ペリオ病変が根尖孔を取り囲んでいることが明らかだった（**図11d**）．

症例4　CBCTによる診査で透過像が根尖孔まで及んでいるケース

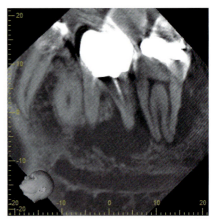

図11a　初診時のCBCT矢状断面像．6̲および7̲とも大きな透過像を認めた．

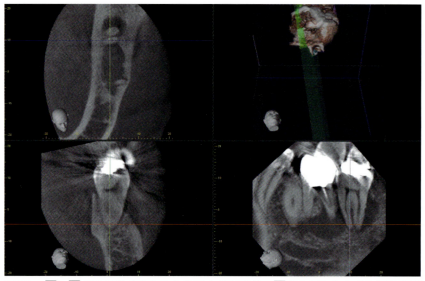

図11b　6̲と7̲が別病変であることを示すCBCT像．7̲近心根に合わせた冠状断面と軸位断面像で，病変が及んでいない部分が確認できる．

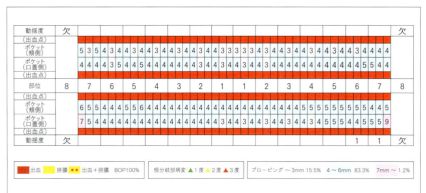

図11c　同歯周組織検査結果．歯周ポケットは広汎に広がっていた．6̲はエンド病変であると判断した．また7̲は歯髄感受性試験の結果生活歯で，ペリオ病変であると判断した．

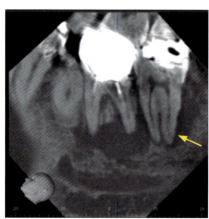

図11d　7̲遠心根の根尖孔がペリオ病変に含まれていることを示すCBCT矢状断面像．遠心根の根管は湾曲し，ペリオ病変が根尖孔を取り囲んでいることが明らかだった（矢印）．

CHAPTER 6　エンド・ペリオ病変への対応

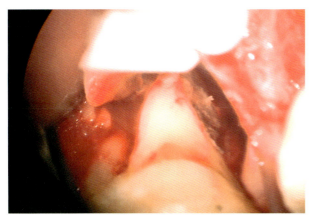

図11e　再生療法時の7遠心根．歯石が沈着していることからペリオ病変であることが明らかである．

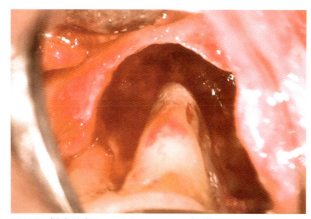

図11f　根尖孔部のマイクロスコープ画像．マイクロスコープ下で慎重に根面のデブライドメントを行った．根尖を越えて病変が広がっていた．

図11g,h　初診時と再生療法後1年2か月のCBCT冠状断面像の比較．CEJから根尖までの距離を基準となるように計測した．そのうえで辺縁骨頂部と根尖の距離を計測して比較したところ，およそ3.3mmのbone fillが得られたことがわかった．

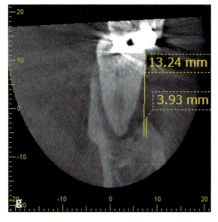

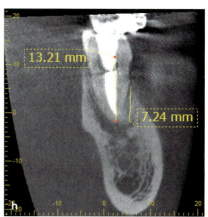

部位	4			5			6			7		
（出血点）												
ポケット（舌側）	3	3	3	3	3	3	3	3	3	3	3	4
ポケット（頰側）	3	3	3	3	3	3	3	3	3	3	3	5
（出血点）												
動揺度												

図11i　術後4年経過時の歯周組織検査結果．7遠心は5mmのポケットが残存しているが，BOPは認めない．今後注意深く観察し，BOPの増加やポケットの進行などを認める場合は，再手術も含め検討することになる．

(2)治療経過

7は再生療法に先立ち，便宜抜髄を行った．再生療法時の7遠心根は，歯石が沈着していることからペリオ病変であることが明らかであり（図11e），マイクロスコープ下で慎重に根面のデブライドメントを行った．根尖を越えて病変が広がっていた（図11f）．CBCT冠状断面像により，CEJから根尖までの距離を基準となるように計測した．そのうえで辺縁骨頂部と根尖の距離を計測して比較したところ，およそ3.3mmのbone fillが得られたことがわかった（図11g, h）．術後4年経過時では7遠心根は5mmのポケットが残存しているが，BOPは認めない．今後注意深く観察し，BOPの増加やポケットの進行などを認める場合は，再手術も含め検討することになる（図11i）．

(3)症例の考察

この症例は，ペリオ病変が根尖孔に及んでいることがCBCT画像で明らかだった．そのため再生療法に際して不良肉芽を掻爬したとき，根尖孔部を含めて掻爬することになるため，手術に先立ち便宜抜髄を行った．

CHAPTER 6 エンド・ペリオ病変への対応

8 EPLとの鑑別が困難な他の疾患：セメント質剥離について

表1で示したとおり，2018年AAP/EFPコンセンサスレポートでは，歯根破折，穿孔，歯根吸収も広義のEPLとしてEPLに含まれているが，そのほかに深いポケットを呈しており，一見するところ狭義のEPLが疑われる状態であっても，他に病因が存在する場合がある．その一例がセメント質剥離である．

2021年Leeらは，セメント質剥離に関する既出の37本の文献を基にしたレビュー論文を発表した[34]．そのなかで①疫学と素因，②臨床的，エックス線学的，組織学的特徴，③臨床のマネージメントと治療成績について述べている．現時点では，セメント質剥離についての報告や研究はまだ少なく，解明されていない点も多いが，このレビューでは病型分類や治療フローチャートも示されている．

治療は，剥離片を非外科的・外科的に除去することによって病因を取り除くことが原則である．その際に，Linらは多施設研究の結果として，剥離が歯冠側1/3，あるいは根中央部1/3にあった場合の治癒率がそれぞれ67%と60%であったのに対して，根尖側1/3，では11%にとどまったとの報告[35]のとおり，剥離がどの位置で生じているかが予後に影響するため，病型分類ではこれに従いクラス分類をしている．また，歯根を咬合面方向から見て，1〜4面の何面に及ぶかにより，ステージ分類している．

しかしながら，現状では病因や素因について十分な研究がされているとは言い難く，今後の研究が待たれるところである（**図12**）．

症例5：セメント質剥離のケース

（1）症例の概要
患者：78歳，男性．
主訴：前歯がぐらぐらして違和感がある．

現病歴：3〜4か月前から違和感と咬合痛を認めたが，我慢していたとのことである．来院時も症状に変化はない．初診時のデータを示す（**図13a〜c**）．

（2）診査・診断・治療手順
ポケットは幅が狭い状態であった．根面の触知で，歯石の沈着は明らかではなかった．デンタルエックス線写真では，破折線もセメント質の剥離片も認められなかったが，根尖孔部よりも遠心側の側面に透過像を認めた．Vertucciは，下顎中切歯での側枝の出現率を20%としており，さらに出現部位として根尖部に85%の確率で現れると述べている[36]．このことから，本ケースでは当初，根尖分枝由来のエンド病変を疑った．

そこでまず根管治療を行い，歯石沈着が明らかでなかったため，SRPは行わずに経過を観察することとした．診査の結果を示す（**図13d**）．

（3）治療経過
根管内に明確な破折線は認められなかった．根管治療後，3か月間経過観察し，再度ポケット診査を行った．根管充填後のデンタルエックス線写真と歯周組織検査を示す（**図13e, f**）．

ポケットの改善は認められなかった．この時点では原因が不明であったため，精査のためにCBCT撮影を行うと，頬側中央部で歯根の1/2あたりにセメント質剥離を疑わせる不透過像を確認した（**図13g〜i**）．

患者は剥離片の除去を希望したため，オープンフラップデブライドメントを行った（**図13j〜m**）．術前に行った根面の探知では認識できなかったが，術中に根面にわずかな歯石沈着を認めたため，その部位だけを選択的に掻爬するようにして，過度な掻爬にならないように配慮した．

▶セメント質剥離に関する新しいクラス分類とステージ分類

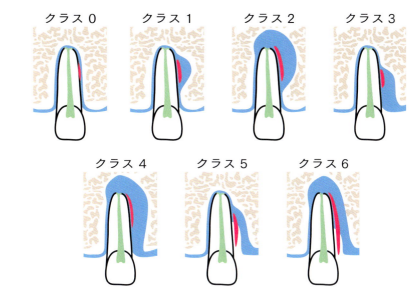

クラス	歯根膜腔の拡大	剥離片が視認できる	剥離片をプローブで触知できる	剥離片の歯冠側に健全な骨がある	デンタル/CBCTで透過像を認める	デンタル/CBCTで透過像が根尖に及んでいる	デンタル/CBCTで剥離片が根尖に及んでいる
0	あり/なし	できない	できない	あり	なし	なし	なし
1	あり	できない	できない	あり	あり	なし	なし
2	あり	できない	できない	あり	あり	あり	あり
3	あり	できない	できない	なし	あり	なし	なし
4	あり	できない	できない	なし	あり	あり	あり
5	あり	できる	できる	なし	あり	なし	なし
6	あり	できる	できる	なし	あり	あり	あり

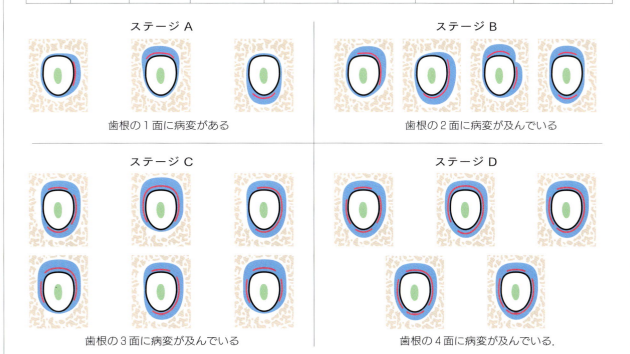

図12 セメント質剥離に関する新しいクラス分類とステージ分類（赤：セメント質剥離片，青：透過性領域，緑：根管系）（参考文献34より引用改変）．

症例5　セメント質剥離のケース(Leeの分類：クラス4 ステージA)（症例：安部貴之）

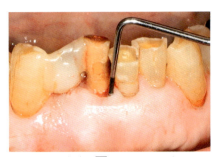

図13a　初診時．|1 に8mmのポケットを認める．前歯部切縁に著しい咬耗が観察される．

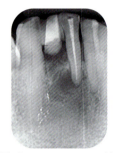

図13b　同デンタルエックス線写真．根尖部および遠心の根側面に透過像が認められる．

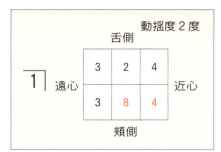

図13c　同歯周組織検査結果と動揺度．赤字はBOP(＋)．

歯石沈着	不明
ポケット	狭い
破折線	なし
セメント質剥離片	なし
既根管治療歯	

図13d　初診時診査の結果．

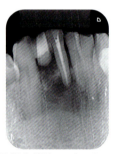

図13e　根管充填後のデンタルエックス線写真．根尖部透過像に改善は認められない．

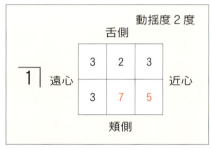

図13f　根管充填後3か月の歯周組織検査結果と動揺度．赤字はBOP(＋)．

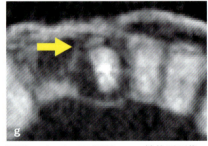
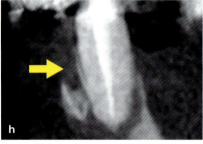
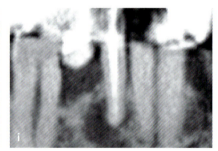

図13g〜i　CBCT所見．g：軸位断面像．h：冠状断面像．i：矢状断面像．頬側中央部で，歯根の1/2あたりにセメント質剥離を疑わせる不透過像を確認した(矢印)．

　摘出した剥離片の病理組織切片を示す(図13n〜r)．剥離片には一部象牙質が認められることから，セメント−象牙境あたりで剥離したことがわかる．剥離片の内側(セメント−象牙境側)には複数の亀裂が認められた．亀裂部に線維性組織が介在していたことから，摘出後の保管状態の影響や，標本作製時の不備によるものではなく，剥離前に亀裂が生じていたと考えられる．この所見と前歯部切縁の著しい咬耗所見から，パラファンクションによる過大な(あるいは，過度な)咬合力が影響し，複数の亀裂が発生した可能性が考えられ，それが剥離の原因となったと思われる．

　外科処置後6か月経過後の口腔内写真と，デンタルエックス線写真および歯周組織検査を示す(図13s〜u)．外科処置後5年10か月が経過し，問題ない状態が維持されている．

CHAPTER 6　エンド・ペリオ病変への対応

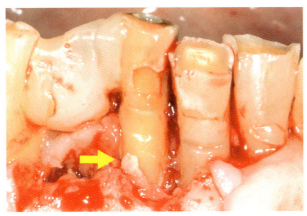

図13j　フラップ剥離翻転後（矢印が剥離片）．

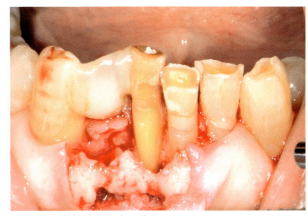

図13k　剥離片除去と歯石除去．

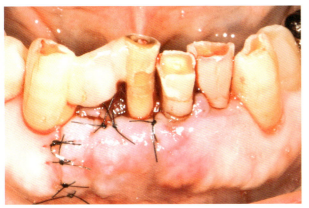

図13l　縫合後．

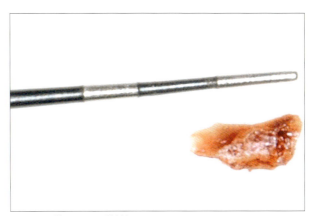

図13m　摘出した剥離片．

（4）症例の考察

　この症例は，セメント質剥離が深いポケットを形成した病因であったが，剥離片が頬側に位置していたため，デンタルエックス線写真では確認できなかった．剥離片が近遠心側に存在する場合は，デンタルエックス線写真だけで確認できる可能性が高まるが，頬側もしくは舌側にだけ幅の狭いポケットを認める場合は，CBCT画像による診査が必須であることがわかった．ただし，剥離片が確認できた場合でも，既根管治療歯の場合は剥離片を除去する前に，根管治療を行う「エンドファースト」の原則を遵守することを忘れてはならない．一方，生活歯でセメント質剥離片が確認できた場合は，根管治療は行わず，剥離片の除去だけを試みるべきである．

　また，CBCTを撮影することにより，剥離片のサイズや数が把握できる．ポケット幅よりも剥離片のサイズが小さく，根面から分離している状態であれば，ポケットから非外科的に除去が可能かもしれない．しかし，明らかに剥離片のサイズがポケット幅よりも大きい場合や数が多い場合，またはポケット直下ではない部位に剥離片が存在する場合などは，外科処置により除去すべきである．

　Linらは，セメント質剥離の治療を行った多施設試験の報告[35]で，「ほとんどのケースで非外科的，および外科的歯周治療や歯内治療によって機能を維持することができる」と結論づけている．この症例においても良好に経過している．ただ，セメント質剥離の原因として過大な咬合力の存在が疑われているが，この症例では患者の希望により簡単な咬合調整にとどめている．今後も注意深く咬合の診査が必要だと考えている．

　なお，歯根破折への対応についてはCHAPTER 7で詳述しているのでそちらを参照していただきたい．

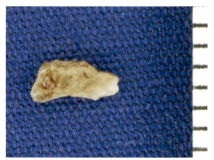

図13n 剥離片外側面の写真(1目盛:1mm).

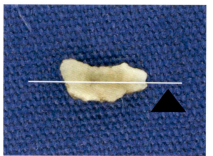

図13o 内側面の写真.

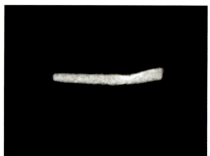

図13p oの矢頭部(▲)のマイクロCTスライス画像.

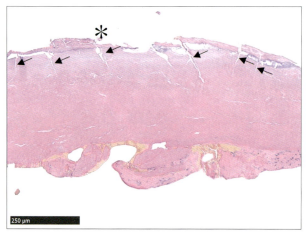

図13q p相当部の病理組織像(H-E, bar:250μm). 内側から外側に向かう微小な亀裂(矢印)が認められる.

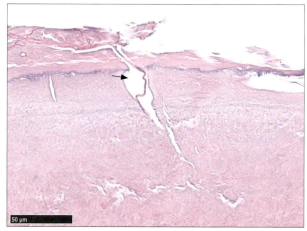

図13r qの＊部の拡大像(bar:50μm). 亀裂部には陳旧性であることを示す菲薄な線維性組織の介在(矢印)が認められる.

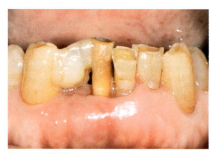

図13s 術後6か月経過時の口腔内写真. 周辺歯肉は外科処置により退縮が認められる.

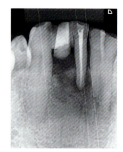

図13t 同デンタルエックス線写真. 根尖部および遠心根側面部に認められた透過像には回復傾向が認められる.

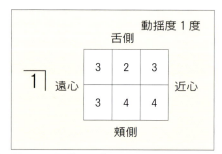

図13u 外科処置後6か月経過時の歯周組織検査結果と動揺度. 改善が認められる.

CHAPTER 6　エンド・ペリオ病変への対応

9 | おわりに

　本稿では，現在の EPL の治療について述べてきた．AAP/EFP による EPL の定義が，『歯髄組織と歯周組織の間の病的なコミュニケーション』とされるものの，臨床でわれわれは，抜歯をしなければ組織像を得ることができないため，本当の意味で両者に交通があるかを特定することはできない．

　そこで，エンドの病因とペリオの病因の有無を判断し，それぞれの病因の存在が明らかな場合は，「エンドファースト」の原則で治療を進めていくが，その正当性を示した．エンド病変は，ペリオ病変に比べ，進行も治癒も早いという特徴を生かせば，鑑別診断に役立てることができる．また，誤った判断に基づいて不可逆的侵襲を組織に加えることを避けることと，時間軸による診断の有効性を示した，実際的な治療フローチャートを提示した．

　かつての Simon の時代に，「真のエンド・ペリオ病変」は予後不良であるとされ，また Kim らの報告で，歯周病罹患歯は，外科的歯内療法の治療成功率が低いとされていたが，その後 Cortellini らが重度に進行した歯周病罹患歯に対する再生療法の有効性を示したことにより，EPL 罹患歯の保存が可能か否かに再生療法の成否が大きく影響するのは明らかである．

　エンド病変とペリオ病変に交通がない場合，その治療は，かつて根尖病変を有していた失活歯の重度歯周病罹患歯に対する再生療法と行ったということになるが，仮に交通していた場合でも治療の手順と方法は変わらない．歯の保存を試みるという臨床判断と，実際に保存できるかといった臨床結果に影響する違いは，交通しているかよりも，エンド，ペリオ双方に罹患していた「時間の長さ」ではないかと考えている．

　とくに，治療前の診断で歯の保存が難しいと考える状況は，歯質に問題がある場合である．現代の治療によって歯を支持する骨は再生可能であるが，歯質自体は再生不能であるため，歯質量が不足している場合や，垂直性の完全歯根破折している場合，歯根に広範囲にわたる外部吸収がある場合などは，いずれも抜歯を検討するべきであると考えている．とくに長期間炎症に晒された歯根は，根尖部が大きく吸収している場合も少なくない．このように根尖が吸収を始めているということは，すでに歯根膜には大きなダメージがあることが予想でき，仮に歯周組織再生療法を行っても，再生のために必要な歯根膜由来の幹細胞による働きは，期待できないだろうと考えられる．

　残存歯質量に問題がなく，根尖部に大きな吸収がない失活歯は根管治療を開始し，それと並行して歯周基本治療を行う．当該歯だけでなく，全顎的に歯周病のステージ，グレードに応じた必要十分な基本治療を行いながら，つねに歯肉の治癒の様子を観察していく．患者ごとに「治る力」はさまざまであるため，この基本治療中の経過によって，治療の方針は修正されるべきである．基本治療に良好な反応を示さない場合には，再生療法を回避することも必要な判断といえる．

　これまでもそうであったように，今後も科学が進歩していくことは間違いない．われわれは進歩に沿った研鑽を続けることで，保存できる歯を増やす努力を怠らないことが求められるだろう．

371

参考文献

1. Papapanou PN, Sanz M, Buduneli N, et al. Periodontitis：Consensus report of workgroup 2 of the 2017 World Workshop on the Classification of Periodontal and Peri-Implant Diseases and Conditions. J Periodontol. 2018；(89)Suppl 1：S173-S82.

2. Herrera D, Retamal-Valdes B, Alonso B, Feres M. Acute periodontal lesions (periodontal abscesses and necrotizing periodontal diseases) and endo-periodontal lesions. J Periodontol. 2018 Jun；89 Suppl 1：S85-S102.

3. Rotstein I, Simon JH. The endo-perio lesion：A critical appraisal of the disease condition. Endodontic Topics. 2006. 13；(1)34-56.

4. Al-Fouzan KS. A new classification of endodontic-periodontal lesions. Int J Dent. 2014；2014：919173.

5. Simon JH, Glick DH, Frank AL. The relationship of endodontic-periodontic lesions. J Periodontol. 1972 Apr；43(4)：202-8.

6. Armitage GC. Development of a classification system for periodontal diseases and conditions. Ann Periodontol. 1999 Dec；4(1)：1-6.

7. Tonetti MS, Greenwell H, Kornman KS. Staging and grading of periodontitis：Framework and proposal of a new classification and case definition [published correction appears in J Periodontol. 2018 Dec；89(12)：1475]. J Periodontol. 2018 Jun；89 Suppl 1：S159-S72.

8. Mainkar A, Kim SG. Diagnostic accuracy of 5 dental pulp tests：a systematic review and meta-analysis. J Endod. 2018 May；44(5)：694-702.

9. Cahn LR. The pathology of pulps found in pyorrheatic teeth. Dent Items Interest 1927；49：598-617.

10. MAZUR B, MASSLER M. INFLUENCE OF PERIODONTAL DISEASE OF THE DENTAL PULP. Oral Surg Oral Med Oral Pathol. 1964 May；17：592-603.

11. Kipioti A, Nakou M, Legakis N, Mitsis F. Microbiological findings of infected root canals and adjacent periodontal pockets in teeth with advanced periodontitis. Oral Surg Oral Med Oral Pathol. 1984 Aug；58(2)：213-20.

12. Bender IB, Seltzer S. The effect of periodontal disease on the pulp. Oral Surg Oral Med Oral Pathol. 1972 Mar；33(3)：458-74.

13. Langeland K, Rodrigues H, Dowden W. Periodontal disease, bacteria, and pulpal histopathology. Oral Surg Oral Med Oral Pathol. 1974 Feb；37(2)：257-70.

14. RUBACH WC, MITCHELL DF. PERIODONTAL DISEASE, ACCESSORY CANALS AND PULP PATHOSIS. J Periodontol. 1965 Jan-Feb；36：34-8.

15. Ricucci D, Siqueira JF Jr. Fate of the tissue in lateral canals and apical ramifications in response to pathologic conditions and treatment procedures. J Endod. 2010 Jan；36(1)：1-15.

16. Ricucci D, Siqueira JF Jr, Rôças IN. Pulp Response to Periodontal Disease：Novel Observations Help Clarify the Processes of Tissue Breakdown and Infection. J Endod. 2021 May；47(5)：740-54.

17. 石川亮，福西一浩．ファンダメンタル エンドドンティクス～ 5-D Japanが提唱する歯内療法学の真髄～ 3 歯内疾患の診査と診断(2)．歯界展望．2021；137(1)：128-41.

18. Goldman M, Pearson AH, Darzenta N. Endodontic success：who's reading the radiograph? Oral Surg Oral Med Oral Pathol. 1972 Mar；33(3)：432-7.

19. Tewary S, Luzzo J, Hartwell G. Endodontic radiography：who is reading the digital radiograph? J Endod. 2011 Jul；37(7)：919-21.

20. Lofthag-Hansen S, Huumonen S, Gröndahl K, Gröndahl HG. Limited cone-beam CT and intraoral radiography for the diagnosis of periapical pathology. Oral Surg Oral Med Oral Pathol Oral Radiol Endod. 2007 Jan；103(1)：114-9.

21. Estrela C, Bueno MR, Leles CR, Azevedo B, Azevedo JR. Accuracy of cone beam computed tomography and panoramic and periapical radiography for detection of apical periodontitis. J Endod. 2008 Mar；34(3)：273-9.

22. Walter C, Schmidt JC, Dula K, Sculean A. Cone beam computed tomography(CBCT)for diagnosis and treatment planning in periodontology：A systematic review. Quintessence Int. 2016 Jan；47(1)：25-37.

23. Grimard BA, Hoidal MJ, Mills MP, Mellonig JT, Nummikoski PV, Mealey BL. Comparison of clinical, periapical radiograph, and cone-beam volume tomography measurement techniques for assessing bone level changes following regenerative periodontal therapy. J Periodontol. 2009 Jan；80(1)：48-55.

24. 石川亮．エビデンスと時間軸を踏まえた新時代のエンド・ペリオ病変の臨床基準．the Quintessence．2017；36(6)：66-79.

25. Jang YE, Kim BS, Kim Y. Clinical Factors Associated with Apical Periodontitis Visible on Cone-beam Computed Tomography but Missed with Periapical Radiographs：A Retrospective Clinical Study. J Endod. 2020 Jun；46(6)：832-38.

26. Duncan HF, Kirkevang LL, Peters OA, et al. Treatment of pulpal and apical disease：The European Society of Endodontology (ESE) S3-level clinical practice guideline. Int Endod J. 2023；56 Suppl 3：238-95.

27. Kim S, Kratchman S Modern endodontic surgery concepts and practice：a review. J Endod. 2006 Jul；32(7)：601-23.

28. Kim E, Song JS, Jung IY, Lee SJ, Kim S. Prospective clinical study evaluating endodontic microsurgery outcomes for cases with lesions of endodontic origin compared with cases with lesions of combined periodontal-endodontic origin. J Endod. 2008 May；34(5)：546-51.

29. Cortellini P, Tonetti MS. Evaluation of the effect of tooth vitality on regenerative outcomes in infrabony defects. J Clin Periodontol. 2001 Jul；28(7)：672-9.

30. Sanz M, Herrera D, Kebschull M, et al. Treatment of stage I-III periodontitis-The EFP S3 level clinical practice guideline [published correction appears in J Clin Periodontol. 2021 Jan；48(1)：163. doi：10.1111/jcpe.13403]. J Clin Periodontol. 2020；47 Suppl 22(Suppl 22)：4-60.

31. 特定非営利活動法人日本歯周病学会(編)．歯周治療のガイドライン 2022．東京：医歯薬出版，2022.

32. Cortellini P, Stalpers G, Mollo A, Tonetti MS. Periodontal regeneration versus extraction and prosthetic replacement of teeth severely compromised by attachment loss to the apex：5-year results of an ongoing randomized clinical trial. J Clin Periodontol. 2011 Oct；38(10)：915-24.

33. Cortellini P, Stalpers G, Mollo A, Tonetti MS. Periodontal regeneration versus extraction and dental implant or prosthetic replacement of teeth severely compromised by attachment loss to the apex：A randomized controlled clinical trial reporting 10-year outcomes, survival analysis and mean cumulative cost of recurrence. J Clin Periodontol. 2020 Jun；47(6)：768-76.

34. Lee AHC, Neelakantan P, Dummer PMH, Zhang C. Cemental tear：Literature review, proposed classification and recommendations for treatment. Int Endod J. 2021 Nov；54(11)：2044-73.

35. Lin HJ, Chang MC, Chang SH, Chang SH, Wu CT, Tsai YL, Huang CC, Chang ST, Cheng YW, Chan CP, Jeng JH. Treatment outcome of the teeth with cemental tears. J Endod. 2014 Sep；40(9)：1315-20.

36. Vertucci FJ. Root canal morphology and its relationship to endodontic procedures. Endodontic Topics. 2005 Mar；10(1)：3-29.

CHAPTER

7

難治性根尖性歯周炎

執筆担当：福西一浩

CHAPTER 7　難治性根尖性歯周炎

1 歯内感染

1　歯内感染のメカニズム[1]

　「歯内感染」とは，エナメル質という硬組織（外胚葉）を破って細菌が象牙質（間葉組織）内に侵入することであり，その結果，生体の内と外が交通することと定義できる．エナメル質はモース硬度が7という範疇に入り，生体のあらゆる組織のなかでも群を抜いて硬い．そのエナメル質が何らかの原因で破壊され，象牙質が露出した時点で創傷となる．原因としては，う蝕が大半ではあるが，酸蝕症や外傷も含まれる．

　露出した象牙質の表面には1mm[2]あたり数万個ともいわれる象牙細管が開口しており[2]，細菌が象牙細管内に侵入を始めた瞬間に歯内感染が発生する．象牙質 – 歯髄複合体と呼ばれるように，象牙細管内に侵入した細菌は，排除しない限り，いずれは歯髄に達し，歯髄炎を引き起こす．通常その歯髄炎が不可逆性と判断されたケースの大半は，抜髄処置が適用される．その際の根管充填が緊密に行われてい

れば問題はないが，根管内のどこかに死腔が存在し，その部分に細菌が侵入した場合，細菌は複雑な根管系（主根管，副根管，象牙細管）のあらゆるところに棲息する可能性をもつ．

　細菌の多くは主根管の根管壁や象牙細管内に存在するが，主根管から枝分かれしている副根管（髄管，管外側枝，管間側枝，根管分岐など）にも侵入していることがわかっている[3]．これらの細菌は，口腔内の常在細菌であり，短期的に見た場合は，その大半が抜髄の治療中に入り込んだか，あるいは治療間の仮封材からの漏洩と考えることができる．長期的に見た場合は，時間の経過とともに歯冠側からのマイクロリーケージが起こる．いずれにしても根管内に侵入した細菌は，歯冠側から根尖方向に増殖し，定着していくことになる．そして，それらの細菌がやがてバイオフィルムを形成し，根尖性歯周炎を引き起こす原因となることが知られている．

2　根尖病変の成因

　歯髄壊死歯や既根管充填歯においては，歯髄組織の血流が失われていることから，根管内において免疫機構が働くことはない．そのため，根管内に棲息している細菌は，徐々に増殖し，時間とともに根尖方向に進行していく．根尖孔部付近に到達した細菌は，それ自体が根尖孔外へと拡散していくことは難しいが，病原性物質を放出して宿主の免疫系を刺激し，結果として根尖周囲組織を傷害する．根尖周囲組織では，歯髄が全部壊死に至るずっと以前から，

根管内の感染に対応するための免疫応答が起こっており，その結果，骨吸収が引き起こされると考えられている[4]（**図1**）．

　根尖部の骨吸収は，生体が歯槽骨に直接感染が及ぶことを避けるために，破骨細胞が活性化されることにより引き起こされる．この破骨細胞の活性化には，マクロファージや好中球，リンパ球などの免疫担当細胞と，それらが放出するサイトカインなどのケミカルメディエーターが複雑に関与する[5]．

CHAPTER 7　難治性根尖性歯周炎

通常，根尖部の骨吸収にともない，細菌を貪食した好中球の残骸などからなる膿汁がそのスペースに溜まると根尖膿瘍になる．また，根尖孔からの弱い感染が持続した場合や，急性根尖膿瘍が自壊するなどして慢性炎症に移行すると，肉芽組織が増殖し，肉芽腫が形成される．さらに，歯根膜中に存在しているマラッセの上皮残遺が，長期間の炎症や刺激が加わることで増殖し，囊胞化することもある（後述する）．これらの病変は，単独で確立した病変として存在するよりは，いくつかが混在しているほうが多いと考えてよい．つまり時間の経過とともに流動的に変化していき，囊胞となるまでには一定の期間を要する．根尖病変の種類を正確に診断するためには，連続切片を用いた病理診断が必要であるが，実際の臨床ではこれらの病態が，時間経過や患者の全身状態，治療による反応などで流動的に変化していくため，臨床的な診断名にこだわる必要はない．つまり，このような根尖病変が認められた場合，病変の種類にかかわらず，まずはorthograde（根管口から根管内にアクセスする方法）から行うという治療方針はすべてにおいて共通である[6]（**症例1**：図2）．さらにorthograde治療後の一定期間経過時の再評価において，治療が功を奏さないと判明した場合は，retrograde（根尖方向から根管内にアクセスする外科的歯内療法）による治療を検討する点も同様である．

▶ 根管内への感染にともなう歯髄，および根尖周囲組織の病理的変化

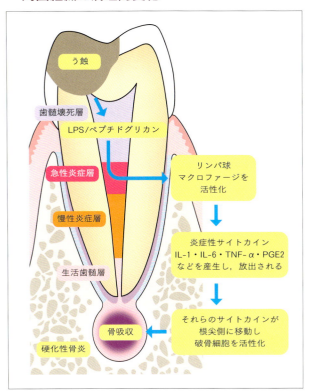

図1　う蝕病巣より歯髄に感染が起こると，その部分から歯髄は壊死に陥るが，根尖部の歯髄は正常であり，細菌感染はない．しかし，壊死部の細菌に対して免疫応答が働く結果，根尖周囲では骨吸収や硬化性骨炎のような初期変化が生じる．つまり，生活歯髄が残っている歯であっても根尖部にエックス線透過像がみられることは不思議なことではない（参考文献4より引用改変）．

症例1　根管口から根管内にアクセスする方法（症例：古川尊寛）

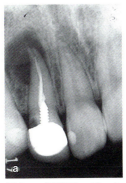 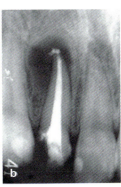 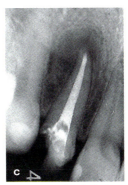 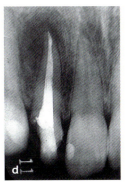 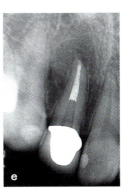

図2a　初診時のデンタルエックス線写真．28歳，女性．主訴は 2| の自発痛と歯肉の腫脹であった．デンタルエックス線所見より，根尖部に歯冠大の透過像と上部構造体の遠心マージン部直下にう蝕と思われる透過像が認められた．
図2b　水酸化カルシウム製剤の貼薬時．通法どおりorthogradeによる根管治療を行い，根尖部の拡大が#70であったため，アペキシフィケーションを施すために水酸化カルシウム製剤を貼薬した．
図2c　貼薬3か月経過時．透過像周辺より不透過性の亢進が認められたため，根管充塡処置に移る．
図2d　根管充塡時．側方加圧法にて根管充塡を行った．
図2e　根管充塡後2年経過時．病変は治癒し，臨床的な問題もない．

CHAPTER 7 難治性根尖性歯周炎

2 難治性根尖性歯周炎

1 難治性根尖性歯周炎とは

難治性根尖性歯周炎とは，根管治療の一連の操作が適切，かつ十分に行えたにもかかわらず，臨床症状が軽減しないか，もしくはエックス線写真上で透過像が消失しない病態をいう[7]．日常でよく遭遇する症例として，根管の著しい湾曲や狭窄，ファイルの破折，本来の根管から逸脱したレッジやジップの形成，根管内の石灰化などがあり，どうしても根尖までアクセスできないために根尖病変を治癒に導けないケースがある．また，患者の希望で上部構造体の除去ができないことや，深いポストコアが装着されていて除去が困難であること(除去にともない歯根破折のリスクが大きい)など，根管へのアプローチが叶わない場合も少なくない．これらは，いわゆる難症例ということで，厳密には難治性根尖性歯周炎とは区別しなければならない．

本来の難治性根尖性歯周炎の原因としては，通性嫌気性で薬剤耐性が強く，駆逐が困難な細菌が根管内に残存している場合や，true cyst(後述する)の存在，また根尖孔外でのバイオフィルム形成[8, 9]などが挙げられる．しかしこれらの病因は，臨床的に最初から診断できるものではない．適切な根管治療を行った後，ある一定の期間経過観察し，病変を治癒に導けなかった場合，結果的にそれらの可能性を疑うことになる．グラム陽性通性嫌気性球菌である Enterococcus faecalis は，根管治療後の経過不良な症例から高頻度に検出されることから，難治性根尖性歯周炎の原因菌として注目されてきた．しか

し，感染根管内細菌叢を調べた近年のいくつかの研究[10]では，多種多様の細菌種の存在が証明されており，E. faecalis を含む Enterococcus 属の検出率は必ずしも高くないことがわかっている．また，エックス線写真で嚢胞の存在が疑われる病変のなかで，true cyst はわずかに9％であると報告されており[11]，根管と交通していないため，orthograde による根管治療では治療効果が得にくいとされていた．しかし，近年，true cyst も bay cyst(もしくは，pocket cyst とも呼ばれる：後述する)同様に，根管内感染の免疫反応で発生した病変であり，orthograde の治療が奏功すれば，免疫反応を介して治癒しうるという見解が示されている[12, 13]．さらに根尖孔外でのバイオフィルム形成の頻度も実際はかなり少ない[14]ことから，難治性根尖性歯周炎はごく限られていると考えてよい．

そのため実際は，治癒しない原因が，エンド・ペリオ病変(CHAPTER 6 で詳細に解説する)，歯頸部外部吸収，セメント質剥離，あるいは垂直的歯根破折やさまざまな亀裂の存在など，感染源が根管外部(ポケット内など)にある場合もあり，根管内だけでは解決できないケースも多い．

本項では，根管の見落としや根管治療中に起こる穿孔などの偶発症や併発症により，結果的に治癒に導くことが困難な，いわゆる医原的原因による疾患も，広義での難治性に含めて検討を加えることとする．

CHAPTER 7　難治性根尖性歯周炎

2　難治性根尖性歯周炎の治療法

1）歯根端切除術

　難治性根尖性歯周炎に対しては，外科的歯内療法が有効となる場合が多い．外科的歯内療法にはいくつかの手技があり，代表的なものを表1に示す．そのなかでもっとも頻度が高いのが，歯根端切除術である．

　歯根端切除術とは，細菌も含めた起炎因子が残存していると考えられる根尖部と病変部を同時に切除する処置である．根尖部の切除は，可及的に感染源が除去できる範囲ということになるが，それを臨床的に知る術はない．根尖分枝の約98％，副根管の約93％が根尖より約3mmの範囲内に存在するという報告[15]があることから，通常，主根管も含めて根尖から約3mmを切除することが推奨されている．しかし，それはあくまでも一つの目安であって，ケースによって切除範囲は検討しなければならない．その後，専用の超音波チップを用いて逆根管窩洞を形成し，充填を行う．

　近年は，マイクロスコープを用いたmicrosurgeryが主流となり，歯根端切除術の予後が飛躍的に向上した．Setzerら[16]は，従来の方法での歯根端切除術（バーによる形成とアマルガムを用いた逆根管充填）とマイクロスコープを用いた術式（超音波を用いた形成とIRM，Super EBA，MTAを用いた逆根管充填：MTAについては後述する）を比較し，前者の成功率が59.04％であるのに対して，後者では93.52％であった と報告している．その他のいくつかの文献[17〜20]を見ても，マイクロスコープを用いた歯根端切除術の成功率はほぼ90％を超えていることから，非常に有効な方法といえる．しかし，すべての歯に適用できるわけではなく，上下顎第二大臼歯などの処置自体が困難な歯はもちろんのこと，下歯槽神経や上顎洞に歯根が近接している歯や歯周病をともなっている歯，また処置後に歯冠‐歯根長比が不良となり，術後に顕著な動揺が予想される歯などに関しては慎重な診査を必要とする．

2）意図的再植

　次に意図的再植について説明する．意図的再植とは，ある明瞭な治療目的をもって抜歯を行い，根尖部や抜歯窩の処置を行った後，元のソケットに戻す処置法をいう[21]．適応症を表2に示すが，決して安易に応用する処置法ではなく，あくまでも抜歯も止むを得ないと診断した歯の最終救済策であると考えている．

　意図的再植は，抜歯の際に歯根が破折する危険性や歯根膜の損傷による術後歯根吸収の可能性もあり，積極的に行う処置法とはいえない．そのため，意図的再植による治療は，あくまでも抜歯を前提とした歯の延命処置であるという位置づけであることを熟知したうえで，適応症を十分に選択し，安易な施術を行うことは戒めなければならない．

外科的歯内療法の種類（表1）

- ●歯根端切除術（apicoectomy）
- ●歯根分割抜去法（root separation）
  - ・ヘミセクション（hemisection）
  - ・トライセクション（trisection）
- ●歯根切除法（root resection）
  - ・ルートアンプテーション（root amputation）
- ●意図的再植（intentional replantation）

意図的再植の適応症（表2）

- ①通常の歯内療法により病変を治癒に導けない場合
- ②物理的理由により再根管治療が行えない場合
- ③歯根端切除術が部位的に困難な場合
- ④歯根端切除術の予後が不良な場合
- ⑤直視以外に根尖部や歯根面の診断が困難な場合

MTAについて

　ここで，MTAについて簡単に解説しておく．MTAがわが国の市場に登場したのは，2007年4月のことであり，もう18年以上も前のことになる．現在においての適用は，直接覆髄や一部の断髄としてのみであり，その他の症例への応用は承認されていない．ただし，これから本稿で紹介する症例は，わが国の薬事承認の認可を超えたケースにも応用しているが，患者さんに十分な理解と同意を得て適用していることを先に申し添えておく．本来MTAの適用は，直接覆髄や断髄への応用以外にも多岐にわたる．海外では，穿孔部の封鎖のほかに，根管充填（根尖部破壊など），アペキソゲネーシスとアペキシフィケーション，逆根管充填，内部・外部吸収への対応など多くの症例に応用され，本来抜歯と考えられるケースを保存することが可能になってきた（図A）[22]．

　MTAは，封鎖性[23〜25]や機械的強度[26]に加え，抗菌性[27〜30]・生体親和性[31]・硬組織誘導能[32〜34]など優れた物理・化学的性質を有した材料である．たとえば，アペキシフィケーション（根未完成歯の失活歯の根尖閉鎖術）では，古くから水酸化カルシウム製剤が用いられてきた．しかし，根未完成歯特有の根管壁の薄さゆえに，経時的に歯頸部付近で歯根破折が生じることや，水酸化カルシウムが歯を脆弱にするという報告もあり[35]，さらなる改善が求められてきた．そこでMTAの開発により，1回の来院で治療を終了させることができるうえに，硬化後の機械的強度が高いため，懸念される歯根破折の問題にも対応できるようになった．これをone visit apexification（ワンビジットアペキシフィケーション）と呼んでいる（図4）．

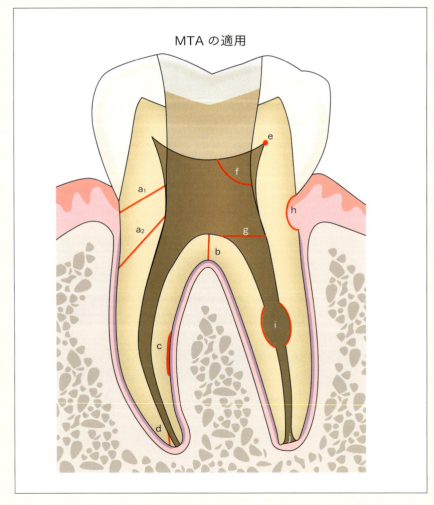

MTAの適用

a₁：歯頸部（骨縁上）
a₂：歯頸部（骨縁下）
b：髄床底
c：湾曲歯根中央部内側面
d：根尖部付近外側部
e：直接覆髄
f：部分断髄
g：全部断髄
h：歯頸部外部吸収
i：内部吸収
j：根尖開大（アペキシフィケーション）

図A 現在，MTAは各メーカーから多くの製品が紹介されている．MTAは1998年にFDA（米国食品医薬品局）の認可を受けて，「ProRoot MTA（Dentsply Sirona）」として市販が開始された．しかし，造影剤として酸化ビスマスが添加されているため，歯を黒変させることが，とくに審美領域では問題となった．また，硬化時間が長いことも臨床上の欠点であり，それらを改良した製品が開発されてきたという経緯がある．筆者らは，造影剤として「酸化ジルコニウム」を含有し，歯を変色させにくく，硬化時間も大きく短縮した製品であるBioMTA（モリタ）を主に使用している．

3 難治性根尖性歯周炎の予後[36]

難治性根尖性歯周炎が疑われる場合，前述したように，まずは orthograde によるアプローチを行い，いきなり外科的歯内療法を選択することはきわめて少ない．そして治療後の一定期間，その病変が治癒に向かうか否かを観察することになるが，病変の治癒期間については知っておかなければならない．いくつかの研究[37, 38]では，術前の根尖病変の大きさ（5 mm 以上と 5 mm 未満を比較）は予後に影響する可能性があり，病変の大きさと治癒にかかる時間も考慮すべきであると報告している．つまり，術前の根尖病変が大きいほど完全治癒までに時間がかかると考えてよい．根管治療が功を奏して根尖病変が治癒に向かっていても，治癒に至るまでの期間の長短は，根尖病変の大きさや，患者の年齢などさまざまな因子が関係する．

そこで，一般的にどのくらいの期間をフォローアップし，予後判定を行うべきかについて，Strindberg[39]は，最長10年間，529歯の予後を口内法エックス線写真と臨床所見を用いて評価した．エッ

クス線診査は，根尖部に透過像がなく，歯根膜腔の拡大像もない状態だけを成功とし，それ以外はたとえ根尖部透過像が以前の診査と比較して縮小傾向にあったとしても失敗としている．Strindberg は，この基準に基づき，治癒後の変化を術後半年からフォローアップを続けて集めたデータから，術後 4 年とそれ以降の推移を検証している（表 3）．

その結果，術前に根尖部透過像があり，それが治療後消失した（成功）症例のなかで，術後 4 年で消失した症例は82.3%，術後 4 年では消失していなかったが，最終リコール時には消失した症例が16.4%であった．これは治療が成功した場合の80% 以上が，術後 4 年の時点ですでに治癒が確認できることを示している．また，Ørstavik[40]や，Siqueira[41]らによる根尖病変に対する治療後の経過観察の研究では，症例の大半が術後 4 年以内に予後判断ができると述べている．

以上のことから，4 年という期間は，予後診査の適切な基準になると考えて差し支えないだろう．

表 3 術後 4 年と最終のフォローアップ時の診査結果（参考文献39をもとに作成）．横軸は術後 4 年時，縦軸は最終フォローアップ時の根尖部の判定結果を示す．

* の欄は術前に根尖部透過像がみられ，術後 4 年までは透過像が存在したが，最終フォローアップ時には透過像が消失した症例数を示す．

術前に根尖部透過像あり				
最終／4 年後	成功	不確か	失敗	合計（歯根数）
成功	131	2	26 *	159
不確か	1	3	1	5
失敗	0	0	29	29
合計（歯根数）	132	5	56	193

術前に根尖部透過像なし				
最終／4 年後	成功	不確か	失敗	合計（歯根数）
成功	254	2	6	262
不確か	0	5	1	6
失敗	1	1	16	18
合計（歯根数）	255	8	23	286

4　難治性根尖性歯周炎の臨床例

本項では，筆者らが臨床で遭遇する代表的な難治性根尖性歯周炎を以下に分類して，それぞれについて症例を供覧しながら考察を加える．

＜生物学的原因（病的）＞
1）歯根嚢胞が疑われるケース
2）歯頸部外部吸収のケース
3）垂直性歯根破折があるケース

＜物理的原因（医原性）＞
4）根管の見落としがあるケース
5）穿孔があるケース

1）歯根嚢胞（radicular cyst）が疑われるケース

一般的に嚢胞とは，上皮で裏層された病的空洞と定義され，歯根嚢胞は，重層扁平上皮で裏打ちされた空洞を有する[42]（図3）．

嚢胞壁は，上皮，肉芽組織，結合組織から構成されている．根尖周囲組織は，根尖孔由来の持続的な感染性の刺激を受けると，歯周組織への波及を妨げるために感染組織を取り囲もうとする一種の生体防御反応を示し，その結果，嚢胞が形成されると考えられている．嚢胞腔内には，壊死や変性した細胞，炎症性細胞，コレステリン結晶などがみられる．前述したように，歯根嚢胞の確定診断は，採取した病変部の病理所見に委ねるしかなく，臨床的に知る術はない．エックス線写真で200mm²以上の大きさの透過像は，嚢胞である可能性が高いとの報告がある[43]が，決定的な診断とはいえない．

歯根嚢胞は病理組織学的にtrue cystとbay cystに分類される．True cystは，嚢胞腔が完全に上皮に裏打ちされ，内腔が閉鎖されているため，根管と嚢胞腔のつながりがない炎症性病変である一方，bay cystは，根尖孔から広がるポケット状の形態をした炎症性病変で，嚢胞内腔は根尖孔に開口して，根管とつながっている．Nair[44]の研究では，歯根嚢胞のうちtrue cystは61.5％，bay cystは38.5％であり，Ricucciら[45]は，それぞれが47％と53％と報告している．

（1）True cyst

True cystは，嚢胞腔が上皮で完全に囲まれており，連続切片を用いて観察しても根管と嚢胞腔のつながりがみられないことが特徴である．嚢胞腔内には壊死組織やコレステリン結晶などが認められる．ひとつの病変内に複数の嚢胞腔が存在することも多い．臨床上の特徴としては，根管と交通していないため，従来よりorthogradeによる根管治療では治療効果が得にくいとされていた[46]．しかし前述したように，近年true cystもbay cyst同様に，根管内感染の免疫反応で発生した病変であり，orthogradeの治療が奏功すれば，免疫反応を介して治癒しうるという見解が示されている[12, 13]．

（2）Bay cyst

Bay cystは，嚢胞腔を囲む上皮壁が根尖孔とつながっている．嚢胞の内容物についてはtrue cystと同様である．

ここで，歯根嚢胞が疑われるケースをorthogradeで治癒に導いた症例として2つ供覧する．図4は歯髄壊死のinitial treatmentのケースで，図5は既根管充填歯のretreatmentのケースである．

▶歯根嚢胞

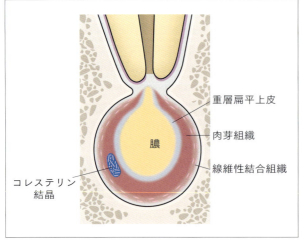

図3　嚢胞壁は内側から重層扁平上皮，肉芽組織，線維性結合組織の3層で構成されている（参考文献42をもとに作成）．

症例2　歯髄壊死の initial treatment のケース

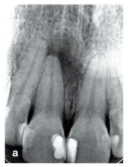
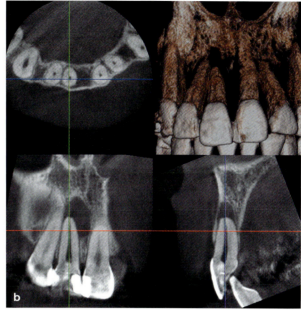

図4a　初診時のデンタルエックス線写真．41歳，男性．1⏌の根尖部に広範囲の透過像を認めた．透過像は近心に広がっている．EPT（−）．
図4b　同CBCT写真．1⏌の根尖部に境界明瞭な透過像が認められ，透過像は近心側から隣在歯に達するまで広がっている．

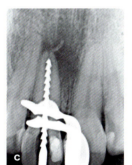
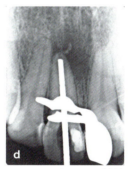
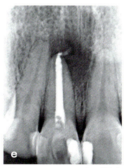
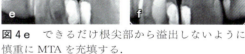
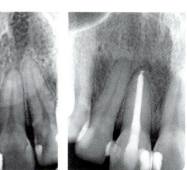

図4c　#120のファイルで，APEXあたりで抵抗が得られる．
図4d　MTAを充塡するためにプラガーを試適して適切なサイズを選択する．
図4e　できるだけ根尖部から溢出しないように慎重にMTAを充塡する．
図4f　根管充塡後1年経過時．根尖透過像は縮小し，治癒傾向がみられる．
図4g　根管充塡後5年経過時．根尖透過像は消失し，臨床症状もない．

症例2：orthogradeで治癒に導いたケース（initial treatment）

患者：41歳の男性．以前より1⏌の根尖部に違和感があり，根尖部歯肉あたりに腫脹を繰り返している．数日前から咬合痛を覚え，昨日より強い自発痛が生じてきたため来院．根尖部歯肉部に圧痛があり，強い打診痛を認める．EPTには反応しない．

エックス線所見：デンタルエックス線所見より1⏌の根尖部に広範囲の透過像を認めた（図4a）ため，CBCT撮影を行った．所見として，根尖部に境界明瞭な透過像がみられ，根尖部および近心側に広がっている（図4b）．根尖部には炎症性吸収が生じており，根尖破壊が認められる．

治療経過：歯根囊胞の疑いがあるため，まずはorthogradeにて治療を開始したところ，#120のファイルでAPEXあたりに抵抗を感じた（図4c）．アペキシフィケーションを施すためにマイクロスコープ下で根管内の拡大・洗浄を行い，プラガーの試適をして（図4d），MTAができるだけ根尖部から溢出しないように慎重に充塡を行った（図4e）．術後1年（図4f）では，治癒傾向がみられ，5年後（図4g）には治癒していることが確認できた．

症例3　既根管充填歯の retreatment のケース

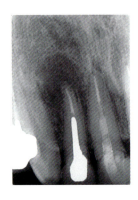

図5a　初診時のデンタルエックス線写真．56歳，男性．2|には深いメタルポストが入っており，根尖部に広範囲の透過像を認めた

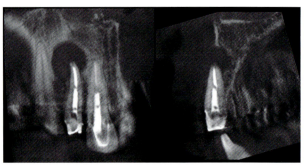

図5b　同 CBCT 写真．根尖部に境界明瞭な透過像を認め，唇側の皮質骨が吸収されている．根尖部あたりの根管充填はアンダーで，根尖は遠心に湾曲している．

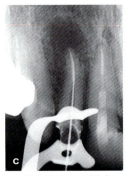 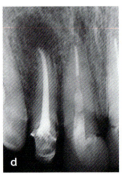

図5c　グライドパス形成．#20のファイルでグライドパス形成を行う．
図5d　根管充填時．ガッタパーチャポイントとシーラーで根管充填を行う．

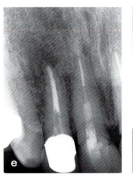 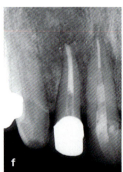

図5e　根管充填後1年経過時．透過像の縮小傾向が認められる．
図5f　根管充填後4年経過時．透過像は消失し，治癒が確認できる．

症例3：orthograde で治癒に導いたケース（retreatment）

患者：56歳の男性．数年前より 2| の根尖部歯肉に腫脹を繰り返すも，痛みがないために放置していた．2週間前から自発痛を覚え，昨日より激痛が生じたため来院．

エックス線所見：デンタルエックス線所見より，2| には深いメタルポストが入っており，根管充填材が根尖部まで充填されておらず，根尖部に広範囲の透過像を認めた（図5a）．CBCT 撮影を行ったところ，根尖部に境界明瞭な透過像を認め，唇側の皮質骨が吸収されていることがわかった（図5b）．

治療経過：歯根嚢胞の疑いがあるため，まずは orthograde にて治療を開始した．根尖部付近で歯根が遠心側に湾曲していたので，#20のファイルでグライドパス形成を行い（図5c），Ni-Ti ロータリーファイルにて拡大・形成後にガッタパーチャポイントとシーラーにて根管充填を行った（図5d）．術後1年（図5e）では，透過像の縮小がみられ，4年後（図5f）には透過像も消失し，治癒していることが確認できた．

次に，歯根嚢胞が疑われるケースを retrograde（歯根端切除術）により治癒に導いた症例として2つ供覧する．

CHAPTER 7　難治性根尖性歯周炎

症例4　orthograde の後に retrograde を行ったケース

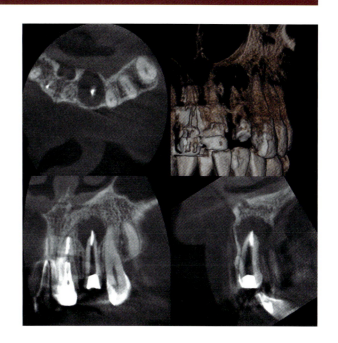

図6a　初診時のデンタルエックス線写真．45歳，女性．|2 の根尖部に境界明瞭な類円形の透過像が認められ，根尖部からガッタパーチャが突出している．

図6b　同CBCT写真．透過像は口蓋側に広がっており，皮質骨が吸収している．

症例4：retrograde（歯根端切除術）により治癒に導いた症例⇒orthogradeの1年後にretrogradeを行ったケース

患者：45歳の女性．上顎前歯部（1⊥2 の3本）の補綴処置を希望して別のクリニックに通院され，現在暫間補綴装置を装着している．その際に|2 の根尖部に大きな病変があるので根管治療を施し，約6か月の経過観察後にエックス線診査を行ったところ，治癒していないため抜歯の診断を受けた．保存ができるなら残したいということで，当クリニックを受診．暫間補綴装置での経過観察中も同部位の根尖部歯肉が何度か腫脹し，それにともなう自発痛があった．打診痛を訴え，根尖部付近の歯肉に圧痛を認めた．

エックス線所見：デンタルエックス線写真より根尖部に境界明瞭な類円形の透過像が認められ，根尖部からガッタパーチャが突出していることが確認された（図6a）．CBCTでは，透過像は口蓋側に広がっており，皮質骨が吸収していることがわかった（図6b）．

治療経過：根尖部から突出したガッタパーチャポイントを慎重に除去し，根管拡大を行った．根尖部は #110 のファイル先端が抵抗を示したため，#130 まで拡大を行い，根尖部5mmはMTAを，その上部はガッタパーチャポイントとシーラーで充填した（図6c）．約1年間の経過観察後，エックス線写真にて再評価を行ったところ（図6d），病変の縮小はみられず，各症状の改善も認められないことから，歯根端切除術を適用することにした．マイクロスコープ下にて，通法に則って施術を行った．根尖部は約3mmカットし，超音波チップにて逆根管形成を約3mm行い，MTAを充填した（図6e）．口蓋側の皮質骨が吸収されている部分には吸収性メンブレンを設置し，骨窩洞内には骨補填材を填入した．その後経過観察をし，術後6か月のデンタルエックス線写真では，窩洞内にわずかな透過像がみられる（図6f）が，術後1年のデンタルエックス線写真では，ほぼ治癒している像が認められた（図6g）．CBCT像からも根尖部の治癒は確認され（図6h），口蓋側の皮質骨あたりにみられる一部の透過像は瘢痕組織と考えられる．

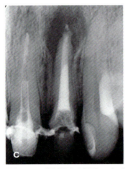 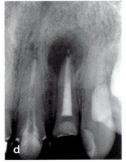 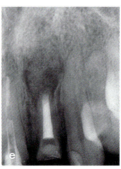 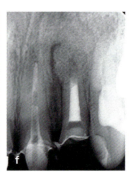 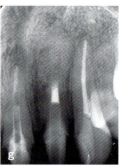

図6c 根管充填時．突出したガッタパーチャを慎重に除去し，#130まで拡大を行い，根尖部約5mmはMTAを，その上部はガッタパーチャポイントとシーラーで充填した．
図6d 根管充填後1年経過時．病変の縮小はみられず，各症状の改善も認められないことから歯根端切除術を計画した．
図6e 歯根端切除直後のデンタルエックス線写真．根尖部を約3mmカットし，逆根管形成を約3mm行い，MTAを充填した．骨窩洞には骨補填材を填入し，口蓋側の皮質骨の欠損部には吸収性メンブレンを設置した．
図6f 術後6か月経過時．骨窩洞内に透過像がわずかに残っているが，治癒傾向が認められる．
図6g 術後1年経過時．骨窩洞内は不透過像になり，病変の治癒が確認できる．臨床症状もない．

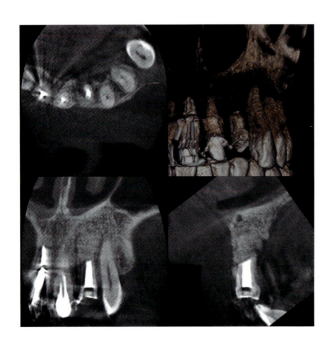

図6h 同CBCT写真．口蓋の吸収していた皮質骨は大部分が修復（骨の添加）しているが，一部透過像がみられる部分は瘢痕組織が形成されていると考えられる．

症例5：retrograde（歯根端切除術）により治癒に導いた症例⇒orthogradeの直後にretrogradeを行ったケース

患者：46歳の男性．2┘相当部歯肉に疼痛を認めたため，かかりつけの歯科医院を受診し，その後大学病院を紹介された．どちらの診断も抜歯ということで，歯の保存の可能性を求めて当クリニックに来院．

口腔内およびエックス線所見：口腔内写真（**図7a**）より，2 1┘の上部構造体の辺縁マージン部の不適合が認められた．患歯の全周ポケット値は正常であり，動揺度は1度であった．また，デンタルエックス線写真（**図7b**）より，根尖部に囊胞様の大きな透過像がみられたため，CBCT撮影を行った結果，頬側と口蓋側の骨壁が喪失し，鼻腔底にまで達する骨の破壊像が認められた（**図7c**）．

治療経過：上部構造体とメタルポストコアを慎重に除去し，orthogradeによる根管処置を行った後，根管充填を行った（**図7d**）．しかし，術前からの歯肉部の疼痛が軽減しなかったため，歯根端切除術を施行した．歯根囊胞様の病変を徹底的に掻爬した後に，根尖部を約3mm切断し（**図7e**），約3mmの逆根管形成を行い（**図7f**），MTAにて逆根管充填処置を施した（**図7g～i**）．唇側，および口蓋側の皮質骨が吸収されている部分には，吸収性メンブレンを設置し，骨窩洞内には骨補填材を填入した．約半年後に撮影したデンタルエックス線写真では，歯根周

CHAPTER 7　難治性根尖性歯周炎

症例5　最初からretrogradeを行ったケース

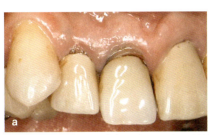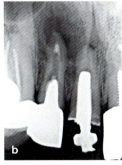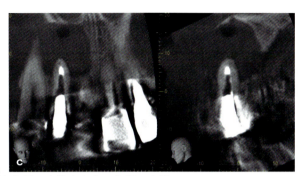

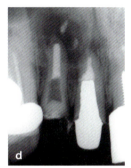

図7a　初診時の口腔内写真．46歳，男性．2⏌の歯肉の腫脹と疼痛が主訴で来院された．2 1⏌の上部構造体の不適合が認められる．

図7b　同デンタルエックス線写真．2⏌には太いメタルコアが装着されており，根管充填は不十分である．根尖部には炎症性吸収像がみられ，大きな透過像が認められる．1⏌にも太くて長いメタルコアが装着され，根管充填はされていない．

図7c　同CBCT写真．2⏌の根尖部に嚢胞と思われる大きな透過像がみられた．唇側と口蓋側の皮質骨が広範囲に吸収され，根尖側では鼻腔底近くまで達する骨吸収像が認められた．

図7d　根管充填後のデンタルエックス線写真．根管拡大時に根尖よりガッタパーチャポイントの削片を押し出してしまった．

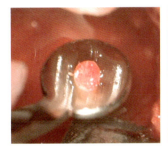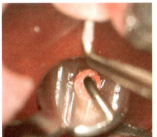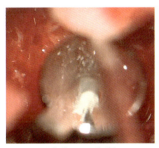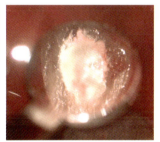

図7e　根尖部を約3mmカットした．　**図7f**　超音波チップにて約3mmの逆根管形成を行った．　**図7g**　形成した窩洞にMTAを填入する．　**図7h**　MTAの填入後．

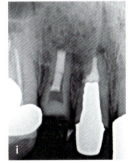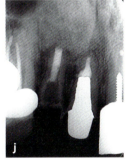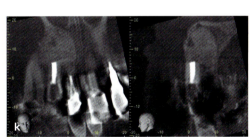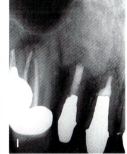

図7i　歯根端切除後のデンタルエックス線写真．1⏌はorthogradeの根管治療を行い，MTAを充填している．

図7j　術後半年経過時のデンタルエックス線写真．広範囲の透過像は消退し，病変が治癒傾向にあることが確認できる．

図7k　同CBCT写真．嚢胞腔内は骨補填材の不透過像で満たされている．唇側，口蓋側にも過不足なく骨補填がなされていることがわかる．

図7l　術後1年経過時のデンタルエックス線写真．治癒が認められたため，2⏌にメタルコアを装着し，上部構造体の作製に移る．

囲に認められた広範囲の透過像は消退し，病変が治癒傾向にあることが確認された（**図7j, k**）．1年後のデンタルエックス線写真では，治癒が認められたのでメタルコアを装着した（**図7l**）．その後，上部構造体を装着し（**図7m**），約8年後のデンタルエックス線写真（**図7n**），および2 1⏌のCBCT像（**図7o, p**）からも病変の再発はみられない．健全歯質の量がきわめて少ないため，将来的に歯根破折が懸念される

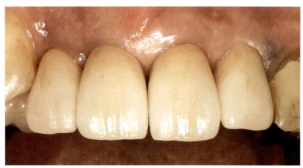

図7m 上部構造体装着時の口腔内写真．単冠で補綴を行い，審美的な改善が得られた．

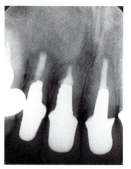

図7n 術後8年経過時のデンタルエックス線写真．病変の再発もみられず，良好に経過している．

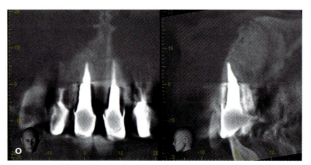
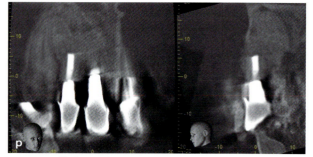

図7o,p 同CBCT写真．o：1̄．p：2̄．両歯とも太くて長いメタルコアを装着し，健全歯質が菲薄になっているため，今後の歯根破折が懸念される．

が，現在8年経過時において問題は生じていない．

このように，基本原則として根尖病変が認められるケースでは，まずはorthogradeの治療を行い，一定期間経過時の再評価において，治療が功を奏さないと判明した場合は，retrogradeによる治療を検討する．しかし，歯根端切除術が適用できないケースでは，最終手段として意図的再植を選択することもある．上下顎の第二大臼歯がその代表といえる．以下に2つのケースを供覧し，考察を加える．

症例6：意図的再植で対応した症例①（下顎第二大臼歯）⇒orthogradeでの治療の6年後に症状が再発し，意図的再植を行ったケース

患者：52歳の女性．7̄の違和感を主訴に来院．

口腔内およびエックス線所見：口腔内所見では不良補綴装置が認められ，歯肉縁下う蝕が疑われた（図8a）．デンタルエックス線写真から，7̄の根管充填が不十分であることがわかり（図8b），またCBCT像からは樋状根（詳細は後述する）であり，根尖部に透過像が認められた（図8c）．

治療経過1：まずは，マイクロスコープを用いたorthogradeでの根管治療を行った．近遠心根は以前の治療で大きなレッジを形成しており，近心根で作業長9.5mm，遠心根で作業長8mmまで拡大したが，それ以上の追従は困難であった．根管口からイスムスを除去していくと，根の中央に未処置の根管を認めたため，根尖孔より0.5mmアンダーとなる作業長11.5mmまで拡大・形成後，ガッタパーチャポイントとシーラーを用いて充填を行った（図8d）．その後，フェルールを獲得するために歯冠長延長術を行い，その際に患歯全体を入念に観察したが，破折線などの異常所見はなかった（図8e）．歯周組織の治癒を確認した後に上部構造体を装着し，メインテナンスに移行した．最終補綴装置装着時には違和感は消失しており，デンタルエックス線写真では病変の縮小を認めた（図8f）．5年後のメインテナンス時においても経過は良好であった（図8g,h）．しかし6年経過時に，7̄遠心舌側の腫脹を主訴に来院された（図8i）．口腔内診査では軽度の動揺を認めたが，ポケット値は正常の範囲内であった（図8j）．アブセスからアクセサリーポイントを挿入し，デンタルエックス線写真撮影を行った結果，根の遠心側から根尖部近くまで到達する像が観察された（図8k）．その際のCBCT像では，根尖部から舌側骨縁付近

CHAPTER 7 難治性根尖性歯周炎

| 症例6 | orthograde での治療の6年後に症状が再発し，意図的再植を行ったケース（症例：石倉千尋） |

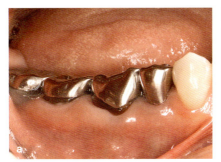
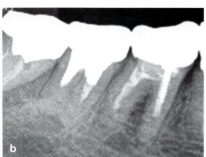

図8a 初診時の口腔内写真．52歳，女性．7⏌に不良補綴装置と歯肉縁下う蝕が認められる．

図8b 同デンタルエックス線写真．根管充填はアンダーであり，近遠心根に太いメタルコアが装着されている．

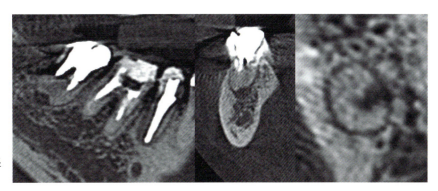

図8c 同CBCT像．樋状根であり，根尖部に透過像が認められる．

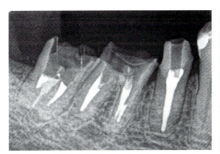
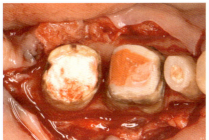
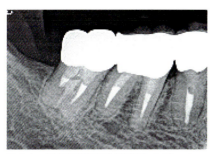

図8d 根管充填後のデンタルエックス線写真．未処置の頬側中央の根管を含めた根管充填を行った．

図8e 歯冠長延長術時の口腔内写真．破折は認められなかった．

図8f 最終補綴装置装着時のデンタルエックス線写真．7⏌の根尖部の透過像に治癒傾向がみられる．

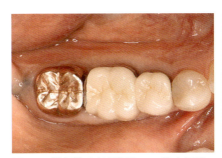
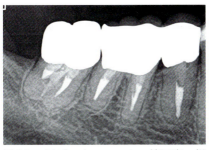
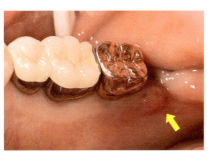

図8g 補綴後5年経過時の口腔内写真．臨床的に問題はない．

図8h 同デンタルエックス線写真．根尖の透過像は縮小傾向にあるが，完全に消失はしていない．

図8i 補綴後6年経過時の口腔内写真．舌側にアブセスが発現している（黄矢印）．

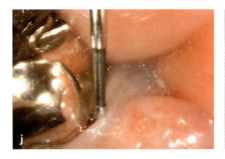 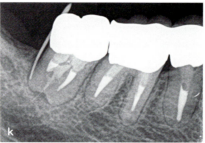

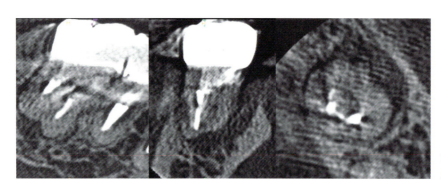

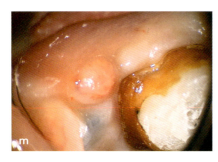 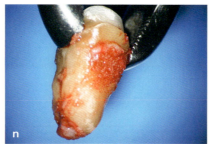

図8j　アブセス周囲の口腔内写真．アブセス周囲のポケット値は正常の範囲内である．

図8k　アクセサリーポイントを挿入した際のデンタルエックス線写真．アブセスよりアクセサリーポイントを挿入すると，根尖部近くまで到達した．

図8l　同CBCT像．根尖部から舌側の辺縁骨縁にわたる透過像が認められた．

図8m　クラウン除去時の口腔内写真．破折線は認めない

図8n　抜去した歯．破折やセメント質剥離はなく，根尖部には嚢胞様の軟組織を認めた．

に至る広範囲の透過像が確認できた（**図8l**）．定期的なメインテナンスに通われており，ペリオのリスクは低い患者であったため，歯根破折，セメント質剥離，根尖病変の再発などの疾患が疑われた．この時点で再度のorthogradeでの根管治療では，症状の改善が困難と考え，外科的歯内療法を検討し，意図的再植術を行うこととした．その理由を以下に述べる．

①下顎第二大臼歯は，視野の確保と器具操作，骨の解剖学的理由により，歯根端切除術の適応とならないこと[47]．

②術者自身が以前に可及的な根管治療を行っており，再治療でそれ以上の改善が期待できないことと，再治療に際しての歯質の削除により脆弱性が増すこと．

③歯冠長延長術により十分なフェルールを獲得したことで，抜歯に際して鉗子での把持に抵抗性があり，また炎症により歯が若干の動揺をきたしているため，比較的安全に抜歯が行えること．

治療経過2：患者には，歯に破折が確認された場合は抜歯となることに承諾をいただいたうえで，まずは上部構造体を除去し，破折線がないことを確認した（**図8m**）．次に鉗子を用いて慎重に抜歯を行い，歯根表面を入念に観察したが，破折線やセメント質剥離は認められず，根尖部には嚢胞様の軟組織が付着していることが確認された（**図8n**）．マイクロスコープ下で根尖部を約3mmカットすると未処置の根管が発見できた（**図8o**）．根管治療時の作業長から逆算すると，根尖から約4mm付近までは可及的に拡大ができているため，根尖部3mmをカットしたうえで，残り約1mmの未処置部分を逆根管形成で処置することにより，orthogradeで対処しきれなかった根管やイスムスの残存感染組織を除去できると考えた．超音波による逆根管形成（**図8p**）後，MTAにて充填を行い（**図8q**），抜歯窩に戻した．固

CHAPTER 7　難治性根尖性歯周炎

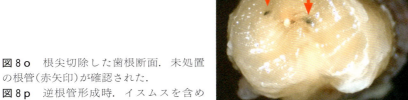
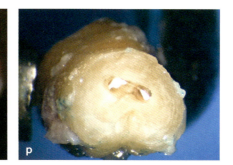

図8o　根尖切除した歯根断面．未処置の根管（赤矢印）が確認された．
図8p　逆根管形成時．イスムスを含めて逆根管形成を行った．

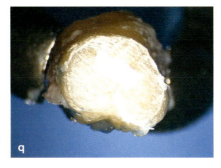
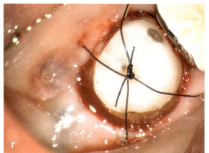

図8q　逆根管充填時．MTAにて充填を行った．
図8r　縫合時．5-0ナイロン糸にて縫合固定を行った．

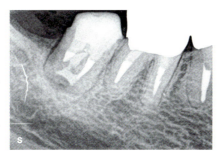
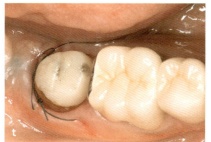

図8s　意図的再植術終了時のデンタルエックス線写真．根尖部に充填されたMTAが帯状に観察される．
図8t　術後3日目の口腔内写真．アブセスの消失を認める．

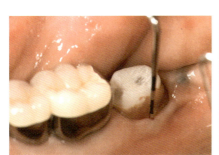
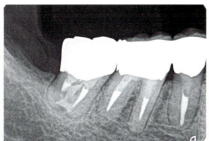
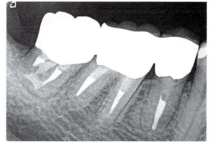

図8u　術後2か月の口腔内写真．ポケットもなく異常所見を認めない．
図8v　術後3か月経過時のデンタルエックス線写真．根尖部周囲の不透過性が亢進している．
図8w　術後4年経過時のデンタルエックス線写真．歯根膜空隙も明瞭になり，歯根吸収の所見も認められない．

定は縫合糸のみで行い（図8r），術後のデンタルエックス線写真で切除部にMTAの不透過像を確認した（図8s）．術後3日目にはアブセスは消失し（図8t），2か月後では歯周組織も安定し，サイナストラクトなどもみられなかったため（図8u），上部構造体を装着した．その際のデンタルエックス線写真では，根尖部の不透過性の亢進が観察された（図8v）．再植4年経過時において，症状の再発はない．デンタルエックス線写真では，歯根膜腔も確認され，歯根吸収を疑わせる所見もみられない（図8w）．

症例7 orthograde での治療完了後も症状が改善せず，意図的再植を行ったケース
（症例：石倉千尋）

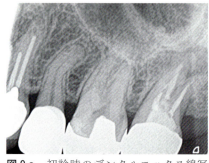

図9a 初診時のデンタルエックス線写真．49歳，女性．|7根尖部に透過像が確認できる．

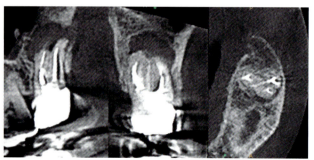

図9b 同CBCT像．根尖部に境界明瞭な透過像を認める．歯根は遠心に湾曲している．

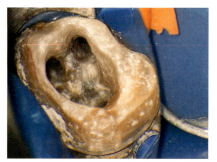

図9c 根管拡大の終了時．近心と口蓋の根管口を結ぶラインの少し外側に2つの根管が見つかった．

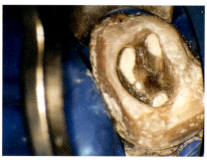

図9d 根管充填時．すべての根管を，MTAを用いて充填した．

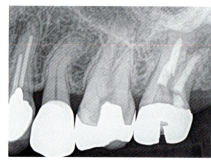

図9e 根管充填時のデンタルエックス線写真．根尖まで緊密に充填されている．

症例7：意図的再植で対応した症例②（上顎第二大臼歯）⇒orthogradeでの治療完了後も症状が改善せず，意図的再植を行ったケース

患者：49歳の女性．上顎左側大臼歯部の鈍痛と腫脹感を主訴に来院．

エックス線所見：初診時のデンタルエックス線写真では，|7の根管充填が不十分で，根尖部に不明瞭な透過像がみられた（図9a）．そこでCBCT撮影を行った結果，根尖部に境界明瞭で大きな透過像がみられ，根尖部の湾曲と不正な根形態を認めた（図9b）．

治療経過1：まずは補綴装置を除去し，マイクロスコープを用いてorthogradeでの根管治療を行った．近心根と口蓋根を結んだラインの少し外側あたりに2つの根管口を発見したが，どちらも途中で閉塞しており，根中央付近までの可及的な拡大を行った（図9c）．すべての根管に破折線は認められず，穿通した際の排膿もみられなかった．可及的に拡大・形成が終わった時点で，不快症状が消失したので，すべての根管をMTAにて充填した（図9d, e）．支台築造後にプロビジョナルレストレーションを装着し，経過観察を行った．根管充填後6か月が経って，症状が再発したとのことで観察すると，頰側の歯肉にアブセスがみられ，ポケット値は14mmであった（図9f）．デンタルエックス線写真では初診時との変化は不明確であるが（図9g），CBCT像では透過像の縮小はみられず，さらに近心頰側部の骨の透過像が増していることが判明した（図9h）．患者は歯の保存を最大限に望まれたため，部位的に歯根端切除術は困難と考え，意図的再植を提案した．抜歯をして破折や歯根膜の損傷が大きな場合は，インプラントを用いた治療を承諾された．このケースでは，歯根が分岐し，さらには根尖付近で湾曲しているため，意図的再植の適応症とは言い難い．そこで，術前にプロビジョナルレストレーションの|6 7間にセパレートゴムを装着することで矯正力をかけ，少しでも抜歯時のトラブルを回避できるように前準備を行った．

CHAPTER 7　難治性根尖性歯周炎

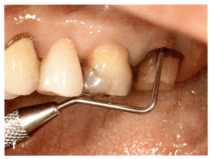
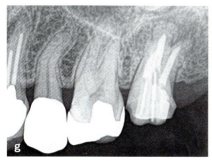

図 9 f　根管充填後 6 か月の口腔内写真．頬側歯肉にアブセスがみられ，14mm のポケットが生じている．
図 9 g　同デンタルエックス線写真．根尖部透過像に変化はみられない．

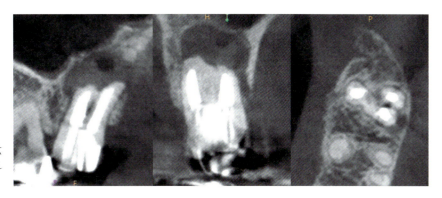

図 9 h　同 CBCT 像．根尖部透過像は拡大傾向にあり，頬側の骨に裂開がみられる．

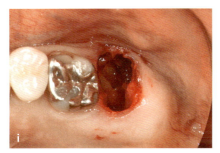
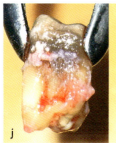
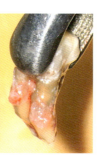

図 9 i　抜歯窩の状態．抜歯窩は不良肉芽組織で満ちている．
図 9 j　抜去した歯．破折線は認めない．根尖部 3 mm 付近で湾曲しており，歯根膜が喪失しているようにみえる．

治療経過 2：鉗子を用いて慎重に抜歯を行った．術前のセパレートゴムの効果により，愛護的な抜歯を行うことができた．抜歯窩内は囊胞様の不良肉芽組織で満ちており，頬側の骨に裂開がみられた（図 9 i）．抜去した歯には，破折線やセメント質剥離は認められず，根尖部には囊胞様の軟組織が付着しており，湾曲部より根尖側に歯根膜が欠如していると思われる部分がみられた（図 9 j）．マイクロスコープ下でその部分を含む根尖部を約 4 mm 切除した．切断部をメチレンブルー溶液で染色すると，近心根と口蓋根を結んだ線上に未処置の根管とイスムスが確認された（図 9 k）．逆根管形成を行った（図 9 l）後，MTA にて充填を行い（図 9 m），抜歯窩に戻した．その際，頬側骨の裂開の改善を目的に患歯は元のソケットよりもやや深めに挿入し（図 9 n），術後に部分矯正で挺出することで少しでも頬側骨の回復を期待することにした．術後のデンタルエックス線写真と CBCT 像から，適切に MTA が充填されている像が確認できる（図 9 o, p）．再植後すぐにアブセスは消失した．術後 1 か月で歯の動揺と歯肉の改善がみられたので，Ni-Ti ワイヤーを用いて約 1 mm の挺出を行った（図 9 q）．再植 5 か月後の口腔内所見，およびデンタルエックス線写真（図 9 r）で問題がなかったため，上部構造体を装着した．再植後 1 年半経過時においても臨床的な問題は生じていない．デンタルエックス線写真（図 9 s），および CBCT 像（図 9 t）では，根尖部の透過像は消失し，歯根膜腔隙も観察できる．

意図的再植の適応症は表 2 に示したが，通常は歯根端切除術が優先される前歯部であっても，意図的再植を選択する場合もある．そのような 2 つのケースを供覧し，意図的再植を適用した理由について検討する．

391

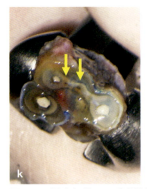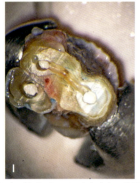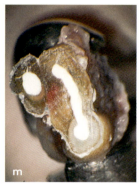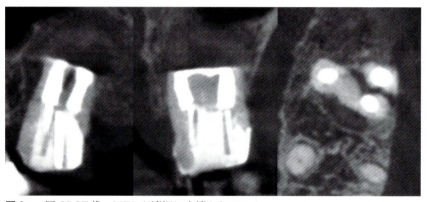

図9k 根尖切除した歯根断面．染色すると未処置の根管（黄色矢印）とイスムスが確認された．
図9l 逆根管形成時．根管とイスムスを，超音波を用いて拡大した．
図9m 逆根管充填時．MTAにて充填を行った．

図9n 縫合時．歯は元の位置よりやや深めに挿入した．

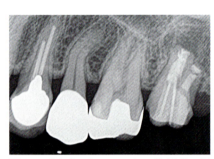

図9o 同デンタルエックス線写真．根尖部に透過像が確認される．

図9p 同CBCT像．MTAが適切に充填されている．

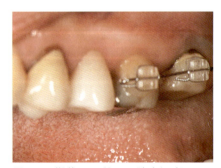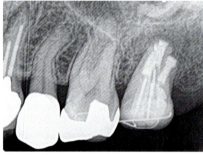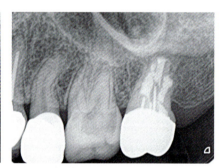

図9q 術後2か月の口腔内写真．Ni-Tiワイヤーを用いて挺出が完了し，固定を行った．

図9r 術後5か月経過時のデンタルエックス線写真．骨の不透過性が亢進している．

図9s 術後1年半経過時のデンタルエックス線写真．歯根吸収の所見は認められない．

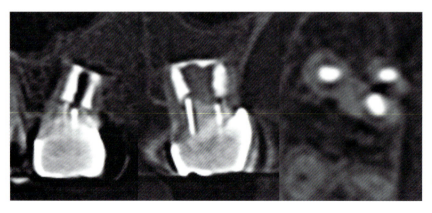

図9t 同CBCT像．根尖部の透過像は消失し，硬組織で満たされている．

CHAPTER 7 難治性根尖性歯周炎

症例8 orthogradeの4年後に意図的再植を行ったケース

図10a　初診時のデンタルエックス線写真．40歳，女性．|2の根尖から遠心側に広がる透過像が認められ，根管内にはファイルの破折がみられた．

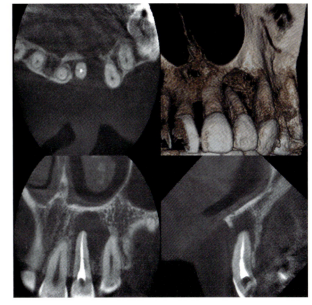

図10b　同CBCT写真．透過像は根尖部から隣在歯の|3の近心部にまで達している．唇側の皮質骨も広範囲で吸収されている像が認められた．

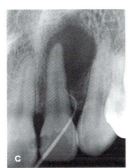 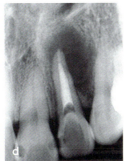 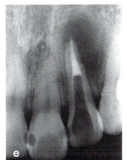 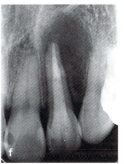

図10c　アクセサリーポイント挿入時．ファイルの破折片を除去した後，サイナストラクトよりアクセサリーポイントを挿入したところ，遠心根側の透過像の中心部あたりに到達した．
図10d　根管充填後のデンタルエックス線写真．根尖部はMTA，その歯冠側はガッタパーチャポイントとシーラーにて充填した．
図10e　根管充填2年経過時のデンタルエックス線写真．透過像の縮小はみられなかったが，もうしばらく経過観察を行うことにした（ファイバーポストの形成時）．
図10f　根管充填4年後のデンタルエックス線写真．予後観察期間の基準である4年を経過したが，病変は拡大傾向を示し，このまま治癒していく可能性はきわめて低いと判断した．

症例8：意図的再植で対応した症例③（上顎前歯部）⇒orthogradeの4年後に意図的再植を行ったケース

患者：40歳の女性．以前より|2の根尖部あたりに腫脹を繰り返していたものの，痛みがないため放置していた．数日前から腫脹が出現し，精査を希望して来院．自発痛や打診痛はなく，|2の根尖部にサイナストラクトが認められた．

エックス線所見：デンタルエックス線写真より，根尖から遠心側に広がる透過像が認められ，根管内にはファイルの破折がみられた（図10a）．CBCT像では，透過像は根尖部から遠心側に及び，隣在歯の|3の近心部にまで達していることがわかった（図10b）．さらに唇側の皮質骨が広範囲に吸収されている像が確認されたが，ポケット値は正常であった．

治療経過1：ファイルの破折片とガッタパーチャポイントを除去し，サイナストラクトからアクセサリーポイントを挿入したところ，遠心根側の透過像の中心部あたりに到達した（図10c）．通常のorthogradeによる治療を施した後，根管充填を行った（図10d）．その後約2年の経過観察でのデンタルエックス線写真では，透過像の縮小はみられなかったが，ファイバーポストの形成を行い（図10e），支台築造をした後も観察を続けることにした．経過観

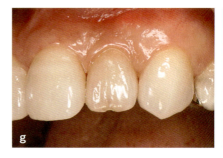
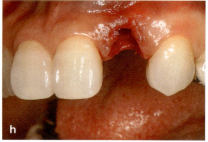

図10g 意図的再植前の口腔内写真．健全歯質は広範囲に残っている．
図10h 抜歯窩の状態．慎重に抜歯を行い，抜歯窩を徹底的に掻爬した．

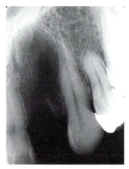
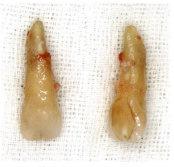
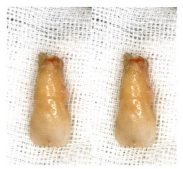
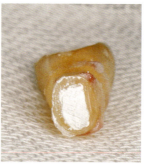

図10i 抜歯窩のデンタルエックス線写真．広範囲にわたる骨欠損が認められる．
図10j 抜去した歯．根尖側に歯根膜が損傷を受けていると思われるエリアが確認できた．
図10k 根尖部の切除．根尖部を約5mmカットした．
図10l MTAの充填．根尖側から形成後，MTAを充填した．

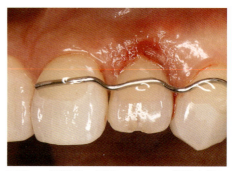
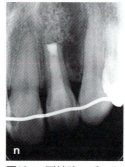

図10m 再植歯の固定．すべての処置を施した歯を元の抜歯窩に戻した．0.7mmワイヤーで両隣在歯に固定を行った．
図10n 再植時のデンタルエックス線写真．骨欠損部には一部骨補填材を填入した．
図10o 再植1年経過時のデンタルエックス線写真．骨欠損部の不透過性が増しており，病変の治癒傾向が認められる．

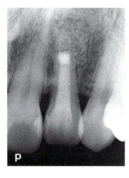
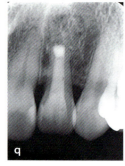

図10p 再植2年経過時のデンタルエックス線写真．病変は治癒しており，臨床症状もない．
図10q 再植4年経過時のデンタルエックス線写真．経過は良好であり，歯根吸収もみられない．

察期間のひとつの基準である4年後にデンタルエックス線写真にて再評価したところ，透過像は拡大傾向にあることが判明した（図10f）．そのため次の対策として，外科的歯内療法を検討することとした．

治療法として，まずは歯根端切除術が考えられるが，今回は意図的再植術を選択した（図10g）．その理由を以下に述べる．
①根尖病変が根尖孔付近から遠心側に向けて拡大し

CHAPTER 7 難治性根尖性歯周炎

症例9　最初から意図的再植を行ったケース

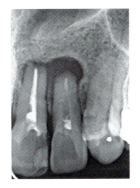

図11a　初診時のデンタルエックス線写真．53歳，女性．上顎左側中切歯と側切歯の根尖部に連続した透過像が認められる．

図11b　同CBCT写真（|1）．歯根端切除された断面部の透過像は，根尖部周囲から唇・口蓋側に広がり，口蓋側の皮質骨が消失している像が観察された．

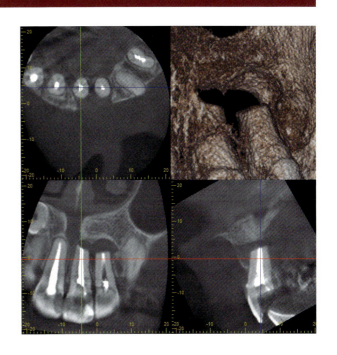

ているため，そのエリアに根管分枝や側枝の存在が疑われる．そうであれば，歯根端切除術で，どのあたりまで根尖部のカットが適切であるかの判断が難しい．
②歯冠部の歯質が多く残っており，鉗子による抜歯操作により，歯質が破折する可能性が低い．
③歯根形態が円錐形を呈しており，抜歯の際の歯根破折の危険性や歯根膜の損傷を最小限に抑えることができる．

治療経過2：鉗子を用いて慎重に抜歯を行い，病変部を徹底的に掻爬した（図10h, i）．抜去した歯の歯根部（図10j）を入念に観察すると，歯根膜が損傷を受けていると思われるエリアが確認できたため，その範囲を含む根尖部をカット（図10k）し，逆根管形成後にMTAを充塡した（図10l）．その後，患歯を元のソケットに戻し，両隣在歯とワイヤーにて固定を行い（図10m, n），2週間後に固定を外した後，経過観察とした．1年後のデンタルエックス線写真では，若干の透過像は残っているものの，治癒傾向がみられ（図10o），2年後には，ほぼ治癒していることが確認された（図10p）．現在4年が経過しているが，歯根吸収などはみられず，臨床的に何も問題は生じていない（図10q）．

症例9：意図的再植で対応した症例④（上顎前歯部）⇒最初から意図的再植を行ったケース

患者：53歳の女性．約5年前，他医院にて上顎左側中・側切歯の歯根端切除術を受けた．その後しばらく問題はなかったものの，数年前より違和感を覚えるようになり，定期的に根尖部付近の歯肉に腫脹を認めるようになった．今回，自発痛が生じたため，当院に来院．

エックス線所見：デンタルエックス線写真では，上顎左側中切歯と側切歯の根尖部に連続した透過像が認められ，根管内には根管充塡材が緊密に充塡されていないことがわかった（図11a）．また，左側中切歯のCBCT像では，歯根端切除された断面部周囲に透過像が認められ，口蓋側の皮質骨が消失している像が観察された（図11b）．さらに側切歯においては，それに加えて唇側の皮質骨も消失している像が認められた（図11c）．ポケット値は両歯とも全周3mm以内で正常値であるが，動揺度は1〜2度であった．主な治療法としてはorthogradeによる根管治療，再度の歯根端切除術，さらに意図的再植などが考えられる．それぞれの治療法を慎重に検討した結果，意図的再植を選択した．その理由を以下に

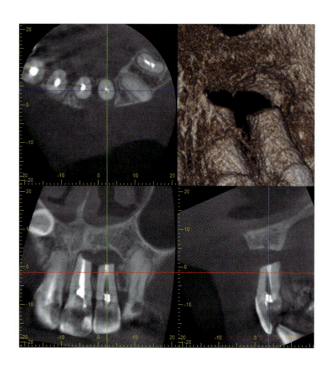

図11c 同 CBCT 写真（|2）．根管内に充填材はほぼ認められない．歯根端切除された断面部の透過像は根尖部周囲から唇・口蓋側に広がり，それぞれの皮質骨が消失している像が観察された．

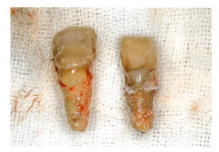

図11d 抜去した歯．歯頸部から数ミリのアタッチメントロスが観察されるが，それ以外は歯根の全面に歯根膜が確認される．根尖部を少しカットし，逆根管形成後に MTA を填入した．

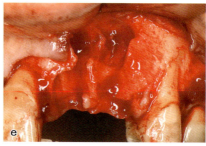

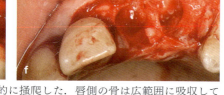

図11e, f 抜歯窩の状態．抜歯窩を徹底的に掻爬した．唇側の骨は広範囲に吸収しており，口蓋側の骨も一部吸収がみられる．両隣在歯のアタッチメントレベルは正常で，|1 2 間の歯槽骨は保存されている．

述べる．
① 以前の歯根端切除で露出した象牙質断面に根尖孔外バイオフィルムが形成されている可能性があり，通常の根管治療で治癒に導くことが困難であるという懸念がある．
② 再度の歯根端切除では，根尖部の適切な切除を行う基準が明確でなく，切除しすぎると歯冠－歯根比が不利になって今以上の歯の動揺を招く危険性がある．
③ 歯槽骨の欠損範囲が大きく，歯根端切除術での術野の確保に限界があるため，病変の掻爬が不十分になることが予想される．
④ 患歯は，以前に歯根端切除を受けているため，歯根形態が単純な円錐形（湾曲がない）になっていることから，抜歯時の歯根膜への損傷を最小限に抑えることができる．

もし本症例で意図的再植が功を奏さず，抜歯に至った場合には，かなり広範囲にわたる歯槽骨の欠損が生じ，後の治療に大きな課題を残すことになる．とくにインプラント治療を選択した場合は，硬組織（骨）のみならず，軟組織（歯肉結合組織）においても相当量の増大が必要となる．そのため，治療時間やコストなどもかかり，患者の負担は大きくなる．意図的再植は，決して積極的に行う処置とは言い難いが，歯の保存の最後の手段としてぜひ知っておきたい治療オプションであると考えている．

CHAPTER 7　難治性根尖性歯周炎

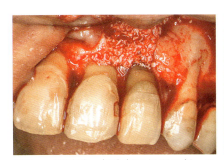
図11g　再植時．根尖部の処理を行った歯を元のソケットに再植した．骨の欠損部には骨補填材を填入し，同時に歯周組織再生療法も行った．

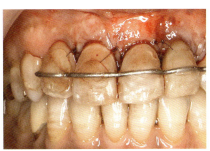
図11h　再植歯の固定．両隣在2歯ずつに0.9mmワイヤーで固定した．

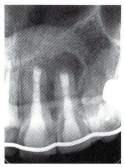
図11i　同デンタルエックス線写真．創面を保護するために歯周パックを行っている．

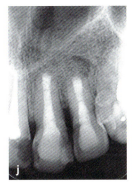
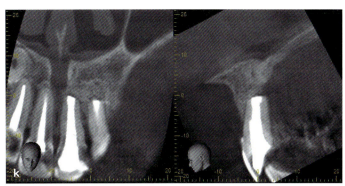
図11j　再植5年経過時のデンタルエックス線写真．根尖部周囲の不透過性も亢進し，歯根吸収もみられない．
図11k　同CBCT写真（⎿1）．根尖部から唇側にかけて骨の形成が認められる．

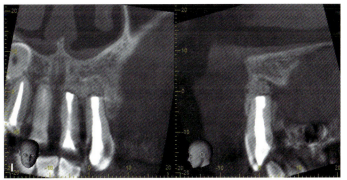
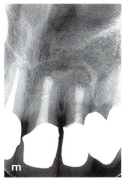
図11l　同CBCT写真（⎿2）．口蓋側の一部に透過像がみられるが，そこには瘢痕組織が形成されていると考えられる．
図11m　再植10年経過時のデンタルエックス線写真．審美性の回復のためにジルコニアクラウンを単冠で装着した．⎿1 2ともに歯根膜空隙も正常であり，歯根吸収は認められない．生理的動揺があり，歯周ポケット値も正常である．

治療経過：まず患歯の根管治療を施した後に，鉗子を用いて慎重に抜歯を行い（図11d），抜歯窩を徹底的に掻爬後（図11e, f），根尖部を処理して元の抜歯窩に戻した（図11g）．その後ワイヤーにて固定し（図11h, i），経過観察とした．術後5年が経過したデンタルエックス線写真（図11j）とそれぞれの歯のCBCT画像（図11k, l）では，歯根吸収などはなく，完全ではないものの歯根周囲の骨の回復が認められた．また，口腔内所見においてもポケット値が正常（全周3mm以下）であり，動揺度も生理的動揺内に収まっていることが確認された．術後10年経過したところで，審美性の回復を希望されたのでジルコニアクラウンにて補綴処置を行った（図11m）．

397

表4 ECRを誘発する因子.

Etiological Factors	
・外傷	・パラファンクション
・矯正治療	・外科手術
・歯冠内ブリーチング	・進行性骨欠損
・歯周治療（over instrumentation）	・全身疾患
・歯冠修復	・猫ウイルス
・BP製剤	

※近年では1つの因子から発生するのではなく，これらの複数の要因が組み合わさって発生すると考えられている.

2）歯頸部外部吸収のケース

　歯根吸収には，生理的吸収と病的吸収が存在する．乳歯の歯根吸収のような生理的吸収とは異なり，永久歯の病的吸収はつねに炎症をともなって発生する．歯根吸収は，内部吸収と外部吸収に大別される．外部吸収のなかでは，外傷や移植・再植後に起こる炎症性外部吸収（external inflammatory resorption）と，現在のところ原因は解明されていない歯頸部外部吸収（external cervical resorption；以下ECR）が，日常臨床において大きな問題として遭遇する病態である．

　ECRは有病率0.02～0.08％と比較的稀な疾患である[48]．ECRにおける吸収は，歯根の外表面から始まり，あらゆる方向に，またさまざまな程度に進行する．通常ECRは上皮付着の根尖側に起こる．歯髄腔への穿孔は後期にのみ起こり，歯髄腔と交通するまでは歯髄は正常のまま無症状のまま経過していくため，早期発見が非常に困難で，エックス線写真により偶然発見されるケースも多い．そのような特徴から，発見されたときには治療困難であるケースも少なくない．今回，早期発見や発見後の対応が困難なECRに対する知識を整理したうえで，ECRの進行程度に応じた治療方針に関して検討を加える．

（1）ECRの病因と可能性のある疾病素因
（etiology and potential predisposing factors）

　ECRの病因は明確に理解されてはいないが，歯根膜とセメント質が損傷し，欠落した部位に何らかの刺激因子によって破歯細胞が刺激を受け続けることで活動性が向上した結果発生し，進行するといわれ

ている[49]．誘発因子としては，外傷や矯正治療の既往がもっとも関連していると考えられているが，それ以外にもさまざまな因子が関与していると報告されている[50~52]（**表4**）．

　1999年にHeithersay[50]は，222名の257歯においてECRのリスク因子を検討した．その研究によると，もっとも関与している因子は矯正治療（24.1％）であり，外傷（15.1％）と内側性窩洞修復（14.4％）がそれに次ぎ，歯冠内ブリーチング（3.9％）や歯頸部付近への口腔内手術（5.4％）がその他の因子として挙げられている．近年のMavridouら[52]の研究によると，Heithersayによる因子以外に，口腔清掃不良や隣接歯の抜歯，さらにはウイルス感染も誘発因子として報告されている（**図12**）．

　またHeithersay[50]は，全体の20％の症例が複数の誘発リスク因子が関与していたと報告していたが，Mavridouらの研究[52]においては，59％の症例が2つか，それ以上の誘発リスク因子が関与しているとし，近年ではECRは，多因子によって誘発され，発生すると考えられている．

（2）ECRの好発部位（prevalence）

　1999年にHeithersay[50]は257歯から，そして2017年にMavridouら[52]は337歯から，ECRの好発部位を調査したところ，結果はほぼ同等であり（**図13**），もっとも頻繁に発見される部位は上顎中切歯であり，ECR全体のおよそ30％は同部位で発見された．2番目に多い発生部位は上顎犬歯（13％）であり，上顎側切歯と下顎第一大臼歯，上顎第一大臼歯は同程度（7～10％）にみられたと報告している.

CHAPTER 7　難治性根尖性歯周炎

▶ ECRの誘発リスク因子

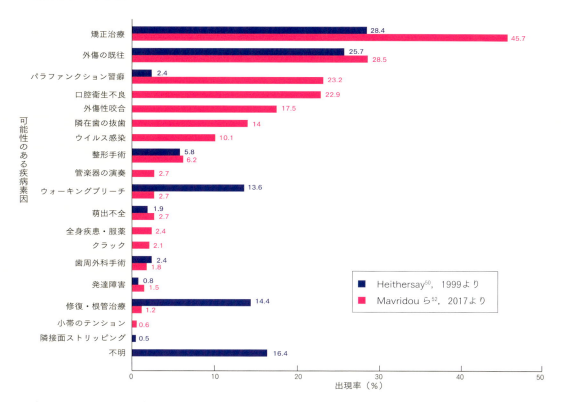

図12　1999年にHeithersayが挙げていた誘発因子よりも多くの要因が複合的に関与していると考えられている（参考文献52より引用）．

▶ ECRの好発部位

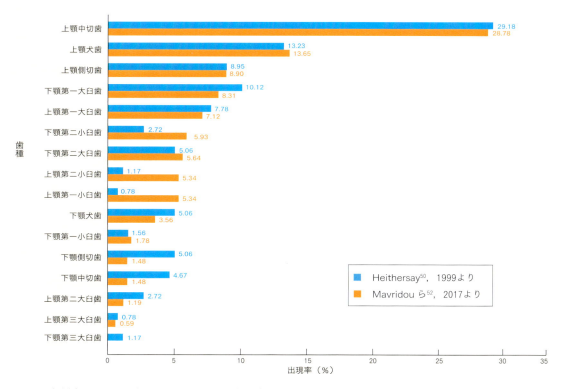

図13　もっとも高頻度にECRが発見されるのは上顎中切歯で，2番目に好発するのが上顎犬歯である．それに次いで，上顎側切歯，下顎第一大臼歯，上顎第一大臼歯が同程度にみられる（参考文献52より引用）．

399

▶ Heithersayの分類

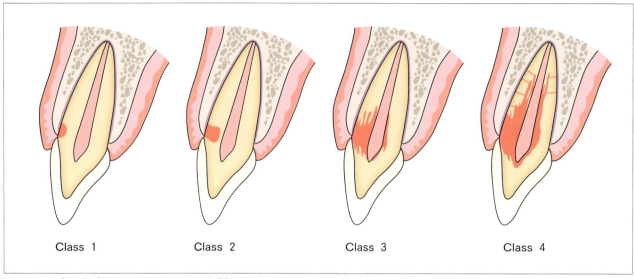

図14 1999年に報告されたHeithersayの分類は，デンタルエックス線写真で診断する二次元の分類であるため，唇側や口蓋側に発生した小さい病変は発見できないことも多い（参考文献50より引用改変）．

さらに，2016年Patel Kら[53]は，デンタルエックス線写真に加えてCBCTを使用して115歯のECRの発生部位を調査した．その研究によると，もっとも発見される部位としては上顎中切歯（30.4％）と同じであったが，それに次ぐ部位は，下顎第一大臼歯（15.7％），下顎中切歯（11.3％），上顎第一大臼歯（10.4％）の順で，前述した2つの研究とは異なった結果であった．

3Dを使用した診断が，より信頼性が高いという側面はあるが，この研究における対象歯は，前述の2研究と比較して少ないことから，今後CBCTを使用した大規模な発生率の調査が期待される．

(3) ECRの分類 (classification)

1999年Heithersay[50]は，二次元でのデンタルエックス線写真から，根管への近接程度と歯軸方向への拡張程度に従って，ECRのカテゴリー分類（図14）を考案した．

Heithersayの分類を以下に示す．

・Class 1：歯頸部に限局した小さな吸収．
・Class 2：Class 1より深く吸収が進行するが，歯根部までは達していないか，わずかな進展にとどまる．
・Class 3：Class 2からより深く，広く進行し，歯根の1/3以内に進展している．
・Class 4：Class 3からより進行し，吸収が歯根の1/3を超える範囲にまで達する．

ただしHeithersayの分類は，二次元のデンタルエックス線写真で評価したため，近遠心面に限局したECR病変にのみ適応可能であることが欠点である．もし病変が頬舌側にある，もしくは頬舌側まで広がっていた場合などでは，その実態は把握できず，この分類では反映できないことが問題となる．そこで，2017年にVaz de Souzaら[54]は，13の抜去歯に対して，Heithersayの分類Class 1〜4の病変モデルを作製し，2種類のCBCTと，デンタルエックス線写真を使用したときのECR病変の存在する部位と，Heithersay分類における診断の正確性を比較した．その結果，ECR病変部位の診断では，デンタルエックス線写真では49％で正確に診断できたのに対し，CBCTでは88％が正確に診断できた．またHeithersay分類の診断では，デンタルエックス線写真が32％で正確であったのに対し，CBCTでは71％が正確な診断ができた．彼らはこの結果から，二次元でのデンタルエックス線写真は，ECRの本当の病態を検出するのには限界があると述べた．

さらに2018年にPatel Sら[55]も，ECR病変を治療する際には三次元のCBCTを使用することの必要性を強く推奨し，ECRの三次元での分類（図15）を新しく作成した．

▶ Patelの分類：ECRの三次元的分類

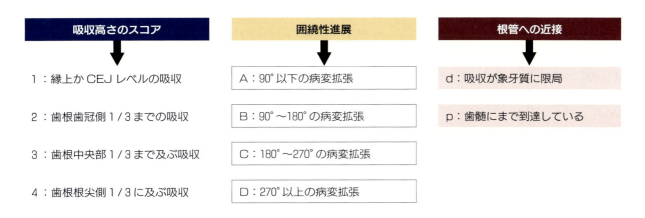

図15　Patel の分類（参考文献55より引用）．

この分類では，病変の歯軸方向の高さ，囲繞性の拡張範囲，歯髄への近接程度の3つの項目に対して，病変の歯軸方向の高さと囲繞性の範囲を4段階，そして歯髄への近接を2段階に分類した．彼らはこの分類を使用することで，以前より正確な診断ができるようになり，積極的な治療介入をするべきか，もしくは経過観察とするべきかの正しい治療判断ができることを主張した．

（4）ECRの病態（発生機序）と組織学的様相　（pathogenesis/histology）

ECR発生機序として，まず最初に歯根膜とセメント質が局所的に損傷した部位や，先天的にセメント質が欠落した部位の象牙質に破歯細胞が結合することで吸収が開始されると考えられている．しかし，破歯細胞は，刺激を受け続けなければ吸収は自己制御されるが，矯正治療や歯周病菌のような持続的な刺激因子により活動性が向上することで，ECRが進行するといわれている．また2013年 Zhang らの研究[56]によると，局所の炎症や圧迫による歯根膜の血流障害により，歯根膜細胞を局所的な低酸素環境に導き，同細胞の新陳代謝を阻害して，再建や回復を防ぐことが報告されている．さらに，この低酸素状態により破骨細胞は増殖し，活動性が増加することで骨吸収が進行するのに加えて，骨芽細胞の成長を抑制することにより骨形成阻害をもたらすとも述べている．このことから Mavridou ら[57]は，局所の低酸素状態が ECR 開始の原動力となっており，歯根膜に低酸素状態をもたらす因子として，矯正治療や外傷，またはプラーク内の細菌によって起こる歯周組織の炎症が関与しているのではないかと推論している．

2016年に Mavridou ら[58]は，臨床所見や CBCT 検査および生体外での nanofocus CT 検査，そして組織学的分析と SEM 分析を組み合わせた多モジュール式アプローチにより，ECR に罹患した27歯を調査した．その調査によると，ECR は開始，吸収，修復とリモデリングの3つのステージで進行していき，吸収と修復に関しては，同じ歯の違う場所で並行して進行することが報告された．この研究で観察された組織学的所見では，セメント-エナメル境直下の吸収起点では肉芽組織が吸収窩を占め，吸収の前線には，密度の高い炎症性細胞（リンパ球，樹状細胞，形質細胞）が存在し，その周囲には血管組織や結合組織，そして細菌コロニーが観察された．前述のとおり，吸収と修復は並行して行われるため，吸収の前線においては破歯細胞が観察され，象牙質の吸収窩がみられる．そして，その近くに骨芽細胞によって骨様組織による修復と類骨（非ミネラル化骨基質）形成が観察される．このように吸収の伸展は，骨様組織で一部修復されながら歯髄方向に進展するが，歯髄腔には貫通せず1層の硬組織を歯髄腔周囲に残して，そこから囲繞性に，または歯軸方向に拡張する傾向がみられた．Mavridou らは，この歯

▶ PRRS（Pericanalar Resorption Resistant Sheet）

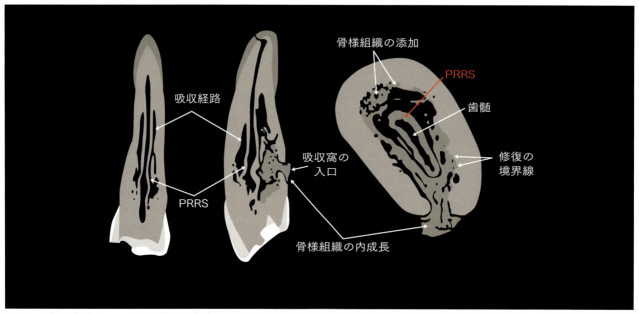

図16 外部吸収歯の nanoCT 画像．吸収窩の入口から骨様組織が内側に成長し，病変が歯髄腔周囲に1層の硬組織（PRRS）を残して，歯髄腔を取り囲むように伸展しているのがわかる（参考文献57より引用改変）．

髄周囲を取り巻く1層の硬組織を PRRS（Pericanalar Resorption Resistant Sheet）（**図16**）と名づけ，この層は象牙前質，象牙質そして修復（骨様）組織から構成され，平均210μm（70〜490μm）の厚みであったと報告した[57,58]．

このような組織像は生活歯において観察される．生活歯髄組織は歯髄血流の調節に関与し，圧力を変化させることで，PRRS 内の酸素分圧を高めることができる．破骨細胞は低酸素環境にて活動性が向上することから，PRRS を侵食せずに，周囲の低酸素微小環境となる象牙質を侵食し，1層の硬組織が残ると考えられている[57]．また，生活歯において象牙前質の存在も PRRS に関与している．破骨細胞は石灰化していないコラーゲンマトリックスには結合せず，RGD アミノ酸配列をもつ細胞外基質，とくに石灰化組織表面のオステオポンチンに結合する．象牙前質には RGD 配列がないことから，破骨細胞の結合を減少させ，根管への穿孔は後期にのみ起こると考えられている[49]．一方，このような生活歯の吸収パターンと比較して，失活歯では PPRS 層は確認されず，骨様組織での修復も限定されていると報告されている[59]．さらに失活歯における歯髄組織や象牙前質の欠如から，吸収はより侵襲的に進行すると考えられている．

（5）ECR の臨床所見（clinical findings）

ECR は症状がないのが一般的で，2/3 は無症状である．主に臨床検査，あるいはエックス線検査で偶然発見されることが多く，歯頸部のピンクスポットやプロービング時の異常な出血，そして歯肉縁下キュレッタージ中の吸収窩の検出により発見される．歯頸部のピンクスポットは，線維血管性の肉芽組織が吸収窩内を占めた場合に，エナメル質や象牙質の厚みが薄くなることで，歯頸部がピンク色に変色することで確認される．これは唇側であれば確認されやすいが，口蓋側や隣接面では発見できないことも多い．

吸収が進行すると根管へ穿孔するため，歯髄に細菌感染が起こり，歯髄炎症状や根尖性歯周炎の症状が確認できる．このような場合は，歯冠全体の変色，咬合痛，打診痛，冷温痛，瘻孔や歯肉腫脹などの症状がみられることもある．

（6）ECR の治療方法（management）

ECR の治療方法として，外側修復と内側修復に大別される．まず，外側修復においては，吸収窩が歯肉溝内に限局している場合以外は，外科処置での吸収病変部の除去と充填が必要となる．治療手順としては，歯肉弁を剥離翻転し，吸収窩を明示し，手

▶ ECRに対する治療戦略

Class 1，2	外側修復	・線維血管性肉芽組織の掻爬 ・2〜5％次亜塩素酸ナトリウム溶液の適用 ・MTA にて修復 ・臼歯隣接面などで病変へのアプローチが不可能な場合は内側修復
Class 3	外側修復	・線維血管性肉芽組織の掻爬 ・2〜5％次亜塩素酸ナトリウム溶液の適用 ・歯髄腔への穿孔があれば根管治療 ・MTA にて修復
	内側修復	・肉芽組織にアクセスするための根管形成 ・掻爬・薬剤での凝固後，止血可能であれば充填 ・止血不可能なら水酸化カルシウムを貼薬して後日に充填 ・外側・内側修復ともに，必要があれば矯正的挺出後，歯冠修復
	意図的再植	・抜歯後口腔内にて病変除去，充填後に再植して暫間固定
Class 4	経過観察・抜歯	

図17 ECR 病変の位置によって，内側修復か外側修復かを選択し，吸収病変の進行程度で治療戦略が異なる．

用エキスカベータなどで線維血管性肉芽組織の除去を行う．欠損部位は，回転切削器具，もしくは超音波機器を用いて，慎重に線維骨組織のみを除去するように心がける．しかし，健全象牙質と線維骨組織を鑑別するのは著しく困難であり，マイクロスコープの使用が必須である．吸収組織を機械的に除去した後は，90％トリクロロ酢酸溶液にて1〜2分処理することで，吸収部位を凝固壊死させ，器具が到達しない部位の肉芽組織に対して，浸透させて作用させることが推奨されている[60]．しかし，トリクロロ酢酸溶液は劇薬指定されている薬剤のため，口腔粘膜や皮膚には接触しないように厳重な注意が必要となり，生活歯では歯髄近接部には適用するべきではない．

そこで近年，Patel らは，トリクロロ酢酸溶液と同様の方法で，2〜5％次亜塩素酸ナトリウム溶液によって代用が可能であると報告している[61]．薬剤による処理後，歯質を1層削合し，吸収窩洞はMTA で修復する．吸収病変部の除去中に根管内への穿孔が起こった場合のみに根管治療を行い，その後，吸収窩洞の充填処置を行う．

次に，内側アプローチでは根管治療を先に行い，歯髄腔や根管内より病変部を除去し，内側から吸収窩洞の充填処置を行う．吸収病変部除去後に歯根膜に穿孔がみられる場合は，穿孔部を PTFE テープで暫間的に保護したうえで，吸収窩洞を次亜塩素酸ナトリウム溶液にて処理して肉芽組織を溶解させる[61]．吸収窩洞の止血が可能であれば充填処置を行い，止血困難の場合はビタペックス（ネオ製薬工業）を貼薬し，後日に根管と吸収窩洞の充填処置を行う．

外側修復，または内側修復の治療選択は，吸収病変の部位や範囲によって決定する．よって，適切な治療計画を立てるためには，術前に CBCT で病変範囲を三次元的に診断することが重要となる．CBCT にて診断することで，術前に臨床的な基準点から実際の病変範囲を測定でき，主観的な組織除去を大幅に減らすことも可能となる[62]．

その他の治療法として，意図的再植や抜歯，そして治療不可能で無症状の場合は，経過観察などが挙げられる．上記で述べたとおり，ECR の各ステージごとの治療戦略を**図17**にまとめるが，ECR 治療歯の予後は，ECR 病変の位置（accessibility）と，病変除去後の残存歯質の量や質（restorability）に左右される．

ここで ECR が認められたケース（前歯部と小臼歯部）を供覧し，検討を加える．

症例10 前歯部のケース

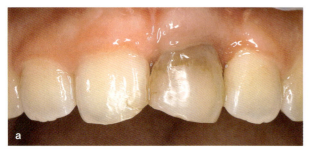
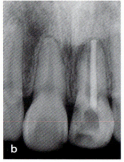
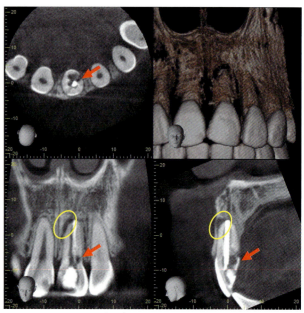

図18a　初診時の口腔内写真．24歳，女性．|1の審美改善を主訴に来院．
図18b　同デンタルエックス線写真．|1の根管内のガッタパーチャポイント周囲に間隙がみられ，根管充填が不十分である．

図18c　同CBCT写真．|1のガッタパーチャポイントは根尖孔から若干オーバーしており，根尖部から近心側壁にかけて透過像が認められる（黄色枠線）．また，歯頸部の遠心隣接面から少し口蓋側に外部吸収と思われる透過像がみられる（赤矢印）．

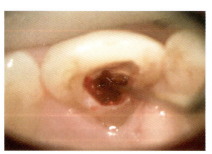
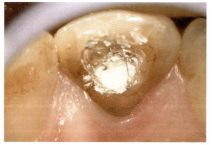
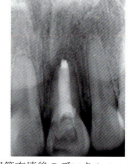

図18d　髄腔内の出血状況．髄腔内のガッタパーチャポイントを超音波にて除去した瞬間，大量の出血を認めた．
図18e　根管充填後の口腔内写真．吸収による穿孔部と主根管をMTAにて充填した．
図18f　根管充填後のデンタルエックス線写真．吸収部にMTAを填入したが，デンタルエックス線写真では確認が困難である．

症例10：前歯部のケース

患者：24歳の女性．上顎左側中切歯の変色を治したいということで来院された（図18a）．既往としては，約10年前に倒れた際に顔面を強打し，歯冠が破折した．根管治療後，コンポジットレジンの修復処置を受けたが，その後不定期に痛みを感じるものの，そのつど歯科医院を受診し，投薬処置のみを受けていた．現在，自発痛や咬合痛などの自覚症状はほとんど認めず，打診に関してわずかに違和感がある程度である．

エックス線所見：デンタルエックス線写真（図18b）より，ガッタパーチャポイントと根管壁に間隙があり，根尖側1/3の近心側壁に透過像が認められた．CBCTでの所見では（図18c），歯頸部の遠心隣接面から少し口蓋側にかけて根管に達する透過像が認められ，ECRと判断し，Heithersayの分類でClass 3と診断した．

治療経過：口蓋側のコンポジットレジンを除去後，ガッタパーチャポイントを超音波機器を用いて少し除去したところ，いきなり多量の出血を認めた（図18d）．すぐにラバーダム防湿を行い，マイクロスコー

CHAPTER 7 難治性根尖性歯周炎

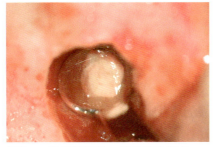
図18g 歯根端切除．根尖部を約3 mmカットし，逆根管形成後にMTAの充填を行った．

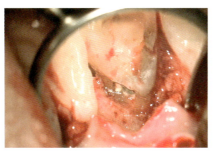
図18h 歯頸部外部吸収．根管内から吸収部へ填入したMTAの充填状態は不十分である．

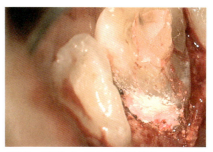
図18i MTAの充填．超音波チップを用いて窩洞を形成後，MTAにて充填を行った．

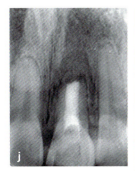

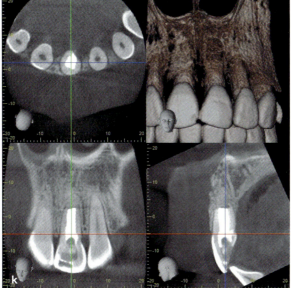

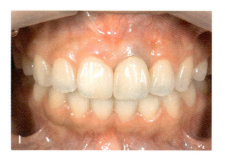
図18j 術後のデンタルエックス線写真．根尖部の骨窩洞には骨補填材を填入している．
図18k 同CBCT写真．根尖部と外部吸収部には適切にMTAが充填されている．
図18l 最終補綴装置装着時の口腔内写真．ジルコニアクラウンを装着し，審美性の改善を行った．

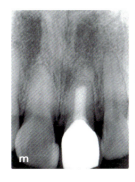

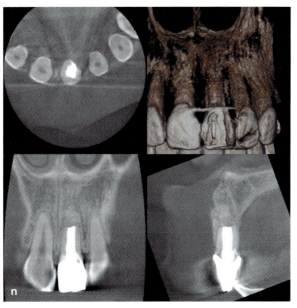
図18m 術後2年経過時のデンタルエックス線写真．根尖部の治癒が確認できる．
図18n 同CBCT写真．経過は良好であり，臨床症状もない．

プ下で慎重に不良肉芽組織を除去しながら止血を図り，吸収部を確認した．その後，根管内のガッタパーチャポイントを除去したところ，根尖部は大きく破壊されており，#140のKファイルが貫通する状態であったため，根尖部付近の感染源を可及的に除去した後，主根管と吸収部にMTAを充填した(図18e,

405

症例11　小臼歯部のケース

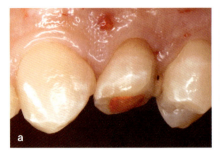
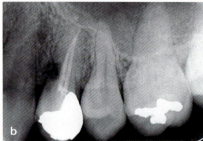
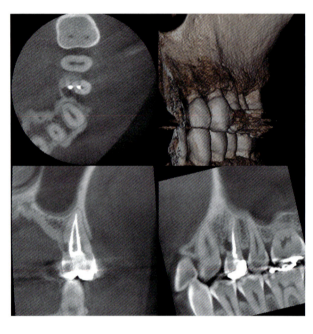

図19a　初診時の口腔内写真．36歳，男性．|4の近心頬側部の歯頸部よりやや下方にアブセスがみられた．同部のポケット値は8 mmであった．

図19b　同デンタルエックス線写真．|4の近心歯頸部直下に透過像が認められた．

図19c　同CBCT写真．歯頸部直下の透過像は根管に達しており，歯冠側1/3以内に限局している．

f）．治療方針としては，歯根端切除術と同時に歯頸部吸収に対する処置を行う計画を立案した．歯根端切除では，根尖部を約3 mmカットし，逆根管形成後，MTAを用いて逆根管充填を行った（**図18g**）．歯頸部吸収の部分（**図18h**）は，超音波チップを用いて窩洞を形成後，同じくMTAにて充填を行った（**図18i**）．術後のデンタルエックス線写真（**図18j**）とCBCT（**図18k**）から，適切な処置がなされていることが確認できた．その後，補綴処置を行い（**図18l**），経過観察とした．術後2年のデンタルエックス線写真（**図18m**），およびCBCT所見（**図18n**）から，根側病変，および歯頸部外部吸収部は治癒していることが確認できた．

症例11：小臼歯部のケース

患者：36歳の男性．以前より|4の根尖部歯肉に腫脹を繰り返しているが，しばらくすると消失するため放置していた．今回，腫脹と同時に疼痛を認めたため，近医を受診したところ，保存不可能で抜歯と言われた．保存の可能性を求めて，当クリニックを受診された．

口腔内およびエックス線所見：口腔内所見では，|4の近心頬側部の歯頸部よりやや下方にアブセスがみられ（**図19a**），同部のポケット値は8 mmであった．自発痛と打診痛があり，デンタルエックス線写真では，|4の近心歯頸部直下に透過像が認められ，ECRと判断した（**図19b**）．また，CBCTでは，近心側から口蓋側における歯頸部直下に根管にまで達する透過像が認められ（**図19c**），Heithersayの分類でClass 3と診断した．

治療経過：インレーを除去し，根管内をマイクロスコープで観察したところ，近心から口蓋にかけての吸収が認められ，根管内に増殖している肉芽組織をCO_2レーザーにて除去した（**図19d**）．穿孔部

CHAPTER 7 難治性根尖性歯周炎

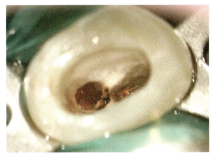

図19d 髄腔内写真．髄腔内を探索すると吸収が認められ，吸収窩の肉芽組織を除去し，止血を行った．

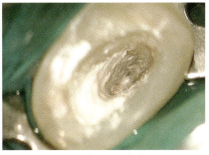

図19e MTAの填入．吸収部にできるだけ圧をかけずにMTAを填入した．

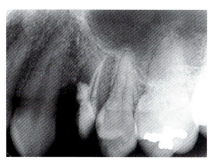

図19f 同デンタルエックス線写真．大きくオーバーフローせずにMTAが填入できた．

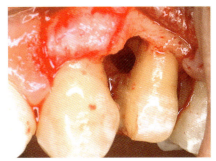

図19g フラップ翻転時．フラップを翻転し，未硬化で余剰なMTAを超音波チップにて慎重に除去した．

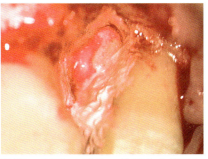

図19h MTAの填入．外側より慎重にMTAを填入した．

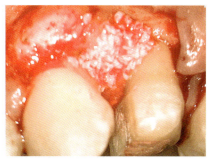

図19i 歯周組織再生療法．骨補填材と歯周組織再生材，吸収性メンブレンを用いて歯周組織再生療法を行った．

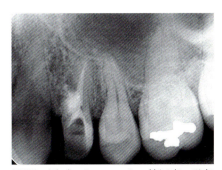

図19j 同デンタルエックス線写真．吸収部に過不足なくMTAが填入され，歯周組織も安定している像が観察された．

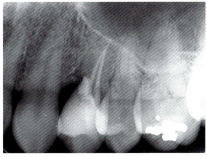

図19k 上部構造体装着時のデンタルエックス線写真．MTA填入部周囲の骨は吸収し，垂直性骨欠損を呈する像が観察された．

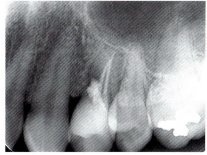

図19l 5年経過時のデンタルエックス線写真．MTA填入部に接するところまで骨は再生され，歯周組織の安定が確認できる．

にMTAをできるだけオーバーフローしないように慎重に充填した（**図19e, f**）．その後，フラップを翻転し，吸収部を超音波チップにて形成した（**図19g**）後にMTAを充填した（**図19h**）．同時に歯周組織再生療法を行い（**図19i, j**），数か月の経過観察の後，上部構造体を装着した．デンタルエックス線写真では，穿孔部に填入したMTA周囲の骨は若干吸収している像が観察された（**図19k**）が，ポケット値は3mmで安定していた．その後の定期的なメインテナンス時においても問題は生じていない．約5年後のデンタルエックス線写真では，MTAに接する範囲にまで骨が再生している像が確認された（**図19l**）．

▶AAEによる垂直性歯牙破折の分類

	グレーズライン	咬頭破折	クラックトゥース	スプリットトゥース	垂直性歯根破折
		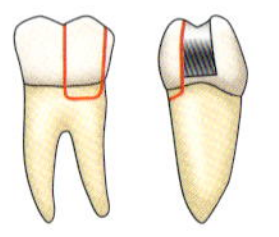	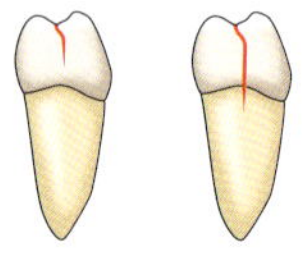	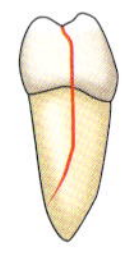	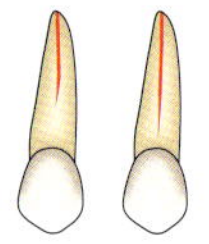
場所	エナメル質に限局，主に辺縁隆線	歯冠から歯頸部歯根面	歯冠に限局または歯冠から歯根に伸展	歯冠と隣接面の歯根	歯根に限局
伸展方向	咬合面から歯肉方向	近遠心または頬舌方向	近遠心方向	近遠心方向	頬舌方向
原発部位	咬合面	咬合面	咬合面	咬合面	歯根のさまざまな部位
原因	咬合力，サーマルサイクル	侵食された咬頭，有害な習癖	有害な習癖，脆弱な歯質	有害な習癖，脆弱な歯質	ポスト楔効果，根管充填の加圧力，過剰な歯根象牙質の削除
症状	無症状	咀嚼や冷刺激での鋭い痛み	多様な症状	咀嚼時の痛み	無症状か，わずか
徴候	なし	深刻さはない	多様な徴候	破折片の分離，歯周膿瘍	多様な徴候
鑑別方法	視診，透過光検査	視診，修復物除去	咬合圧検査，修復物除去	修復物除去	歯肉弁の剥離，透過光試験

図20 AAE による垂直性歯牙破折の分類(参考文献63より引用改変).

3）垂直性歯根破折があるケース

AAE（米国歯内療法学会）により垂直性破折が**図20**のように分類されている[63]．このなかで Split Tooth と歯頸部から根尖に至るまで破折している Vertical Root Fracture のケースは抜歯と診断してよいと考えている．しかし，歯根の一部に限局した Vertical Root Fracture では，限られた条件をクリアすれば，保存が可能な場合がある．それらの条件について，症例を供覧しながら検討する．

症例12：部分的な歯根破折を認めるケース

患者：52歳の女性．半年くらい前より 2| の口蓋の歯肉溝から膿が出る症状があったものの放置していた．1週間前から自発痛を認め，口蓋側の歯肉に腫脹がみられたため，かかりつけの歯科を受診したと

ころ抜歯の診断を受けた．できることなら保存をしたいと希望され，当クリニックを来院．

口腔内所見，歯周組織検査：自発痛と打診痛があり，唇側の根尖部にアブセスが認められた（**図21a**）．口蓋側中央部のポケット値は11mmであった（**図21b**）．

エックス線所見：デンタルエックス線写真では，患歯は既根管充填歯であり，根尖部から近心側の根中央部に広がる透過像が認められた（**図21c**）．これは，いわゆる J-shape の halo 像といわれ，歯根破折が疑われる所見である．

治療経過：マイクロスコープにて根管内を入念に観察すると，歯頸部から根尖方向に明らかな破折線が確認できたため，完全な垂直性歯根破折と判断し，抜歯を行った（**図21d**）．欠損部に関しては，患者がインプラントを希望されたため，欠損部の骨造成後にインプラント埋入を行う，いわゆるステージドアプローチの治療計画を立案した（**図21e, f**）．抜歯後

CHAPTER 7 難治性根尖性歯周炎

症例12　部分的な歯根破折を認めるケース

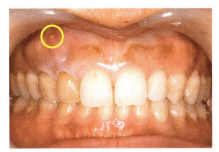

図21a　初診時の口腔内写真．52歳，女性．2⏌の根尖部歯肉にアブセスが認められた．歯には変色がみられる．

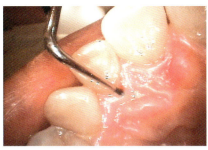

図21b　歯周ポケット検査．口蓋側中央部に1点だけ深いポケットが存在する（11mm）．

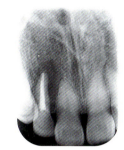

図21c　同デンタルエックス線写真．既根管充填歯であり，根尖部から近心根中央部に広がる透過像が認められた．

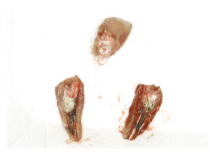

図21d　抜去した歯．完全な垂直性歯根破折であった．

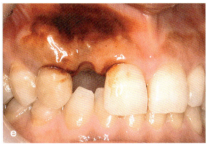

図21e, f　抜歯後1か月の抜歯窩．e：唇側面観．f：咬合面観．抜歯窩は水平・垂直的に陥没が認められた．

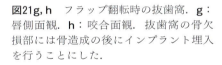

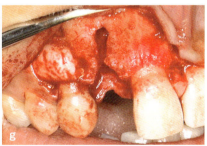

図21g, h　フラップ翻転時の抜歯窩．g：唇側面観．h：咬合面観．抜歯窩の骨欠損部には骨造成の後にインプラント埋入を行うことにした．

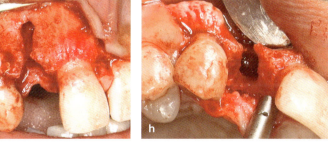

図21i　3⏌の術中写真．3⏌の根尖側に開窓がみられ，根面にクラック（亀裂）が認められた．
図21j　3⏌のCBCT写真（矢状断面像）．根尖部より歯冠側1/3あたりまでの開窓部が確認できる（黄色枠線）．

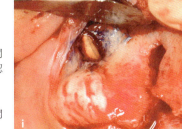
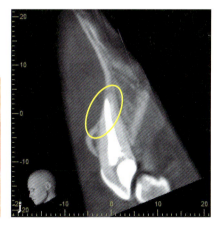

約2か月で骨造成を行うためにフラップを翻転したところ（図21g, h），3⏌の根尖側が開窓（フェネストレーション）しており，唇側の根面にクラック（亀裂）が認められた（図21i）．術前のCBCTでも3⏌に開窓がみられる像を確認することができた（図21j）．開窓に関しては，2014年にPanらが，306名の被験者の上下顎の4,387歯をCBCTにて観察し，詳細な報告をしている[64]．開窓は，上顎に多く，頻度は多い部

表5 開窓の部位別頻度（参考文献64より引用）．

歯種	上顎 総数	上顎 発現数	上顎 頻度(%)	下顎 総数	下顎 発現数	下顎 頻度(%)	総数 総数	総数 発現数	総数 頻度(%)
中切歯	319	5	1.57	286	1	0.35	605	6	0.99
側切歯	359	28	7.80	292	4	1.370	651	32	4.92
犬歯	396	30	7.58	298	7	2.35	694	37	5.33
第一小臼歯	411	43	10.46	306	2	0.65	717	45	6.28
第二小臼歯	370	5	1.35	295	2	0.68	665	7	1.05
第一大臼歯	261	16	6.13	251	4	1.59	512	20	3.91
第二大臼歯	270	1	0.37	273	0	0	543	1	0.18
総数	2386	128	5.37	2001	20	1.00	4387	148	3.37

※開窓の頻度は，上顎が5.37%であるのに対し下顎は1.00%となっている．上顎の頻度の高い部位から，第一小臼歯の頬側根，側切歯，犬歯，第一大臼歯の近心頬側根の順であった．

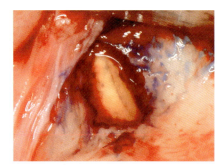

図21k ③の破折部．メチレンブルー溶液で歯根部を染色して破折ラインを確認する．

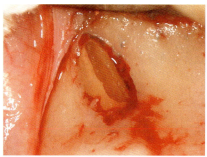

図21l 破折部の切削．破折部を細い超音波チップを用いて慎重に切削した．

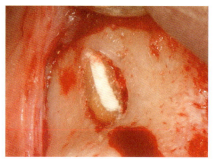

図21m MTAの充填．切削した窩洞にMTAを充填した．

位から，第一小臼歯の頬側根，側切歯，犬歯，第一大臼歯の近心頬側根の順であった（**表5**）．開窓のタイプを Type Ⅰ～Type Ⅵに分類し，それらの頻度を調べたところ，根尖部分（歯根の1/3以内）が骨から突出している Type Ⅰ が全体の半数以上（54.73%）を占めることが示された．今回のケースも Type Ⅰ であり，まずはマイクロスコープ下で，メチレンブルー溶液にて歯根部を染色し，破折ラインを確認した（**図21k**）．その後破折部を細い超音波チップを用いて慎重に切削し（**図21l**），MTA を充填した（**図21m**）．その後，本来の目的である ②｜の抜歯窩（裂開している）に加えて，③｜の開窓部を含めた骨造成術を行った（**図21n～p**）．約10か月後，インプラント埋入のためにフラップを翻転したところ，裂開していた骨欠損部には十分な骨量が獲得されていたため，インプラントの一次手術を行うとともに開窓部を観察した

（**図21q**）．その結果，開窓部は完全に骨組織でカバーされ，術後に撮影した CBCT においても，唇側に不透過像が確認され，十分な厚みをもった骨が再生したことが判明した（**図21r**）．3年後（**図21s**），5年後（**図21t**）のデンタルエックス線写真においても正常で，臨床的にも何ら問題は生じていない．

そこで，今回のような治癒が起こるためにはどのような条件が必要であるかを考察する．大きく以下の4つのポイントが重要であると考えている．

①歯周ポケットとの交通がない閉鎖創であること．
②露出した根面には少なからず生きた歯根膜が残存していること．
③露出した根面がボーンハウジング内に収まっていること．
④亀裂面を修復する材料に MTA を用いること．

まず，亀裂を起こしている場所が重要である．亀

CHAPTER 7　難治性根尖性歯周炎

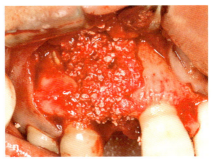
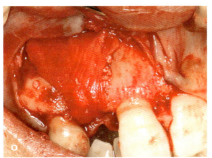
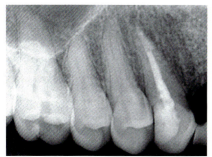

図21n, o　骨造成．2|の骨欠損部と同時に3|の開窓部に骨造成を行った．骨造成には骨補填材と吸収性メンブレンを用いた．

図21p　同デンタルエックス線写真．破折部には適切にMTAが填入されている．

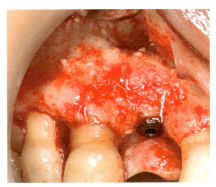
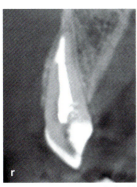
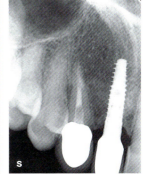
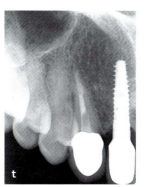

図21q　骨造成から10か月後のインプラント埋入時．骨欠損部には十分な骨量が獲得されていたため，インプラントの一次手術を行った．その際に開窓部を観察したところ，露出していた歯根部も含め完全に骨組織でカバーされていることがわかった．

図21r　同CBCT写真（矢状断面像）．開窓部に十分な厚みをもった骨が再生したことがわかる．

図21s　3年経過時のデンタルエックス線写真．インプラント，開窓部ともに問題なく経過している．

図21t　5年経過時のデンタルエックス線写真．経過は良好で臨床的にも安定している．

裂が歯頸部付近から始まり，根尖に向かって起こっている場合は，その歯の保存は難しく，抜歯も止むを得ない．それは，歯の強度的な問題（物理的）はもちろんのことであるが，生物学的には，亀裂がある部分で根管内と外部が交通している，いわゆる開放創の状態にあるからである．つまり，その環境下では，外部からの細菌侵入を抑えることができず，つねに感染が持続することになる．

しかし，今回のような歯頸部から離れた根尖側での亀裂の場合は，閉鎖創と考えることができる．そして歯頸部より亀裂が始まるところまでのエリアに歯根膜が存在していれば，そこには結合組織性の治癒が起こることが期待できる．もし，歯根膜が喪失していても長い上皮性付着が得られれば外部との交通は遮断されることになる．これが条件の①，②の説明になる．

次に③に関しては，骨再生に必要な3因子（細胞，足場，成長因子）のなかで足場を確保するための条件となる．また④に関しては，前述したようにMTAは封鎖性や生体親和性に優れた材料であり，それに加えて硬組織誘導能も期待できるため，必須の材料といえる．このように亀裂の状況と上記の4つの条件が合えば，歯根の一部に限局したVertical Root Fractureは，保存が可能であると考えている．

411

▶歯髄腔解剖の法則④⑤：対称性の法則

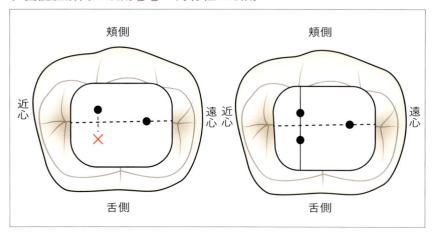

図22 とくに下顎第一大臼歯の場合で根管口が見つからないときは，髄床底の中央で近遠心方向に引いた線に対して，頬舌的に直角に引かれた線上の点対称の位置を，超音波チップなどを用いて探索する（参考文献67をもとに作成）．

4）根管の見落としがあるケース

過去から現在に至るまで，根管解剖に関する報告や研究は枚挙にいとまがない．そのなかでも根管口の数や根管数についても各歯別に多くの報告があり，根管治療を行う者にとっては，知っておくべき項目といえる[65,66]．そのなかで「難治性」とみなしてしまう重大な要因として「根管の見落とし」がある．

2004年にKrasnerとRankowは，500本の抜去歯を評価し，個々の歯の歯髄腔の位置，および根管口の数や位置を確定するための指標となる9つの法則を示した[67]．このような原則を知っていることで未知の根管の探索に大いに役立つことになる．そのなかの対称性の法則では，2つの根管口が近遠心の中央線上になければ，その反対側を探索する必要があるとしている（図22）．この法則をもとに狭窄した根管口を探索した症例を図23（症例13）に示す．

この際に重要なこととして，術前のCBCT撮影は必須であると考えている．根管をただやみくもに探すのではなく，確信をもって探索することが望まれる．CBCT像をあらゆる角度から観察して，そこに解剖学的知識を動員し，見落としている根管がないかどうかを慎重に診査し，十分に検討することが重要である．

しかし，この対称性の法則は，上顎大臼歯には当てはめることはできないため，とくに近心頬側根管の第2根管（以下，MB₂とする）の見落としが多い．上顎第一大臼歯の大半は3根であるが，そのなかで近心根に根尖病変が発生する割合が多い．

その理由として，
①近心根の約80％が遠心に湾曲しており，湾曲度も大きい．
②MB₂の見落としが多い．
③根管治療の操作（ファイリングなど）がやりにくい．
などが挙げられる．

ここで，上顎大臼歯のMB₂の頻度が高いため説明を加える．

2006年にCleghornらは，上顎第一大臼歯の根管について詳細な報告をしている[68]．*in vitro*（研究室内）と*in vivo*（臨床）で行われたいくつかの研究の分析結果をまとめたレビュー論文であるが，そのなかからMB₂の発生頻度について整理している．まず*in vitro*（研究室内）では，21の研究論文を分析し，総数3,119本の歯を調べた結果，25.0〜96.0％まで幅があるものの，平均が60.5％としている．一方，*in vivo*（臨床）では，13の研究の総数5,280本の調査結果で，こちらも18.6〜80.3％と幅があり，平均が54.7％であった．いずれも根管口が2つある歯を対象にしているが，そのなかでも途中で合流して1根管になっている歯とそのまま2根管性になっている歯の割合も調査している．*in vitro*（研究室内）では，前者が66.4％，後者が33.6％であり，*in vivo*（臨床）では，前者が56.9％，後者が43.1％であった．いずれにしても，われわれが思っている以上に高い確率でMB₂が存在していることに留意しておく必要がある．したがって，上顎第一大臼歯の近心頬側根を治療する場合は，つねに2根管を想定しておかなければならない．ここで，実際の臨床での対処法につい

CHAPTER 7　難治性根尖性歯周炎

症例13　狭窄根管を探索したケース（症例：吉田健二）

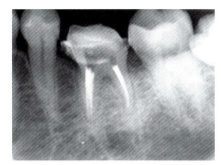 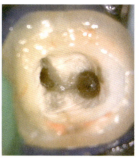 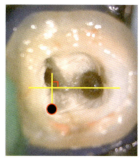 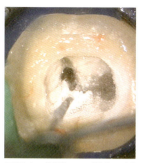

図23a　初診時のデンタルエックス線写真．65歳，男性．「6の根管充填を終了後，「7に強い自発痛を訴えた．近遠心側に広範囲の透過像がみられ，歯髄に達している像が観察された．各診査の結果，抜髄処置が必要であると判断した．

図23b　髄腔開拡時．髄腔開拡を行い各根管口を探索したが，近心頰側根が石灰化していて見つからなかった．

図23c　対称性の法則．対称性の法則に則ると，近心頰側根の根管口は黒丸のあたりと推察できる．

図23d　根管口の探索．近心頰側根の根管口と思われる箇所を，超音波チップを用いて探索する．

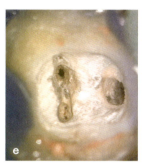 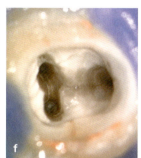

図23e　根管口の発見．超音波チップの先端が抵抗なく入る箇所があり，その窪みが根管口であった．

図23f　根管口の明示．他の根管口の周囲も超音波チップで形成し，それぞれの根管口を明示した．近心の2根間にはイスムスがみられる．

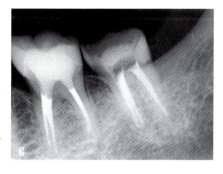 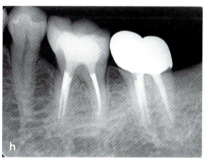

図23g　根管充填時のデンタルエックス線写真．近心根は独立した2根管性であることが確認できる．

図23h　3年経過時のデンタルエックス線写真．臨床症状もなく，経過は良好である．

て簡潔に解説する．

　まず診査であるが，通常のデンタルエックス線写真では，たとえ偏心投影法を用いても発見に限界があることから，できる限りCBCT撮影を行いたい．CBCT画像では，矢状，冠状，軸位の各断面軸での像を慎重に読影することで，MB_2の存在を認識することが可能となる．次に実際に歯髄腔内を観察するが，ここではマイクロスコープの使用が絶対不可欠となる．多くの研究からMB_2を発見するためのマイクロスコープの有効性についての報告がなされている[69〜71]．

　実際のMB_2へのアプローチであるが，MB_2の開口位置に関してはいくつかのパターンが存在するなかで，ここでは一番頻度の高いケースを取り上げて説明を加える．**図24**の模式図から，MB_2の開口部は，MB_1根とP根を結んだラインにD根から垂線を降ろし，その少し近心側に存在することが多い．MB_1とMB_2との距離は，約2mmと報告されている[72]．その間には多くの場合イスムスが存在している．したがって，MB_1根を見つけたら，先端

▶頻度の高いMB₂の開口位置

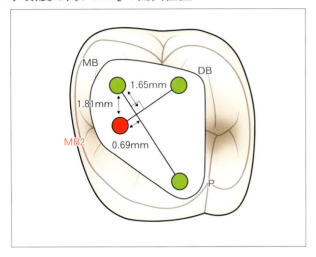

図24 MB₂の開口部は，MB₁根とP根を結んだラインにD根から垂線を降ろし，その少し近心側に存在することが多い．MB₁とMB₂との距離は，約2mmと報告されている．髄床底部というよりは近心側壁に開口しているイメージである(参考文献72より引用改変)．

▶使用する器材

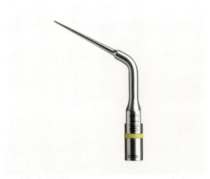

図25 ET20(白水貿易)．マイクロスコープ下でイスムスやフィンに残存する歯髄などを除去する際に必要なチップである．チップ先端でイスムスやフィンをなぞるように使用する．ただし，根管上部付近の使用に限り，あまり深部にまでは用いないようにする．MB₂などの細い根管を探索する際にも便利である．長さ20mmで，テーパー率は6％である．

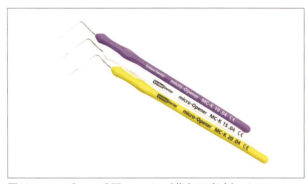

図26 ボンデント手用ファイル(茂久田商会)．04テーパーのKファイルであり，#10，#15，#20の3種類がラインナップされている．04テーパーで刃部が7mmであるためコシがあり，主に根管口の探索に用いる．また，ハンドル部が約10.0cmと長いため，マイクロスコープ下でも手指などで視野を遮られることなく操作ができるため便利である．

の細い超音波チップ(図25：ET20；白水貿易)を用いて，イスムスを慎重に除去しながら根管口を探索する．

ただし，MB₂の周辺では，根管口上部の象牙質が張り出していることが多く，髄床底部というよりは近心側壁を切削するイメージが大切である．また，開口部が頬側に傾斜しているため，ファイルでの探索では，遠心口蓋方向から挿入を試みることも重要なポイントになる．その際に04テーパーのマイクロオープナー(図26：ボンデント手用ファイル；茂久田商会)を用いると便利である．

このようにして根管口が見つかれば，アクセスキャビティーの形成へと移行する．MB₂が根尖病変の原因と思われる症例を図27に提示する．

症例14：上顎第一大臼歯のMB₂に見落としがあるケース

患者：35歳の男性．以前に他医院からの紹介で6の根管治療を行った(図27a)が，根管充填後しばらくして頬側歯肉が腫脹してきたため再来院．自発痛はなく，打診痛には少し反応を示した．

エックス線所見：近心頬側部のポケット値は7mmあったが，デンタルエックス線写真では，根尖部に明確な透過像はみられなかった(図27b)．しかし，CBCTによりMB根は2根管性であり，根尖部に透過像がみられ，未処置のMB₂が認められた(図27c)ため，再度根管治療を行うことにした．

CHAPTER 7 難治性根尖性歯周炎

症例14　上顎第一大臼歯のMB₂に見落としがあるケース

図27a　初診時のデンタルエックス線写真．35歳，男性．他医院から|6の感染根管治療の依頼を受けた．不十分な根管充填であったため再根管治療を行うことにした．

図27b　再診時のデンタルエックス線写真．近心頬側部のポケットが1点のみ7mmあったが，デンタルエックス線写真では，根尖部に明確な透過像はみられなかった．

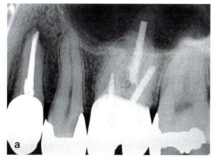
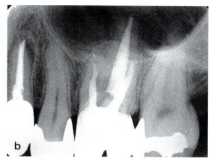

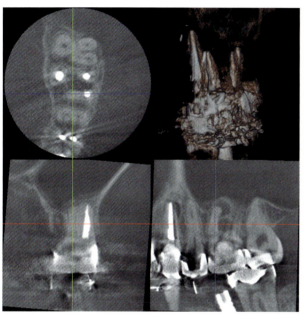

図27c　同CBCT写真．近心頬側根のMB₂が未処置であり，根尖病変が認められた．

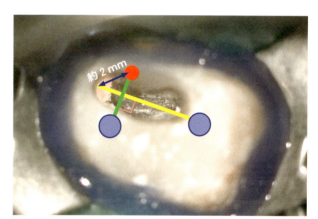

図27d　MB₂の推定位置．図24に従ってMB₂の開口部を予測する．赤丸のあたりにMB₂が存在すると思われる．

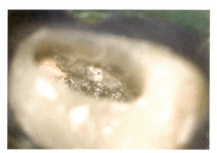
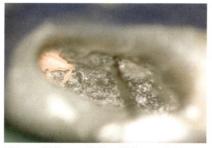
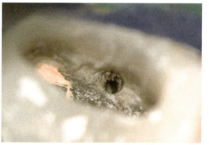

図27e　MB₂の探索．MB₂の開口部と思われる付近の近心側壁を先端の細い超音波チップで慎重に切削する．

図27f　根管口の発見．根管口を発見し，マイクロオープナーを挿入する．

図27g　根管口の明示．根管口を超音波チップにて明示し，アクセスキャビティーの形成を行う．

治療経過：マイクロスコープ下で，まずはMB₁の根管口を明示し，図24に従ってMB₂の位置を予測した（**図27d**）．そこでMB₂の開口部と思われる付近の近心側壁を先端の細い超音波チップ（ET20）で慎重に切削していくと，少し窪みに入る感触があった（**図27e**）．そこにマイクロオープナーを挿入（**図27f**）し，開口部を明示した後，アクセスキャビティーを形成（**図27g**）した．それから，通法に則って根管拡

415

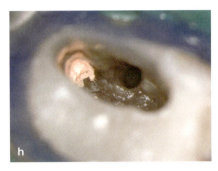
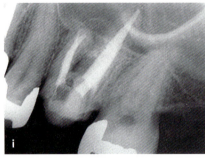

図27h 拡大・形成．Ni-Tiファイルを使用して根管の拡大・形成を行った．
図27i 根管充填後のデンタルエックス線写真．デンタルエックス線写真では，近心根のそれぞれの根管充填状況の把握が困難である．

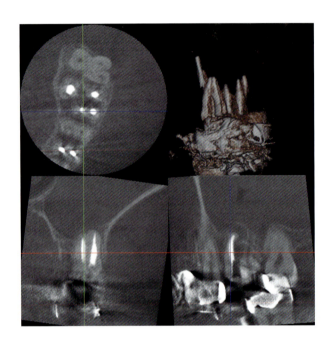

図27j 同CBCT写真．MB$_2$に適切な根管充填がなされていることが確認できた．

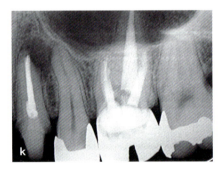
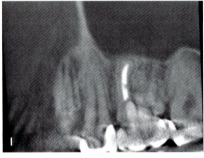

図27k 3年経過時のデンタルエックス線写真．MB根が重なっているため，デンタルエックス線写真での評価は難しい．
図27l 同CBCT写真（冠状断面像）．CBCT像においてMB根の根尖病変が治癒していることが確認できた．

大・形成を行った（図27h）後に根管充填を施した（図27i）．デンタルエックス線写真の所見からは根管充填状況が把握できないため，CBCTを撮影した（図27j）．約3年が経過した後，デンタルエックス線写真（図27k）とCBCT（図27l）による画像により，頬側近心根の根尖病変が治癒していることを確認した．

CHAPTER 7　難治性根尖性歯周炎

▶穿孔の位置と形態による分類

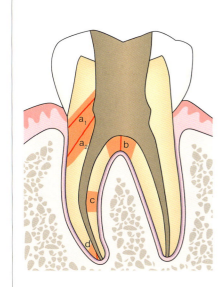

a₁, a₂部：歯頸部付近の穿孔
・歯根側壁にみられ，骨縁上（a₁）と骨縁下（a₂）に分類される．
・髄腔開拡やダウエルコア形成時に生じる．

b部：髄床底の穿孔
・髄腔開拡の際に生じる．

c部：湾曲歯根内側面の穿孔
・湾曲根管の湾曲点付近の内側部にみられる（ストリップパーフォレーション）．
・主に根管上部から湾曲点での形成時に生じる．

d部：根尖部付近の穿孔
・湾曲根管の根尖部付近の外側部にみられる（アピカルパーフォレーション）．
・根管下部の形成時に生じる．

図28　穿孔の位置と形態による分類（参考文献73より引用改変）．

5）穿孔があるケース

穿孔とは，何らかの原因によって根管内と歯根表面が交通してしまう現象である[73]．穿孔の場所や大きさは種々あるものの，多くは治療中に発生する偶発事故であり，歯科医師の解剖学などの知識不足に加え，不用意な器具操作によってもたらされる場合が大半を占める．その他の病的な原因として，歯根吸収（内部，外部）や髄腔内のう蝕が進行して穿孔に至るケースがある．歯頸部外部吸収に関しては，前述している．穿孔の位置と形態による分類を図28に示す．

穿孔の場所は，大きく4つのエリアに分けられる．歯根の側壁（歯頸部直下から歯根の中央部あたりまで），分岐部，湾曲している根の内湾，根尖部である．歯根の側壁（図28a）では，主に，髄腔開拡やポストコアを形成する際にバーの方向を誤ることで引き起こされる．前歯部では，髄腔開拡を基底結節から行うことでバーの先端が歯頸部より下方の唇側に突き抜けてしまうことがある．また臼歯部でも，アンギュレーションやインクリネーション（後述する）を考慮せず，不用意な形成を行うと近心側，および舌側に穿孔を引き起こす危険性がある．

次に分岐部（図28b）では，大臼歯で歯髄腔内に歯髄結石が存在する場合や，とくに高齢者によくみられる第二，第三象牙質の形成の結果，歯髄腔が狭窄している歯の髄腔開拡時に起こりやすい．

そして湾曲している根の内湾（図28c）においては，とくに大臼歯の根分岐部直下の根管壁は，通常，湾曲した側の歯質が薄くなっているため，不用意な根管拡大を行うことで菲薄な根管壁に穿孔を起こす．これをストリップパーフォレーションと呼んでいる．最後に根尖部（図28d）では，正回転のファイリングを行うとファイルは外湾方向に誘導され，ジップ形成を招くことが多い．それが外湾の歯質を突き抜けてしまうと穿孔になる．この部分の穿孔はアピカルパーフォレーションと呼ばれ，不用意なファイルの操作によって引き起こされる．

穿孔部が肉眼で確認できる図28a〜cの範囲では，マイクロスコープ下でMTAを用いて物理的封鎖を行うことが大半であり，きわめて有効であることがわかっている．穿孔に対する処置方針は，それが治療中に生じた新鮮なものか，以前の治療ですでに起こっていて再治療の際に気づく陳旧性のものであるかによって異なる．新鮮な穿孔では，出血をともなうことが多く，まずは止血を確実に行うことが必要となる．止血には，2〜3％の次亜塩素酸ナトリウム溶液を使用し，止血が確認できたら穿孔部に

MTA を充填する．本来では，MTA の硬化を確認した後に修復処置を行うが，完全硬化にある程度時間を要するため，即日にコンポジットレジンやグラスアイオノマーセメントで裏層を行うことが多い．

一方，陳旧性の場合，穿孔部には通常肉芽組織が認められる．肉芽組織は時に根管内にまで増殖・侵入していることもあり，その表面は感染している可能性が高い．根管内に侵入している肉芽組織は，電気メスやレーザーを用いて慎重に除去する．除去後に出血が少ない場合は，即日に MTA の充填を行うが，出血のコントロールが困難な場合は，凝血を期待して数日間ビタペックス（ネオ製薬工業）を貼付する．そうすることで肉芽組織表面の殺菌も同時に達成できる．その後，ビタペックスを可及的に除去し，MTA の充填を行う．いずれにしてもこれら一連の操作はマイクロスコープ下で行うことは必須である．したがって，処置の対象になるのは，穿孔部が明視下にあることが絶対条件になるため，見えづらい，あるいは充填操作に制限がある場合は，抜歯や抜根もやむを得ないと考えている．また，穿孔部の範囲が広く，封鎖に限界がある場合や，確実な止血ができない場合も結果的に抜歯に至ることがあるが，これらのケースでは，いきなり抜歯の選択をするのではなく，いったん保存を試みて経過観察を行ったうえで判断することも重要であると考えている．

穿孔という状況は，アペキシフィケーションが根尖部が対象であることに対し，それが単に根側や分岐部に起こっているだけであるとも解釈できる．つまり，アペキシフィケーションがもたらす治癒は，根尖部のみだけではなく，穿孔部にも通常に起こると考えれば理解しやすい．

そのなかで今回は，いくつかの穿孔の症例を通じて，どのように診断し，処置していけばよいのかについて検討していきたい．

まず，歯根の側壁に穿孔（**図28a**）を起こしたケースについて考察する．**図28-a₁** は，穿孔部が歯槽骨より上部の辺縁歯肉内にあるもので，**図28-a₂** は，歯槽骨内に穿孔を認めるものである．いずれにしても歯科医師側の何らかの手技の誤りによって引き起こされた穿孔といえる．

症例15：歯根側壁に穿孔を起こした症例（図28-a₁のケース）

患者：34歳の女性．A 歯科医院にて_1_|の抜髄処置を受けた．その 2 日後に上顔面が腫れたため，大学病院を受診し，投薬処置にて腫れは治まった．その後，B 歯科医院で大きな穿孔があるため抜歯と診断されたが，保存を希望されて当院を受診された．現在は，終日鈍痛を感じ，打診痛を認め，歯根中央部を押えると疼痛を訴える．

口腔内およびエックス線所見：口腔内所見（**図29a**）では，歯根中央部にサイナストラクトが認められ，デンタルエックス線所見（**図29b**）で，遠心の根側に穿孔を疑わせる透過像がみられ，周囲骨が吸収していることがわかった．CBCT（**図29c**）による診査で，透過像が髄腔から遠心隣接面に向かっており，穿孔部は歯根の中央部に起こっていることが判明した．

治療経過：まず，オリジナル根管の拡大・形成を行い（**図29d**），穿孔部には水酸化カルシウム製剤であるビタペックスを填入した（**図29e**）．その後，オリジナル根管は，ガッタパーチャポイントとシーラーにて充填を行い，穿孔部は MTA にて封鎖した．穿孔部周囲は骨吸収が起こっていたため，根管内から充填した MTA が少しオーバーフローしてしまった（**図29f**）．そのため，外部から再度 MTA を充填し直すことと同時に，歯周組織再生療法を施すことを目的に歯周外科処置を行った．歯肉弁を翻転したところ骨は欠損しており，穿孔部が確認できたが，MTA は硬化しておらず，黒く変色していることがわかった（**図29g**）．これは，MTA は炎症があり，酸性に傾いている組織と接触した場合に硬化不全を起こすことと，血液と触れると黒変することに起因していると考えられる．そのため，穿孔部を超音波チップを用いて形成・洗浄を行い（**図29h, i**），再度外部より MTA を填入した（**図29j**）後に，歯周組織再生療法を行った（**図29k**）．10か月後のデンタルエックス線写真（**図29l**）では問題はなく，その後経過観察とした．6 年後，審美性の回復のためジルコニアクラウンを装着（**図29m**）し，その際のデンタルエックス線（**図29n**）では，穿孔部に填入した MTA の上に骨組織と思われる不透過像が認められるに留まらず，歯間乳頭部にまで再生が起こっていることがわかった．

CHAPTER 7 難治性根尖性歯周炎

症例15 歯根側壁に穿孔を起こしたケース（骨縁上）

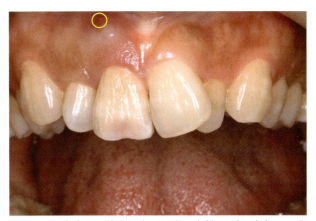

図29a 初診時の口腔内写真．34歳，女性．1は変色し，歯冠の中央に垂直性のクラックがみられる．歯根中央部あたりの歯肉にサイナストラクトが認められる（黄色枠線）．

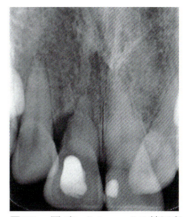

図29b 同デンタルエックス線写真．1は根管充填材はなく，遠心隣接面の根側に穿孔を疑わせる透過像がみられ，垂直性の骨吸収が起こっている．

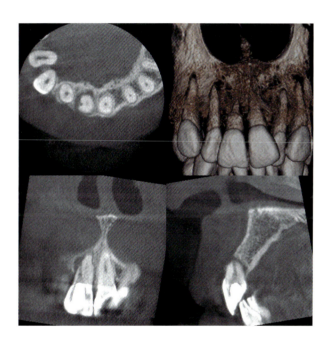

図29c 同CBCT像．透過像は髄腔から遠心隣接面より少し唇側寄りに向かってみられ，それは歯根の中央部に達し，その周囲骨に吸収像が認められた．

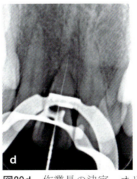
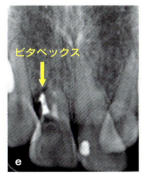
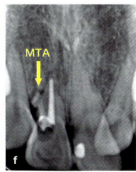
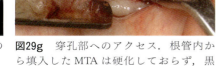

図29d 作業長の決定．オリジナル根管の拡大・形成を行うために，まずは作業長の決定を行った．
図29e 貼薬処置．オリジナル根管にはカルシペックス（日本歯科薬品），穿孔部にはビタペックスを貼薬した．
図29f 穿孔部の処置．オリジナル根管はガッタパーチャポイントとシーラーにて根管充填を行い，穿孔部にはMTAを填入した．骨欠損部へオーバーフローしてしまった．

図29g 穿孔部へのアクセス．根管内から填入したMTAは硬化しておらず，黒変していた．

419

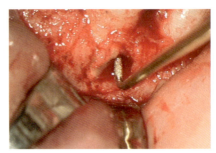

図29h 穿孔部の形成．超音波チップを用いて硬化していない MTA を除去し，窩洞内の形成を行った．

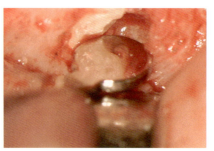

図29i 穿孔部の洗浄．窩洞内を十分に洗浄する．

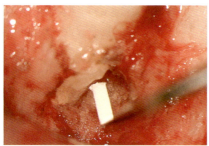

図29j 穿孔部の封鎖．窩洞内に MTA を填入する．

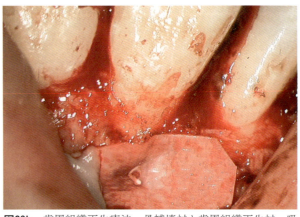

図29k 歯周組織再生療法．骨補填材と歯周組織再生材，吸収性メンブレンを用いて歯周組織再生療法を行った．

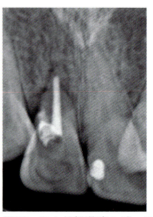

図29l 10か月経過時のデンタルエックス線写真．穿孔部に填入した MTA の近くまで骨が再生してきている．

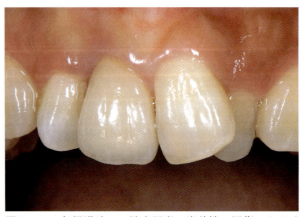

図29m 6年経過時の口腔内写真．審美性の回復のためジルコニアクラウンを装着した．歯肉には炎症はなく，ポケット値も正常である．

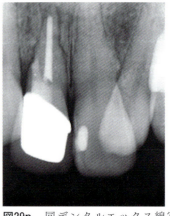

図29n 同デンタルエックス線写真．穿孔部に填入した MTA の表面から歯間乳頭部にまで不透過性がみられ，骨組織の再生が認められた．

考察：図28-a₁ のように歯肉溝内に穿孔がある場合や a₂ のような穿孔の結果，周囲骨が吸収された場合は，穿孔部は歯周ポケットと交通することになる．それらの状況では，つねに口腔内から細菌が侵入する環境下にあるため病的ポケットが残ることも多く，歯周外科処置は必須となる．しかし，経時的に歯周環境が悪化し，病変の進行を止めることができない場合は，抜歯も考慮しなければならない．

CHAPTER 7 難治性根尖性歯周炎

症例16　歯根側壁に穿孔を起こしたケース（骨縁下）①

図30a　初診時のデンタルエックス線写真．37歳，女性．根管充填はアンダーで，根尖部に透過像が認められる．

図30b　同CBCT写真（矢状断面像）．根管口から歯根唇側部の中央付近を貫通する不透過像が認められた．歯頸部直下に辺縁歯槽骨が存在し（赤矢印），貫通した先端部は唇側の皮質骨で止まっている（黄矢印）．

図30c　根管充填後のデンタルエックス線写真．オリジナル根管の拡大・形成後，根管充填を行った．

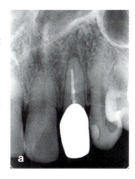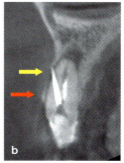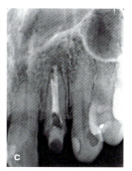

図30d　歯根端切除後のデンタルエックス線写真．穿孔部は，根管内からMTAにて封鎖し，根尖部ではMTAにて逆根管充填を行った．

図30e　同CBCT写真．各MTAはオーバーフローもなく，緊密に充填ができている．

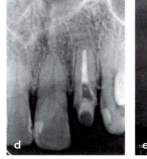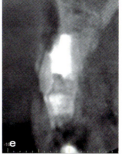

図30f　6か月経過時のデンタルエックス線写真．問題なく経過しているため，上部構造体の製作に移った．

図30g　3年経過時のデンタルエックス線写真．根尖部や歯周組織に問題は生じていない．ポケット値も正常である．

図30h　8年経過時のデンタルエックス線写真．根尖部の歯根膜空隙も認められ，安定している．

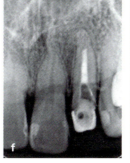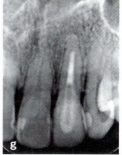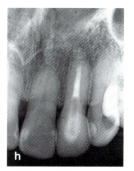

症例16：歯根側壁に穿孔を起こした症例（図28-a₂のケース：前歯部）

患者：37歳の女性．8か月くらい前に|2に鈍痛を覚え，A歯科医院にて根管治療を受ける．半年くらい治療が続き，根管充填まで行ったが，疼痛が引かないためB歯科医院を受診したところ抜歯しかないといわれ，インプラントを勧められた．できるなら保存したいと思い，当クリニックを受診．終日鈍痛を感じ，根尖部の歯肉に圧痛を認める．強い打診痛があり，ポケット値は全周正常である．

エックス線所見：デンタルエックス線写真ではアンダー根充で，根尖部に透過像がみられた（図30a）．CBCT画像では，根管口から歯根唇側部の中央付近を貫通するガッタパーチャポイントと思われる不透過像が認められた．歯頸部直下に辺縁歯槽骨が存在し（赤矢印），貫通した先端部は唇側皮質骨で止まっている（黄矢印）ことが確認できる（図30b）．

治療経過：まずはオリジナル根管の根管拡大・形成後，根管充填を行った（図30c）．その後，唇側に貫通しているガッタパーチャポイントを慎重に除去し，マイクロスコープ下で穿孔部周囲の感染象牙質を細い超音波チップを用いて慎重に切削した．穿孔部にはMTAを充填し，しばらく経過観察したが，根尖病変の治癒が得られなかったため，約6か月後に歯根端切除術を行った（図30d, e）．その後6か月後（図30f），3年後（図30g），8年後（図30h）とエックス線写真による再評価を行っているが，問題は生じていない．

症例17：歯根側壁に穿孔を起こした症例
（図28-a₂のケース：小臼歯部）

患者：55歳の女性．<u>6</u>|の補綴装置の再製のためにデンタルエックス線写真を撮影した（**図31a**）．その5年後に<u>5</u>|がコアごと脱離したということで来院．

エックス線所見：デンタルエックス線写真で同部の垂直性歯根破折が認められたため，抜歯を行った．抜歯後の確認のデンタルエックス線写真で，<u>4</u>|の近心根側部に隣在歯に達する大きな透過像が発見された（**図31b**）．

治療経過：慎重にスクリューポストを除去し，ファイルを挿入したところ穿孔が認められた（**図31c**）．その際のCBCTでは，透過像は近心隣接面から<u>3</u>|の遠心根側に達するまで広範囲にみられた（**図31d**）．<u>4</u>|に関しては臨床症状もなく，ポケット値も全周正常であったため，根管内よりMTAにて穿孔部を封鎖した．その後半年経過を観察し，デンタルエックス線写真にて透過像の縮小が認められた（**図31e**）ため，ブリッジを作製した．1年後，透過像は完全に消失し（**図31f**），5年後のデンタルエックス線写真でも問題は生じていない（**図31g**）．

考察：図28-a₂の穿孔では，穿孔部が歯槽骨内に留まっているため，外部との交通はない状況である．このような穿孔の多くは，本来の歯軸とは誤った方向に器具操作を行ったときにみられる．その原因の大半が，アンギュレーションやインクリネーションへの配慮が足りないことにある．アンギュレーションは，近遠心方向の歯軸傾斜であり，インクリネーションは，唇舌もしくは頬舌方向の歯軸傾斜をいう[74]．アンギュレーションは，各歯の咬合平面への垂線となす角度を0°として，どれくらい傾斜しているかを数値で表したもので，上顎第一大臼歯と下顎側切歯はほぼ0°であり，それ以外のすべての歯は近心に傾斜している．一方，インクリネーションは，歯を近心から観察した場合の傾斜を表し，上顎歯列ではそれぞれの歯軸は舌側に傾斜し，下顎歯列では前歯の歯軸は舌側に，臼歯の歯軸は頬側に傾斜している．このようにすべての歯は，それぞれ固有の傾斜をもって歯槽骨に植立している．ちなみに**症例16**は，上顎側切歯で，アンギュレーションは5°であり，インクリネーションは17°となっている．また**症例17**は，下顎第一小臼歯で，アンギュレーションは2°であり，インクリネーションは6°である．しかし，これらはあくまでも正常咬合の平均的な角度を表したものであり，実際の臨床では，少なからず不正配列の歯の根管治療を行っているため，それぞれの歯の植立方向の平均的な数字をつねに考慮しながら，個々の状況に合わせて対処する必要がある．

　図28-a₂のように骨縁下に穿孔を引き起こした場合は，根管内から穿孔部へアプローチして，MTAにて穿孔封鎖を行う．MTAができるだけオーバーフローしないように慎重に填入することが望まれる．歯周ポケットとの交通がないため，基本的に外科処置に移行することはきわめて少ない．

　次に分岐部の穿孔（**図28b**）について考察する．

　大臼歯では歯髄腔を探索する際，過剰切削の末に髄床底に穿孔してしまうケースがあり，さらに根管口明示の際にバー（根管口明示用のバーやピーソーリーマーなど）の挿入方向を誤ったり，径の大きなバーで形成した場合に根管口の分岐部側に穿孔を起こすことがある．大臼歯においては，髄床底から分岐部までの距離は，上顎大臼歯で3.05±0.79mm，下顎大臼歯で2.96±0.80mmという報告[75]があり，平均で約3mmと考えられる．MTAの場合，約3〜4mm以上の厚みがあれば，十分な封鎖性を発揮できる[76, 77]とされているので，通常はMTAを適用する．しかし，根管口直下あたりの内湾では，歯質が薄い部分もあり，その場合はスーパーボンド®を選択することもある．いずれにしても，穿孔を起こした直後は少なからず出血が認められるため，止血を十分に行うことが必須となる．

CHAPTER 7　難治性根尖性歯周炎

症例17　歯根側壁に穿孔を起こしたケース（骨縁下）②

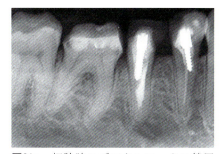

図31a　初診時のデンタルエックス線写真．55歳，女性．6⏌の上部構造体作製のために撮影した．5⏌の根尖部に透過像が認められる．

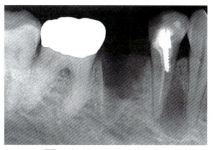

図31b　5⏌抜歯後のデンタルエックス線写真．初診より5年後に5⏌を垂直性歯根破折により抜歯した．抜歯後のエックス線写真より4⏌の近心根側に大きな透過像を認めた．

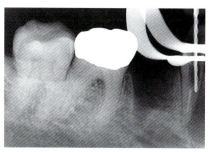

図31c　ファイル挿入時．スクリューポストを慎重に除去した後，ファイルを挿入した際の電気的根管長測定器の反応により穿孔があることが判明した．

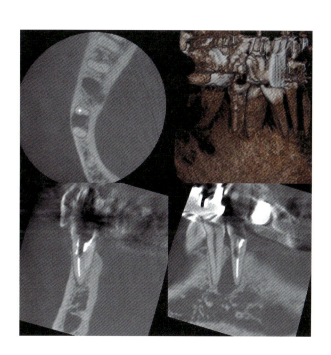

図31d　スクリューポスト除去後のCBCT像．透過像は近心隣接面から3⏌の遠心根側に達するまで広範囲に認められた．

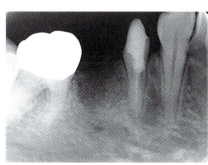

図31e　穿孔封鎖6か月経過時のデンタルエックス線写真．透過像の縮小が認められたため，6⏌5⏌4⏌ブリッジの作製に移る．

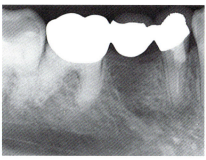

図31f　2年経過時のデンタルエックス線写真．透過像は消失し，病変は治癒した．

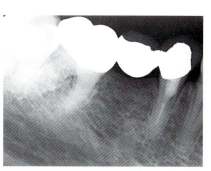

図31g　5年経過時のデンタルエックス線写真．歯周組織も安定し，問題は生じていない．

423

症例18　下顎第一大臼歯の分岐部に穿孔を認めたケース

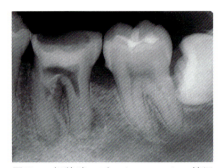

図32a　初診時のデンタルエックス線写真．42歳，男性．根管内に充填材はなく，近遠心根の根尖部および根分岐部に透過像が認められる．

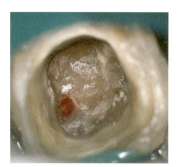

図32b　同口腔内写真．近心頬側根の少し内側の髄床底に穿孔があり，出血が認められた．

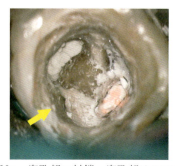

図32c　穿孔部の封鎖．穿孔部はMTAで封鎖した(黄色矢印)．近心根はガッタパーチャポイントとシーラーにて，また遠心根は根尖部が開大していたのでMTAにて根管充填を行った．

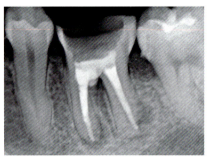

図32d　根管充填後のデンタルエックス線写真．穿孔部に填入したMTAは，若干オーバーフローしている．

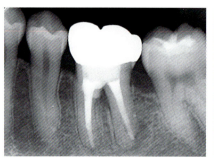

図32e　3年経過時のデンタルエックス線写真．分岐部と遠心根の根尖部透過像は，まだ完全に消失していない．

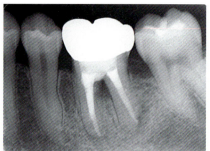

図32f　10年経過時のデンタルエックス線写真．遠心根の病変は治癒したと思われ，分岐部にオーバーフローしていたMTAの不透過像も消失した．分岐部の透過像は完全には消失していないが，ポケット値は正常である．

症例18：下顎第一大臼歯の分岐部に穿孔を認めた症例（図28-bのケース）

患者：42歳の男性．他医院にて6の根管治療を受けていたが，予後が悪いため抜歯といわれ，当クリニックを受診．予後が悪い理由として，髄床底に穿孔があることと，すべての根管に石灰化があり，根尖部までのアプローチができないため根尖病変に対する治療ができない，ということであった．臨床症状としては，違和感程度であったが，分岐部のポケット値は水平で5mmであった．

エックス線所見：デンタルエックス線写真では，近遠心根の根尖部，および根分岐部に透過像が認められ，根管内には充填材はなく，根管口から根管中央部にかけて拡大された像がみられた（図32a）．髄腔内をマイクロスコープ下で観察すると，近心頬側根の少し内側の髄床底に穿孔があり，出血をともなった肉芽組織が認められた（図32b）．

治療経過：まずは，穿孔部の肉芽組織をCO_2レーザーにて除去し，止血を確認後にMTAにて封鎖を行った．後日，MTAが硬化していることを確認し，根管内へのアプローチを行ったが，近遠心根ともに根管中央部あたりに大きなレッジがあった．慎重にSSファイルにて修正形成を施した結果，オリジナルの根管の探索ができ，Ni-Tiファイルにて最終拡大・形成を行った．近心根はガッタパーチャポイントとシーラーにて，また遠心根はMTAにて根管充填を行った（図32c, d）．3年後のデンタルエックス線写真（図32e）では，根尖部と根分岐部の透過像の改善が認められた．10年後のデンタルエックス線写真（図32f）では，穿孔部から少し溢出していたMTAの不透過像が消失し，若干の透過像がみられるが，

▶樋状根の分類

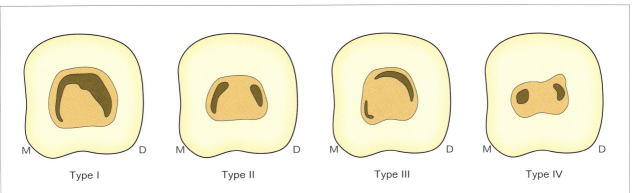

Type Ⅰ：根管口部がC字状に連続したもの．
Type Ⅱ：根管口部でのC字状の連続が頬側で近遠心的に絶たれているもの．
Type Ⅲ：根管口部でのC字状の連続が小さな近心舌側と，大きな近心頬側から遠心にかけて分かれているもの
（近心頬側根と遠心根がつながっており，近心舌側根は独立している）．
Type Ⅳ：根管口部がC字状でない（近心は1根，あるいは2根で，遠心は1根である）．

図33　樋状根を有する歯の根管口での横断面形態．実際の樋状根はType Ⅰ～Type Ⅲであり，Type ⅡとType Ⅲが各30％を超える確率で存在する（参考文献84より引用改変）．

分岐部のポケット値は正常である．
　ここで，穿孔を起こす頻度の高い下顎第二大臼歯について考察する．下顎第二大臼歯は，解剖学的に非常に複雑な根管形態をしている歯が多い．大半の根管は，各シークエンスに則った拡大・形成の流れを遵守し，それぞれの根管形態に合わせて臨機応変に対応することで攻略することができる．しかし，このようなマニュアル化した術式で対応できないのが樋状根である．樋状根に関しては，その形態が多種多様であり，画一化された攻略法は存在しない．そのため，不用意に歯髄腔の中央を狙って髄腔開拡を行うと，思いがけない穿孔を引き起こしてしまうこともある．
　樋状根の好発部位は，下顎第二大臼歯，ついで下顎小臼歯であり，まれに上顎大臼歯や下顎第一大臼歯にもみられることがある．基本的な形態は，近心舌側と遠心舌側が頬側を回って，円弧を描くようにつながっている．その断面がアルファベットの"C"に似ていることから，海外では"C-shaped canal"と呼ばれている．いくつかの発現率を調べた研究から，圧倒的にアジア人に多く観察されていることが示されている．それらの平均をみると，下顎第二大

▶使用する器具

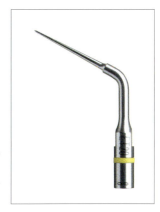

図34　ET20D（白水貿易）．ファインのダイヤモンドコーティングであるため歯質を過剰に切削しない．刃部の長さは15mmでテーパー率は5％である．

臼歯のなかの約30～45％に樋状根がみられることがわかっている[78～81]．癒合形態に関しては，いくつかの分類が報告されているが，下顎第二大臼歯を調べたものでは，FanやMinらの研究が有名である[82～84]．そこでは，樋状根を有する歯の根管口での横断面の形態をType Ⅰ～Type Ⅳに分けており（図33），Type Ⅱ（約36％）とType Ⅲ（約32％）が多くみられるとしている．
　Type Ⅱは，C字状の連続が，頬側で近遠心的に絶たれている形態のもので，Type Ⅲは，近心頬側根と遠心根がつながっており，近心舌側根は独立し

症例19　下顎第二大臼歯に穿孔を認めたケース

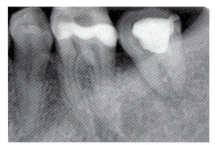

図35a 初診時のデンタルエックス線写真．33歳，女性．根管内に充填材はなく，根尖部に透過像が認められる．

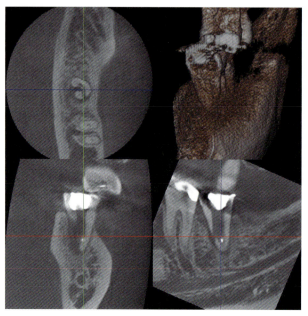

図35b 同CBCT写真．樋状根であり，根管内の過剰切削による根管壁への穿孔と根尖部に透過像を認めた．

ているものをいう．樋状根の中に入っている根管がすべて樋状根管とは限らず，それにともなって根尖孔も1個〜数個が存在する．複数根がある場合は，各根管間にイスムスが存在する場合が多く，根管の拡大・形成をより複雑なものにしている．

樋状根管は，通常のデンタルエックス線写真で認識することは限界があるため，できる限りCBCT撮影を行い，根の状態を立体的に把握することが大切である．根管の数や走行などを三次元的に観察することは，樋状根を攻略するうえで必要不可欠であると考えている．CBCTの各画像のなかでも軸位断面像は非常に有用で，軸位断面軸を根管口から根尖部にゆっくりと動かしながら，形態や根管にどのような変化があるのかを術前に熟知し，根管のイメージを想像する．そして，**図33**のどのタイプに属するかを推察したうえで，実際にマイクロスコープ下で歯髄腔内をよく観察し，まずは根管口を探索する．根管口が複数見つかった場合，それらの根管口がつながっているか，独立しているかを慎重に診査する．つながっている場合は，そのほとんどがイスムスとなっているため，ダイヤモンドコーティングされた超音波チップ（**図34**：ET20D／白水貿易）などを用いて，C字の湾曲に沿って慎重に根管上部の拡大・形成をしていく．

その際，根中央部の舌側歯質がもっとも薄いため，ストリップパーフォレーションを起こさないように留意しなければならない．このように通常のファイル操作では攻略できず，またマイクロスコープ下での治療がなされないこともあり，多くのトラブルを抱えている症例に遭遇する．そのなかの1症例を紹介する．

症例19：下顎第二大臼歯に穿孔を認めた症例（図28-cのケース）

患者：33歳の女性．数週間前に左下の大臼歯部に強い痛みが出たため，他医院を受診したところ，根の中に大きな穴があいているので抜歯といわれた．できるなら残したいと思い，当クリニックを受診．約3年前に「7の根管治療を受けたが，その後持続的な痛みが続き，不定期な歯肉の腫脹もあったが，放置していた．現在，自発痛があり，噛めないくらいの痛みがある．強い打診痛はあるが，ポケット値は全周正常である．

エックス線所見：デンタルエックス線写真では，根管内に充填物はなく，根尖部に透過像が認められた（**図35a**）．CBCT所見では，典型的な樋状根であり，根側に広範囲の穿孔と根管内の過剰切削，および根

CHAPTER 7 難治性根尖性歯周炎

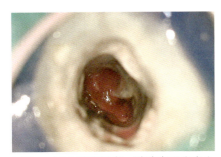

図35c 同口腔内写真．髄腔内は出血をともなう肉芽組織で満たされていた．

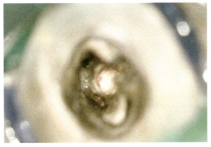

図35d MTAの填入時．肉芽組織を除去し，止血をしながらいくつかの穿孔部を確認していく．MTAの填入は根尖側から歯冠側に向けて順に行っていった．

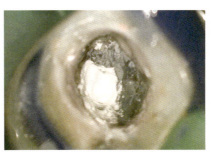

図35e 根管充填時．根管内をすべてMTAで充填を行った．

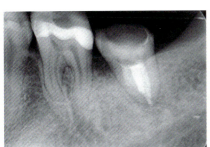

図35f 同デンタルエックス線写真．根尖部や穿孔部から大きくオーバーフローすることなく充填ができた．

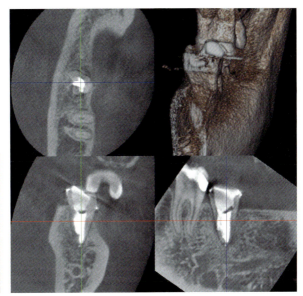

図35g 半年経過時のCBCT写真．根尖病変は治癒しており，穿孔部の封鎖も問題はない．上部構造体の作製に移る．

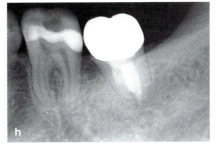
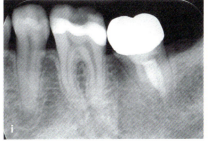

図35h 2年経過時のデンタルエックス線写真．臨床症状もなく，良好に経過している．

図35i 5年経過時のデンタルエックス線写真．現時点においては再発や歯根破折もなく，問題は生じていない．

尖部に透過像を認めた（図35b）．

治療経過：根管内をマイクロスコープ下で観察すると，髄腔内は出血をともなう肉芽組織で満たされており（図35c），止血をしながら慎重に肉芽組織を除去し，穿孔部をMTAにて充填，封鎖を行った（図35d, e）．デンタルエックス線写真において根管内にMTAが緊密に充填していることが確認できる（図35f）．半年後のCBCTでは，根尖の病変も治癒しており，穿孔部の封鎖も問題ないことが確認できた（図35g）．暫間補綴装置を装着しながら患者の咀嚼状況を観察し，問題がないことを確認した後に上部構造体を装着した．2年後（図35h），5年後（図35i）のデンタルエックス線写真においても問題は生じていない．

症例20　上顎犬歯の根尖部付近に穿孔を認めたケース

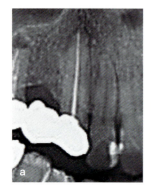
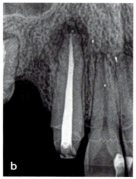
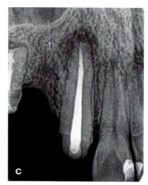

図36a　初診時のパノラマエックス線写真（同部拡大）．40歳，女性．3|の根尖部に透過像が認められた．根管充填材は，根尖部まで到達している像が確認できる．
図36b　根管充填後のデンタルエックス線写真．根管充填は，ガッタパーチャポイントとシーラーにて行った．根尖部付近まで充填が完了していることが確認できる．
図36c　根管充填3か月経過時のデンタルエックス線写真．透過像の縮小は認められなかったが，臨床症状はない．

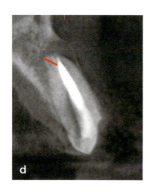
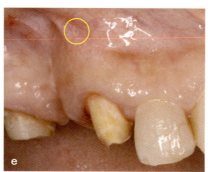

図36d　同CBCT写真（矢状断面）．本来の根管（赤矢印）から逸脱し，根尖部の外側に穿孔を引き起こしている（アピカルパーフォレーション）．修正形成は困難と判断し，歯根端切除術を計画した．
図36e　術前の口腔内写真．根尖部付近にサイナストラクトの痕跡が認められる（黄丸印）．

症例20：上顎犬歯の根尖部付近に穿孔を認めた症例（図28-dのケース）

患者：40歳の女性．3|の根尖部にサイナストラクトが出現したため当クリニックを受診．自発痛や打診痛などの臨床症状はない．

エックス線所見：パノラマエックス線写真を撮影したところ，3|の根尖部に透過像が認められた（**図36a**）．

治療経過：感染根管治療を開始し，2回目の来院時にはサイナストラクトが消失したため，3回目に根管充填を行った（**図36b**）．その後経過を観察し，支台築造を行う予定であったが，根管充填後3か月で術前と同じ部位にサイナストラクトが再発したため，デンタルエックス線写真を撮影した（**図36c**）．根尖部の透過像の大きさや範囲に変化はなく，治癒傾向は認められなかった．原因を探るためにCBCT撮影を行った結果，歯根が湾曲しているため，根尖部付近で本来の根管を逸脱して根管拡大・形成が行われていることがわかり，アピカルパーフォレーションが認められた（**図36d**）．修正形成はきわめて困難であると判断し，歯根端切除術を計画した（**図36e**）．根尖あたりの歯肉を翻転したところ，皮質骨は吸収しており，根尖部の確認ができた．エックス線写真より本来の根管から逸脱している部位が根尖からどれくらいの距離があるかを計測し，根尖カットの指標とした．根尖部を約3mmカットし（**図36f**），窩洞内の不良肉芽組織を徹底的に掻爬した（**図36g**）．その後，超音波チップを用いて約3mmの逆根管形成を行い（**図36h**），MTAにて充填した（**図36i**）．術直後のデンタルエックス線写真では，根尖部周囲に大きな透過像がみられた（**図36j**）が，約3か月経過時のデンタルエックス線写真では不透過性が増し，治癒傾向が認められた（**図36k**）ため，上部構造体の作製に移った．患歯は，ブリッジの支台となり，6か月経過時のデンタルエックス線写真では，根尖部の治癒が確認された（**図36l**）．

CHAPTER 7　難治性根尖性歯周炎

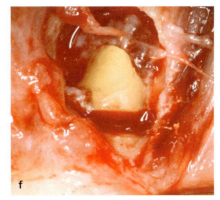
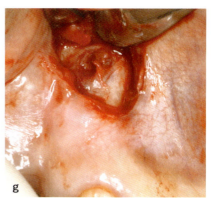

図36f　根尖の切除．根尖周囲の肉芽組織を掻爬し，根尖部を約3mmカットした．
図36g　病変部の掻爬．根尖部をカットした後の骨窩洞内の掻爬を行う．確実な止血を確認する．

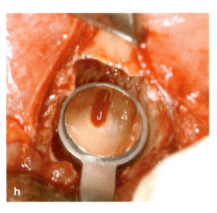
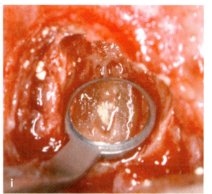

図36h　逆根管形成．逆根管形成用超音波チップを用いて約3mmの窩洞形成を行った．
図36i　逆根管充填．MTAを用いて逆根管充填を行った．皮質骨の欠損部には吸収性のメンブレンを設置した．

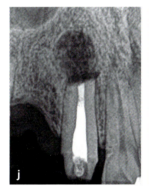
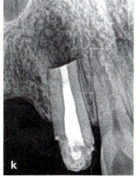
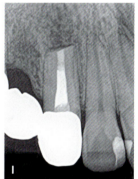

図36j　同デンタルエックス線写真．根尖のカットは，歯の長軸に対して可及的に垂直にする．
図36k　歯根端切除後3か月経過時．根尖部周囲の透過像の縮小傾向が認められる．
図36l　歯根端切除後6か月経過時．上部構造体（ブリッジの支台歯）を装着した際のデンタルエックス線写真では，根尖部の完全な治癒が確認された．

5 おわりに

大部分の根尖性歯周炎は，適切な根管治療を行うことで治癒に導くことができる．したがって，根尖病変を治癒に導けない，いわゆる難治性根尖性歯周炎が発生する頻度は，本来われわれが想像している以上にきわめて低いと考えてよい．にもかかわらず，実際の臨床では，根尖病変をともなう症例が後を絶たない．そのような歯を観察すると，そのほとんどが以前に不十分な根管治療を施された既根管充填歯であり，根管内に多くの問題が内在していることに愕然となる．ジップ，レッジ，パーフォレーション，ストリップパーフォレーション，根尖孔の移動，器具の破折などの偶発事故が多く見受けられ，いわゆる"医原性の難症例"と呼べる疾患である．

このような医原性疾患を生み出す背景には，まず歯科医師の歯の解剖学に関する知識が不足していることが挙げられる．次に，根管拡大・形成の際に，つねにファイルがまっすぐになろうという物理的性質（復元力）に対処できなかったことや，ファイルを不用意に正方向に回転させたことなどの手技の未熟さがある．歯自体は，骨や歯周組織と違って再生能力がないことから，無駄な切削は取り返しのつかないことになることをわれわれ歯科医師はもっと真摯に受け止めなければならない．

そして，このような不用意な偶発事故が起こってしまった状況下においては，あらゆる問題を解決することは非常に困難となり，その結果適切な根管治療ができないため，根尖病変を有する既根管充填歯の治癒率が低いことは想像に難くない．そこで，通常の orthograde による根管治療が功を奏さない場合，われわれは次の段階として，いくつかの外科的歯内療法を検討しなければならない義務と責任が生じる．近年のインプラント治療は大きな進歩を遂げ，予知性の高い治療法として確立している．しかしそのことが歯の保存を軽視することになっては絶対にいけない．インプラントは，欠損しているところを補うための材料であって，決して天然歯に代わるものではない．

最後に，われわれ歯科医師の究極の目標は，一人でも多くの患者に１本でも多くの歯を残すことであり，まずは全身全霊を傾けて歯の保存に尽くすべきであることを肝に銘じたい．そして，あらゆる手段を講じても救うことができず，止むを得ず欠損となった部位に初めてインプラント治療を検討することが順序であって，決してインプラント治療を前提に抜歯の是非を決めてはならないことを改めて強調したい．

参考文献

1．福西一浩，石川知弘，北島一．Before Selecting Implant：歯の保存か，抜歯をしてインプラントか？ 日本口腔インプラント学会誌．2020；33（1）：6-13.

2．Ørstavic D, Pitt Ford T. Essential Endodontology：Prevention and Treatment of Apical Periodontitis, 2nd ed. Hoboken：Blackwell Munksgaard, 2008, 25-6.

3．Nair PNR, Sjögren U, Krey G, Kahnberg KE, Sundqvist G. Intraradicular bacteria and fungi in root-filled, asymptomatic human teeth with therapy-resistant periapical lesions：A long-term light and electron microscopic follow-up study. J Endod. 1990 Dec；16(12)：580-8.

4．古川尊寛，石川亮，福西一浩．ファンダメンタルエンドドンティクス～5-D Japanが提唱する歯内療法学の真髄～12治癒から見た抜髄処置の概念①～超低位歯髄切断の提言～．歯界展望．2021；138（4）：752-9.

5．佐々木元．根尖病変の免疫病理．歯界展望．2015；125（1）：33-54.

6．青山貴則，石川亮，福西一浩．ファンダメンタルエンドドンティクス～5-D Japanが提唱する歯内療法学の真髄～18感染根管を治癒に導くための治療戦略③～感染を除去するための臨床術式～．歯界展望．2023；142（6）：1142-55.

7．特定非営利活動法人 日本歯科保存学会・一般社団法人 日本歯内療法学会（編）．歯内療法学専門用語集 第2版．東京：医歯薬出版，2023；63.

8．Noiri Y, Ehara A, Kawahara T, Takemura N, Ebisu S. Participation of bacterial biofilms in refractory and chronic periapical periodontitis. J Endod. 2002 Oct；28(10)：679-83.

9．Noguchi N, Noiri Y, Narimatsu M, Ebisu S. Identification and localization of extraradicular biofilm-forming bacteria associated with refractory endodontic pathogens. Appl Environ Microbiol. 2005 Dec；71（12）：8738-43.

10．Özok AR, Persoon IF, Huse SM, Keijser BJ, Wesselink PR, Crielaard W, Zaura E. Ecology of the microbiome of the infected root canal system：a comparison between apical and coronal root segments. Int Endod J. 2012 Jun；45（6）：530-41.

11．Nair PNR, Pajarola G, Schroeder HE. Types and incidence of human periapical lesions obtained with extracted teeth. Oral Surg Oral Med Oral Pathol Oral Radiol Endod. 1996 Jan；81（1）：93-102.

12．Lin LM, Ricucci D, Lin J, Rosenber A. Nonsurgical root canal therapy of large cyst-like inflammatory periapical lesions and inflammatory apical cysts. Endod. 2009 May；35（5）：607-15.

13．Ricucci D, Rôças IN, Hernández S, Siqueira JF Jr. "True" Versus "Bay" Apical Cysts：Clinical, Radiographic, Histopathologic, and Histobacteriologic Features. J Endod. 2020 Sep；46（9）：1217-27.

14．Ricucci D, Siqueira FJ Jr. Biofilms and apical periodontitis：study of prevalence and association with clinical and histopathologic findings. J Endod. 2010 Aug；36（8）：1277-88.

15．De Deus QD. Frequency, location, and direction of the lateral, secondary, and accessory canals. J Endod. 1975 Nov；1(11)：361-6.

16．Setzer FC, Shah SB, Kohli MR, Karabucak B, Kim S. Outcome of endodontic surgery：a meta-analysis of the literature—part 1：Comparison of traditional root-end surgery and endodontic microsurgery. J Endod. 2010 Nov；36(11)：1757-65.

17．Tsesis I, Rosen E, Schwartz-Arad D, Fuss Z. Retrospective evaluation of surgical endodontic treatment：traditional versus modern technique. J Endod. 2006；32（5）：412-6.

18．Tsesis I, Faivishevsky V, Kfir A, Rosen E. Outcome of surgery endodontic treatment performed by a modern technique：a meta-analysis of literature. J Endod. 2009 Nov；35(11)：1505-11.

19．Rubinstein RA, Kim S. Short-term observation of the results of endodontic surgery with the use of a surgical operation microscope and super-EBA as root end filling material. J Endod. 1999 Jan；25（1）：43-8.

20．Rubinstein RA, Kim S. Long-term follow-up of cases considered healed one year after apical microsurgery. J Endod. 2002 May；28（5）：378-83.

21．Grossman LI. Intentional replantation of teeth. J Am Dent Assoc 1966 May；72（5）：1111-8.

22．福西一浩，今里聡．検証MTA　マテリアルと臨床テクニックのすべて．東京：クインテッセンス出版，2018.

23．Torabinejad M, Watson TF, Pitt Ford TR. Sealing ability of a mineral trioxide aggregate when used as a root end filling material. J Endod. 1993 Dec；19(12)：591-5.

24．Torabinejad M, Higa RK, McKendry DJ, Pitt Ford TR. Dye leakage of four root end filling materials：effects of blood contamination. J Endod. 1994 Apr；20（4）159-63.

25．Torabinejad M, Rastegar AF, Kettering JD, Pitt Ford TR. Bacterial leakage of mineral trioxide aggregate as a root-end filling material. J Endod. 1995 Mar；21（3）：109-12.

26．Torabinejad M, Hong CU, McDonald F, Pitt Ford TR. Physical and chemical properties of a new root-end filling material. J Endod. 1995 Jul；21（7）：349-53.

27．Stowe TJ, Sedgley CM, Stowe B, Fenno C. The effects of chlorhexidine gluconate（0.12%）on the antimicrobial properties of tooth-colored ProRoot mineral trioxide aggregate. J Endod. 2004 Jun；30（6）：429-31.

28．Holt DM, Watts JD, Beeson TJ, Kirkpatrick TC, Rutledge RE. The anti-microbial effect against enterococcus faecalis and the compressive strength of two types of mineral trioxide aggregate mixed with sterile water or 2% chlorhexidine liquid. J Endod. 2007 Jul；33（7）：844-7.

29．Asgary S, Kamrani FA. Antibacterial effects of five different root canal sealing materials. J Oral Sci. 2008 Dec；50（4）：469-74.

30．Yasuda Y, Kamaguchi A, Saito T. In vitro evaluation of the antimicrobial activity of a new resin-based endodontic sealer against endodontic pathogens. J Oral Sci. 2008 Sep；50（3）：309-13.

31．Torabinejad M, Hong CU, Pitt Ford TR, Kaiyawasam SP. Tissue reaction to implanted Super-EBA and mineral trioxide aggregate in the mandible of guinea pigs：a preliminary report. J Endod. 1995 Nov；21(11)：569-71.

32．Zhu Q, Haglund R, Safavi KE, Spangberg LS. Adhesion of human osteoblasts on root-end filling materials. J Endod. 2000 Jul；26（7）：404-6.

33．Mitchell PJ, Pitt Ford TR, Torabinejad M, McDonald F. Osteoblast biocompatibility of mineral trioxide aggregate. Biomaterials. 1999 Jan；20（2）：167-73.

34．Wang Y, Li J, Song W, Yu J. Mineral trioxide aggregate upregulates odonto/osteogenic capacity of bone marrow stromal cells from craniofacial bones via JNK and ERK MAPK signalling pathways. Cell Prolif. 2014 Jun；47（3）241-8.

35．Andreasen JO, Farik B, Munksgaard EC. Long-term calcium hydroxide as a root canal dressing may increase risk of root fracture. Dent Traumato. 2002 Jun；18（3）：134-7.

36．青山貴則，石川亮，福西一浩．ファンダメンタルエンドドンティクス～5-D Japan が提唱する歯内療法学の真髄～16感染根管を治癒に導くための治療戦略①～根尖病変の病態と予後因子の考察～．歯界展望．2023；142（4）：706-17.

37．Sjögren U, Hagglund B, Sundqvist G, Wing K. Factors affecting the long-term results of endodontic treatment. J Endod. 1990 Oct；16（10）：498-504.

38．Ng YL, Mann V, Gulabivala K. Outcome of secondary root canal treatment：a systematic review of the literature. Int Endod J. 2008 Dec；41(12)：1026-46.

39．Strindberg LZ. The dependence of the results of pulp therapy on certain factors. An analytic study based on radiographic and clinical follow-up examination. Acta Odontologica Scandinavica. 1956；14：1-175.

40．Ørstavik D. Time-course and risk analyses of the development and healing of chronic apical periodontitis in man. Int Endod J. 1996 May；29（3）：150-5.

41．Siqueira JF Jr, Rôças IN, Riche FN, Provenzano JC. Clinical outcome of the endodontic treatment of teeth with apical periodontitis using an antimicrobial protocol. Oral Surg Oral Med Oral Pathol Oral Radiol Endod. 2008 Nov；106（5）：757-62.

42．月星光博，福西一浩，泉英之（編）．治癒の歯内療法 第3版．東京：クインテッセンス出版，2021.

43．Lalonde ER. A new rationale for the management of periapical granulomas and cysts：an evaluation of histopathological and radiographic findings. JADA. 1970 May；80（5）：1056-9.

44．Nair PNR, Pajarola G, Schroeder HE. Types and incidence of human periapical lesions obtained with extracted teeth. Oral Surg Oral Med Oral Pathol Oral Radiol Endod. 1996 Jan；81（1）：93-102.

45．Ricucci D, Pascon EA, Pitt Ford TR, Langeland K. Epithelium and bacteria in periapical lesions. Oral Surg Oral Med Oral Pathol Oral Radiol Endod. 2006 Feb；101（2）：239-49.

46．Nair PN. New perspectives on radicular cysts：do they heal？ Int Endod J. 1998 May；31（3）：155-60.

47．Merino EM. Endodontic Microsurgery. Quintessence Publishing, 2009；44.

48. Chen Y, Huang Y, Deng X. External cervical resorption-a review of pathogenesis and potential predisposing factors. Int J Oral Sci. 2021 Jun 10；13（1）：19.

49. Patel S, Durack C, Ricucci D. Root Resorption. In：Cohen's Pathways of the pulp 12th ed. Mosby, 2021；660-83.

50. Heithersay GS. Invasive cervical resorption：an analysis of potential predisposing factors. Quintessence Int. 1999 Feb；30（2）：83-95.

51. Patel S, Mavridou AM, Lambrechts P, Saberi N. External cervical resorption-part 1：histopathology, distribution and presentation. Int Endod J. 2018 Nov；51(11)：1205-23.

52. Mavridou AM, Bergmans L, Barendregt D, Lambrechts P. Descriptive Analysis of Factors Associated with External Cervical Resorption. J Endod. 2017 Oct；43(10)：1602-10.

53. Patel K, Mannocci F, Patel S. The Assessment and Management of External Cervical Resorption with Periapical Radiographs and Cone-beam Computed Tomography：A Clinical Study. J Endod. 2016 Oct；42(10)：1435-40.

54. Vaz de Souza D, Schirru E, Mannocci F, Foschi F, Patel S. External Cervical Resorption：A Comparison of the Diagnostic Efficacy Using 2 Different Cone-beam Computed Tomographic Units and Periapical Radiographs. J Endod. 2017 Jan；43（1）：121-5.

55. Patel S, Foschi F, Mannocci F, Patel K. External cervical resorption：a three-dimensional classification. Int Endod J. 2018 Feb；51（2）：206-14.

56. Zhang HY, Liu R, Xing YJ, Xu P, Li Y, Li CJ. Effects of hypoxia on the proliferation, mineralization and ultrastructure of human periodontal ligament fibroblasts in vitro. Exp Ther Med. 2013 Dec；6（6）：1553-9.

57. Mavridou AM, Hauben E, Wevers M, Schepers E, Bergmans L, Lambrechts P. Understanding External Cervical Resorption in Vital Teeth. J Endod. 2016 Dec42；（12）：1737-51.

58. Mavridou AM, Pyka G, Kerckhofs G, Wevers M, Bergmans L, Gunst V, Huybrechts B, Schepers E, Hauben E, Lambrechts P. A novel multimodular methodology to investigate external cervical tooth resorption. Int Endod J. 2016 May；49（3）：287-300.

59. Mavridou AM, Hauben E, Wevers M, Schepers E, Bergmans L, Lambrechts P. Understanding external cervical resorption patterns in endodontically treated teeth. Int Endod J. 2017 Dec；50(12)：1116-33.

60. Heithersay GS. Management of tooth resorption. Aust Dent J. 2007 Mar；52(1 Suppl)：S105-21.

61. Patel S, Foschi F, Condon R, Pimentel T, Bhuva B. External cervical resorption：part2 - management. Int Endod J. 2018 Nov；51(11)：1224-38.

62. Patel S, Lambrechts, Shemesh H, Mavridou A. European Society of Endodontology position statement：External Cervical Resorption. Int Endod J. 2018 Dec；51(12)：1323-6.

63. ENDODONTICS Colleagues for Excellencce. Cracking the Cracked Tooth Code：Detection and treatment of various longitudinal tooth structures 2008, American Association of Endodontists.

64. Pan HY, Yang H, Zhang R, Yang YM, Wang H, Hu T, Dummer PMH. Use of cone-beam computed tomography to evaluate the prevalence of root fenestration in a Chinese subpopulation. Int Endod J. 2014 Jan；47（1）, 10-9.

65. Vertucci FJ. Root canal morphology and its relationship to endodontic procedures. Endodontic Topics. 2005 Mar；10（1）：3-29.

66. 木ノ本喜史. 歯内療法 成功への道 臨床根管解剖：基本的知識と歯種別の臨床ポイント. 東京：ヒョーロン・パブリッシャーズ, 2013.

67. Krasner P, Rankow HJ. Anatomy of the pulp-chamber floor. J Endod. 2004 Jan；30（1）：5-16.

68. Cleghorn BM, Christie WH, Dong CCS. Root and root canal morphology of the human permanent maxillary first molar：a literature review. J Endod. 2006 Sep；32（9）, 813-21.

69. Buhrley LJ, Barrows MJ, BeGole EA, Wenckus CS. Effect of magnification on locating the MB2 canal in maxillary molars. J Endod. 2002 Apr；28（4）：324-7.

70. Stropko JJ. Canal morphology of maxillary molars：clinical observations of canal configurations. J Endod. 1999 Jun；25（6）：446-50.

71. Baldassari-Cruz LA, Lilly JP, Rivera EM. The influence of dental operating microscope in locating the mesiolingual canal orifice. Oral Surg Oral Med Oral Pathol Oral Radiol Endod. 2002 Feb；93（2）：190-4.

72. Görduysus MO, Görduysus M, Friedman S. Operating microscope improves negotiation of second mesiobuccal canals in maxillary molars. J Endod. 2001 Nov；27(11), 683-6.

73. 福西一浩. 穿孔歯の保存の可能性を探る. 日本口腔インプラント学会誌. 2018；31（4）：44-52.

74. 月星光博, 福西一浩, 泉英之（編著）. 治癒の歯内療法 第2版. 東京：クインテッセンス出版, 2010.

75. Deutsch AS, Musikant BL. Morphological measurements of anatomic landmarks in human maxillary and mandibular molar pulp chambers. J Endod. 2004 Jun；30（6）：388-90.

76. Lamb EL, Loushine RJ, Weller N, Kimbrough WF, Pashley DH. Effect of root resection on the apical sealing ability of mineral trioxide aggregate. Oral Surg Oral Med Oral Pathol Oral Radiol Endo. 2003 Jun；95（6）：732-5.

77. Valois CR, Costa ED Jr. Influence of the thickness of mineral trioxide aggregate on sealing ability of root-end fillings in vitro. Oral Surg Oral Med Oral Pathol Oral Radiol Endod. 2004 Jan；97（1）：108-11.

78. Yang ZP, Yang SF, Lin YC, Shay JC, Chi CY. C-shaped root canals in mandibular second molars in a Chinese population. Endod Dent Traumatol. 1988 Aug；4（4）：160-3.

79. Seo MS, Park DS. C-shaped root canals of mandibular second molars in a Korean population：clinical observation and in vitro analysis. Int Endod J. 2004 Feb；37（2）：139-44.

80. Jin GC, Lee SJ, Roh BD. Anatomical study of C-shaped canals in mandibular second molars by analysis of computed tomography. J Endod. 2006 Jan；32（1）：10-3.

81. Zheng Q, Zhang L, Zhou X, Wang Q, Wang Y, Tang L, Song F, Huang D. C-shaped root canal system in mandibular second molars in a Chinese population evaluated by cone-beam computed tomography. Int Endod J. 2011 Sep；44（9）：857-62.

82. Fan B, Cheung GS, Fan M, Gutmann JL, Bian Z. C-shaped canal system in mandibular second molars：Part I — Anatomical Features. J Endod. 2004 Dec；30(12)：899-903.

83. Fan B, Cheung GS, Fan M, Gutmann JL, Fan W. C-Shaped canal system in mandibular second molars：Part II—Radiographic Features. J Endod. 2004 Dec；30(12)：904-8.

84. Min Y, Fan B, Cheung GS, Gutmann JL, Fan M. C-shaped canal system in mandibular second molars：Part III — The morphology of the pulp chamber floor. J Endod. 2006 Dec；32(12)：1155-9.

CHAPTER

8

包括治療の実際

執筆担当：竹内公生／湯口晃弘／片山明彦

　多くの問題を抱えた患者の口腔内を，最大限歯の保存を試みながらさまざまな手法を駆使して包括的に治療を行った症例を本章では提示する．これまでの章で示されてきた切除療法や再生療法，矯正治療による歯列や咬合の改善などの応用例が示され，初診時の困難な状況から，安定した歯周組織を獲得すると同時に，審美性の改善もなされた症例を取り上げている．それぞれの症例における適切な診査・診断と，確実な手技によって導かれた治療結果に注目したい．

CHAPTER 8　包括治療の実際

1

広汎型慢性歯周病患者に対して再生療法とインプラント・自家歯牙移植・矯正を用いた包括的な治療を行った一症例

竹内公生

1　症例の概要

患者：53歳，男性．
主訴：歯がぐらぐらする．歯茎が痛い（**図1**）．
現病歴：初診時からすでに大臼歯が複数欠損しており，多くの歯が前医にて抜歯になり，怖くなったため歯の保存を求めて来院した．
口腔内所見：プラークコントロールは比較的良好であったが，全顎的に進行した骨吸収と深い歯周ポケット，多くのBOPを認めた．とくに5」，6 5|1 2は根尖付近に達する重度骨吸収を認めた．また，上顎前歯はフレアアウトしており，臼歯の喪失と歯周病の進行による病的な歯の移動（pathologic tooth migration；PTM）が生じていると感じた[1]．

2　治療方針

　歯周基本治療としてOHI，歯肉縁上・縁下のデブライドメント，根管治療，テンポラリークラウンの装着を行い，初診から10か月で再評価を行った（**図2**）．改善傾向を認めるものの，依然として多くの部位に進行した骨吸収，深い歯周ポケット，BOPが残存していたため，それらの部位に再生療法を行うこととした．

3　治療経過

1）下顎前歯部

　下顎前歯部再生療法術前の口腔内写真，プロービングデプス，デンタルエックス線写真を**図3**に示す．骨欠損は広範囲に及び，かつ欠損の深さが深いことからextended flapの適応と考えた[2]．そして，切開線のデザインは，歯根間距離が2mm以上離れている1|1間はmodified papilla preservation technique（以下MPPT），2mm以下の|1 2間，|2 3間はsimplified papilla preservation flap（以下SPPF）を選択した（**図4，5**）[2]．

　切開，剥離，デブライドメント後に骨欠損の形態を確認すると，|1近心は1壁から3壁で深さ7mmと根尖付近に及ぶ複合型欠損のnon containing

CHAPTER 8　包括治療の実際

| 症例 1 | 広汎型慢性歯周病患者に対して再生療法とインプラント・自家歯牙移植・矯正を用いた包括的な治療を行った一症例 |

▶初診時

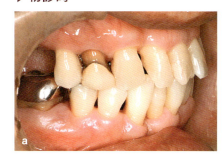
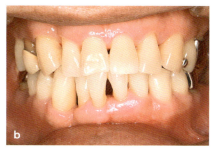
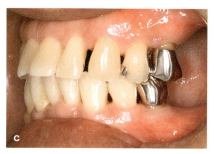
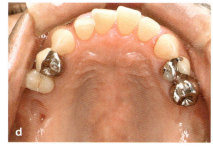
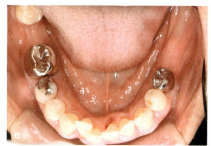

図1 a〜e　初診時の口腔内写真．プラークコントロールは比較的良好であるが，大臼歯が複数欠損しており，上顎前歯はフレアアウトしている．

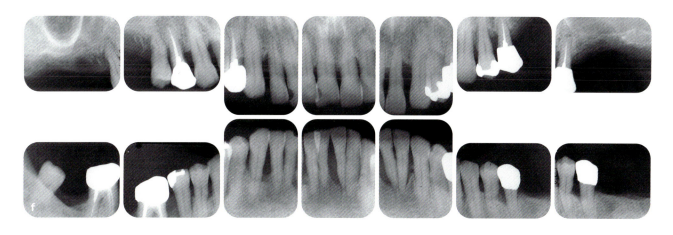

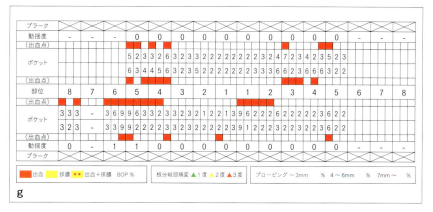

図1 f, g　初診時の10枚法デンタルエックス線写真および歯周組織検査結果．全顎的に進行した骨吸収，深い歯周ポケット，多くのBOPを認めた．とくに5｜，6 5｜1 2は根尖付近に達する重度骨吸収を認めた．

435

▶再評価時

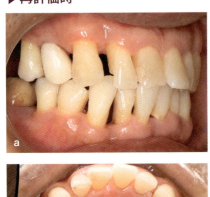
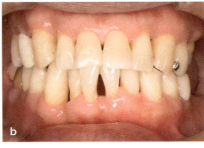
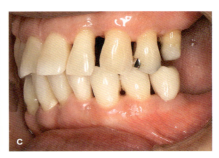
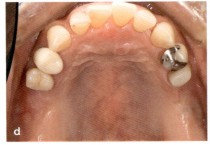
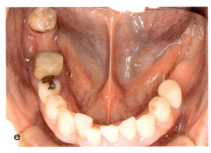

図2 a～e 再評価時の口腔内写真．歯周基本治療としてOHI，歯肉縁上・縁下のデブライドメント，根管治療，テンポラリークラウンの装着を行った．歯周基本治療に10か月を要した．

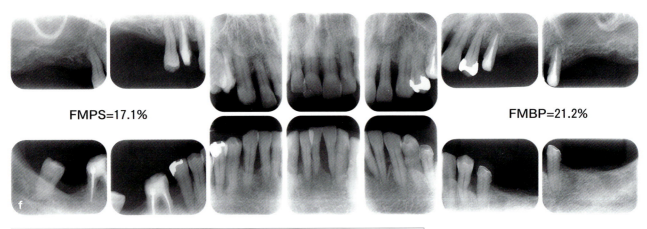

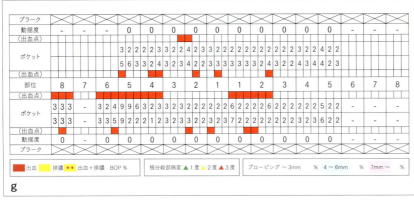

図2 f, g 再評価時の10枚法デンタルエックス線写真および歯周組織検査結果．改善を認めるものの，依然多くの部位に進行した骨吸収，深い歯周ポケット，BOPが残存していた．

defectで，|2遠心は深さ5mmの3壁性骨欠損のcontaining defectであった（図6）．

|1 2ともにEDTAにて2分間根面処理を行った後に水洗し，ガーゼにて乾燥させるとともにEMD塗布までに唾液などの汚染から保護をした．ガーゼ除去後は|1 2ともに速やかにEMDを塗布した[2～4]．

|2遠心はcontaining defectのためEMD以外の材料は使用しなかった．

その後，non containing defectの|1近心は骨補填材を填塞し，吸収性メンブレンを設置した（図7）[2]．無理なく創を閉鎖できることを確認した後にcontaining defectである|2遠心はモディファイドインターナル

CHAPTER 8 包括治療の実際

▶下顎前歯部の治療

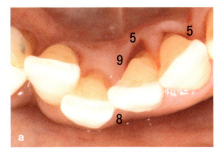

図3a 下顎前歯部再生療法術前の口腔内写真およびプロービングデプス．広範囲に深い歯周ポケットを認める．

図3b 下顎前歯部再生療法術前のデンタルエックス線写真．1̄｜近心，｜2̄遠心に深い垂直性骨欠損を認める．

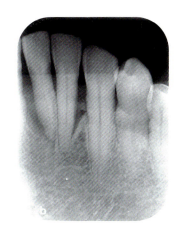

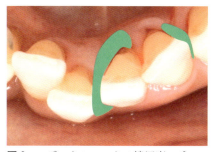

図3c デンタルエックス線写真，プロービングデプスから推測される骨欠損形態のイメージ．

▶切開線のデザイン

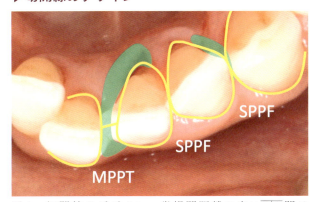

図4 切開線のデザイン．歯根間距離の広い1̄|1̄間はMPPT，狭い|1̄ 2̄間，|2̄ 3̄間はSPPFを選択した．

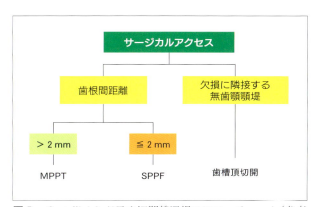

図5 Cortelliniらが示す切開線選択のフローチャート（参考文献2より引用改変）．

▶骨欠損の状態

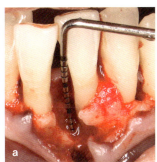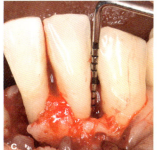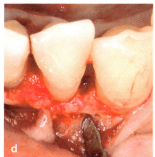

図6a, b 1̄の術中写真．骨欠損の深さは約7mmで1壁から3壁の複合型骨欠損であった．

図6c, d |2̄の術中写真．骨欠損は深さ5mmの3壁性骨欠損であった．

437

▶ 骨補填材の填塞

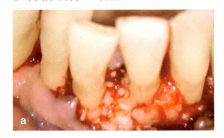
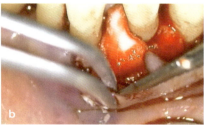

図7a　EMD塗布後に骨補填材を填塞した．
図7b　補填材填塞後に吸収性膜で被覆した．

▶ 縫合

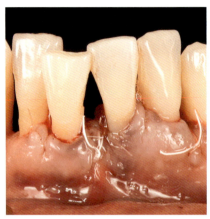
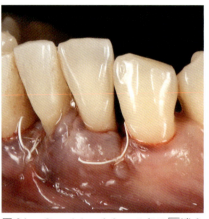
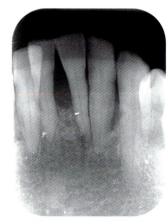

図8a　Non containing defectである|1近心は，垂直マットレス縫合と単純縫合を併用して創を封鎖した．
図8b　Containing defectである2|遠心は，モディファイドインターナルマットレス縫合を使用した．
図8c　手術直後の下顎前歯部のデンタルエックス線写真．|1近心には過不足なく骨補填材が填入されている．2|遠心はEMDのみのためデンタルエックス線写真上で明らかな変化はない．

マットレス縫合，non containing defectである|1近心は垂直マットレス縫合と単純縫合を併用して，可及的に緊密な縫合を行った（**図8**）[2]．

術直後に，患歯の動揺による再生療法の効果の減少を防ぐため，ワイヤーと接着性レジンによる暫間固定を行い[5]，約1年間の経過観察後に再評価を行った（**図9**）．

重度骨欠損であった|1近心の歯間乳頭はいまだ若干陥凹しているものの，デンタルエックス線写真での骨欠損，プロービングデプスともにおおむね改善している．2|遠心は歯間乳頭の形態もおおむね回復しているが，5mmの歯周ポケットが残存していた．

2）下顎左側臼歯部

次に下顎左側臼歯部の治療を解説する．術前のプ ロービングデプスとデンタルエックス線写真から骨欠損の形態を予測し，|5は頰側からアプローチ可能であると考え，M-MISTの適応と判断した．前歯部同様，歯根間距離に応じてMPPTにて切開し，頰側のみフラップを剝離翻転した（**図5**，**図10**）[2]．

その後，下顎前歯部と同様にEDTAにて根面処理後にEMDを塗布し[2〜4]，モディファイドインターナルマットレス縫合にて縫合した．その際に，ややフラップのアダプテーションが不十分だったため，単純縫合を追加している（**図11**）．

術後1年，歯間乳頭は前歯部と比べるととても速いスピードで治癒しており，これはM-MISTが歯間乳頭を剝離翻転していないことに起因するものだと考えている．プロービングデプスも3mm以下，デンタルエックス線写真で骨欠損の改善が認められる（**図12**）．

CHAPTER 8　包括治療の実際

▶術後1年

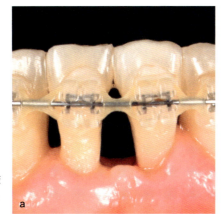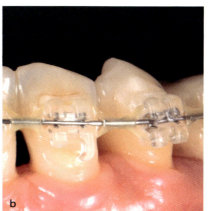

図9a, b　術後1年の下顎前歯部の口腔内写真．|1近心の歯間乳頭は若干陥凹している．

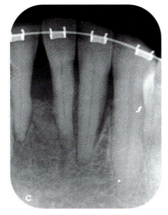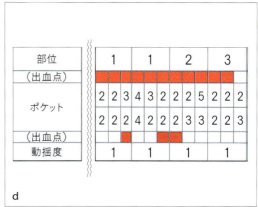

図9c　術後1年の下顎前歯部のデンタルエックス線写真．骨欠損の改善が認められる．
図9d　術後1年の下顎前歯部の歯周組織検査結果．やや BOP は多いものの，プロービングデプスは改善している．

▶下顎左側臼歯部の治療

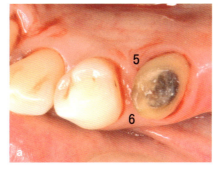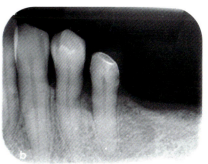

図10a　下顎左側臼歯部術前の口腔内写真およびプロービングデプス．|5近心に深い歯周ポケットを認める．
図10b　下顎左側臼歯術前のデンタルエックス線写真．|5近心に垂直性骨欠損を認める．

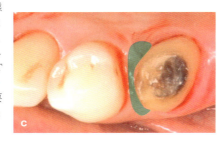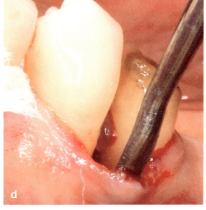

図10c　デンタルエックス線写真，プロービングデプスから推測される骨欠損形態のイメージ．頰側からアプローチ可能と判断し，M‑MIST を適応することとした．
図10d　頰側のみフラップを剥離翻転しデブライドメントを行った．M‑MIST ではこのように舌側の歯間乳頭が位置・形態を維持していることが非常に重要で，Cortellini らはこれを屋根・ルーフと呼んでいる．

439

▶縫合

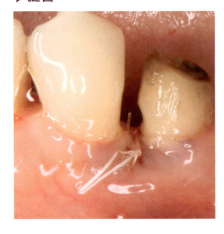

図11 縫合後の下顎左側臼歯部．フラップのアダプテーションがやや不十分だったため，単純縫合を追加している．

▶術後1年

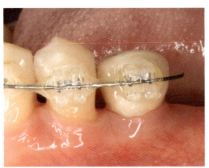
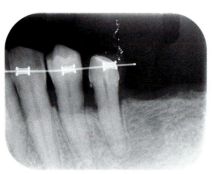
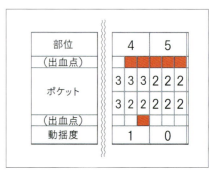

図12a 術後1年の下顎左側臼歯部の口腔内写真．歯間乳頭を剥離翻転しなかったために，軟組織の治癒は非常に良好である．

図12b 術後1年の下顎左側臼歯部のデンタルエックス線写真．術前に存在していた垂直性骨欠損は消失している．

図12c 術後1年の下顎左側臼歯部の歯周組織検査結果．ややBOPは多いものの，歯周ポケットは3mm以下に改善している．

3）上顎右側臼歯部

次に上顎右側臼歯部の治療を示す．下顎前歯，下顎左側臼歯と同様に，術前のプロービングデプスとデンタルエックス線写真から骨欠損形態を推測し，口蓋側からのsingle flap approachで対応できるであろうと考え，歯根間距離に応じた切開を行い，全層弁を剥離した（**図5**，**図13**）[2, 6]．

しかし，実際には骨欠損は予測していたものよりも広く，5 4|間の頬側まで広がっていたため，切開を頬側まで延長し，頬舌側ともに全層弁を剥離した．つまりsingle flapを予定していたものを，予想よりも骨欠損が広範囲で重篤であったためにextended flapへと変更したわけである．再生療法を行う際にはこのようにまずは侵襲の小さい術式を選択し，欠損の広がりに応じて，段階的に手術の範囲を拡張していくことが重要であると考えている（**図14**）．

デブライドメント後に骨欠損の形態を確認すると，5|口蓋側中央部は根尖付近まで骨吸収が生じており，最深部は深さ約4mmのnon containing defectで，5 4|間の頬側から5|口蓋側，遠心に広がっていた．5 4|間は頬舌側の骨頂よりも隣接面の骨の高さが低い非生理的な形態であるnegative architectureの様相を呈していた[7, 8]．また5|遠心歯根面にはセメント質の肥厚があり，今振り返ればセメント質剥離が生じていたのかもしれない（**図14a**，**図15**）．

そこで下顎左側同様，EDTAによる根面処理後にEMDを塗布して骨補填材を填塞し，吸収性膜で覆い，マットレス縫合と単純縫合を併用して可及的に緊密な縫合を行った（**図16**）[2〜4]．

術後1年で再評価を行った．デンタルエックス線写真，歯周組織検査ともに経過は非常に良好であった（**図17**）．

CHAPTER 8　包括治療の実際

▶上顎右側臼歯部の治療

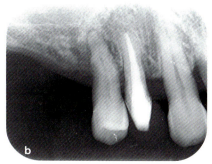
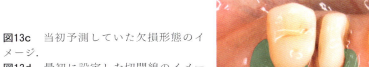
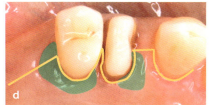

図13a　上顎右側臼歯部術前の口腔内写真およびプロービングデプス.
図13b　上顎右側臼歯部術前のデンタルエックス線写真.5⏌周囲には根尖付近に及ぶ重篤な骨欠損を認める.

図13c　当初予測していた欠損形態のイメージ.
図13d　最初に設定した切開線のイメージ.歯根間距離に応じて MPPT と SPPF を選択している.

▶骨欠損の範囲

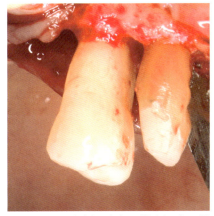
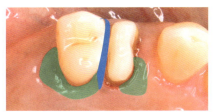
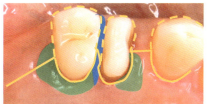

図14a　上顎右側臼歯部の術中写真.骨欠損は当初予測していたものよりも広範囲で5 4⏌間の頬側まで広がっていた.

図14b　実際の骨欠損形態のイメージ.青い部分が予想よりも広がっていた骨欠損部位.

図14c　術中に破線部分の切開を追加し extended flap へと拡張した.

▶骨欠損の状態

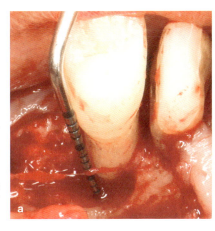
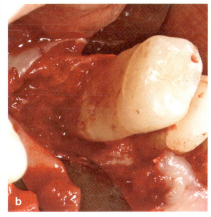

図15a, b　上顎右側臼歯部の術中写真.5⏌口蓋側中央部は根尖付近まで骨吸収が生じており,最深部は深さ約 4 mm の non containing defect.骨欠損は5 4⏌間の頬側から5⏌口蓋側,遠心に広がっていた.5 4⏌間は negative architecture の様相を呈しており,5⏌遠心にはセメント質の肥厚を認めた.

441

▶ EMDの塗布・骨補填材の填塞・縫合

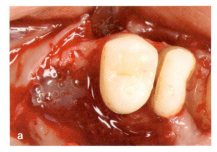
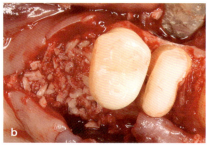
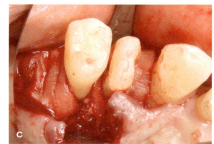
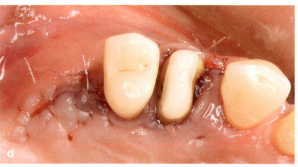
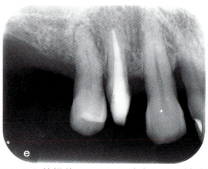

図16a〜d　上顎右側臼歯部の術中写真．EDTAにて根面処理後，唾液・血液で汚染されぬよう乾燥後にEMDを塗布して骨補填材を填塞し，吸収性膜で被覆後に緊密に縫合した．
図16e　術直後のデンタルエックス線写真．骨欠損部に補填材が過不足なく充填されている．

▶ 術後1年

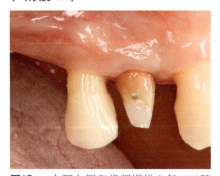
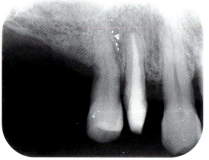

動揺度		0			0			0	
（出血点）									
ポケット	3	2	3	2	1	2	3	2	2
	3	2	3	3	2	3	3	2	3
（出血点）									
部位		5			4			3	

図17a　上顎右側臼歯部術後1年の口腔内写真．歯肉の状態は安定している．
図17b　上顎右側臼歯部術後1年のデンタルエックス線写真．骨欠損は消失している．
図17c　上顎右側部術後1年の歯周組織検査結果．若干のBOPを認めるが，プロービングデプスは3mm以下で安定している．

4）下顎右側臼歯部

次に下顎右側臼歯部の治療を示す．5┃周囲に深い歯周ポケットを認めた．術直前のプロービングデプスとデンタルエックス線写真から骨欠損の形態を推測し，extended flapの適応と考え，これまでと同様に歯根間距離に応じて切開デザインを選択し，全層弁を剥離した．デンタルエックス線写真から骨欠損は根尖付近に及んでいたが，術前に5┃はEPT＋であった（図5，図18）[2]．

デブライドメント後に骨欠損の形態を確認すると，┃6 5┃間の頬側から5┃舌側，そして近心まで及ぶnon containing defectで，舌側近心は根尖付近まで骨吸収が生じており，最深部が深さ約10mmであったため，他の部位同様，再生材料設置後に緊密に縫合を行った（図19）[2〜4]．

下顎右側も術後1年で再評価を行ったところ，歯周病は著しく改善していた．デンタルエックス線写真でも骨欠損の著しい改善が確認できるが，5┃は失活したので歯髄は失ってしまった．側枝からの感染，あるいは一部根尖を越えた骨欠損があったのかもしれない（図20）．

CHAPTER 8 　包括治療の実際

▶下顎右側臼歯部の治療

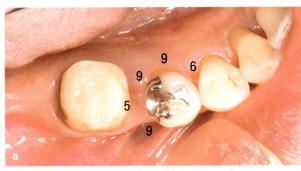
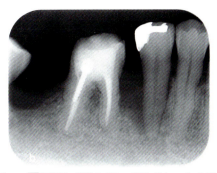

図18a　下顎右側臼歯部術前の口腔内写真とプロービングデプス．5｜周囲に非常に深い歯周ポケットを認めた．
図18b　下顎右側臼歯部術前のデンタルエックス線写真．5｜遠心に根尖付近に及ぶ深い垂直性骨欠損を認めるが，5｜は術前にEPT＋であった．

▶骨欠損の状態

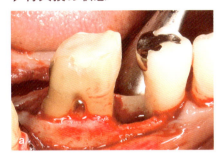
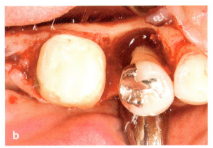
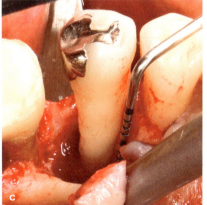
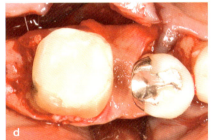
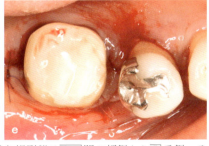
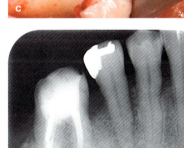

図19a～e　下顎右側臼歯部の術中写真．骨欠損形態は6 5｜間の頰側から5｜舌側，そして近心まで及ぶnon containing defectで，舌側近心は根尖付近まで骨吸収が生じており，最深部が深さ約10mmであった．他の部位同様，再生材料設置後に緊密に縫合を行った．
図19f　術直後のデンタルエックス線写真．骨欠損部に骨補塡材が過不足なく充塡されている．

▶術後1年

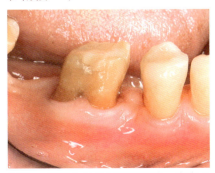
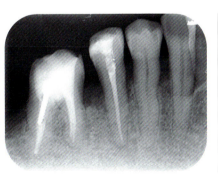

部位	8			7	6			5			4		
(出血点)													
ポケット	3	2	3	-	2	2	3	5	2	3	3	2	2
	2	2	3	-	2	2	4	2	2	2	1	2	
(出血点)													
動揺度	0			-		0			1		0		

図20a　術後1年の口腔内写真．歯肉の治癒は良好である．
図20b　術後1年のデンタルエックス線写真．5｜は失活してしまったが歯周病は著しく改善している．
図20c　術後1年の歯周組織検査結果．一部5mmの歯周ポケットが残存しているが，著しく改善している．

443

▶ 本症例の補綴設計

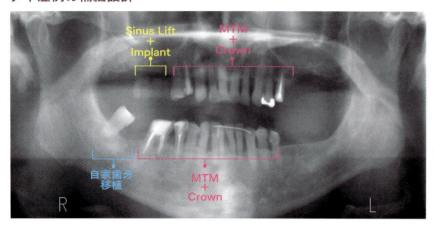

図21 本症例の補綴設計．左側は $\overline{5|5}$ までの短縮歯列．上顎右側大臼歯部はサイナスリフトの後にインプラント，$\overline{7|}$ 欠損は $\overline{8|}$ を自家歯牙移植，上下顎残存歯にMTMを行うこととなった．

▶ 上顎右側臼歯部のサイナスリフト

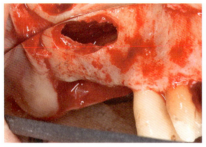
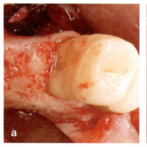
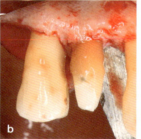
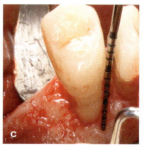

図22 上顎右側臼歯部にサイナスリフトを行った際の術中写真．再生療法を行った部位が術野に含まれるため，経過を確認することができた．

図23a〜c サイナスリフト時の口腔内写真．$\overline{5|}$ 遠心に存在していた骨欠損は完全に消失し，$\overline{5\ 4|}$ 間の negative architecture は positive architecture に変化しており，$\overline{5|}$ 口蓋側の根尖付近に達する骨欠損も完全に消失していた．図14a，図15からの著しい改善に注目していただきたい．

5）本症例の補綴設計

左側は経済的な理由から $\overline{5|5}$ までの短縮歯列，上顎右側大臼歯部欠損はサイナスリフトの後にインプラント，$\overline{7|}$ 欠損はスタンダードな治療ではないが，ヒールドサイトへ $\overline{8|}$ を自家歯牙移植，上顎前歯のフレアアウトと下顎前歯の叢生に対してはMTMという計画になった（図21）．全顎矯正は受け入れられなかった．

6）上顎右側臼歯部のサイナスリフト

上顎右側臼歯部は，再生療法後12か月でサイナスリフトを行った．再生療法の部位が術野に含まれるため，経過を直接目で見るチャンスを得た（図22）．

全層弁を剥離したところ，$\overline{5|}$ 遠心に存在していた骨欠損は完全に消失し，$\overline{5\ 4|}$ 間の頬舌側の骨頂よりも隣接面の高さが低い非生理的な形態である negative architecture が，骨頂の形態がセメント-エナメル境（CEJ）に並行で，隣接面の骨頂の高さが頬舌側の高さよりも歯冠側にある生理的な形態である positive architecture に変化しており[7, 8]，$\overline{5|}$ 口蓋側の根尖付近に達する骨欠損も完全に消失していた（図23）．

7）下顎右側臼歯部の自家歯牙移植

次に，下顎右側臼歯部の再生療法から17か月後に，$\overline{7|}$ 欠損に対して $\overline{8|}$ の自家歯牙移植を行った（図24）．

$\overline{5|}$ 舌側遠心には5 mmの歯周ポケットが残存していたため，自家歯牙移植と同時に骨整形を行い，問題を解決することとした（図25）．

全層弁を剥離したところ，こちらも経過は非常に良好で骨欠損はほぼ消失していたが，舌側近遠心に深さ3 mmの浅い骨欠損が残存していた（図26）．

残存した骨欠損に対する処置として，Carnevale

CHAPTER 8　包括治療の実際

▶下顎右側臼歯部の自家歯牙移植

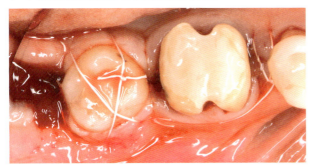
図24　下顎右側臼歯部再生療法から17か月後に，7⏌欠損に対して8⏌の自家歯牙移植を行った．

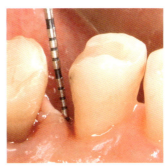
図25　5⏌舌側遠心には5mmの歯周ポケットが残存していた．

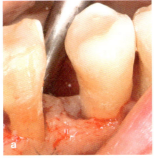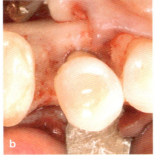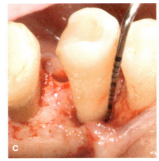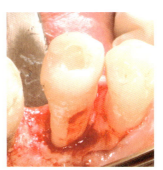

図26a〜c　自家歯牙移植時の口腔内写真．再生療法前に存在していた重篤な骨欠損はほぼ消失していた．図19a〜cからの改善に注目．

図27　Fibre retention osseous resective surgery の考えに則って骨切除を行った後の口腔内写真．

▶保定時

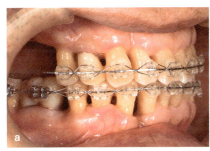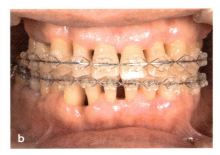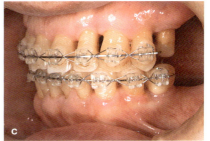
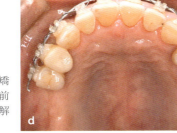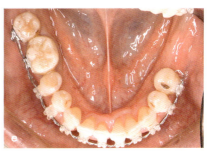

図28a〜e　保定時の口腔内写真．動的矯正に1年を要した．8⏌が挺出し，上顎前歯のフレアアウトと下顎前歯の叢生が解消されている．

は，歯根面のセメント質に入り込む骨頂上線維は，つねに歯槽骨の歯冠側に存在することから線維の歯冠側縁を骨欠損底と解釈し，それに従って骨切除を行う fibre retention osseous resective surgery を提唱しており[9]，その概念に則って骨切除を行った（図27）．それにより，骨の削除量を最小限にすることができたと考えている．

8）MTM／インプラント埋入

その後，自家歯牙移植した歯の挺出，上顎前歯のフレアアウト，下顎前歯の叢生の改善を目的として，自家歯牙移植後約1か月で上下残存歯のMTMを行った（図28）．その後，通法どおりインプラント埋入，二次手術を行った．

4 術後経過

　組織の安定後，プロビジョナルレストレーションを装着・調整し，審美機能に問題がないことを確認して最終補綴装置を製作した（図29）．

　この時点で下顎前歯部，下顎左側臼歯部の再生療法から5年，上顎右側臼歯部，下顎右側臼歯部の再生療法から6年が経過しており，非常に安定してい

▶ 最終補綴装置装着

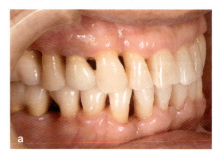
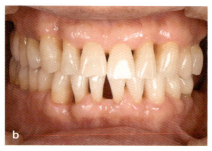
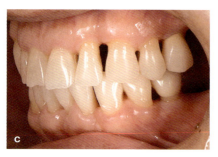
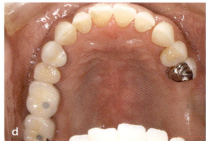
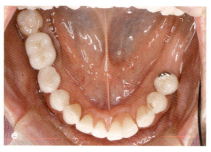

図29a〜e　最終補綴装置装着時の口腔内写真．下顎前歯部，下顎左側臼歯部の再生療法から5年，上顎右側臼歯部，下顎右側臼歯部の再生療法から6年が経過しており，経過は非常に安定している．

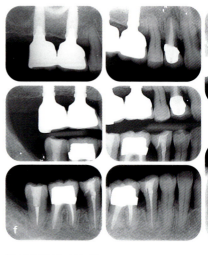
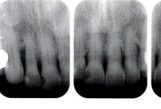
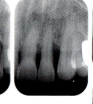
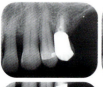

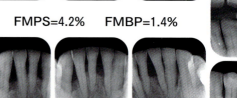
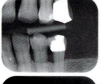
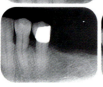
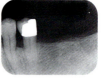

FMPS=4.2%　FMBP=1.4%

図29f, g　最終補綴装置装着時の10枚法デンタルエックス線写真および歯周組織検査結果．骨欠損も改善し，出血も少なく歯周ポケットも3mm以下で安定している．

▶治療後4年（再生療法から10年）

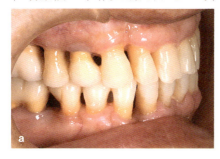
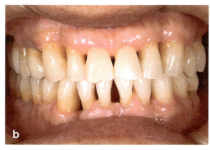
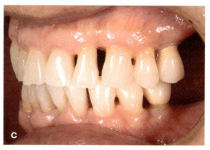
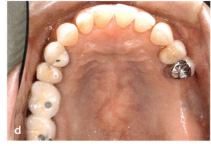
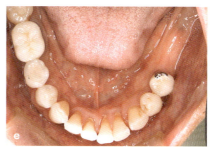

図30a〜e 現在の口腔内写真．治療後4年と経過は短いが，再生療法からは約10年経過しており，問題なく経緯している．

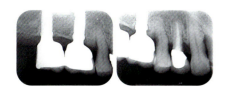
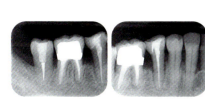
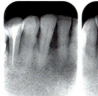
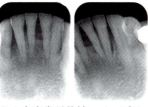
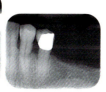

図30f 現在のデンタルエックス線写真．骨欠損の再発もなく自家歯牙移植，インプラントも安定している．

る．現在治療後4年と経過は短いが，患者のプラークコントロールの良さとメインテナンスを欠かさない誠実さに救われながら，問題なく経緯している．

再生療法から起算すれば，およそ10年が経過している（図30）．

5 まとめ

　再生療法を成功に導くためにはまず適応症を選択し，適切な基本治療により環境を整え，手術の方法としては Wikesjo らが示す再生療法を成功に導くための 3 つの鍵となる法則，血餅の安定／スペースの確保／術野の保護を獲得するために，欠損の解剖学的形態を確認し，それに応じた術式，切開デザイ

ン，再生材料，縫合方法を選択し，術後に適切な処置を行い，メインテナンスを継続することが重要であり[2, 5, 10]，それらのことが達成できれば，再生療法は高い予知性をもって成功に導くことができ，また，その結果を長期的に維持することが可能であると考えている．

参考文献

1. Brunsvold MA. Pathologic tooth migration. J Periodontol. 2005 Jun；76(6)：859-66.

2. Cortellini P. Minimally invasive surgical techniques in periodontal regeneration. J Evid Based Dent Pract. 2012 Sep；12(3 Suppl)：89-100.

3. Miron RJ, Bosshardt DD, Laugisch O, Katsaros C, Buser D, Sculean A. Enamel matrix protein adsorption to root surfaces in the presence or absence of human blood. J Periodontol. 2012 Jul；83(7)：885-92.

4. Miron RJ, Bosshardt DD, Hedbom E, Zhang Y, Haenni B, Buser D, Sculean A. Adsorption of enamel matrix proteins to a bovine-derived bone grafting material and its regulation of cell adhesion, proliferation, and differentiation. J Periodontol. 2012 Jul；83(7)：936-47.

5. Polimeni G, Xiropaidis AV, Wikesjö UM. Biology and principles of periodontal wound healing/regeneration. Periodontol 2000. 2006；41：30-47.

6. Trombelli L, Farina R, Franceschetti G, Calura G. Single-flap approach with buccal access in periodontal reconstructive procedures. J Periodontol. 2009 Feb；80(2)：353-60.

7. Herbert F. Wolf, Edith M, Klaus H. Rateitschak(著)，日本臨床歯周病学会(訳)，加藤 熙，大口弘和(総監訳)，船越栄次，川崎仁，鈴木文雄(監訳)．ラタイチャーク　カラーアトラス歯周病学　第 3 版．京都：永末書店，2008．

8. 北島一．月刊北島一〜Balance in Periodontics〜．東京：デンタルダイヤモンド社，2010：4-5.

9. Carnevale G. Fibre retention osseous resective surgery：a novel conservative approach for pocket elimination. J Clin Periodontol. 2007 Feb；34(2)：182-7.

10. Cortellini P, Tonetti MS. Long-term tooth survival following regenerative treatment of intrabony defects. J Periodontol. 2004 May；75（ 5 ）：672-8.

> CHAPTER 8　包括治療の実際

CHAPTER 8　包括治療の実際

2

歯列崩壊症例に対してインプラントアンカーを用いた矯正治療と天然歯の保存を図った包括的な治療アプローチ

湯口晃弘

予防歯科の概念が広まってきている近年においてもなお，欠損を含む歯列に遭遇する機会は少なくない．臨床の現場で治療方針の決定を困難にするのが，歯列不正をともなう歯列に対し，欠損補綴を行う場合である．

まず歯列不正をそのままにするか，歯列不正を修正して欠損補綴に着手するか難しい判断になる．実際は，個々の歯の状態や患者の希望，そして担当医が用意できる治療オプションなどさまざまな要素によってその決定は左右される．

歯列不正を呈する患者にインプラント治療と矯正治療を選択できれば，咬合支持の確保というメリットだけでなく，強固な矯正用アンカーとしても活用できるため，補綴学的にも歯を適切なポジションへ再配列したうえでの包括的全顎治療が可能になる[1]．

しかし，歯の位置異常の程度が大きい場合には治療の難易度は上がる．また，う蝕による歯冠崩壊による残存歯質の程度，歯周病の重症度によっては患歯の保存か抜歯かの判断も必要になり，治療のゴール設定はさらに複雑になる．

そこで本稿では，う蝕により歯列崩壊をきたした患者に，インプラントを用いた歯列矯正を行い，包括的全顎治療を行った症例を供覧する．

1　症例の概要

患者：40歳，女性．

初診：2016年8月．

主訴：歯がボロボロなので治療したい．

既往歴：医科的既往歴に特記事項はなく，歯科的既往歴としては「高校生のときに矯正をしていたが，自分で広げる器具が痛くて歯医者に行くのが嫌になり，ここ10年間は歯医者には行っていない」とのことだった．

顔貌所見：両瞳孔間線を基準に顔面正中線を引くと，安静時に下顎が左側に偏位し，右側の口角が下がっている．フルスマイル時には咬合平面が傾斜しており，口元から見える歯肉の露出量も多いガミースマイルであることがわかる（**図31**）．

口腔内所見：多数歯う蝕による歯冠崩壊により咬合支持が喪失し，欠損歯の対合歯は挺出し，咬合平面が乱れている．下顎歯列も舌側に傾斜し，適切なアンテリアカップリングが確立されていない．7┐が舌側傾斜交叉咬合になっていたり，下顎前歯が舌側近心方向に傾斜し，上顎前歯とカップリングしているため，前歯部が過蓋咬合になっていることがわかる．一見，咬合高径が低下しているように見えるが，実際の咬合高径が低下しているかは口腔内写真のみでは判断できない（**図32**）．

パノラマエックス線所見：左右の咬合平面の高さが異なり，root angulation も乱れていることがわかる．左右の関節頭形態異常はみられない（**図33**）．

| 症例2 | 歯列崩壊症例に対してインプラントアンカーを用いた矯正治療と天然歯の保存を図った包括的な治療アプローチ |

▶初診時

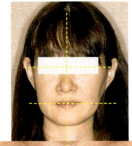
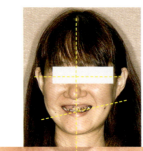

図31a, b　初診時の顔貌写真.

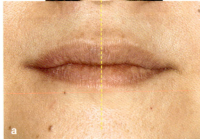
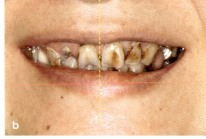
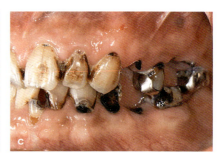
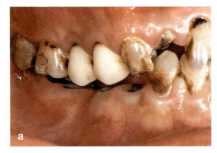
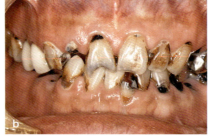

図32a〜e　初診時の口腔内写真.

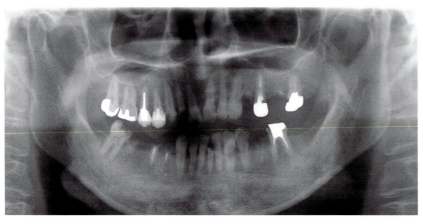

図33　初診時のパノラマエックス線写真.

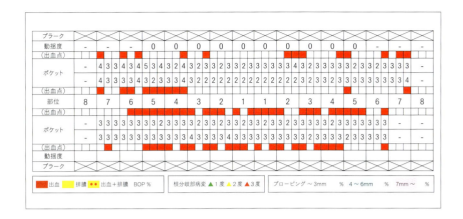

図34 初診時の歯周組織検査結果.

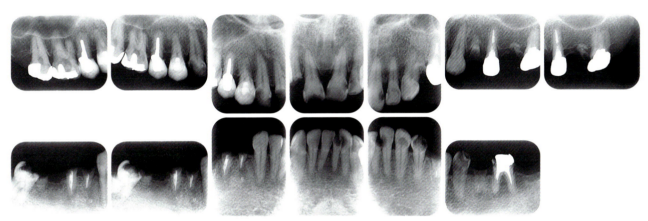

図35 初診時の14枚法デンタルエックス写真.

歯周組織検査結果：歯周組織検査結果ではペリオ的な所見はとくにない(**図34**).

デンタルエックス線所見：重度のう蝕により歯冠崩壊しており，とくに臼歯部には残根状態の歯が多いことがわかる．失活歯も残存歯質が少なく予後不良に見える(**図35**).

アングルの臼歯関係：側方セファロ写真では骨格性1級，左右下顎枝にズレはなく，ブラキオフェイシャルパターンを示した．ANBは0.3°，Lo-1 toNBは2.6mm，上下前歯が舌側に入っている．CRとICPの関係は咬合する歯が少ないため，初診時の状態では診断がつかなかった(**図36**).

顎運動記録：顎運動の記録では，開閉口路はストレートで最大3横指開くが，側方運動時には運動制限があり，ほとんど左右に動かすことができないことがわかった．

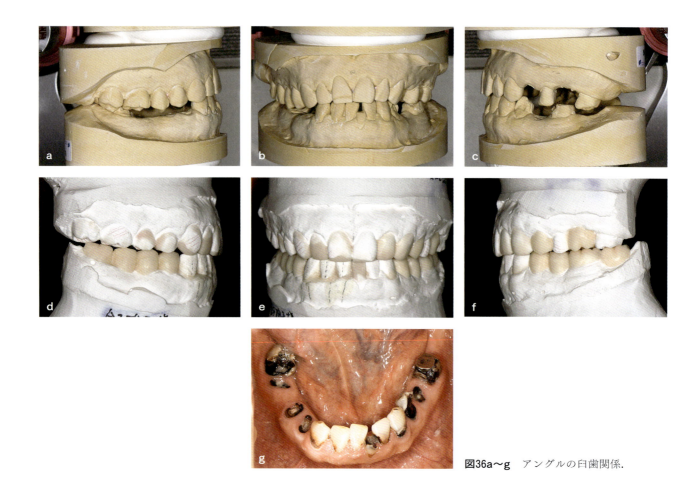

図36a〜g アングルの臼歯関係.

2 治療方針

　以上のことから「う蝕による多数歯歯冠崩壊，それに起因する歯の位置移動をともなう適正なアンテリアガイダンスの欠如による咬合の不調和」と診断した．右側臼歯部の挺出・上下前歯や7⏌の歯軸傾斜など歯の位置異常に起因する問題や，欠損を長年放置した結果，運動制限のある顎運動の問題を解決する必要がある．

　患者との医療面接の結果，矯正治療，外科治療，補綴治療を含めた包括的全顎治療を行うこととした．欠損部はインプラントで咬合支持を確保し，審美と機能を両立させ，メインテナンスのしやすい口腔内環境を構築するための各治療目標を設定した．

　インプラント治療と矯正治療を併用する際に考慮すべきは，インプラント埋入のタイミングである[2]．臼歯部の天然歯がアンカーとして活用できれば，矯正治療が終了するタイミングでインプラント埋入を行うことが可能であるが，臼歯の保存が困難な場合もしくはすでに欠損である場合には，矯正治療に着手する前に強固なアンカーとしてインプラントを埋入する必要がある．当然，矯正治療後にインプラントへ置換したほうが正確な位置決定が可能である．

　本症例では，下顎臼歯部の歯冠崩壊が著しかったため両側にインプラント埋入が必要であったが，右側は矯正治療前にインプラント埋入を行い，左側は歯冠崩壊の著しい⌊4 6は暫間補綴装置を装着し，矯正治療に活用した後にインプラントへ置換する計画とした．

CHAPTER 8　包括治療の実際

3　治療経過

　歯周基本治療終了後，パノラマエックス線写真からなるべく歯軸方向に沿ったブラケット付きの暫間補綴装置を装着し，上顎のレベリングを開始する（図37）．矯正期間中の暫間補綴装置は矯正期間が長期間の場合に耐久性と審美性を考慮し，オールレジン製の補綴装置ではなく，レジン前装補綴装置が推奨される[1]．

　下顎右側臼歯部に補綴スペースを確保するために，上顎右側臼歯部は圧下する必要があった．そのため，圧下前にオープンフラップデブライドメントを行った．

　矯正用ミニスクリューに関するシステマティックレビューとメタアナリシスによると[3]，失敗の主な要因はミニスクリューの歯根への接触であることがわかっているので，歯根の太さ・上顎洞底部までの距離・歯槽骨の厚みを確認し，TADsの埋入位置を決める．7 6 5|の歯間部の頬舌側に直径8〜10mmのTADsを埋入し，エラスティックで牽引を行った（図38）．また，圧下は挺出に比べて歯根吸収が起こるリスクが4倍あるため，圧下力には気をつけるよう慎重に行った[4]．

　圧下開始から8か月後，ある程度上顎右側臼歯部の圧下が進み，下顎臼歯部のクリアランスが得られたところで，下顎の固定源と咬合支持の確保のためのインプラント埋入を行った．サージカルステントは，セットアップ模型から現状の模型をクロスセクショナルにトランスファーして作製した．|7はアップライトもしており，歯の位置移動を予測しながらインプラントの埋入本数と埋入ポジションを決定した（図39）．

　|6 4のオッセオインテグレーションが得られたことを確認し，プロビジョナルレストレーションを装着した．インプラントを固定源に下顎の矯正治療を開始した．

　下顎前歯部の舌側傾斜を改善し叢生を改善するため，チェアサイドでCR positionに誘導しながら4 1|のCEJ間距離を目安に，下顎臼歯部に直接法でバイトアップしている（図40）．

　矯正開始23か月後に，右側臼歯部にオーバージェットが発現してきたため模型診断を行ったところ，上顎右側の歯列が反対側同名歯群に比べて頬側に位置していることがわかった．高校生のときの歯列拡大装置の影響が疑われた．そこで再度上顎右側臼歯部にTADsを埋入し，根尖かつ口蓋側方向に圧

▶上顎のレベリング

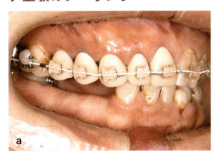
a

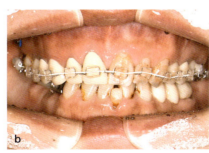
b

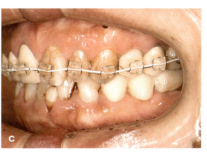
c

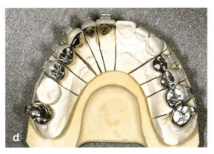
d

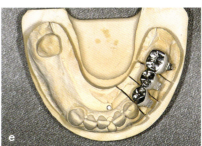
e

図37a〜e　上顎ブラケティング＋018NTセット．

▶TADs

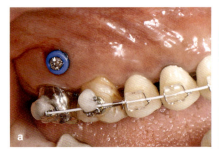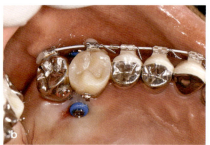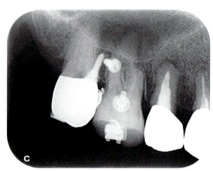

図38a〜c　歯根の太さ・上顎洞底部までの距離・歯槽骨の厚みを確認し，TADs の埋入位置を決める．

▶インプラント埋入

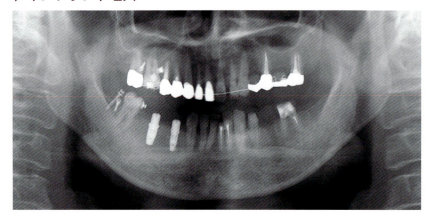

図39　下顎の固定源と咬合支持の確保のためのインプラント埋入を行った．

▶バイトアップ

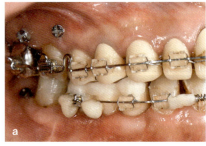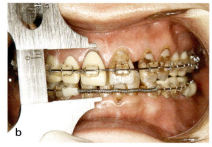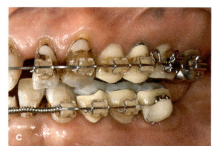
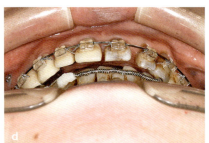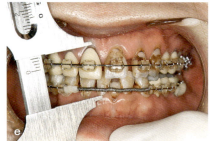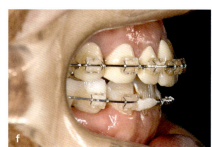

図40a〜f　OVD．CEJ 間距離：15.2mm→17.5mm．

下力を加え，歯列のアーチを正中口蓋縫線を境に左右対称になるように調整した．

4か月後，上顎歯列のアーチが左右対称になり，臼歯のオーバージェットが改善したことを確認して矯正治療を終了した．適切なアンテリアカップリングが得られていることがわかる．顔貌から上顎右側臼歯部の圧下とそれにともなう上顎前歯部の圧下により，CANT の改善とガミースマイルが同時に改善していることがわかる（図41）．

図42に矯正終了後のデンタルエックス線写真を示

CHAPTER 8　包括治療の実際

▶矯正終了

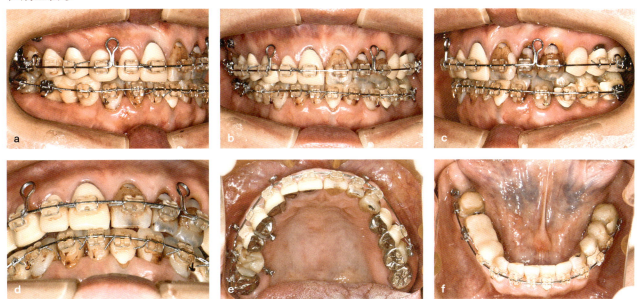

図41a〜f　上顎歯列のアーチが左右対称になり、臼歯のオーバージェットが改善したことを確認して矯正治療を終了した．

▶矯正終了

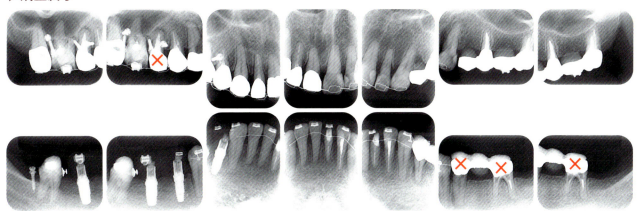

図42　矯正終了後の14枚法デンタルエックス写真．

す．適切な root angulation が達成され，歯髄の犠牲が最小限で済んでいることがわかる．とくに臼歯の圧下やアップライトによって有髄歯の状態で7̲ 6̲，7̲ が温存できていることや，上下顎前歯12本中，根管治療歯はわずか３本のみで済んでいる．

矯正治療によって適切な tooth position および alignment が達成されたので，確定的外科治療のフェーズに移行する．残存している歯や歯肉の状態を再評価していくと，5̲，4̲ 6̲ は元々のう蝕の範囲が大きく，残存歯質もないため良好な長期予後が得られないと判断し抜歯した．4̲，4̲ 5̲ 7̲ にインプラントを埋入した．

歯頸ラインを整え，かつ歯肉縁下う蝕を歯肉縁上で処置するため 3̲ 2̲ 1̲，1̲ 2̲ 3̲，3̲ 2̲ 1̲ にクラウンレングスニングを行い，元々歯肉退縮のある 1̲ には結合組織移植を行った（図43）．

最後に補綴治療のフェーズに移行する．ただし，ここでも一度に進めるのではなく，段階的に進めていく．まずは CRBT でマウントした模型上で，ラボで作製したファーストプロビジョナルレストレーションを装着した．この際，補綴スペース確保分だけ咬合挙上している．インプラントのアクセスホールがすべて咬合面内にあることから，埋入ポジションが適切であることがわかる．

455

▶クラウンレングスニングと結合組織移植

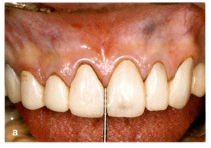
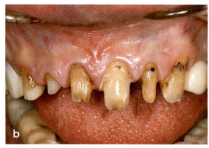
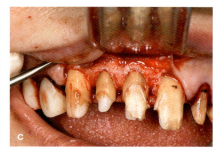
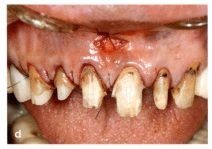
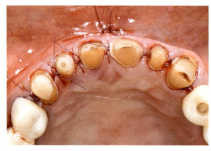

図43a〜e ３２１｜にクラウンレングスニング（歯冠長延長術）を行った．

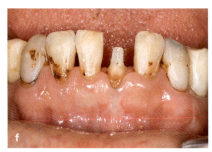
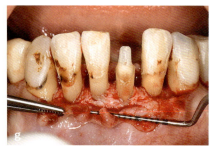
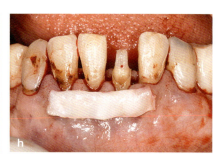
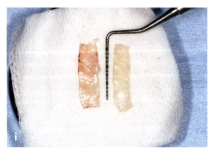
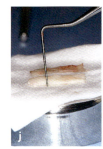
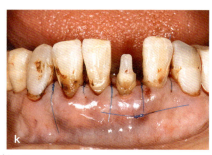

図43f〜k ｜１２３，３２１｜にクラウンレングスニングを行い，｜１には結合組織移植を行った．

　図44にファーストプロビジョナルレストレーション装着後の写真を示す．ここでようやく両側性の咬合支持とアンテリアカップリングが得られたので，ここから審美と機能の両面から顎運動の本格的な検証を行っていく．プロビジョナルレストレーション装着から数か月後に，患者から「少し噛み合わせがずれる感じがある」という訴えがあったので，咬合器上にマウントしたところCRとICPがわずかに一致していないことがわかった（図45）．
　フルマウスリハビリテーションを行う際は，3つの生物学的原則を基準にしている．それは，安定した顆頭位，固有感覚性のアンテリアガイダンス，そして適切な歯冠形態を有する咬合関係である[5]．
　そこでまずは今までの咬頭嵌合位を取ろうとする「筋のディプログラミング」と「適切な顆頭位の下での咀嚼のリハビリテーション」を行う目的で，上顎にスプリントを装着した．スプリント療法により顆頭位が安定したと判断した後，解剖学的形態を付与するのに十分なクリアランスが得られる咬合高径でワックスアップとモックアップを製作する．上顎前

CHAPTER 8　包括治療の実際

▶ファーストプロビジョナルレストレーション

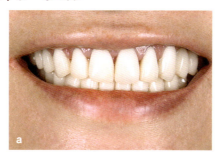
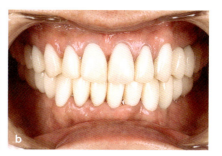
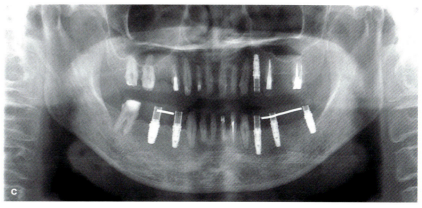

図44a〜c　ファーストプロビジョナルレストレーション装着後の口腔内およびパノラマエックス線写真．

▶咬合の確認

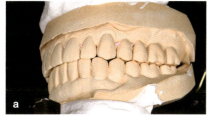
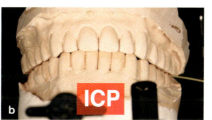
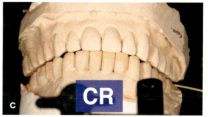

図45a〜c　CRとICPがわずかに一致していないことがわかった．

▶インサイザルエッジポジションとスマイルラインの再評価

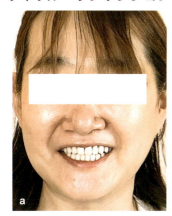
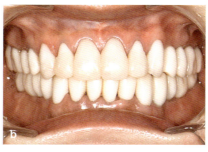
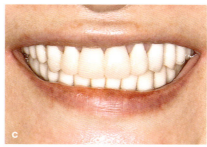
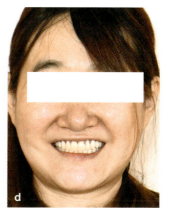

図46a〜d　a：ファーストプロビジョナルレストレーション装着時の顔貌写真．b〜d：モックアップ時の口腔内および顔貌写真．

▶セカンドプロビジョナルレストレーション

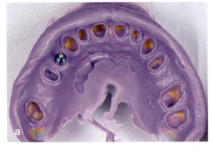
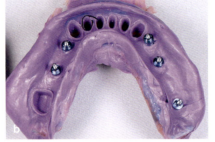

図47a, b　精密印象.

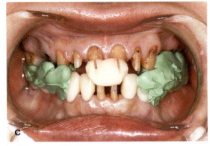
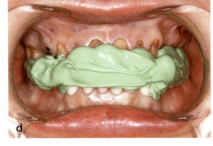

図47c, d　CRBT.

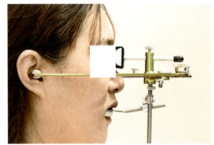

図47e　フェイスボウトランスファー.

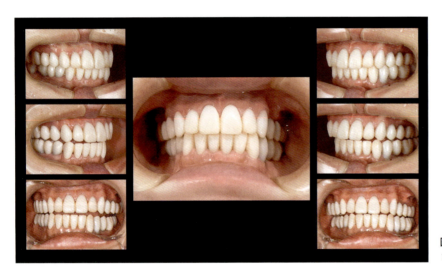

図48　セカンドプロビジョナルレストレーション装着時.

歯部にモックアップを装着した状態で顔貌撮影を行い，インサイザルエッジポジションやスマイルラインを再評価する（図46）.

上下顎の精密印象を採得し，フェイスボウとCRBTで咬合器にマウントしてセカンドプロビジョナルレストレーションの製作に入る（図47）.解剖学的形態を付与したワックスアップを元に，インプラントのアバットメントとプロビジョナルレストレーションを製作する．図48にセカンドプロビジョナルレストレーション装着後の口腔内および口元の写真を示す．

犬歯関係1級のM型のガイドが確立され，術前に比べて左右の側方運動がスムーズになった．左右に3mmずつ側方運動した際に，非作業側における対合歯とのクリアランスも十分確保できていることがわかる．術前に顎運動の制限があった患者とは思えないほどリズミカルに咀嚼運動ができていることを確認し，最終補綴へ移行した．審美的で機能的な口腔内へと変貌した（図49, 50）.なお，夜間はナイトガードを装着している．

図51に治療後のパノラマエックス線写真を示す．天然歯軸と咬合平面が改善し，天然歯・インプラントともに辺縁骨も安定していることがわかる．

CHAPTER 8 包括治療の実際

▶最終補綴

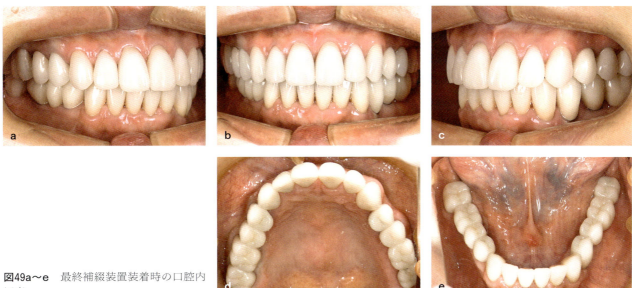

図49a〜e 最終補綴装置装着時の口腔内写真.

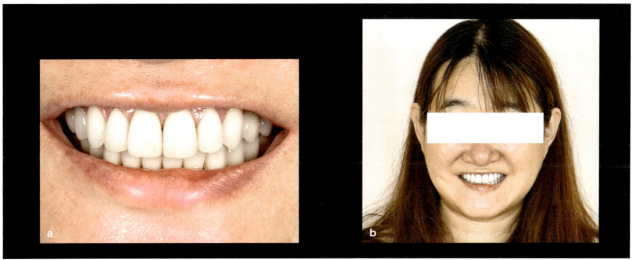

図50a, b 治療後の顔貌と口元の写真.

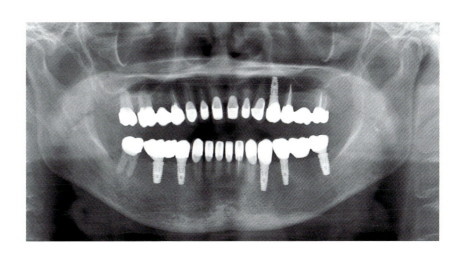

図51 同パノラマエックス線写真.

4　術後経過

　図52に治療前・治療後の側方セファロ写真の比較を示す．咬合挙上も行っているので，B点がやや後方に回転しているように見える．頭蓋に対する咬合平面の傾きや上下前歯の歯軸も改善していることがわかる．咬合挙上により懸念される気道幅も問題ない．

　図53に治療前とセカンドプロビジョナルレストレーション装着時の側方セファロ写真の重ね合わせを示す．初診時の口腔内写真で見た印象では，咬合挙上が相当必要なのではないかという印象を受けたかもしれないが，実際には臼歯の圧下を行うことで，補綴スペースに必要な咬合挙上量はわずかであったことがわかる．そして上下前歯の歯軸を改善すると，リップサポートも改善していることがわかる．図50に示した治療後の写真では，自然なスマイルが達成され，治療結果に対する患者の満足も得られた．

▶治療前・治療後の比較

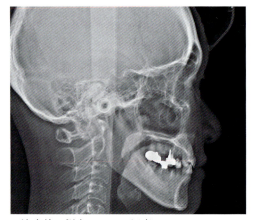

図52a　治療前の側方セファロ写真．

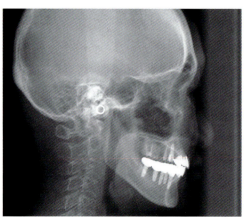

図52b　セカンドプロビジョナルレストレーション装着時のセファロ写真．

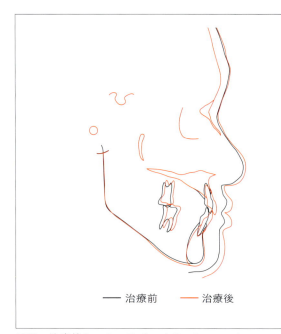

　　　― 治療前　　　― 治療後

	治療前	治療後
SNA	87.6	88.9
SNB	87.4	88.4
ANB	0.3°	0.7°
Up-1 to NA	4.9mm	9.3mm
Up-1 to NA angle	15.2	27.0
Lo-1 to NB	2.6mm	6.2mm
Lo-1 to NB angle	14.7	25.6
Up-1 to Lo-1	149.8	126.7
FMA	25.3°	26.1°
SN-M	29.5°	29.1°
FH-SN	4.2	3.0
Up-1 to FH	107.0	119.0
Occlusal pl. to SN	7.0°	8.6°
interincisalangle	149.8°	126.7°

図53　治療前とセカンドプロビジョナルレストレーション装着時の重ね合わせ．使用するセファロエックス線撮影装置の規格の違い（ヨシダとモリタ）により，若干のズレがある．

5　まとめ

　歯列不正をともなう咬合崩壊症例に対してインプラントを活用した全顎歯列矯正によって，咬合支持を得ながら歯髄や歯を可及的に温存することができた．とくに上下前歯すべての歯根膜を温存し，適切なアンテリアガイダンスを獲得できたことは，咬合の長期安定の観点からも有意義である．今回，難易度の高い症例に対し複数の治療オプションを併用することで，審美的にも機能的にも良好な結果を得ることができた．本症例は治療終了後間もないため，今後も注意深く経過を見ていきたい．

参考文献

1．Goodacre CJ, Brown DT, Roberts WE, Jeiroudi MT. Prosthodontic considerations when using implants for orthodontic anchorage. J Prosthet Dent. 1997 Feb；77（2）：162-70.

2．Huang LH, Shotwell JL, Wang HL. Dental implants for orthodontic anchorage. Am J Orthod Dentofacial Orthop. 2005 Jun；127（6）：713-22.

3．Mohammed H, Wafaie K, Rizk MZ, Almuzian M, Sosly R, Bearn DR. Role of anatomical sites and correlated risk factors on the survival of orthodontic miniscrew implants：a systematic review and meta-analysis. Prog Orthod. 2018 Sep 24；19（1）：36.

4．Weltman B, Vig KW, Fields HW, Shanker S, Kaizar EE. Root resorption associated with orthodontic tooth movement：a systematic review. Am J Orthod Dentofacial Orthop. 2010 Apr；137（4）：462-76.

5．Lee LR. Esthetics and its relationship to function. In：Refenacht CR. Fundamentals of Esthetics. Chicago：Quintessence, 1990.

CHAPTER 8　包括治療の実際

3 広汎型慢性歯周炎の垂直性骨欠損に対して人工骨の置換を検討した一症例

片山明彦

　本項では，広汎型慢性歯周炎（ステージⅢ グレード C）患者の垂直性骨欠損に対して，さまざまな手法を用いて治療を行い，SPT に移行し 6 年経過したなかで人工骨の置換を検討した一症例を報告する．

1　症例の概要

患者：35歳，男性．

初診：2017年 4 月．

主訴：全体的に歯が揺れ，左下の奥歯が腫れて痛い．

現病歴：20歳頃まで矯正治療を行った．その後，留学などもあり忙しく過ごした．年 2 回のメインテナンスをその矯正医院で受けていたが，問題などは指摘されなかった．30歳頃より歯の動揺や歯肉の腫脹を認め，担当の歯科衛生士に聞いたが問題ないといわれた．心配になりインターネットで調べたところ，歯周病に該当するのではないかと思い，歯周病専門医を調べ，当院を受診．

全身既往歴：特記事項なし．

喫煙歴：なし．

検査所見：全顎的に歯肉の発赤，腫脹を認める．初診時 PCR は80%，BOP は69% であった． 6|，|1 2 5 7，3 5|，7 6| は PPD 7 mm 以上であった（**図54**）．

診断：広汎型慢性歯周炎ステージⅢ グレード C．

2　治療経過

1）歯周基本治療

　初診時 PCR（Plaque Control Record）は80%であり，口腔衛生不良を認めたため，口腔衛生指導を行った．歯周外科治療（歯周組織再生療法）開始前までには PCR が15〜20% になることを目標にしている．後にスケーリング・ルートプレーニングを行う． 6|，|5 には根管治療，|4 5，|3 暫間固定を行った．

2）再評価

　歯周基本治療終了時の口腔内写真，14枚法デンタルエックス写真および歯周組織検査結果を示す（**図55**）．

CHAPTER 8 包括治療の実際

| 症例3 | 広汎型慢性歯周炎の垂直性骨欠損に対して人工骨の置換を検討した一症例 |

▶初診時

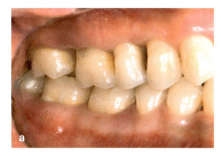
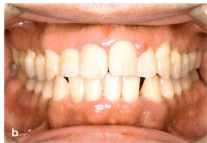
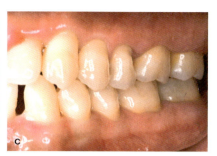
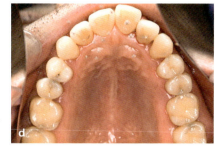
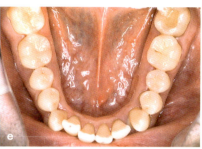

図54a〜e　初診時の口腔内写真．全顎的に歯肉の発赤，腫脹を認める．

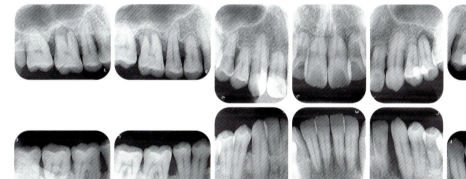

図54f　同14枚法デンタルエックス写真．

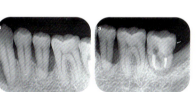

図54g　同歯周組織検査結果．深い歯周ポケットとともに，多くの部位にBOP（＋）を認めた．また，部分的に排膿も認める．

463

▶歯周基本治療終了時

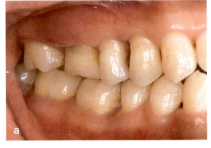
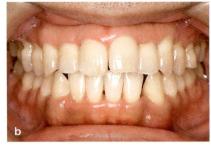
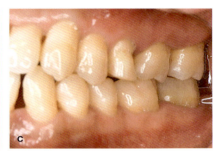
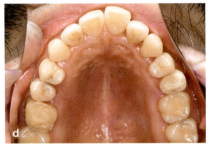
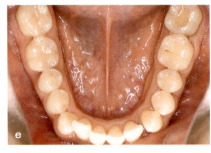

図55a〜e　歯周基本治療終了時の口腔内写真．歯肉の発赤，腫脹は軽減したが，一部深い歯周ポケットを認める．

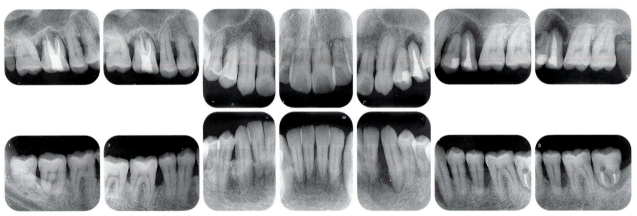

図55f　同14枚法デンタルエックス写真．

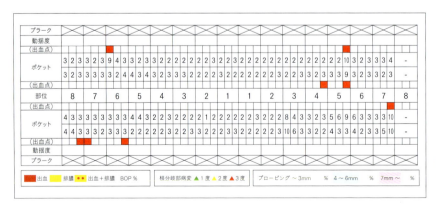

図55g　同歯周組織検査結果．一部に深い歯周ポケットが残存し，BOP（＋）を認めるものの，排膿部位は消失した．

CHAPTER 8 包括治療の実際

▶ ③3̄ 歯周組織再生療法

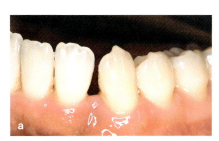
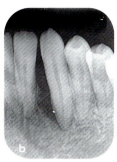

図56a 3̄術前の状態．3̄近心に深い歯周ポケットとともに垂直性骨欠損を認める．また歯髄の生活反応を認めた．
図56b 同デンタルエックス線写真．

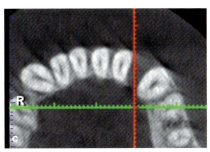
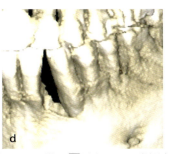

図56c, d 同CBCT像とボリュームレンダリング画像．3̄近心には，歯冠寄りに1壁性の骨欠損から根尖部に向かって3壁性になる骨欠損を認める．

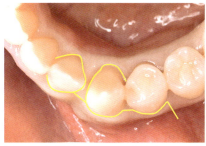

図56e 切開線とフラップデザイン．水平的に頬側より舌側部に及ぶ骨欠損を認めたため，extended flapと乳頭部の切開をMPPTとした．

3）歯周外科治療

①3̄歯周組織再生療法(FGF-2製剤；リグロス®＋CO₃Ap；Cytrans Granules®＋吸収性膜；Bio-Gide®)

歯周基本治療後の再評価で3̄頬側に近心10mm，中央6mm，遠心3mm，舌側近心8mm，中央4mm，遠心3mmの歯周ポケットが認められ，動揺度は1度であった(図56a)．デンタルエックス線写真にて近心部に垂直性骨欠損を認め(図56b)，CBCTで診査してみると垂直的には歯冠側部で1壁性，歯根根尖1/5付近から3壁性になる骨欠損を認めた．水平的には骨欠損は頬側から舌側に及んでいた(図56c, d)．

これらのことから，フラップデザインはMIST(minimally invasive surgical technique)を選択し，3̄近心乳頭部の切開は歯根間距離が2mm以上あることからMPPT(modified papilla preservation technique)とした．しかし，3̄近心の垂直性骨欠損が深く，術中に確実な視野の確保とデブライドメントのための器具の到達が難しかったため，4̄の頬側歯肉溝切開と遠心部縦切開を追加しextended flapのデザ

インとなった(図56e)．術中，骨欠損部のデブライドメントと根面のルートプレーニングを行った後に(図56f, g)，24%EDTA(グリーンジェル®：ペントロンジャパン)にて歯根の表面処理を行い，FGF-2製剤(リグロス®：科研製薬)(図56h)と骨補填材；CO₃Ap(Cytrans® Granules：ジーシー)(図56i)を応用し，吸収性メンブレン(Bio-Gide®：ガイストリッヒ・ファーマ・ジャパン)(図56j)にて被覆した．その後，6-0ナイロン糸(プロリーン®：Johnson&Johnson)にて縫合を加えた(図56k)．術後経過は良好であり3日，1週経過時に消毒を行い，2週間後に抜糸を行った(図56l)．

②5̄歯周組織再生療法(FGF-2製剤；リグロス®＋CO₃Ap；Cytrans® Granules＋吸収性膜；Bio-Gide®)

歯周基本治療後の再評価で5̄頬側に近心4mm，中央3mm，遠心3mm，舌側近心5mm，中央6mm，遠心9mmの歯周ポケットが認められ，動揺度は1度であった(図57a, b)．デンタルエックス線写真にて遠心部に垂直性骨欠損を認め(図57c)，CBCTで診査してみると5̄頬側遠心部の骨壁は保た

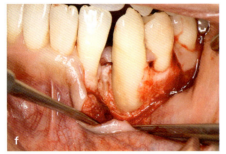
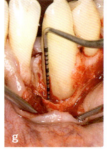

図56f, g　デブライドメントとルートプレーニング後，|3近心に11mmの骨縁下欠損を認める．

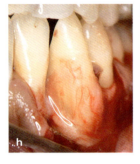
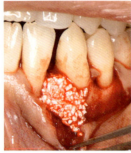
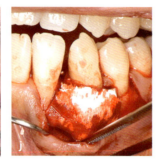

図56h　FGF-2製剤応用．
図56i　CO₃Ap応用．
図56j　吸収性メンブレン応用．

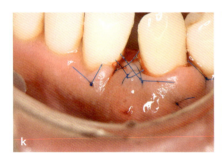
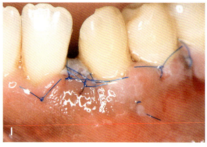

図56k　6-0ナイロン糸にて縫合（単純縫合と垂直マットレス縫合）．
図56l　術後3日．術後経過は良好である．

▶ |5 歯周組織再生療法

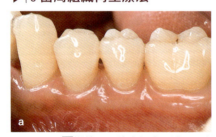
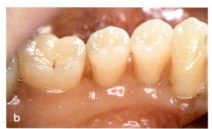

図57a, b　|5術前の口腔内写真．遠心舌側部に9mmの深い歯周ポケットを認める．
図57c　同デンタルエックス線写真．

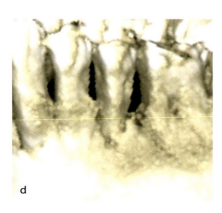
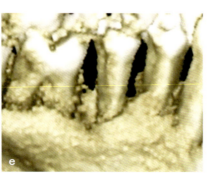

図57d, e　CBCTボリュームレンダリング．|5遠心部の頰側骨壁は維持されている．

CHAPTER 8　包括治療の実際

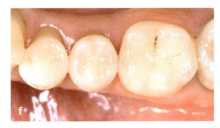
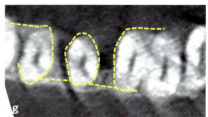

図57f, g　切開線とフラップデザイン．extended flap で対応し，乳頭部の切開は MPPT とした．

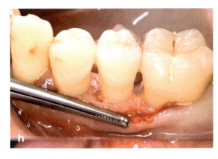
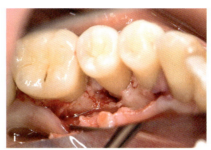

図57h, i　デブライドメントとルートプレーニング後．

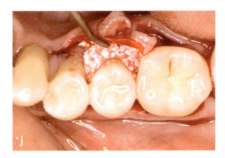
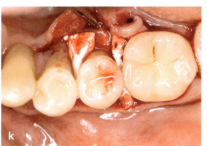

図57j　FGF-2 製剤と CO_3Ap 応用．
図57k　吸収性メンブレン応用．

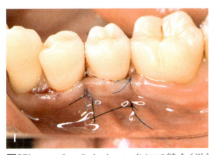
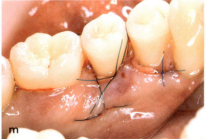

図57l, m　6-0 ナイロン糸にて縫合（単純縫合と垂直マットレス縫合）．

図57n　術直後のデンタルエックス線写真．

れていたが，舌側部に垂直性骨欠損が認められ，舌側中央部の骨も欠損している状態であった（**図57d, e**）．

これらのことから，フラップデザインは extended flap を選択し，「5 近遠心乳頭部の切開は歯根間距離が 2 mm 以上あることから MPPT とした（**図57f, g**）．術中，骨欠損部のデブライドメントと根面のルートプレーニングを行った後に（**図57h, i**），24%EDTA に

て歯根の表面処理を行い，FGF-2 製剤（リグロス®）と骨補填材（Cytrans® Granules）（**図57j**）を応用し，吸収性メンブレン（Bio-Gide®）（**図57k**）にて被覆した．その後，6-0 ナイロン糸（プロリーン®）にて縫合を加えた（**図57l〜n**）．術後経過は良好であり 3 日，1 週経過時に消毒を行い，2 週間後に抜糸を行った（**図57o, p**）．

467

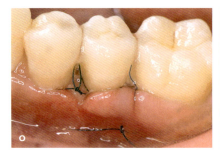
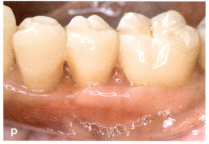

図57o　術後3日．
図57p　術後2週．経過良好であり抜糸を行う．

▶ 8]→[5 歯牙移植

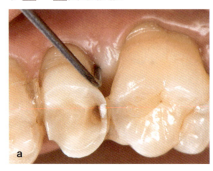
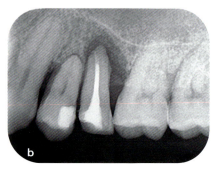

図58a　[5遠心に歯周ポケット10mmを認める．
図58b　術前のデンタルエックス線写真．

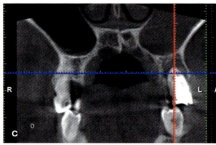
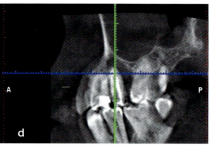

図58c, d　同CBCT．根尖を取り囲んだ大きな骨欠損を認める．

③ 8]→[5 歯牙移植（FGF-2製剤応用）

[5に対して歯周基本治療中に根管治療を行った．根管充填後6か月経過観察を行ったが，遠心部に歯周ポケット10mmと排膿，動揺度が3度であった（図58a）．デンタルエックス写真においても根尖を取り巻く透過像を認め（図58b），CBCT上においても同様な透過像が観察された（図58c, d）．予後不良と判断し，抜歯を選択することとなった．

その後の口腔機能回復治療にあたり患者は固定性の補綴を希望され，[4 6ブリッジであると，生活歯の切削，[4の予知性を考慮すると選択しづらく，[5のインプラントであると[4の予後に不安が残るため，8]をドナーとして歯牙移植を行い，[4 5の連結をして補綴を行うこととした．

[5の抜歯，抜糸窩の搔爬後（図58e），8]の抜歯を行い（図58f～h），骨欠損が大きいことからFGF-2製剤を応用し（図58i），縫合固定後スーパーボンド®（サンメディカル）による固定を行った（図58j, k）．3週間後に根管治療を開始し根管充填後（図58l），[4 5の連結冠にて暫間被覆を行った（図58m）．

④ 6]トライセクション

歯周基本治療後，6]遠心頬側根から排膿が続き，歯周ポケットが9mm残存した（図59a, b）．再生療法も視野に考えたが，頬側の近心根と遠心根の距離が近接しており（図59c, d），完全なデブライドメントとルートプレーニングが困難と考えられ，頬側遠心根の抜歯を行い，抜歯後に近心頬側根と口蓋根の

CHAPTER 8 包括治療の実際

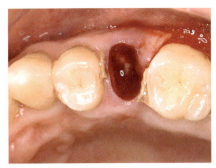

図58e ⌊5 抜歯.

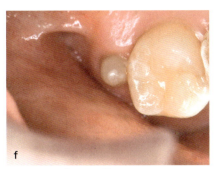

図58f, g ⌊8 ドナー歯.

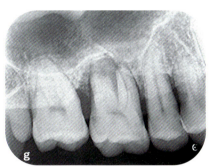

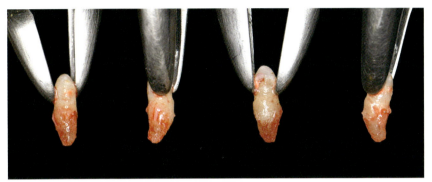

図58h ⌊8 健全な歯根膜を確認.

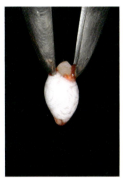

図58i FGF-2製剤を応用.

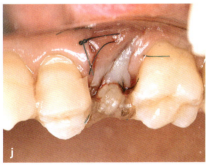

図58j, k 歯牙移植直後．スーパーボンド®にて固定を行う．

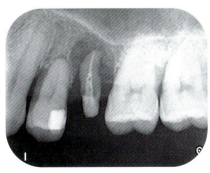

図58l 根管充填後．
図58m 移植後1年．術前に認められた根尖部の骨欠損は改善し，健全な歯槽骨に取り囲まれている．

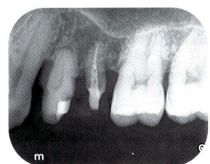

469

▶ 6̲|トライセクション

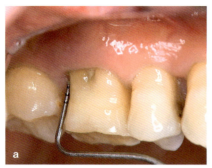
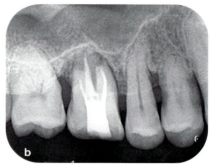

図59a　6̲|からは排膿を認める．
図59b　デンタルエックス線写真．

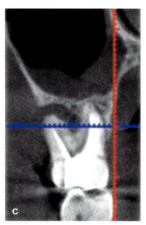
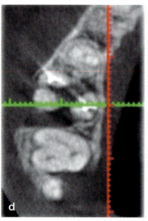

図59c, d　CBCTから頬側遠心根周囲に骨吸収を認める．

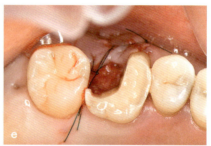
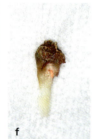

図59e, f　トライセクション後，FGF-2製剤を浸漬させたテルプラグを応用．遠心頬側根には多量の歯石が付着していた．

掻爬を行うこととした．頬側遠心根の抜歯を行った後に，近心頬側根遠心面，口蓋根頬側面のルートプレーニングを行い，FGF-2製剤を浸漬させたテルプラグ®（ジーシー）を応用した（図59e, f）．

⑤|7̲インプラント治療

|7̲は，歯周基本治療後も動揺と歯周ポケットが残存した．他院にて歯牙移植術を行っており，予後不良と判断し，抜歯後インプラント治療を行った．

4）SPT

SPT移行時には，全顎の歯周ポケットは全顎2〜3 mmに安定した．一部ポケット4 mmの部位があるもののBOPはなく，注意深く経過観察していく予定である．PCRは9％であった．再生療法，歯牙移植，インプラントを行った部位の経過も良好である（図60a〜g）．

メインテナンスの間隔は2〜3か月とし，来院時にはPCRのチェックとブラッシング指導（TBI），PMTCを行っている．必要に応じてエアーフローも併用し，6か月ごとに歯周組織検査を行いBOP陽性率，歯周ポケットの変化のチェックを行う．

Beckerら[1]は歯周治療とSPTの重要性として，歯周治療を行ったとしてもメインテナンス（SPT）を怠ると歯の喪失率は倍になることを示しており，LangとTonettiのPeriodontal Risk Assessment[2]では，BOP陽性率が9％以下では低リスク，25％以上では高リスクとなることを報告している．実際の臨床において毎回のメインテナンス来院時にデンタルエックス線写真などを撮影することは難しく，エックス線写真撮影よりもプロービングのほうが，辺縁骨レベルの変化を測定するには正確であることも報告されている．これらのため，歯周病患者でイ

CHAPTER 8　包括治療の実際

▶ SPT 移行時

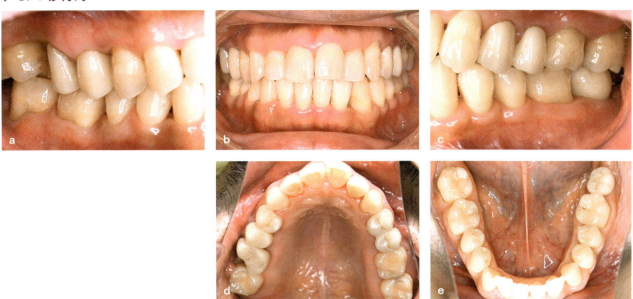

図60a～e　SPT 移行時の口腔内写真．歯周ポケットも安定し，健全な歯周組織が観察される．

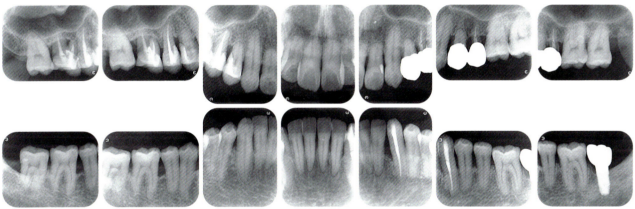

図60f　同14枚法デンタルエックス写真．術前に認められた骨欠損は改善し，生理学的骨形態の回復が認められる．

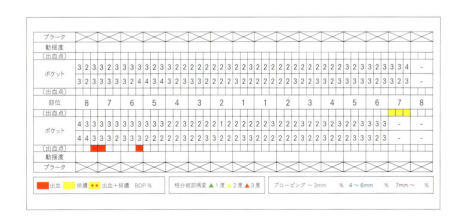

図60g　同歯周組織検査結果．

ンプラント治療を行った場合にも同様に，プロービングでの口腔内検査を6か月おきに行い，口腔内の変化をチェックし，必要に応じエックス線写真撮影を行うことが重要と考えている．

5）SPT 移行6年

SPT 移行6年経過時においても，とくに口腔内の状態に変化もなく経過良好である（図61a～e）．

471

▶ SPT 移行 6 年経過時

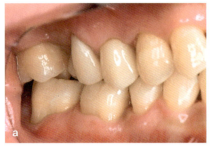
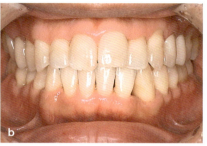
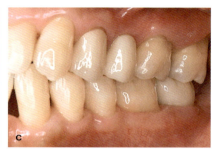

図61a〜c SPT 移行 6 年経過時の口腔内写真．安定した歯周組織を維持している．

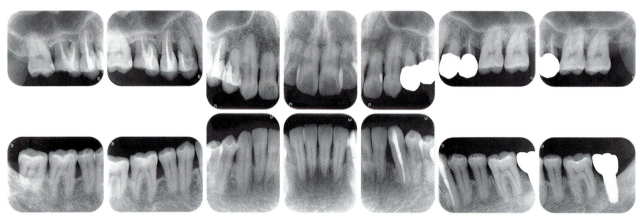

図61d 同14枚法デンタルエックス写真．安定した骨状態を維持している．

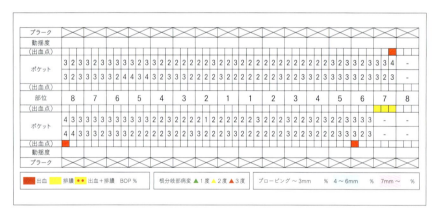

図61e 同歯周組織検査結果．

3 まとめ

SPT に移行し経過は良好であるが，本症例を通して患者の希望と自身の臨床技量において再生療法，歯牙移植，トライセクション，インプラント治療を各シチュエーションに合わせて行った．それぞれの手法については今後の経過を追っていくとともに，経過での変化があったときには自身の経験と反省になるであろう．

今回の 5｜垂直性骨欠損部に行った再生療法において，用いた新規骨補填材：CO_3Ap（Cytrans®）の骨置換の推移と歯槽硬線の明瞭化を観察してみた（**図62a**）．術直後にはデンタルエックス線上に顆粒が認められるが，およそ術後 3 年くらいかけて骨補填材が骨用組織に転化してきているのが観察された（**図62b**）．

▶新規骨補填材の骨置換の推移と歯槽硬線の明瞭化

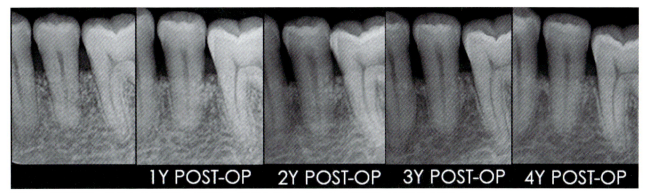

図62a 骨補填材の置換と歯槽硬線の明瞭化．術後3年あたりから歯槽硬線の明瞭化を認める．

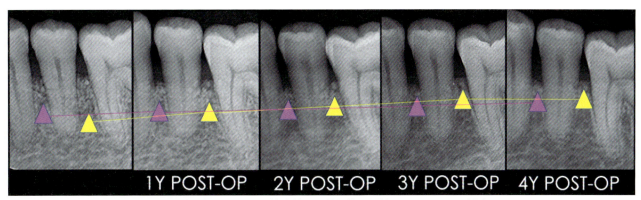

図62b 骨補填材の置換の推移．術後3年あたりで骨補填材が骨様組織に置換されているのが観察される．

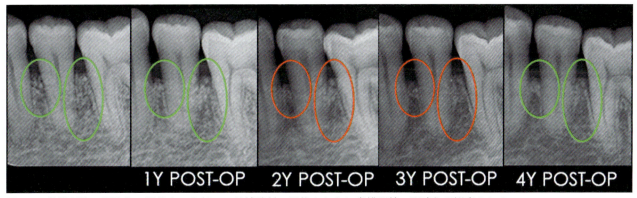

図62c 歯槽硬線の明瞭化．術後2〜3年での骨補填材の置換とともに歯槽硬線の明瞭化が観察される．

　また，歯槽硬線も3年経過くらいで明瞭化が観察される（図62c）．今回用いた FGF-2 と CO_3Ap の長期経過はまだコンセンサスがなく，自身の症例とともに経過を観察したいと考える．

　現在，歯周組織再生療法おいてさまざまなフラップデザインが考案されているが，考えられるフラップデザインは集約されつつあるように思われる．そのなかで可及的に乳頭部の切開を行わないほうが予後は良い反面，術野のデブライドメント，視認性が難しくなる．骨欠損に対してどのようにアプローチし，フラップデザインを選択するかは術者の技量，経験によるものも大きいと考えられる．

参考文献

1. Becker W, Berg L, Becker BE. The long term evaluation of periodontal treatment and maintenance in 95 patients. Int J Periodontics Restorative Dent. 1984 ; 4 (2) : 54-71.
2. Lang NP, Tonetti MS. Periodontal risk assessment (PRA) for patients in supportive periodontal therapy (SPT). Oral Health Prev Dent. 2003 ; 1 (1) : 7-16.

あとがき

　あとがきに代えて，われわれ 5-D Japan ファウンダーから次世代へのメッセージを贈り，本書の締めくくりとしたい．

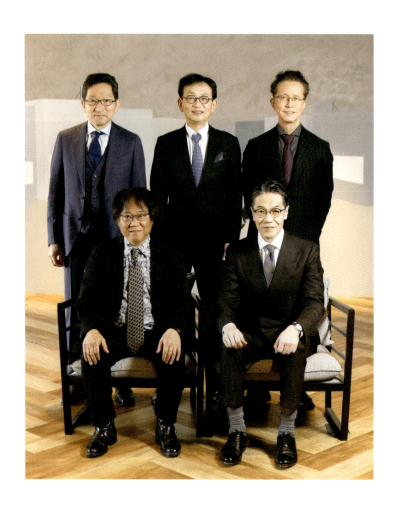

「自分を選んでくれた患者さんに感謝して，自分が受けたいと思う治療を，
ていねいに行おう．道は開ける」　　　　　　　　　　　　　　　　　　　　　　　　石川知弘

「本書は私たちの臨床の集大成といえる．これをベースに読者がさらに新たな知識や技術を取り入れ，
より高いレベルの臨床を提供できるようになることを願ってやまない」　　　　　　　北島　一

「いかに難しい課題であっても"頼まれごとは，試されごと"と，
常に前向きに捉える気持ちを持って諦めずに進んでもらいたい」　　　　　　　　　　福西一浩

「人は，規則ではなく楽しいところに集まる．そんな 5-D Japan であり続けてほしい」　　船登彰芳

「読み終わって私たちに少しでも共感されたなら，まず実践していきましょう！
"The secret to getting ahead is getting started" 〜Mark Twain」　　　　　　　　　南　昌宏

2025年2月吉日
5-D Japan ファウンダー 一同

索引

＜和文＞

ア

アタッチメントゲイン	162,168
アップライト	163,168
アピカルパーフォレーション	417
アブフラクション	43
アペキシフィケーション	378,418
アペキソゲネーシス	378
アンギュレーション	422
圧下	165,241

イ

1壁性骨欠損	94
イスムス	389,392
インクリネーション	422
インターポジショナルグラフト	247
意図的再植	377,386,390,393,395
一次切開	314

ウ・エ

ウィドウズピーク	318
エナメル滴	143
エンド・ペリオ病変	342
——の診断	346
——の治療手順	352
——の病型分類	343
炎症性外部吸収	398

カ

カームダウン	65
ガミースマイル	270,449
替え刃メス	72
外傷に起因する歯肉退縮	228
開窓	198,409
角化歯肉	302
眼科用カミソリ	71
顔貌写真	32

キ

逆根管充填	389
狭窄根管	413
矯正治療	159
矯正的挺出	283

ク

クラウンレングスニング	270,456
クラックトゥース	408
クリニカルアタッチメントロス	347
グレーズライン	408
クレーター	94
グレード	29
クレセントナイフ	72

ケ

ケミカルメディエーター	374
外科的歯冠長延長術	298
血管領域	99
結合組織移植術	52
減張切開	211
懸垂縫合	213

コ

コレステリン結晶	380
コンパウンドルーペ	60
コンビネーション型骨欠損	94
口腔内写真	31
咬頭破折	408
硬化性骨炎	375
骨縁下欠損	278,325
骨欠損の角度	96
骨欠損の分類	93
骨整形	279
骨切除	270,279
根尖側移動術	292
根尖病変	374
——の水平的・垂直的分類	140
——の治療法	141
根分岐部病変	289
根面被覆（術）	204
——の適応症	196

サ

3壁性骨欠損	94
サイトカイン	18,342,375
サイナスリフト	444
サイモンの分類	343
サポーティブペリオドンタルセラピー	40,41
三次切開	316

シ

シンプルルーペ	60
自家歯牙移植	444
歯間乳頭の挙上	104
歯頸部外部吸収	398
——の分類	400
歯頸ライン	237
歯根端切除術	377
歯根嚢胞	380
歯根分割	319
——の予後	294
歯周炎	18
歯周外科手術	196
歯周形成外科	196
歯周組織検査	31
歯周組織再生療法	92
——における主用3原則	96
——の術式	99
歯周組織の健康状態の分類	33
歯周組織の再生	90
歯周治療の流れ	40
歯周病	18
——原細菌のピラミッド	23
——重症化予防治療	40
——の寛解／制御	19,33
——の検査	31
——の診断	29
——の新分類	29,33
——の病状安定	19,33
——病因論	19
歯周フェノタイプ	197
歯周ポケット	278
——減少療法	279
——除去療法	279
歯髄感受性試験	348
歯槽骨の厚さ	312
歯槽頂切開	102
歯槽堤増大	243
歯内感染	374
歯肉炎	18
歯肉溝内切開	101
歯肉歯槽粘膜の状態	197
歯肉切除術	270
歯肉掻爬	41
歯肉退縮	197,228
——の分類	199

475

歯肉ライン	237	2壁性骨欠損	94
受動的萌出不全	278,332	二次切開	316
重層扁平上皮	380	肉芽組織	380
術者のポジション	63	──の除去	105
上顎結節	252		
上皮下結合組織移植	67,223		
真のエンド・ペリオ病変	343	**ハ**	
審美的なスマイルの基準	237	バイオフィルム	22,342,376

ス

スタディモデル	32	バイラミナー法	204
ステージ	29	パウチテクニック	246
ストリップパーフォレーション		パラタルアプローチ	319
	417	破骨細胞	374,401
スプリットトゥース	408	瘢痕様組織	297
スローダウン	64		
水平性吸収	278	**フ**	
水平マットレス縫合	320	フェネストレーション	409
垂直性吸収	278	プラーク性歯肉炎	18
垂直性歯牙破折の分類	408	フラップ手術	270
垂直マットレス縫合	322	フラップデザイン	158
		プリズムルーペ	60
		プロービングデプス	278
		付着の喪失	33
		部分層弁	292,312

セ・ソ

セメントエナメル境	270	**ヘ**	
セメント質剥離	115,366	ペディクルソフトティッシュグラフト法	
生理的な骨形態	49		204
切開のデザイン	99	ペリオドンタルマイクロサージェリー	
切除療法	279		58,70
穿孔	417		
剪刀	72	**ホ**	
線維性結合組織	380	ボーンサウンディング	302,313
組織付着療法	279	縫合	73,320
		──糸	72
タ・テ・ト		──針	73
探針	348	──の手順	73,84
ディープニング	314	──用ピンセット	71
デブライドメント	41		
デンタルエックス検査	31	**マ**	
挺出	162,239	マージン設定	326
ドナーサイト	248	マイクロインスツルメント	62
トライセクション	468	マイクロスーチャリング	78
樋状根の分類	425	──の原則	73
		マイクロスコープ	58
ナ・ニ		マイクロデンティストリー	58
難治性根尖性歯周炎	376	マイクロバイオーム	24
1／2の原則	75	マラッセの上皮残遺	375

ミ・メ

見せかけのポケット	343
メインテナンス	40,41

ユ・ヨ

遊離歯肉移植術	52,204,296
予後診断	35

ル・レ・ロ

ルートプレーニング	41
ルーペ	60
裂開状骨欠損	198
ロールド有茎歯肉弁移植	246
露出歯根面の表面性状の分類	202

<欧文>

A

Altered active eruption：AAE	270
Altered passive eruption：APE	
	270,278,332
Apically positioned flap：APF	
	286,302,312,323

B

Balanced osseo-gingival relationship：	
BOGR	49,282
Bay cyst	376,380
Bilaminar technique	204
Biologic width	51,298
Bleeding on probing：BOP	31,278
Blood clot stability	96
Bone phenotype	333

C

C-shaped canal	425
Cairo の分類	200
CBCT	32
Cement-enamel junction：CEJ	
	270,280
Clinical attachment loss：CAL	33
Collagen matrix soaked regroth：	
CMR 法	296
Connective tissue graft：CTG	52
Complete root coverage：CRC	
	199

Cornerstones of treatment planning 327
Coronally advanced flap：CAF 206
Coslet の分類 333
Critical probing depth：CPD 46

D

De-epithelialized free gingival graft：DFGG 226
Dehiscence 198
Double internal mattress suture 112
Dysbiosis 25,26

E

Endo-periodontal lesions：EPL 342
English surgeon's knot 75
Enterococcus faecalis 376
Envelop technique 224
Excessive gingival display：EGD 332
Extended flap 105,465
External cervical resorption：ECR 398

F

Fenestration 198
FGF-2 296,465
Fibre retention osseous resective surgery：FibReORS 280,445
Flap surgery 270
Free gingival graft：FGG 52,296
Full mouth bleeding score：FMBS 92
Full-thickness 333

G・K

Gingival index：GI 31
Gingivectomy 270
Granny knot 81
Keystone-pathogen hypothesis 25

M

Magnification system 60
Micro-dentistry 58
Microbial shifting 25,26

Microsurgical approach 67
Miller の分類 199
Minimally invasive surgical approach：MIS 103
Minimally invasive surgical technique：MIST 102
Modified coronally advanced tunnel technique 204,207
Modified internal mattress suture 111
Modified minimally invasive surgical technique：M-MIST 104
Modified papilla preservation technique：MPPT 101
Modified tunnel technique 204,207
Modified Widman flap 323
MTA 378
Muco-gingival junction：MGJ 302

N

Negative architecture 280,440
Non-carious cervical lesions：NCCL 196
——の分類 201

O

Occlusal stability：OS 49,53
Offset mattress suture 112
One visit apexification 378
Orange complex 22
Orthograde 375
Osseo resective surgery：ORC 282
Ostectomy 270,279,334
Osteoplasty 279,333

P

Partial thickness flap 286,302,312,323
Patel の分類 401
Pericanalar resorption resistant sheet：PRRS 402
Periodontal disease remission control 19

Periodontal disease stability 19
Periodontal epithelial surface area：PESA 31
Periodontal inflamed surface area：PISA 31
Periodontal microsurgery 58
Periodontal plastic surgery 196
Pocket elimination 279
Pocket reduction 279
Porphyromonas gingivalis 25
Positive architecture 280,444
Pseudo periodontal pocket 343

R

Red complex 22,25
Retrograde 375
rhPDGF-BB 228
Root amputation 289
Root resection 289
Root separation 289

S

Seibert の分類 243
Simon の分類 343
Simplified papilla preservation flap：SPPF 102
Site protection 96
Space provision 96
Split-thickness 333
Square knot 81
SRP 41
Strip gingival graft 296
Supportive periodontal therapy：SPT 41,47
Supracrestal tissue attachment 51,298
Surgical crown lengthening：SCL 298
Surgical papilla 209
Synbiosis 25,26

T

Thick biotype 302
Total pulp necrosis 350
True cyst 376,380
Tunneling 289

■監著者略歴■

●石川知弘（いしかわ・ともひろ）

1988年　広島大学歯学部卒業
　　　　広島大学歯学部口腔外科第一講座
1990年　静岡県浜松市内勤務
1996年　静岡県浜松市にて石川歯科開業
2008年　5 -D Japan 設立

5 -D Japan ファウンダー
日本臨床歯周病学会指導医
日本歯周病学会会員
日本口腔インプラント学会専門医
米国歯周病学会(AAP)会員
米国インプラント学会(AO)会員
ヨーロッパ審美歯科学会(EAED)Affiliate member
OJ(Osseointegration Study Club of Japan)相談役
静岡県口腔インプラント研究会元会長

●北島　一（きたじま・はじめ）

1987年　広島大学歯学部卒業
1990年　静岡県磐田市にて北島歯科医院を開設
2008年　5 -D Japan 設立

5 -D Japan ファウンダー
日本臨床歯周病学会認定医
OJ(Osseointegration Study Club of Japan)常任理事
静岡県口腔インプラント研究会理事
米国歯周病学会(AAP)会員
ヨーロッパ審美歯科学会(EAED)Affiliate member
日本口腔インプラント学会会員

●福西一浩（ふくにし・かずひろ）

1986年　大阪大学歯学部卒業
1997年　福西歯科クリニック開院
2000年　大阪大学歯学部非常勤講師(口腔総合診療部)
2006年　大阪大学歯学部臨床准教授(第二補綴科)
2008年　5 -D Japan 設立
2009年　医療法人 宝樹会設立

5 -D Japan ファウンダー
日本歯科専門医機構認定 歯科保存専門医
日本歯内療法学会指導医・代議員
日本臨床歯周病学会歯周病指導医・歯周インプラント指導医
日本顎咬合学会指導医
日本口腔インプラント学会専門医
西日本歯内療法学会常任理事
国際外傷歯学会(IADT)フェロー

●船登彰芳（ふなと・あきよし）

1987年　広島大学歯学部卒業
1991年　石川県羽咋市にてなぎさデンタルクリニック開業
1998年　石川県金沢市にてなぎさ歯科クリニック移転開院
2008年　5 -D Japan 設立

5 -D Japan ファウンダー
歯学博士
米国歯周病学会(AAP)会員
米国インプラント学会(AO)会員
ヨーロッパインプラント学会(EAO)会員
ヨーロッパ審美歯科学会(EAED)Affiliate member

●南　昌宏（みなみ・まさひろ）

1986年　大阪歯科大学卒業
1989年　本多歯科医院・木原歯科医院勤務
1993年　三日市南歯科開設
2003年　大阪市北区にて南歯科医院開設
2006年　医療法人皓隆会 南歯科医院開設
2008年　5 -D Japan 設立

5 -D Japan ファウンダー
歯学博士
大阪歯科大学非常勤講師(歯科保存学講座)
日本臨床歯周病学会歯周病指導医・歯周インプラント指導医
日本顕微鏡歯科学会評議員
日本デジタル歯科学会評議員
ヨーロッパ審美歯科学会(EAED)Affiliate member

■著者略歴■

●藍　浩之（あい・ひろゆき）

1988年　大阪歯科大学卒業
2000年　愛知県東海市にてあい歯科開設

5 -D Japan インストラクター
5 -D ALPS 会長
日本臨床歯周病学会会員
OJ（Osseointegration Study Club of Japan）正会員
光機能化バイオマテリアル研究会 Mentor
BIOMET 3 i Mentor

●石川　亮（いしかわ・りょう）

1991年　朝日大学歯学部卒業
2000年　兵庫県西宮市にて石川歯科医院を開設
2015年　兵庫県尼崎市に移転，石川齒科醫院開設

5 -D Japan インストラクター
5 -D KSG 会長
日本歯周病学会指導医・専門医
日本臨床歯周病学会認定医・歯周インプラント認定医
日本歯内療法学会会員
米国歯周病学会（AAP）会員
AO（Academy of Osseointegration）会員
ヨーロッパ審美歯科学会（EAED）Affiliate member

●片山明彦（かたやま・あきひこ）

1999年　東京歯科大学歯学部卒業
　　　　慶應義塾大学医学部歯科口腔外科学教室入局
2001年　東京歯科大学大学院歯学研究科（歯周病学専攻）入学
2007年　稲毛デンタルクリニック開設
2012年　有楽町デンタルオフィス開設

5 -D Japan インストラクター
5 -D FST 副会長
歯学博士
日本歯周病学会指導医・専門医・評議員
日本臨床歯周病学会指導医・認定医
日本口腔インプラント学会専門医
米国歯周病学会（AAP）会員
ヨーロッパ審美歯科学会（EAED）Affiliate member

●菊地康司（きくち・こうじ）

2000年　明海大学歯学部卒業
2007年　浦安ブランデンタルクリニック開設
2009年　医療法人社団 Blanc Dental 開設

5 -D Japan インストラクター
5 -D FST 会長
OJ（Osseointegration Study Club of Japan）理事
日本歯周病学会会員
日本臨床歯周病学会会員
日本口腔インプラント学会会員
米国インプラント学会（AO）会員
ヨーロッパ審美歯科学会（EAED）Affiliate member
ZimVie 公認インストラクター
CAMLOG 公認インストラクター

●丹野　努（たんの・つとむ）

1999年　北海道大学歯学部卒業
2006年　栃木県小山市 丹野歯科医院継承
2007年　医療法人ゆたか会理事長就任

5 -D Japan 会員
米国インプラント学会（AO）会員
OJ（Osseointegration Study Club Japan）正会員
ICOI(International Congress of Oral Implantologists) Diplomate
日本口腔インプラント学会会員
日本矯正歯科学会会員
日本成人矯正歯科学会会員

クインテッセンス出版の書籍・雑誌は，
弊社Webサイトにてご購入いただけます．

PC・スマートフォンからのアクセスは…

歯学書　検索

弊社Webサイトはこちら

QUINTESSENCE PUBLISHING 日本

5-Dコンセンサス 歯の保存にこだわる
～これまでの軌跡と次世代へのメッセージ～

2025年4月10日　第1版第1刷発行

監　著　者　　石川知弘 / 北島　一 / 福西一浩 / 船登彰芳 / 南　昌宏

著　　　者　　藍　浩之 / 石川　亮 / 片山明彦 / 菊地康司 / 丹野　努

発　行　人　　北峯康充

発　行　所　　クインテッセンス出版株式会社
　　　　　　　東京都文京区本郷3丁目2番6号　〒113-0033
　　　　　　　クイントハウスビル　電話(03)5842-2270(代表)
　　　　　　　　　　　　　　　　　　　(03)5842-2272(営業部)
　　　　　　　　　　　　　　　　　　　(03)5842-2275(編集部)
　　　　　　　web page address　https://www.quint-j.co.jp

印刷・製本　　サン美術印刷株式会社

Printed in Japan　　　　　　　　　　　　　　禁無断転載・複写
ISBN978-4-7812-1120-6　C3047　　　落丁本・乱丁本はお取り替えします
　　　　　　　　　　　　　　　　　　　定価はカバーに表示してあります